心理危机 干预 「第2版」

孙宏伟　等著

著　者（以姓氏笔画为序）

马长征（蚌埠医学院）　　　王　健（潍坊医学院）

王立金（蚌埠医学院）　　　王胜男（潍坊医学院）

王艳郁（潍坊医学院）　　　尹训宝（潍坊医学院）

卢国华（潍坊医学院）　　　冯正直（陆军军医大学）

许华山（蚌埠医学院）　　　孙　琳（潍坊医学院）

孙宏伟（潍坊医学院）　　　杨艳杰（哈尔滨医科大学）

邹　敏（潍坊医学院）　　　沐林林（蚌埠医学院）

宋玉萍（潍坊医学院）　　　陈晓丽（潍坊医学院）

赵玉晗（潍坊医学院）　　　胡　青（临沂大学）

姜能志（潍坊医学院）　　　徐慧敏（陆军军医大学）

高新义（潍坊医学院）　　　郭　静（潍坊医学院）

U0294989

人民卫生出版社

图书在版编目（CIP）数据

心理危机干预/孙宏伟等著. —2版. —北京：人民卫生出版社，2018

ISBN 978-7-117-27405-0

Ⅰ.①心… Ⅱ.①孙… Ⅲ.①心理干预 Ⅳ.①R749.055

中国版本图书馆 CIP 数据核字（2018）第 210094 号

| 人卫智网 | www.ipmph.com | 医学教育、学术、考试、健康，购书智慧智能综合服务平台 |
| 人卫官网 | www.pmph.com | 人卫官方资讯发布平台 |

心理危机干预
第 2 版

著　　者：孙宏伟等
出版发行：人民卫生出版社（中继线 010-59780011）
地　　址：北京市朝阳区潘家园南里 19 号
邮　　编：100021
E - mail：pmph @ pmph.com
购书热线：010-59787592　010-59787584　010-65264830
印　　刷：河北新华第一印刷有限责任公司
经　　销：新华书店
开　　本：710×1000　1/16　　印张：30
字　　数：554 千字
版　　次：2013 年 5 月第 1 版　　2018 年 9 月第 2 版
　　　　　2024 年 9 月第 2 版第 10 次印刷（总第 17 次印刷）
标准书号：ISBN 978-7-117-27405-0
定　　价：65.00 元

打击盗版举报电话：**010-59787491**　**E-mail：WQ @ pmph.com**
（凡属印装质量问题请与本社市场营销中心联系退换）

危机伴随着人一生的发展,没有人能在其一生中完全避免出现危机状况。当前我国正处于经济社会快速转型期,人们的心理问题日益凸显,导致各种各样的心理危机不断出现。这些心理危机不仅严重地影响着当事人的心身健康,更影响着家庭和谐、组织发展、社会稳定和国家生产力的发展。

中国传统哲学将"危机"理解为"危险"和"机遇"并存。如果一个人能够以积极的态度面对危机,或者在他人的协助下直面危机,充分调动各种资源和力量应对危机,不仅可以安然度过危机,还可将危险转变为机遇。本书所阐述的心理危机干预属于心理健康服务范畴,是指通过使用相应的心理咨询与治疗方法和技巧,对处于心理危机状态的个体或群体予以援助,使之恢复心理平衡,安全度过危机。

2016年底,国家卫生计生委、中宣部等22部门联合印发的《关于加强心理健康服务的指导意见》中指出,要重视心理危机干预和心理援助工作。建立和完善心理健康教育、心理热线服务、心理评估、心理咨询、心理治疗、精神科治疗等衔接递进、密切合作的心理危机干预和心理援助服务模式,重视和发挥社会组织和社会工作者的作用。将心理危机干预和心理援助纳入各类突发事件应急预案和技术方案,加强心理危机干预和援助队伍的专业化、系统化建设,定期开展培训和演练。在突发事件发生时,立即开展有序、高效的个体危机干预和群体危机管理,重视自杀预防。

每一次灾难的发生,都时刻提醒着人们心理危机干预的重要性,然而"初级阶段"却是对我国心理危机干预现状的一个客观评价。一方面,从决策层到普通民众,对心理危机干预的认识都不够深入,这直接影响了心理危机干预体系的建立。另一方面,专业化的心理危机干预队伍尚未建立,专业心理危机干预工作人员的数量十分有限,这远远不能满足实际需求;而且心理危机从业人员的良莠不齐直接影响了心理危机干预的质量,进而直接影响民众对心理危机干预的认识。因此,做好心理危机干预的宣传教育工作,提高广大人民群众的心理健康意识和自我干预能力,提高心理健康服务队伍的专业化水准,是心理工作者义不容辞的责任。

潍坊医学院2012年获批为服务国家特殊需求公共卫生危机管理博士人

才培养项目（含公共卫生危机管理理论与政策研究，公共卫生危机预防与应对、公共卫生危机心理干预三个方向）单位。2013年开始在国内首次招收危机心理干预方向的博士生，对心理危机干预进行了深入研究，在我国心理危机干预方面积累了较为丰富的数据和文献，有责任和义务肩负起构建具有中国特色的心理危机干预体系、引导我国心理危机干预发展的重任。

本书整合了哈尔滨医科大学、陆军军医大学、临沂大学、蚌埠医学院和潍坊医学院的优势资源，融合了每位编委的专长，既保证了内容的科学性，又保证了内容的实用性，以达到传播专业知识、介绍干预方法、推广先进经验之目的。本书旨在使读者对心理危机以及心理危机干预进行一个全面的了解，能够快速识别出当事人的心理危机状态，并运用相关评估和干预技术对当事人进行简单有效的干预，从而提高心理危机的识别率和干预的成功率，实现加强心理健康服务、健全社会心理服务体系的目标。本书不仅适用于高等院校的本科生和研究生，也适用于干部、教师、医生、护士、心理咨询师、心理治疗师、社会工作者及心理学爱好者阅读，还可以作为参考教材指导社区心理健康服务中心开展心理危机干预的相关工作。

本书分为三个部分。第一部分是心理危机干预导论，主要介绍心理危机的概念和常见心身反应、心理危机干预的基本理论、心理危机干预人员的素质要求以及心理危机干预体系的构建等。第二部分是心理危机的评估和干预，主要介绍日常的心理危机教育、心理危机的评估和干预技术、心理危机干预的模式和步骤、团体干预技术，以及现代信息技术在心理危机干预中的应用。第三部分是心理危机干预的实操，主要针对各种具体的心理危机展开，包括心理救援、自杀、虐待、成瘾、临危、居丧、自然灾害、事故灾难、突发公共卫生事件、社会安全事件、替代创伤人群等各种具体情境、具体人群的心理危机干预策略和实施方法。

本书有三个特点。一是体系完整，从理论到实践，循序渐进，构建起一个完整的心理危机干预体系。从心理危机的概念和表现开始，向读者呈现心理危机的评估和干预技术，然后将这些技术运用于自杀、居丧、临危、公共卫生事件、灾难等具体情境，引导读者全面了解心理危机干预体系。二是实践性强，本书的重点内容在于"干预"二字，凸显实用性。通过对来自实践的第一手资料的整理、总结、推广和应用，以及在应用中的检验和积累，为心理危机干预在理论上的升华提供佐证，更为促进本土心理健康服务事业的发展作出有益探索。三是学以致用，本书不但介绍了心理危机的概念、心身反应、评估和干预，还介绍了日常的心理危机教育、现代信息技术在心理危机干预中的应用，以及各种突发事件心理危机干预的实操，还针对具体心理危机介绍了具体的干预方法，具有较强的示范作用，既便于读者学以致用，也便于读者自我提高。

　　本书付梓之际，特别感谢潍坊医学院王胜男女士、哈尔滨医科大学杨艳杰女士、陆军军医大学冯正直先生、蚌埠医学院许华山先生、潍坊医学院卢国华女士，五位同道分别带领自己的团队，为本书的完成投入了大量的时间和精力。

　　感谢全国心理援助联盟秘书长、中科院心理所吴坎坎先生在心理危机干预和心理援助方面分享的诸多实操案例和经验。

　　感谢潍坊医学院公共卫生危机管理博士点诸位同仁的大力协助和支持。

　　由于水平和时间所限，本书中一定存在不当之处，恳请专家、同道和广大读者批评指正，以便再版时进一步修订完善。

孙宏伟

2018 年 5 月 1 日

目　录

第 一 章

心理危机概述

危机管理作为一门独立学科最早出现于 20 世纪 60 年代,主要应用于外交和国际政治领域。20 世纪 60 到 80 年代,西方危机管理的研究出现了一次高潮,其研究领域从政治向经济、社会领域扩展,从自然灾害领域向公共管理领域扩展。危机管理逐渐成为了一门学科,且现已形成了企业危机管理和公共危机管理两个既独立发展又相互融合的学科分支。1952 年,美国波士顿"椰子林"音乐厅发生火灾,这场火灾后,有研究者曾对幸存者及受难者家属开展了追踪调查及干预研究,这是心理危机干预历史的正式开端。进入 21 世纪以来,由于经济的增长、社会的变迁、生活节奏的加快,除了灾难、意外事件等应激源外,家庭、工作学习等方面应激源所带来的心理危机也日益突出。这些问题不仅严重地影响了个体的身心健康,而且影响了社会的稳定和国家生产力的发展。如何预防和有效应对危机事件,使危机带来的负面影响最小化,是各级政府、教育部门、卫生部门、民政部门、企业单位和广大民众共同面对的重要问题。

第一节 危　　机

危机伴随着人一生的发展,没有任何一个人,能在他的一生中完全免除危机状况。有些危机是在一生中必然要面对的,而有些则是随机出现的。因此,提高对危机的认识,了解危机不同类别的特征,把握危机的发展周期及不同时期的特点,对于危机的科学管理至关重要。

一、危机的概念与特征

(一)危机的概念

对于危机的概念,众多学者有各自不同的理解。赫尔曼(Charles F. Hermann,1972)将危机定义为某种形势,在这种形势中,决策主体的根本目标受到威胁,且作出决策的反应时间很有限,危机的发生也出乎决策主体的意料。福斯特（John B. Foster, 1980）指出，危机具有四个显著特征，即急需快速作出决策、严重缺乏必要的训练有素的员工、相关物资资料紧缺、处理时间有限。罗森塔尔（Uriel Rosenthal, 1989）认为，危机是指"对一个社会系统的基本价值的行为准则架构产生严重威胁，并且在时间压力和不确定性极高的情况下必须对其作出关键决策的事件"。危机事件具有四个方面的特点，一是高度不确定性；二是事件演变迅速；三是事件的独特性使得无法照章办事；四是信息不全，小道消息流行。巴顿（Laurence Barton, 1993）认为危机是一个会引起潜在负面影响的具有不确定性的事件，这种事件及其后果可能对组织及其员工、产品、服务、资产和声誉造成巨大的损害。巴顿所给出的危机定义，包括了潜在危机与危机，并且指出危机不仅会对组织造成有形的伤害，也会造成无形的伤害。危机影响的范畴扩大到人和组织的名声，由此凸显公共沟通的重要性。里宾杰（Otto Lerbinger, 1997）将危机界定为："对于企业未来的获利性、成长乃至生存发生潜在威胁的事件"。他认为，一个事件发展为危机，必须具备以下三个特征：①该事件对企业造成威胁，管理者确信该威胁会阻碍企业目标的实现；②如果企业没有采取行动，局面会恶化且无法挽回；③该事件具有突发性。

综合以上观点可以看出，危机（crisis）是指人类个体或群体无法利用现有资源和惯常应对机制加以处理的事件或遭遇。第一，危机是对个体或群体构成重大威胁的事件，妨碍目标的实现；第二，危机是一种突发性的事件，往往出乎预料；第三，危机给予个体或组织决策和回应的时间很短，具有紧急性。

（二）危机的特征

1. 突发性　尽管危机的形成都是由一系列细小的事件逐渐发展起来的，然而，由于未加关注，积少成多，一旦危机事件爆发，常常让人感觉出乎意料，而且危机爆发的时间、地点以及影响程度常常是人们始料未及的。特别是组织及个体外部因素所造成的危机（如地震、洪水等自然灾害、战争等政治性危机）带来的突然变化造成的损失是由人们难以控制的客观因素引发的，因此具有很大的偶然性和随机性。

2. 危害性　由于危机常常是在当事者毫无准备的情况下瞬间发生，容易给当事者带来很大程度的混乱和惊恐，很容易造成其心理失衡、决策失误，从而造成更大的损失。对于组织而言，危机爆发之后，不仅会影响组织正常运行及存亡，也会破坏组织的可持续发展，从而对组织未来的发展造成不利影响。

3. 聚焦性　随着当前经济社会的高速发展，各种信息的传播更加迅速、快捷。而信息传播渠道的多样化和全球化也使得危机情境迅速公开，逐渐成为公众关注的焦点。在危机信息的传播中，各种媒体对危机报道内容的选择和对危机报道的态度影响着公众对危机的看法和态度。因此,在危机爆发后,如何与媒体进行有效沟通,从而预防危机升级、减少危害对于危机管理至关重要。

4. 紧迫性　危机的紧迫性具体表现在:①危机潜伏期所积蓄的危害性能量在很短的时间内被迅速释放出来,并呈现快速蔓延之势,要求组织必须立即采取有力的措施予以处理,任何延迟都会带来更大的损失;②危机事件之间具有传导效应,一个业已发生的危机,会像石子投入水中一样引起阵阵涟漪,如果不对危机的发展势头进行有效遏制,可能引发一系列的不利影响,导致更大的危机;③快速发展的现代通信技术极大地便利了沟通,如果危机爆发之后组织反应迟缓,必然使组织形象在社会公众,尤其是利益相关公众心目中一落千丈。为获得社会公众的同情、理解和支持,需要组织迅速地对危机作出反应和处理。

5. 双重性　在"危机"这个词汇中,"危"字的含义是危险,"机字的意思则是机会"。正如埃里克森(Erik H. Erikson)所认为的那样:"危机不再意味着是迫在眉睫的大灾难……而是生命中一个必要的转折点,即生命发展中所面临二选一的决定性时刻,它汇集了成长、复原与更进一步分化时所需的资源。"还有人将危机界定为瓦解旧习惯与引发新反应的催化剂。正如凤凰涅槃的神话故事所演绎的一样,许多研究结果显示,生活危机的冲击会引发正向或负向的反应,而此反应具有改变一个人生活方向的潜在影响力。在这个过程中危机使得组织能够重新审视自己的不足,如果能对症下药,就可以有效克服自己的弱点,避免今后危机再次爆发。

二、危机的生命周期

1986年,斯蒂文·芬克(Steven Fink)最先在其出版的《危机管理:对付突发事件的计划》一书中提出了危机生命周期理论。他认为危机从其生成到消亡,其生命周期一共经历四个发展阶段,即酝酿期、爆发期、扩散期和解决期。

(一)酝酿期

大多危机都有一个从量变到质变的过程。酝酿期就是导致危机发生的各种诱因逐渐积累的过程。这时,危机并没有真正发生,但却表现出一些征兆,预示着危机即将来临。有些危机的征兆较为明显,有些危机的征兆则不十分明显,让人难以识别和判断。在危机爆发之前,如果能及时发现危机的各种征兆,并提前采取措施将危机遏制在萌芽状态,则可以收到事半功倍的效果,从而避免可能造成的危害。

(二)爆发期

当危机诱因积累到一定的限度,就会导致危机的爆发。此时,组织正常

3

的运转秩序受到破坏,组织形象受损,组织的根本利益受到威胁,组织的生存与发展经历着严峻的考验。组织的管理层将经受来自各方公众的巨大压力。

(三)扩散期

扩散期是指在危机爆发之后,如果不立即处理,危机将可能进一步升级,影响范围和影响强度有可能进一步扩大,会迅速衍生出对各个领域的连带负面影响,有时甚至会冲击其他意想不到的领域,从而爆发更深程度的危机。

(四)解决期

在解决期,危机事态已经得到控制,危机爆发后所引发的各种显性化问题基本得到解决。危机风暴已经过去,组织管理层所承受的压力减弱。此时,组织要谨防就事论事,要善于通过危机的现象,寻找危机发生的本质原因,并提出针对性的改进措施,防止各种危机后遗症的发生和危机卷土重来。

上述危机的四个发展阶段是危机生命周期的一般状态,但并不是所有危机的必经阶段。有些危机的爆发可能没有任何征兆,或者危机征兆的持续时间极短,跳过了酝酿期;有些危机在酝酿期就被组织所觉察并迅速采取了相应的措施,危机被遏制在萌芽状态,不再进入爆发期;有些危机由于不能妥善得以解决,可能导致组织破产、倒闭,因此没有解决期。

三、危机的种类

(一)按照危机产生的诱因分类

按照危机产生的诱因,危机可以划分为外生型危机和内生型危机。外生型危机是指由于外部环境变化给组织带来的危机。内生型危机是指由于组织内部管理不善所引发的危机。

(二)按照危机影响的时空范围分类

按照危机影响的时空范围,可将其划分为国际危机、国内危机、区域危机、组织危机。

(三)按照危机发生的领域分类

从公共管理的角度出发,按照危机发生的领域,可将其划分为政治性危机、社会性危机、宏观经济性危机、生产性危机、自然性危机。

四、危机的管理

危机管理(crisis management)是一门研究为什么(why)人为造成的危机会发生,什么样(what)的步骤或方法可以避免这些危机发生,一旦危机发生,如何(how)控制危机的发展和消除危机的影响的学科。

奥古斯丁(Norman R. Augustine)将危机管理划分为6个不同的阶段,并针对不同的阶段提出了具体的管理建议。

第一阶段：危机的避免。危机的避免即预防危机发生，然而许多人往往忽视了这一既简便又经济的办法。在这一阶段，组织必须竭力减少风险；在不得不承受风险时，必须确保风险与收益相匹配。对于无法避免的风险，必须建立恰当的保障机制。

第二阶段：危机管理的准备。需要提前为预防工作的失效做好准备，包括建立危机处理中心、制订应急计划、事先选定危机处理小组成员、提供完备和充足的通信设施、建立重要的关系等。在为危机做准备时，需要留心那些细微的地方，忽略任一方面的代价都将是高昂的。

第三阶段：危机的确认。通过收集各种有效的信息，确认危机已经发生，并找出危机的根源。尽快识别危机是有效控制和解决危机的前提。在寻找危机发生的信息时，需要尽可能倾听各方公众的看法，也可以寻求专家的帮助。

第四阶段：危机的控制。需要根据不同情况确定控制工作的优先次序，尽快将危机所造成的损失控制在最小的程度内。在这一阶段，果断进行决策是最重要的。

第五阶段：危机的解决。根据危机发生的原因，实施针对性强的危机解决对策。危机不等人，在这一阶段，速度至关重要。

第六阶段：从危机中获利。危机管理的最后一个阶段就是总结经验教训。如果在危机管理的前五个阶段做得较好，第六阶段就可以提供一个至少能弥补部分损失和纠正所造成的错误的机会。

第二节　心 理 危 机

人们遭遇突然或重大的应激事件（如地震、水灾、空难、疾病爆发、恐怖袭击、战争等）都有可能导致个体内心的失衡，引发其心理危机。传统上，心理危机被划分为发展性危机、境遇性危机及存在性危机。危机不仅意味着危险，还意味着机遇。因此，在心理危机发展的不同阶段及不同时期，心理危机干预工作者如果能及时抓住契机，也许就能使治疗迈向一个新的阶段。

一、心理危机的概念

心理危机（psychological crisis）是指当人们遭遇突然或重大的应激事件，运用个人常规处理问题的方法无法解决，而出现的解体和混乱的暂时心理失衡状态。从这个定义来看，心理危机概括起来有两种含义，第一种含义认为危机是困难和境遇。这些困难和境遇使得人们无能为力，不能有意识地主宰自己的生活；另一种则强调人们遭遇困难和境遇后的一种"解体状态"，个体在"解体状态"下出现恐惧、害怕和悲伤的感觉，以及因失去对生活的希望而自杀的观念、行为。当个体面对危机事件时会产生一系列身心反应，主要表现在两个方面：①认知上，问题的解决能力与应对机制暂时受到打击；②心理上，于暂时性的震惊状态后，随之而来的是否认、混乱、害怕、恐惧、沮丧、情绪麻木、怀疑、易怒与静不下来。这些反应会搅乱个体的心理平衡状态并在生理上出现一般性应激反应，如心跳与呼吸频率的改变、过度出汗等。

凯普兰（Gerald Caplan, 1964）首次提出心理危机理论，并认为当一个人面临突然或重大的生活困难情境（problematic situation）时，他以前的危机处理方式和惯常的支持系统无法应对眼前的处境，即当他必须面对的困难情境超过他的能力时，他就会产生暂时的心理困扰（psychological distress），这种暂时性的心理失衡状态就是心理危机。

卡奈尔（Cristi Kanel）认为不管哪种方式的定义，心理危机实质上都包括三个方面的内容：①危机事件的发生；②对危机事件的感知导致当事人的主观痛苦；③惯常的应付方式失败，导致当事人的心理、情感和行为等方面的功能水平较突发事件发生前降低。因此，心理危机不是个体经历的事件本身，而是他对自己所经历的困难情境的情绪反应状态。这个定义比较全面而准确地概括了心理危机的过程与实质，因而得到了许多学者和临床工作者的认同。

二、心理危机的种类

传统上，心理危机被划分为三类，即发展性危机、境遇性危机及存在性危机。

（一）发展性危机

发展性危机（developmental crisis）可界定为："一个内在形成的情境，它可能源于生理的或心理的变化，再加上个体发展、生物性转变与角色变迁等因素的影响。"如受孕、不孕、怀孕、分娩、出生、婴儿时期与儿童早期、青少年时期、性别认同危机、中年危机、退休、老化、死亡等。

（二）境遇性危机

境遇性危机（situational crisis）主要指存在于生活环境中的情境。主要包括：①人类某方面的基本需求得不到满足；②可能会遭遇丧失状况的威胁性或危险性；③超越个人能力的挑战。如性危机（强暴、近亲乱伦等）、堕胎、急性或慢性疾病、酗酒与滥用药物、离婚、分居、虐待、家庭危机、意外事件受害者、逃亡、文化冲击、工作方面的升迁、失业、职务调迁、自然灾害等。区别境遇性危机与其他危机的关键在于，境遇性危机是随机发生的、事出突然的、令人震惊的、情绪激动的与变动激烈的。

（三）存在性危机

存在性危机（existential crisis）则是指伴随着重要的人生问题，如伴随人生目的、责任、独立性、自由和承诺等出现的内部冲突和焦虑所导致的危机。存在性危机可以是基于现实的,如一个40岁的人从没有做什么有意义的事,从未离开过父母,从没有独立的生活过,虽然他对现状不满意,但现在却永远丧失了机会;也可以基于一种压倒性的、持续的感觉,如一个60岁的人觉得自己的生活是毫无意义的,这种空虚永远无法以有意义的东西来填补。因此,中年危机或老化危机若是带着懊悔与不满意,便属于存在性危机。

段鑫星(2006)认为,除了发展性危机、境遇性危机和存在性危机,心理危机还包括障碍性危机。障碍性危机又称病理性心理危机,是个体因为认识的存在性问题而产生的心理危机。在这类危机中,病理心理是个体的主要特征。个体的抑郁、焦虑等某些心理障碍或心理疾病本身可能就是一种心理危机。除此之外,还有品行障碍或违法犯罪等行为失调引发的危机等,有关资料表明,这类危机中有约三分之二是青少年社会或家庭危机的表现。

三、引发心理危机的原因

凯普兰认为,每个人都在不断努力保持一种内心的稳定状态,保持自身与环境的平衡和协调,当重大问题或变化使个体感到难以解决、难以把握时,平衡就会被打破,正常的生活从而受到干扰,内心的紧张不断积蓄,继而出现无所适从甚至思维和行为的紊乱,进入一种失衡状态,这就是心理危机状态。引发心理危机状态的原因可以是灾难性事件,如恐怖袭击、自然灾害等,这类原因往往影响范围很广,刺激强度很大,涉及地区和人数很多;也可以是个人面临的内在或外在的冲突,如失学、失恋、失业等。总的说来,引发心理危机的原因主要包括主观因素及客观因素两个方面。

(一)主观原因

1. 人格特征 人格特征影响着个体的行为方式、生活方式和习惯,也影响着个体对心理社会刺激物的认知评价,决定了个体应对危机的方式和危机反应的类型和强度。例如,神经质倾向、敏感内向的人格特征在面对危机事件时比他人更容易发生心理危机。相对而言,敏感内向性格者倾向于将注意力指向自身,特别是在自己所作出的无效应对反应上,这一方面不容易及时得到和利用社会支持,另一方面便会加剧消极的情绪体验,从而使应对行为更加无效,放大生活事件的消极影响;而且,神经质倾向者往往情绪波动较大,对自身和周围人群均可能造成不利影响。因此,在遭遇相同的生活变故时,神经质倾向、敏感内向性格的人可能更易产生持续的、消极的心理应激反应。

2. 认知评价 人们对事物的心理反应在很大程度上依赖于对世界的知觉和解释,即认知评价。如果事件本身可能对大多数人具有威胁性,但未被当事人觉察，或被理解为是积极的或没有危险的，那么就不会产生危机反应。相反，如果事件不具有威胁性或者属于积极意义的，由于错误判断为具有威胁性，也会使个体产生危机反应。因此，困扰人的不是事情本身，而是对事情的看法。生理学家塞里有着相似的看法："问题不在于发生了什么，而在于你如何对待它"。例如，怀孕是否是一个重大的生活事件，是积极的还是消极的应激源，取决于夫妻对小孩的期望和为照料小孩做出的准备程度。

3. 躯体状态　对于脑血栓、心脏病、糖尿病、高血压等各种躯体疾病患者，由于当事人可能受到疾病病情、进展情况及疾病预后的影响，焦虑、恐惧、抑郁等情绪问题格外突出，常会感到情绪低落、悲观绝望，对外界事物不感兴趣，言语减少，不愿与人交往，不思饮食，严重者甚至出现自杀想法或行为。同时，长期的疾病状态也可能会引发患者人际沟通方面的障碍，从而导致医患关系、家庭内部人际关系、社会交往等各类关系的紧张，最终诱发心理危机的产生。

（二）客观原因

1. 自然环境　自然环境包括无法克服的自然状况的突变，它往往会给人们的生命财产造成严重的损失，如干旱、洪水、地震、台风或龙卷风、流行性传染病及其他自然灾害等。自然性灾害不仅会造成严重的生命损失，更会严重影响农业产出，损害工商业的生产能力和其他各种组织功能的正常发挥，从而造成巨大的经济损失和生产能力的急剧倒退。

2. 社会环境　社会环境也会导致危机的产生，如遭遇战争、革命、政变、武装冲突、大规模的政治变革、政府重要政策的变迁、大规模恐怖主义活动、民族分裂主义活动及其他政治骚乱等政治性危机事件；物价波动、股票市场的不确定性波动等宏观经济性危机事件；社会不安、社会骚乱、罢工、游行示威、小规模的恐怖主义行动、对相关价值的认同危机等社会性危机事件等。

四、心理危机的特征

（一）危险与机遇并存

一方面，危机是危险的，因为它可能导致个体严重的病态，如杀人、自杀等。另一方面，危机也是一种机遇，如果当事人能够抓住这一机遇，则可实现个体的成长。因此，危机对于当事人来说，是一个成长和变化的机缘。

（二）复杂的症状

危机的症状就像一张网，个体、环境的各个方面都交融在一起，不是单纯某一项或某一方面的问题。危机的复杂性决定着处理危机的难度，对于复杂性较高的危机可能需要相关人员对整个生态系统进行干预。因此，大多数心理危机缺乏万能的或快速的解决方法。

（三）普遍性与特殊性

危机是普遍的，因为个体的成长总是伴随着各种意外和失衡，没有人能够幸免。危机又是特殊的，因为即使面对同样的危机事件，由于个体的人格、所处的环境等因素的差异，也会引发不同的危机反应，产生的结果也不一样。

五、心理危机的历程

一般来说，心理危机的发展要经历以下五个时期。

1. 前危机期　个体处于平衡状态时，能够应付日常生活的应激事件。但个体可能会遭遇到应激强度很大的事件，此时个体运用解决问题的常规技术就不足以摆脱困境，在这种情况下，个体就开始产生不安感。例如，当一个人感受到自己的生活突然出现变化，或即将出现变化时，他内心原有的平衡就容易被打破，常表现为警觉性提高，开始体验到紧张。为了达到新的平衡，他可能会尝试用自己习惯采取的策略做出反应。处于这一阶段的个体往往不会向他人求助，有时还会拒绝别人对自己处理策略的建议。

2. 冲击期　高强度生活事件刚刚发生的前几个小时，人们常会表现为不合理思维、焦虑、惊恐，甚至出现意识模糊。在这个时期，个体会将情境视为一种威胁，也可能视为一种丧失或者是挑战。如果问题在冲击期无法得到解决，紧张感还会继续加重。

3. 危机期　冲击期的表现持续下来，人们常会表现为不能解决面临的困难、退缩、否认问题的存在、合理化或形成不适当的投射。危机期的个体会感到巨大的痛苦，其紧张和焦虑可能达到难以忍受的程度，处于一种渴求解脱的状态。个体可能会进行一些努力和尝试，如果发现自己习惯的解决问题的方法未能奏效，焦虑程度会进一步增加。需要指出的是，高度的情绪紧张会不同程度地妨碍当事人冷静思考，也会影响其行动的有效性。处于危机期的个体可能有强烈的求助愿望和具体的求助行为，也可能不慎重考虑时间、场合和对象就发出求助信号，此时，个体最容易受到别人的暗示和影响。除此之外当事人还可能采取一些异乎寻常的无效行动宣泄紧张的情绪，比如无规律的饮食起居、酗酒、漫无目的的游荡等，这些行为不仅不能有效地解决问题，反而会损害个体的身心健康，增加个体的紧张程度和挫折感，并降低当事人的自我评价，甚至对个人的生命意义产生怀疑和动摇。

4. 适应期　个体用积极的办法接受现实，成功地解决问题，焦虑减轻，自我评价上升，社会功能恢复。处于适应期的个体在自身或者外界的帮助下采取了一些方式来应对危机，并取得了一定的干预效果，个体能逐渐地适应社会生活。

5. 后危机期　危机后期，有些人变得更成熟，获得更多的积极应对技巧；

有些人则出现人格改变，常表现出敌意、抑郁、滥用酒精与药物、神经症、精神病或慢性躯体不适等，甚至可能自杀。

六、危机转移状态

（一）危机转移状态的定义

心理危机是有时间限制的，通常持续6~8周，在心理危机的最后阶段，主观不适的感觉会减轻。危机事件后立即发生的事情决定了危机是否会变成一种疾病倾向，是否会转化为慢性状态。此时，虽然一开始的危机事件已被压制在意识之外，且个体相信危机已经结束，但新刺激的出现又会将个体带回心理危机状态。这种情绪的"过山车"可能会在从数月到数年甚至相当长的一段时间内反复出现。这就是危机转移状态（transfer state of crisis）。从心理动力学的角度看，这是一种压抑的防御机制。从治疗上看，危机转移状态需要心理危机干预技术进行处理。

（二）危机转移状态的关键特征

1. 危机反复出现　不管是否因心理创伤、人格特质、物质滥用、精神疾病或长期的环境刺激所引起的，心理危机总是不能彻底消失，而是反复出现，且总是维持在一定的程度。虽然处于危机转移状态的个体能够维持最低限度的功能水平，但他们仍始终处于危机之中。

2. 微小刺激易陷于危机　单一的、小的、额外的刺激都可以打破平衡，使当事人陷于危机状况中。因此，进行危机评估时，重点不仅要放在当事人的临床状态和诊断上，而且也要考虑问题发作的周期性和导致本次危机的历史根源。

认识到当事人正处于危机转移状态，能够为危机干预者提供重要的信息——使干预者知道应该提供什么样的干预，是长期的还是短期的，需要干预到什么程度。同时，处于危机转移状态的当事人也可以在这一过程中学习看问题的新视角，摒弃原有的消极观念，心理失衡状态得以平衡，并获得有利于自身心理成长的发展。因此，心理危机干预中，调动当事人思维观念中的判断功能是干预成功的关键。

（三）转危机点

危机转移状态的一个常见部分是在治疗性干预过程中出现的转危机点（transcrisis points），它常以当事人发展到新的阶段或出现问题的其他维度为标志。其主要特征为：①转危机点是无规则的、不可预测的、非线性的方式发生；②转危机点是进行积极治疗的标志。因而，人们在寻求帮助、冒险和开始采取向前发展的行动步骤中往往会出现趋避行为。当出现转危机点时，危机干预治疗者要及时抓住契机使治疗得以迈向一个新的阶段。要使当事人不回到导致危机的病理状态,危机干预工作者不仅要将危机的开始状态作为关键点,而且要与以后的每一个转危机点作斗争。不要把转危机点与典型的适应性问题混淆,转危机点的出现通常是突然的、戏剧性的和极为强烈的。从这一角度看,心理余震对人的损害可以和初始的创伤一样严重,需要干预者付出巨大的努力才能使当事人重新获得控制能力。

【本章小结】

危机指人类个体或群体无法利用现有资源和惯常应对机制加以处理的事件或遭遇,具有突发性、危害性、聚焦性、紧迫性以及双重性。危机从其生成到消亡,一般会经历酝酿期、爆发期、扩散期和解决期四个发展阶段。心理危机作为人们遭遇突然或重大的应激事件后而出现的解体和混乱的暂时心理失衡状态,具有危险与机遇并存、复杂的症状、普遍性与特殊性三个特征。心理危机一般分为发展性危机、境遇性危机及存在性危机三类。引发心理危机的原因可以归纳为主观因素和客观因素两个方面。心理危机是一个动态发展的过程,在心理危机的不同阶段,个体会有不同的心理和行为表现。此外,心理危机干预工作者要及时觉察并果断处理当事人的危机转移状态以及可能出现的转危机点。

(王艳郁)

第 二 章

常见的身心反应和应激相关障碍

危机事件的发生势必会对个体造成影响。危机事件的威胁性、紧迫性和不确定性将给个体带来各种应激反应，甚至应激障碍。本章的焦点在于讨论危机事件的后果，具体将从应激反应和应激障碍两个方面展开——这也正是心理危机干预的用武之处。值得注意的是，危机事件最终究竟是否会引发个体的应激反应或者应激障碍，还受到许多其他因素的影响，例如个体的易感性、社会支持系统等。也就是说，危机具有个体特殊性，如甲认为的危机事件，对乙未必成立。

第一节 常见的应激反应

一、危机个体反应阶段

（一）冲击阶段

此阶段为危机事件发生后的最初几天，即发生在危机出现的同时或危机刚过。危机事件发生瞬时对人的心理影响以及这种影响造成的人的应激反应属于瞬时效应。当事人会感到十分震惊，不相信或否认事件的存在。若刺激过强时，可出现眩晕、麻木、呆板、不知所措等，亦可称为"类休克状态"。如突然听到亲人离世等消息后，大多数人会表现出发呆、惊慌或歇斯底里等。

（二）完全反应阶段

危机事件后持续一段时间的心理伤害及其表现，包括认知、情绪、行为反应异常等属于短期反应。当事者常感到激动、焦虑、痛苦和愤怒等，有的个体还会有罪恶感、退缩或抑郁等。

（三）解决阶段

在此阶段中，当事人开始接受事实并为将来作好计划。这时人们会努力恢复心理上的平衡，控制焦虑和情绪紊乱，恢复受到损害的认识功能，可以将自己的注意力转向危机刺激，并采用各种措施应对危机。当然应对的措施可以是积极、有效的，如合理的宣泄、情绪控制技巧，沉着、冷静地面对；也可能是消极、无效的，如回避、退缩、依赖烟酒或药物等。前者能使当事人顺利地度过危机，并使当事人掌握新的处理困境的技巧，促进当事人心理的成长。后者可能使当事人虽度过了危机，但却在心理上留下了"隐患"；或当事人不仅未能度过困境，反而引发新的心理危机。

对于大多数人来说，危机反应无论在程度上还是在时间上，都不会给生活带来永久性或者极端的影响，他们需要的只是时间，加上亲友之间的体谅和支持，就能够逐步恢复对现状和生活的信心。如果心理危机过强，持续时间过长，就会降低人体的免疫力，出现非常时期的非理性行为。对个人而言，轻则危害身体健康，增加患病的可能，重则会出现攻击性行为和精神损害，其结果是不仅增加了有效防御和控制灾难的困难，还在无形之中给自己和别人制造了新的恐慌；对社会而言，则会引发更大范围的秩序紊乱，冲击和妨碍正常的社会生活，如出现犯罪增加等问题。

二、常见的应激反应

"应激"是加拿大病理生理学家塞里（Hans Selye）于1936年首先提出的。他认为应激是机体对外界或内部各种刺激所产生的非特异性应答反应的总和，他将这些与刺激源关系不大的非特异性变化称为一般适应综合征（general adaptation syndrome, GAS），后来改称为应激（stress）。心理学家则认为，生理学的应激观不够全面与完整，应激还包括心理方面，是个体的整体反应。目前提到的"应激"，可能涉及以下三种含义：①造成紧张的刺激物，即应激源；②特殊的身心紧张状态，即应激状态；③对应激源的生理和心理反应，即应激反应。实际上，无论应激源、应激状态，还是应激反应，应激已成为心理学、生理学、生物学、生物化学、免疫学、医学、人类学、社会学、工效学等许多学科研究的重要课题。从应激的含义可以看出，应激与危机存在相通之处。危机事件的威胁性、紧迫性和不确定性可能会直接造成个体的应激反应。

当个体面对危机时会产生一系列身心反应，一般危机反应会维持6~8周。危机反应主要表现在生理、情绪、认知和行为活动四个方面。

（一）生理方面

危机事件必然会导致个体在生理方面的反应，主要表现为肠胃不适、腹泻、食欲下降、疲劳、头痛、失眠、做噩梦、易受惊吓、呼吸困难或窒息、梗死感、肌肉紧张等症状。由于心理和生理是密不可分的，当人们遭遇危机事件受到沉重的打击时，往往会造成严重的心理创伤，也对其生理产生许多负面影响。在经历特大地震这样的突发性灾难事件后，躯体症状常常比心理症状更易受到关注，如躯体疼痛、下消化道及皮肤症状。睡眠中常常出现自伤或暴力行为、睡眠麻痹及睡行症等睡眠紊乱症状。情绪的不良反应会影响其肠胃功能和神经系统等,容易出现肠胃不适、食欲下降甚至绝食等现象。在神经系统方面,由于精神过度悲伤、疲劳、紧张,许多人会出现头痛、失眠、频繁做噩梦,灾难事件反复痛苦地在梦中出现,严重影响其精神状态。这一系列的生理应激反应容易导致个体免疫功能下降,增加易感性,引起内分泌的紊乱,直接增加个体患某些疾病的危险性。

(二)情绪反应

遭受危机的个体在情绪方面主要表现为惊恐、害怕、焦虑、否认、怀疑、悲伤、沮丧、无助、绝望、麻木、孤独、紧张、烦躁、易怒、自责、过分敏感或警觉、无法放松、持续担忧等。

1. 恐惧　恐惧是危机事件中最易诱发的一种情绪,是一种因受到威胁而产生并伴随着逃避愿望的情绪反应,其情感体验为企图摆脱或逃避某种情景而又苦于无能为力。人类的大多数恐惧情绪是后天获得的。适度的恐惧心理是有益的,它是人们面对危机的一种心理调节方式,以使人们提高警惕性,启动必要的防御机制,动员躯体的必要资源来进行自我保护。但是,过度的恐慌心理和回避行为则可能产生一些心理障碍或精神病理现象。恐惧心理使人们对现已发生或即将发生的威胁表现出高度的警觉,常见的生理反应有心跳加速、出汗以及神经质发抖等。

2. 焦虑　个体遭遇危机事件时,焦虑也是一种常见的情绪反应。焦虑的表现多种多样,如肌肉紧张、出汗、搓手顿足、紧握拳头、面色苍白、脉搏加快、血压上升等,在这种情境中,当事人往往对危机事件所造成的困难估计过高,对躯体不适过分关注,对环境刺激过于敏感,情绪的起伏特别强烈。从另一个角度来说,焦虑也许并不是坏事,是一种积极应激的本能。焦虑往往能够促使人鼓起勇气去应付危机事件。但是当焦虑的程度及持续时间超过一定的范围时,焦虑则会起到相反的作用,妨碍个体自如应对、处理面前的危机,甚至妨碍正常生活。

3. 忧郁　因遭受突发危机事件,当事人的工作能力、家庭关系,甚至生命安全都可能受到影响,患者往往会变得异常悲观、情绪低落、对任何事都高兴不起来、思考问题困难、自我评价较低,通常表现为言寡行独、不愿交流、抑郁苦闷,常被失望、孤立、无援及凄凉的感情所包围,对治疗失去信心,对生活缺乏乐趣。如果不能及时进行自我调节或接受专业的咨询,有可能发展成为抑郁症。人们对有忧郁情绪的人应该予以一定程度的关注,避免其抑郁情绪愈发严重而导致抑郁症的产生。

(三)认知方面

处于危机状态的人们在认知方面主要表现为注意力难以集中、健忘、效率降低、缺乏自信、不能把思想从危机事件中转移等。常有人对自我、他人和前景表现为负性思维，如"这世界极端危险""其他人不可信""我太脆弱、太不坚强"等。在日后生活中，个体可能在事后很长一段时间里对各种活动都会明显降低参与兴趣与次数，积极乐观的情绪减少，对前途悲观（如不期待未来的生活、婚姻、小孩等）、不愿与人交往，甚至出现仇恨心理，敌视身边的人和事，形成自卑、自闭、易怒的个性；孤独感增强，感到自身和外界隔绝或受到外界排斥，孤独苦闷，危机事件发生后担心别人远离自己，怕受到冷落、鄙视，常常希望周围人关心自己；个体心事重重、敏感多疑、情绪低落或焦虑紧张。当事人的这种孤独感若无法得到恰当的疏导或排解而逐渐发展成习惯，可能会变得孤僻古怪，甚至发展成为人格障碍。

（四）行为活动方面

处在危机中的个体在行为活动方面主要表现出强迫思维（如反复怪罪自己）、强迫行为（如反复洗手、反复消毒）、社交退缩、逃避与疏离、不敢出门、害怕见人、暴饮暴食、不易信任他人或者盲从等。危机事件发生后，人们可能会努力逃避与创伤有关的思想、感觉或谈话，逃避会勾起创伤回忆的活动、地方或人们，有些可能出现自残、自杀行为。危机事件过后，有些人可能会有意无意地变得软弱无力，各项功能发生退化，开始对事物无主见，对自己日常行为和生活管理的自信心不足，被动性增加，事事都要依赖别人；个体的行为还可能变得幼稚，之前大胆泼辣，此时却变得提心吊胆、小心翼翼、犹豫不决、畏缩不前。因此，应该预料到个体在遇到危机事件时的行为可能会倒退到不够成熟的心理水平，应该允许患者充分地、适宜地倒退及依赖他人。但如果当事人对其依赖程度没有正确的认识，便极有可能发展成依赖性人格。

第二节　应激相关障碍

应激相关障碍（stress related disorders），旧称反应性精神障碍或心因性精神障碍，指一组主要由心理、社会（环境）因素引起异常心理反应而导致的精神障碍。《中国精神障碍分类与诊断标准》第 3 版（Chinese Classification of Mental Disorder-3, CCMD-3）将应激相关障碍分为急性应激障碍、急性应激性精神病、创伤后应激障碍、适应障碍、与文化相关的精神障碍等。

参照 CCMD-3 可以发现影响应激相关障碍发生、发展、病程及临床表现的因素有：①生活事件和生活处境，如剧烈的超强精神创伤或生活事件，或持续困难处境；②社会文化背景；③人格特点、教育程度、智力水平及生活态度和信念等；④不包括癔症、神经症、心理因素所致生理障碍及各种非心因性精神病性障碍。

一、适应障碍

适应障碍(adjustment disorder)是指在明显的生活改变或环境变化时所产生的短期的和轻度的烦恼状态和情绪失调,常有一定程度的行为变化,但并不出现精神病性症状。

(一)病因

适应障碍的发病往往与生活事件的严重程度、个体心理素质、心理应对方式等有关。①生活事件。引发适应障碍的典型生活事件有居丧、离婚、失业或变换岗位、迁居、转学、患重病、经济危机、退休等,某些因素还带有特定的时期,如新婚期、毕业生求职期、离退休期等均需适应新的生活规律。②人格因素。对于同样的应激源,有的人能够顺利处置,无任何异常反应,而有的人却出现适应障碍,说明个体的易感性对适应障碍的发生有重要作用;另外,个体的社会适应能力、应对方式及遭受应激时的生理状况也会影响适应障碍的产生。③应对方式。面对应激源,每个人的心理应对方式不尽相同。有的人通过运动、阅读、倾诉等方法顺利地度过危机,有的人则会采取酗酒、嗜睡、封闭自己等方法来处理危机事件,这样则会出现适应性障碍。

一般认为,适应障碍是因个体长期存在应激源或困难处境加上个体的人格特点,产生烦恼、抑郁等情感障碍以及适应不良行为(如退缩、不注意卫生、生活无规律等)和生理功能障碍(如睡眠不好、食欲缺乏等),并使社会功能受损的一种慢性心因性障碍。适应障碍的发生是心理社会应激因素与个体素质共同作用的结果。

(二)临床表现

适应障碍多在应激性生活事件发生后的1~3个月内出现,临床表现多种多样,包括抑郁心境、焦虑或烦恼,感到不能应对当前的生活或无从计划未来,失眠、应激相关的躯体功能障碍(头痛、腹部不适、胸闷、心慌),社会功能或工作受到损害。有的个体会出现暴力行为,儿童则可能表现为尿床、吸吮手指等。

以抑郁情绪体验为主者,主要表现为情绪低落、对日常生活丧失兴趣、自责、无望无助感,伴有睡眠障碍、食欲降低和体重减轻,有激越行为。以焦虑情绪体验为主者,则常表现为焦虑不安、担心害怕、神经过敏、心慌、呼吸急促、窒息感等。以品行障碍情绪体验为主者,常见于青少年,主要表现为逃学、斗殴、盗窃、说谎、物质滥用、离家出走、性滥交等。儿童适应性障碍情绪体验者主要表现为尿床、吸吮手指等退行性行为,以及无故腹部不适等含糊的躯体症状。

（三）诊断标准

在美国精神病协会出版的《精神障碍诊断与统计手册》第 5 版（Diagnostic and Statistical Manual of Mental Disorders，DSM-V）中，适应障碍的诊断标准如下：

1. 症状标准

（1）有明显的生活事件为诱因，尤其是生活环境或社会地位的改变（如移民、出国、入伍、退休等）。

（2）有理由推断生活事件和人格基础对导致精神障碍均起着重要作用。

（3）以忧虑、烦恼、抑郁、焦虑、害怕等情感症状为主，并至少有下列一项：①适应不良的行为障碍，如退缩、不注意卫生、生活无规律等；②生理功能障碍，如睡眠不好、食欲缺乏等。

（4）存在见于情感性精神障碍（不包括妄想和幻觉）、神经症、应激障碍、躯体形式障碍、品行障碍的各种症状，但不符合上述障碍的诊断标准。

2. 严重标准　社会功能受损。

3. 病程标准　精神障碍开始于心理社会刺激（但不是灾难性的或异乎寻常的）发生后 1 个月内，符合诊断标准至少 1 个月。应激因素消除后，症状持续一般不超过 6 个月。

4. 排除标准　排除情感性精神障碍、其他应激障碍、神经症、躯体形式障碍以及品行障碍等。

二、急性应激障碍

急性应激障碍（acute stress disorder，ASD）是指因遭受重大的刺激或者严重的精神打击，在受到刺激数小时内发病，产生一系列较强的生理和心理反应，如果处理不当容易转为创伤后应激障碍。

（一）急性应激障碍的持续时间

急性应激障碍通常在应激事件发生之后的数小时内出现，但时间要比急性应激反应的时间长得多，约一个月或者更长，对机体产生的危害及影响更为巨大。

（二）急性应激障碍的症状表现

急性应激障碍的持续时间较久。产生急性应激障碍的人会有过度的紧张、焦虑和恐慌、失眠多梦等反应；过于考虑刺激事件并收集有关信息，充满恐怖想象，采取过度防护措施；对外界事物或本身都极其敏感，严重影响个人的日常生活，工作、学习、社交能力均有下降。心理方面常表现为罪恶感、愤怒感、绝望感等；生理方面主要表现为多种胃肠道、心血管、呼吸系统、皮肤和泌尿系统的功能障碍。急性应激障碍者初期多表现为呆滞状态，不愿意与他人交流沟通，少言寡语，对外界刺激没有适度的反应，并且在事后会遗忘。尽管在应激事件后应激者的表现形式多种多样,但绝大多数幸存者都有强大的自我修复能力,能够通过自我调整,最终理解和接受所经历的危机事件,逐渐恢复正常的心理社会功能。

（三）急性应激障碍的诊断标准

目前关于急性应激障碍的诊断标准有很多,本部分将会介绍以下几种诊断标准:

1. 美国诊断标准（DSM-V ）　美国诊断标准是由美国精神病学会（American Psychiatry Association, APA）于 1952 年制订, 2013 年修订的《精神障碍诊断与统计手册》第 5 版,缩写为 DSM- V。

在 DSM- V中,急性应激障碍的诊断标准如下:

（1）患者曾暴露于创伤性事件中,曾亲自体验、目睹或遭遇某一件或数件涉及真正的（或几乎会招致）死亡或严重损伤,或者涉及自己或他人躯体的完整性遭到威胁的事件。

（2）在体验这种令人痛苦事件之时或之后,患者往往会表现出下列三项以上的分离性症状:①反复出现侵入性的有关创伤事件的痛苦回忆。②反复做有关创伤事件的噩梦（闪回）。③现实解体（自发地诉说外部世界的性质发生了改变,因而显得不真实,如感到现实世界疏远、缺乏生气、似乎是假的或者像舞台,人们在上面表演着规定的角色,而不是自己的精神活动或身体的性质改变。患者一般知道这种改变是不真实的,否则为现实解体妄想）。④象征着类似于创伤性事件的内源性及外源性暗示导致的强烈的精神痛苦。⑤在经历类似事件时出现生理反应,如龙卷风袭击后的幸存者在遇到暴风雨天气时出现心悸、发抖等。

（3）持续回避如下刺激中的至少一项:①意图回避与创伤性事件有关的想法、对话及情感;②力求回避能引起创伤回忆的活动、人物和情景;③丧失对创伤性事件重要情节进行回忆的能力;④对有意义的活动失去兴趣;⑤感到孤独,断绝与他人的情感和社会联系;⑥情感阈值升高,变得木讷。

（4）患者长期处于神经系统的高度警觉状态,这在创伤之前是没有的,并表现出下列问题的至少两项:①入睡及睡眠困难;②易激惹或易怒;③注意力不集中;④对真实的威胁或毫无现实基础的想象出来的威胁经常保持戒备;⑤对微小的或没有威胁的刺激反应剧烈。

（5）创伤事件可能导致明显的临床痛苦,或社交、职业以及其他一些生活重要方面的功能受损。例如,不能维持工作,婚姻破裂以及成瘾。这些症状可能持续一个月以上。

2. 国际诊断标准（ICD-10-E）　国际诊断标准是《国际疾病分类》（International Classification of Disease, ICD）,这是依据疾病的某些特征、按照规则将疾病分门别类,并用编码的方法来表示的系统。目前全世界通用的是 1990 年在第四十三届世界卫生大会上通过的第 10 次修订本《疾病和有关健康问题的国际统计分类》(International Statistical Classification of Diseases and Related Health Problems),仍保留了 ICD 的简称,并被统称为 ICD-10。近年来,世界卫生组织(WHO)又数次进行了小范围的修订,目前的最新版本是世界卫生组织 2007 年颁布的《疾病和有关健康问题的国际统计分类第 10 版修订本》(ICD-10-E)。

在 ICD-10-E 中,其定义及诊断标准如下:

(1)定义:ASD 为一过性障碍,指严重的躯体或精神应激反应发生于无其他明显精神障碍的个体,反应常在几小时或几天内消退。应激源可以是势不可挡的创伤体验,包括对个体本人或其所爱之人安全或躯体完整性的严重威胁(如自然灾害、事故、战争、受侵犯、被强奸);也可以是个体社会地位或社会关系网络发生急骤的威胁性改变,如同时丧失多位亲友或家中失火等。如果同时存在躯体状况衰竭或器质性因素(如老年人),发生精神障碍的危险性随之增加。

并非所有面临异乎寻常应激的人都会出现急性应激障碍,这就表明个体易感性和应付能力在急性应激反应的发生及表现的严重程度方面有一定作用。症状有很大变异性,但典型表现是最初出现"茫然"状态,表现为意识范围局限、注意面狭窄、不能领会外在刺激或定向错误。这种状态之后,是对周围环境进一步退缩(可达到分离性木僵的程度),或者是激越性活动过多(逃跑反应或神游),常存在惊恐性焦虑的自主神经症状(心动过速、出汗、面赤)。症状一般在受到应激性刺激或事件的影响后几分钟内出现,并在 2~3 天内消失(常在几小时内),对于发作可有部分或完全的遗忘。

(2)诊断要点:在异乎寻常的应激源的影响与症状的出现之间必须有明确的时间上的联系。症状即使没有立刻出现,一般也会在几分钟之内出现。此外,还应该有其他症状:①表现为混合性且常常是有变化的临床表现,除了初始阶段的"茫然"状态外,还可有抑郁、焦虑、愤怒、绝望、活动过度、退缩,且没有任何一类症状持续占优势;②如果应激性环境消除,症状迅速缓解;如果应激持续存在或具有不可逆转性,症状一般在 24~48 小时开始减轻,并且大约在 3 天后变得十分轻微。

本诊断不包括已符合其他精神科障碍标准的患者所出现的症状突然恶化。但是,既往有精神科障碍的病史不影响这一诊断的使用。

3. 中国诊断标准　中国诊断标准是由中华精神科学会于 2000 年颁布的《中国精神障碍分类与诊断标准》第 3 版(CCMD-3)。急性应激障碍的诊断标准如下:

以急剧、严重的精神打击作为直接原因。在受刺激后立刻(1 小时之内)

发病。表现为有强烈恐惧体验的精神运动性兴奋,行为有一定的盲目性;或者是精神运动性抑制,甚至木僵。如果应激源被消除,症状往往历时短暂,预后良好,缓解完全。

(1)症状标准:以异乎寻常的和严重的精神刺激为诱因,并至少有下列一项:①有强烈恐惧体验的精神运动性兴奋,行为有一定盲目性;②有情感迟钝的精神运动性抑制(如反应性木僵),可有轻度意识模糊。

(2)严重标准:社会功能严重受损。

(3)病程标准:在受刺激后若干分钟至若干小时发病,病程短暂,一般持续数小时至1周,通常在1个月内缓解。

第三节　创伤后应激障碍

创伤后应激障碍(posttraumatic stress disorder, PTSD)又称延迟性心因性反应(delayed psychogenic reaction),是由应激性事件或处境而引起的延迟性反应。PTSD 是对异乎寻常的威胁性、灾难性事件的延迟和(或)持久的反应。了解常见的身心反应与应激相关障碍,有助于我们了解障碍产生的原因,从而更好地对来访者进行干预。

危机事件引发的各种精神卫生问题,包括急性应激障碍、创伤后应激障碍、抑郁与焦虑障碍、自杀、酗酒等会在危机发生后的不同时期会相继出现,其中创伤后应激障碍因其后果严重、发生率高而引起了社会的广泛关注。作为一种精神障碍,PTSD 患者出现高度惊觉、反复闯入的意识/体验、与社会隔离的回避行为,以及注意力不集中、创伤性事件回忆困难等症状,个体的社会功能会严重受损,有的甚至终身丧失工作和生活能力。

流行病学研究发现,大约有 40%~90% 的人一生中都会经历一些创伤性事件,但不是所有经历创伤事件的人都会发展为 PTSD,普通人群中 PTSD 的患病率为 7%~12%。据美国精神病协会统计,美国 PTSD 的人群总体患病率为 1%~14%,平均为 8%。PTSD 的发病率因不同种类的精神创伤所致从 5% 到 50%,某些极重大精神或躯体创伤暴露(如女性被强奸)PTSD 可达到 50% 的高发病率,平均高达 12%。个体终身患病危险性达 3%~58%,女性 PTSD 终身患病率约是男性的 2 倍。1/2 以上的 PTSD 患者常伴有物质滥用和其他精神障碍。PTSD 患者的自杀率是普通健康群体的 6 倍。

一、常见症状

(一)创伤后应激障碍的核心症状
创伤后应激障碍有三组核心症状,即重新体验症状、回避症状和警觉性增高症状。

1. 重新体验症状　PTSD 最具特征性的表现是在重大创伤性事件发生后有各种形式的反复发生的闯入性创伤性体验重现（病理性重现）。患者常常以非常清晰的、极端痛苦的方式进行着这种"重复体验"，包括反复出现以错觉、幻觉（幻想）构成的创伤性事件的重新体验（flashback，闪回，闯入性症状）。在没有警告、不需要刺激或者相关引发物时，PTSD 个体可能会生动地看到当时的情境，好像创伤再次发生。此时，患者仿佛又完全身临创伤性事件发生时的情景，重新表现出事件发生时所伴发的各种情感。

反复闯入记忆的痛苦事件，还会在人睡眠状态以梦魇的形式发生。在梦境中，患者也会反复出现与创伤性事件密切相关的场景，并产生与当时相似的情感体验。患者常常从梦境中惊醒，并继续主动"延续"被"中断"的场景，同时产生强烈的情感体验。另外，如果遇到与此创伤事件有关的具有象征意义的或者是实际的线索，都会引发个体强烈的心理反应（恐惧、抑郁等）或者是生理反应（心跳加快、恶心、出汗、呼吸加快等）。这种反复体验性症状给个体带来了很大痛苦，一方面个体难以控制症状的发生时间和次数，另一方面它们会引发个体强烈的痛苦感觉，就像再次经历创伤事件一样。

2. 回避症状　在遭遇创伤性事件后，许多患者存在"情感麻痹"的现象，患者对与创伤有关的事物采取持续回避的态度。这是 PTSD 的核心特征，反映了个体试图在生理和情感上远离创伤。回避的内容不仅包括具体的场景，还包括相关的感受、想法及话题。患者似乎希望把这些"创伤性事件"从自己的记忆中"抹去"。他们不愿提及有关事件，避免进行交谈，甚至出现相关的"选择性失忆"。

从外观上看，PTSD 患者给人以木然、淡漠的感觉，他们与人疏远、不亲切、时常感到害怕或罪恶感、不愿意和别人有情感交流等。患者自己也感觉到似乎难以对任何事物产生兴趣，过去热衷的活动也无法激起患者的情绪，患者感到与外界疏远、隔离，甚至格格不入，难以接受或者表达细腻的情感，对未来缺乏思考和规划，听天由命，甚至觉得万念俱灰，生不如死，严重的甚至采取自杀行为。创伤体验让个体产生了非常强烈的情绪，如压倒一切的恐惧、害怕和焦虑，这些情绪反应可能持续终生。

事实上，创伤患者有能力体验和表达患病前的所有情感，情感上的麻木并非创伤体验导致，而是 PTSD 患者对负性情感刺激常过度回避所致。对创伤记忆的回避可以暂时缓解痛苦，但是却强化了回避性行为。类似的，情感分离是为了切断侵入性创伤记忆与痛苦情感之间的联系，但是严重时会阻碍个体与他人建立正常联系，享受日常生活，保持创造力以及计划未来等多个方面的能力。个体为了避免回忆起创伤和与之相联系的痛苦经历，往往以一种单调固定的方式生活。有些学者认为情感麻木代表了PTSD、抑郁和分离症状的重叠。

3. 警觉性增高（易激惹）症状　这一症状在创伤暴露后的第一个月最普遍、最严重。许多患者会出现睡眠障碍（难以入睡、易惊醒）、易激惹或易发怒、容易受惊吓，难以集中注意力等警觉性增高的症状。在这种状态中，个体会花很多的时间和精力去寻找环境中的威胁性信息（高度易感性）。同时，个体还会体验到难以入睡或者睡眠不深、易激惹或易怒，难以集中注意力，对刺激的过度反应（比如过分的惊吓反应）。在危机中，这样的反应是适应性的。但是，在安稳的情境中，过度的警觉性会扰乱个体的正常生活，使人感到衰竭，破坏机体健康。

（二）儿童的创伤后应激障碍

儿童与成人的PTSD临床表现并不完全相同。年龄愈大，重现创伤体验和警觉性增高症状越明显；年龄越小，其临床表现就有其特殊性。儿童因为大脑语言表达、词汇等功能发育尚不成熟的限制，常常描述不清噩梦的内容，时常从噩梦中惊醒，在梦中尖叫，也会主诉头痛、胃肠不适等躯体症状。有研究指出儿童重复玩某种游戏是闪回或闯入性思维的表现之一。值得注意的是，PTSD会阻碍儿童日后独立性和自主性等健康心理的发展。

1. 重新体验　①儿童感觉创伤事件再发生并可能伴随相应的动作；②儿童常有噩梦，且噩梦的内容不清晰；③儿童有事件的回放（回忆过去），或脑中反复跳出图像。

2. 回避　①儿童可能避免谈论创伤事件；②儿童可能避免活动，或避免接触让他回忆起创伤事件的地方或者人；③儿童在面对令人愉快的事上也许有麻烦，如与朋友和家庭相处时，可能会丧失兴趣；④儿童可能不会表达他的感觉，或表现与年龄不相适应；⑤儿童可能认为自己将来没有希望，也可能担心自己会在童年死去。

3. 应激增加　①儿童容易受到情感伤害；②儿童有突然悲伤、恐惧或者愤怒的感觉；③儿童感到紧张、躁动、慌张或者急躁；④儿童在学校有问题或麻烦，要引起注意；⑤儿童有睡眠问题。

二、分类

（一）《美国精神障碍诊断统计分类手册》（第5版）（DSM-V）的分类

通常，创伤后应激障碍在创伤事件后6个月内出现，其中病期在3个月以内为急性PTSD，3个月以上为慢性PTSD；而在创伤事件至少6个月以后发生的PTSD称为迟发性/延迟性PTSD。延迟性PTSD患病率女性高于男性，患者有明显的生活质量下降。有很多在童年期受到虐待，特别是受到性虐待的人，直到青春期或成年期之后才发病。

（二）根据创伤事件发生的时间及其症状的严重性进行分类

1. Ⅰ型创伤　创伤事件发生在成年期，且为孤立创伤事件，例如发生在成年期之后的交通事故、自然灾难、遭遇性暴力或虐待等。临床表现出的症状主要为：

（1）闪回：创伤事件的记忆和体验反复顽固地侵入头脑。

（2）回避：对可能引发对创伤事件的记忆和体验的场所、物体、人物采取强烈的回避态度。

（3）过度唤醒：对周围的信息刺激产生过度的警觉反应，如惊叫、强烈的惊恐发作等。

2. Ⅱ型创伤　创伤事件发生在童年期，且为多发或持续的创伤事件，例如童年遭遇身体的虐待、性虐待、情感剥夺、战争经历等。该类创伤的临床症状较为复杂，但不伴随人格的扭曲和障碍。Ⅱ型创伤除了具有Ⅰ型创伤所有的症状之外，还伴随有以下症状：

（1）情感紊乱：强度很大的情绪波动、自我情绪调节能力减弱、有自伤行为、自杀倾向，或不安全的冒险冲动行为，对未来失去希望、丧失信念和价值感。

（2）人际关系紊乱：自我关心不足、无法信任他人、容易再次遭受创伤、感到永远地被毁坏了、有负罪感或感到羞耻、感到被孤立和隔绝。

（3）躯体化和分离性症状：生理上出现各种症状，如各种部位的疼痛、麻痹、失控；疑病型恐惧，如总觉得自己得了不治之症；记忆缺失，不能回忆创伤的完整过程。

3. Ⅲ型创伤　与Ⅱ型创伤基本相同，并进一步伴随人格的障碍，如人格分裂、多重人格以及边缘型人格障碍。

三、影响因素

1. 创伤性事件　经历创伤性应激事件是 PTSD 发生的直接原因和诊断的必要条件。CCMD-3 的诊断标准中，首先就要求个体经历了对每个人来说都异乎寻常的创伤性事件或处境，因此个体是否暴露于创伤性事件对 PTSD 的产生有至关重要的影响。可能会引发 PTSD 的经验包括孩童时期遭受身体或心理上的性虐待、性侵害、欺负、暴力攻击，以及战争、严重的车祸、难产、目睹亲人等关系亲近者的突然死亡、自然灾难等。

创伤性事件的类型影响 PTSD 发生的概率。不同类型的创伤性事件，引发 PTSD 的概率不同。例如战争对个体的刺激强度很高，但战争的发生率低于 2%，因此由战争引起的 PTSD 的发生率并非最高。而由被打劫、车祸引起

PTSD 的发生率则高于 25%，突然获悉爱人、亲友离世导致 PTSD 的发生率最高可达 60%。

2. 个体易感素质

（1）性别：男性暴露于创伤性事件的危险性高于女性，经历创伤性事件的均数也大于女性。强暴或性骚扰方面的创伤，女性的经历多于男性，其他如暴力侵犯、交通事故、看到暴力事件等则都是男性多于女性。但值得注意的是，经历创伤事件后，女性发生 PTSD 的比例几乎是男性的 2 倍。暴露于同一创伤性事件后，女性 PTSD 的患病率也明显高于男性。易导致男性产生 PTSD 的创伤性事件是战争、看见他人被打、被杀，这些事件本身发生的概率并不高。而易导致女性产生 PTSD 的创伤是被强暴和性骚扰，这两类事件在生活中较常见。

（2）年龄：各种类型的创伤性事件尤其是暴力事件的发生高峰均在 16~20 岁，可能与这个年龄段的青少年喜欢冒险、追求刺激有关。唯有"突然获悉爱人或亲友意外死亡"的发生率始终保持在高水平，在 41~45 岁达到高峰，因为该年龄段生老病死发生率也开始上升。

（3）人口统计学特征：有研究表明，男性、青壮年、居住在城内的少数民族比女性、老人、居住在城郊的中产阶级暴露于创伤性事件的危险性高；受教育水平低的人群高于受教育水平高的人群，低收入人群高于高收入人群，居住在中心城市的人群高于居住在其他地区的人群；曾结过婚现已分居、离异、守寡的人群高于现在仍保持良好婚姻状况的人群，这一点在女性中尤为明显，而男性则是已婚的个体比未婚的患病率高。

（4）其他：DSM-Ⅴ中认为神经质、外向、早年品行障碍、有精神障碍家族史和曾患过精神障碍的人群暴露于创伤性事件的危险性高，而 DSM-Ⅳ则认为这些因素是不确定的因素。

3. 共病 PTSD 的一个重要特点就是共病率高，即 PTSD 患者同时有其他精神障碍的发生率高。与 PTSD 共病的精神疾患主要包括重症抑郁、焦虑障碍、物质滥用等。共病的心身疾病包括高血压、支气管哮喘、消化性溃疡、肥胖、肿瘤及其他心身疾病。因此对其进行及时的管理、治疗是今后精神卫生事业工作的重点。

（1）PTSD 共病抑郁情况：抑郁症的核心症状是情感低落和缺乏兴趣，由于创伤性事件既可以导致抑郁又可以导致 PTSD，而且两者还可共病出现，所以既往抑郁病史是灾后出现 PTSD 的一个风险因素。布莱斯劳（Breslau.N）等人对 PTSD 与抑郁之间是彼此相关还是各自独立发生作了一项调查，结果表明 PTSD 与抑郁之间可能存在多种关系：患有 PTSD 和患有抑郁的患者有相似的人格特点；而且 PTSD 与抑郁也可能互为因果，即原来就患有抑郁的患者在暴露于创伤事件后更易出现 PTSD,且暴露于创伤事件后患有和未患有 PTSD 的人所患抑郁的比率也不同。在症状上,情感麻木是 PTSD 的核心症状,即创伤患者报告他们的生活中有情感体验受限,对与创伤有关的事物持续的回避的现象,这与抑郁的一些症状相似,因此有学者认为情感麻木代表了 PTSD 与抑郁的重叠。共病者的症状及功能损害比单纯 PTSD 患者更严重,且预后较差。

(2)PTSD 共病焦虑情况:与共病抑郁不同,PTSD 多发生在焦虑之后,提示唤醒和回避症状可能是创伤后患者的应对机制。Anja Mehnert 等对癌症患者的研究发现 PTSD 共病焦虑的比率为 20%,其研究结果还表明受教育程度低、癌症病程长、社会支持少及低年龄者更易发生共病。Nicholls 等所做的一项有关焦虑症患者的调查发现,有 87% 的患者有过创伤经历,其中 38% 符合 PTSD 的诊断,且认为主要的危险因素为女性、低年龄、低收入和失业者,这是因为女性比男性更易遭受强奸、性虐待及家庭暴力等创伤,而且低年龄者及低收入者在创伤后所能得到的支持和帮助有限,这就导致这类人群更易发生 PTSD。由于 PTSD 的主要情绪反应是恐惧和害怕,所以在症状上,PTSD 与焦虑也有重叠。

(3)PTSD 共病精神活性物质滥用情况:基恩(Terence M. Keane)等最早发现在寻求治疗的退伍军人中有较高的酒精滥用及吸毒现象。对于 PTSD 共病物质滥用的机制主要有三点:① PTSD 促进了物质滥用的形成,即"自我治疗假说",因为物质滥用可缓解 PTSD"闪回"所造成的痛苦,所以反复出现再次体验症状,使患者会不断增加精神活性物质的使用;②购买违禁药品就是一种高危险行为,这可能会间接增加 PTSD 的患病率;③物质滥用可以增加警觉水平,使个体在创伤暴露后更易患 PTSD。神经内分泌学的研究表明糖皮质激素、去甲肾上腺素和阿片肽在 PTSD 与物质依赖的共病模式中都起到一定的作用。

(4)PTSD 共病人格障碍情况:PTSD 和人格障碍的共病与其他共病状态不同,在诊断的过程中,常常会优先诊断 PTSD 而忽视人格障碍。但 PTSD 共病人格障碍也是最复杂的,因为共病者会有更严重的抑郁、物质滥用、自杀观念等。但目前关于 PTSD 和人格障碍的关系研究还存在一个问题,即到底是创伤事件导致人格障碍还是人格障碍促使 PTSD 的发生。PTSD 为什么常常与人格障碍同时出现,目前还无确切定论。

PTSD 与其他精神障碍共病的原因可能有以下几种:①事先存在的精神障碍提高了个体暴露于创伤性事件的危险性,也提高了 PTSD 发生的可能性;② PTSD 可能是其他精神障碍致病的危险因素;③这两者之间仅仅相关,可能存在共同的遗传或环境因素,但并无因果关系。

【本章小结】

危机事件发生后,如何对当事人的应激反应进行判断分类,直接关系到心理危机干预的效果。危机事件引发的各种精神卫生问题,包括急性应激障碍、创伤后应激障碍、抑郁与焦虑障碍以及自杀、酗酒等行为问题会在不同时期相继出现,其中创伤后应激障碍以其后果严重、发生率高而引起了社会的广泛关注。创伤后应激障碍的常见症状包括重新体验症状、回避症状和警觉性增高症状;创伤后应激障碍也分为两种,一种按照时间分类,另一种按照时间及严重性分类,临床及研究工作者可以根据研究需要及病人特点选择合适的分类方法。

(杨艳杰 王胜男)

第 三 章

心理危机干预概述

无论从人类发展的角度，还是从个体发展的角度，危机的发生是一种常态，甚至是必须的。东方哲学对危机的理解为"危险"和"机遇"并存。如果当事人能够以积极的态度面对危机，或者在他人的协助下直面危机、调动自己的资源和力量应对危机，不仅可以度过危机，还可能将危险转变为机遇。

第一节　心理危机干预的概念

当个体感觉到外界环境或某一具体事件存在着威胁，仅仅依靠个人自身的资源和应付方式无法解决困难时，就产生了危机。危机不及时缓解或解决不当，会导致情感、认知和行为方面的功能失调，甚至可能导致个体精神崩溃或自杀。也就是说，危机干预强调干预时间的紧迫性和干预的效果，要尽可能地在短时间内采取有效的应对策略，帮助人们恢复失衡的心理状态。危机的成功解决不仅有助于个体对现状的掌控，也可获得应对未来可能遭遇危机的策略。

一、心理危机干预的概念

危机干预（crisis intervention）的概念最初起源于林德曼（Erich Lindemann）和凯普兰的研究，他们认为危机干预是化解危机并告知被干预者如何应用较好的方法处理未来应激事件的过程。帕瑞德（Howard Parad）认为，危机干预就是在混乱不安的时期，一种积极主动地影响心理社会运作的历程，以减缓具有破坏性的压力事件所带来的直接冲击，并协助受到危机直接影响的人们，激活其明显的与潜伏的心理能力及社会资源（而且通常是社会环境中的重要人物），以便能适当地应对压力事件所造成的结果。

我国《心理学大辞典》中这样描述心理危机干预："危机干预是心理治疗措施的一种，对处于心理危机状态的个体、家庭及群体采取明确有效的措施，在危机状态下，个体无法用惯有的方式解决难题，体验极大的痛苦，产生紧张、恐惧、悲伤等情绪以及躯体不适，甚至无法适应而作出自杀等极端行为，在危机发生的最初阶段，可提供个体情感支持，以缓解其紧张情绪，然后指导个体根据自己的实际情况，寻求可能的援助，进而帮助个体分析危机情境与其人格的关系，与之讨论危机事件为何会使人心理失衡以及怎样使人心理失去平衡，指导个体学习新的认识方法和应付方法，有效的处理危机事件，达到完善人格、提高适应能力的目标，以使个体最终战胜困难，重新建立人际关系，更好地适应社会生活。"可以看出，危机干预具有疏通思想、救人于危难的性质。

综上，可将心理危机干预理解为短程心理治疗基础上发展起来的心理干预方法，它以解决问题为目标，通过给予当事人关怀、支持和援助，使之恢复心理平衡，安全度过危机，并不涉及对心理危机当事人的人格矫正。

心理危机干预未必来自外界，危机当事人也可进行自我干预。然而，由于心理危机具有暂时性，有时危机当事人只是将危机压抑下去，这样导致的结果就是再遇到类似情境时，个体会闪回到危机状态，甚至产生严重的后果（见第一章"危机转移状态"）。实际上，心理危机自我干预（见第十三章）是指经过专业的心理学知识的学习，并在全面的自我认知的基础上，个体在面对心理危机时，有效地运用所掌握的心理知识和方法应对所面临的心理危机的过程，例如：与别人诉说突发事件、表达自己的想法或态度、表达自己的情绪和感受、和别人讨论压力与对策、讨论自己最困惑的经历、讨论事件中正向或值得骄傲的事情、团体中彼此支持和了解。

二、心理危机干预的对象及任务

（一）心理危机干预的对象

在危机面前，个体可能作出的反应有三种形式：最理想的状态是当事人能够自己有效地应对危机，从中获得经验，危机过后产生积极的变化，使自己变得更为强大；第二种情况是当事人虽然能够度过危机，但只是将不良的后果排除在自己的认知范围之外，因为没有真正解决问题，在以后的生活中，危机的不良后果还会不时地表现出来；第三种情况是当事人在危机开始时心理就崩溃了，如果不提供立即的、强有力的帮助，就不可能恢复。其中，第二种与第三种人都是心理危机干预的服务对象。

具体的心理危机当事人主要有以下几种：①遭遇突发事件而出现心理或行为异常的人，如家庭发生重大变故、遭遇性危机、受到自然或社会意外刺激的人；②学习、生活、工作压力过大出现心理异常的人；③个人感情（恋爱、婚姻、家庭）受挫后出现心理或行为异常的人；④人际关系失调后出现心理或行为异常的人；⑤性格过于内向、孤僻、缺乏支持的人；⑥严重环境适应不良导致心理或行为异常的人；⑦家境贫困、经济负担重、深感自卑的人；⑧身体出现严重疾病,个人很痛苦,治疗周期长的人;⑨患有严重心理疾病(如抑郁症、恐惧症、强迫症、癔症、焦虑症、精神分裂症、情感性精神病等)且出现心理或行为异常的人;⑩由于身边的人出现个体危机状况(如突遭意外事故、自杀、他杀等)而受到影响,产生恐慌、担心、焦虑、困扰的人。

在灾害期间,需要心理危机干预的人群范围更加广泛,既包括在灾害中遭受身体和心理创伤的亲历者,又包括与亲历者有密切接触的一线医护人员、应急服务人员、志愿人员等。比如,2008年汶川地震时,心理危机当事人大致分为五级。第一级人群:包括直接卷入地震灾难的人员,例如死难者家属、重伤者及重伤者家属;第二级人群:与第一级人群有密切联系的个人和家属,现场救护人员(消防、武警官兵、120救护人员、其他救护人员)以及地震灾难幸存者;第三级人群:从事救援或搜寻的非现场工作人员(后援)、帮助进行地震灾难后重建或康复工作的人员或志愿者;第四级人群:受灾地区以外的社区成员,向受灾者提供物资与援助,对灾难救援可能负有一定责任的组织;第五级人群:在临近灾难场景时心理失控的个体,易感性高,可能表现心理病态的征象。重点干预目标从第一级人群开始,一般性干预宣传广泛覆盖五级人群。

(二)心理危机干预的任务

国外有学者对来自心理学研究、临床咨询、医学以及社会工作领域的10个代表性模型进行了内容分析,将多样的心理危机干预过程、环节或措施拆解、归纳为3个连续任务和4个焦点任务。

1. 连续任务　评估、保障安全和提供支持,是心理危机干预的基础性任务,在心理危机干预的过程中需要持续不断或者多次反复进行。

(1)评估:在条件允许的情况下应当尽可能地对危机当事人的认知、情感和行为反应进行较为全面的评估。无论评估内容和结果如何,心理危机干预工作者需要在心理危机干预过程中不定期地或多次反复地进行评估。

(2)保障安全:是贯穿于心理危机干预过程始终的一个重要任务。在最初的紧急心理援助中,保障安全是指尽可能降低危机事件对危机当事人的生命威胁。随着心理危机干预的发展,保障安全不仅是指确保自杀或他杀事件中相关人员的生命安全,还包括在多种危机事件中不让危机当事人独处。此外,安全保障还可能涉及与危机事件有关的儿童、救援人员以及心理危机干预者的身心安全。

(3)提供支持:是心理危机干预过程中的一个关键任务。在最初的紧急心理援助中,提供支持就是首要目标。危机当事人的反应越严重,越需要提供更多的支持。心理危机干预工作者不仅要在危机发生时支持危机当事人,还要帮助他们找到那些危机结束之后能够继续提供支持的资源。

2. 焦点任务　在心理危机干预中,有些任务是需要在某个阶段集中进行的，即焦点任务，主要包括建立联系、重建控制、问题解决和后续追踪。

（1）建立联系：是一种基础性的联结，表明心理危机干预工作者愿意站在危机当事人立场上并且显示出一种真诚的认同，愿意与危机当事人在一起。

（2）重建控制：主要是指心理危机干预工作者帮助危机当事人调节他们对危机的反应。分为两个层次。其一，帮助当事人在心理危机干预的当下重建控制。其二，提高危机当事人的重建控制能力。无论如何，从危机当事人那里获得执行计划的承诺才是任务关键。危机当事人的承诺可以是口头声明，也可以签署书面协议。

（3）问题解决：该任务的首要成分是定义危机，因为要想帮助危机当事人解决问题首先要对危机进行很好的定义或解释。这就需要心理危机干预工作者学会从危机当事人的角度去理解问题。危机定义或问题解释的好坏被认为直接关系到心理危机干预工作者后续干预策略或措施的有效性。在危机被界定或问题被解释之后，心理危机干预工作者可以开始着手解决问题。问题解决的另一个主要成分是制订计划，即帮助危机当事人制订有助于危机解决的措施。这个过程包括有关解决措施的头脑风暴、发现可能获得的额外帮助、挖掘潜在资源、给予鼓励、评估计划的有效性以及帮助危机当事人选取符合现实的措施。这个过程的最终目标是要确保制订的计划是明智的、可操作性的。制订的计划也要获得危机当事人的认同和履行承诺，让危机当事人在解决问题的同时获得自主性和掌控感。

（4）后续追踪：这个任务实施起来有很大的难度，例如对灾民的追踪，但是确实非常有必要。而且在有些情况下，随访并非特别困难。比如说，一名大学生在学校心理咨询中心进行了心理危机干预，之后是有条件对其心理状况进行追踪的。后续追踪可以是正式的，也可以是非正式的。危机当事人常常会沉浸在危机事件中而减少了对当前环境的觉察，通过后续追踪心理危机干预工作者可以指导他们将注意力转移至当前环境及其变化中，并逐渐采取一些措施加以调整。

三、心理危机干预的有效标准

心理危机干预的效果评价应围绕心理危机干预的任务目标展开，心理危机干预的效果通常通过以下机制起作用，即宣泄疏导危机当事人的情感从而缓解其情绪压力；鼓励危机当事人倾诉内心痛苦并进行有针对性的指导；协助危机当事人改变认知结构，学会合理思维；通过学习与训练建立积极、合作、有效的行为模式；探寻危机当事人的潜意识并使其领悟；帮助危机当事人治疗心理创伤，促进自愈与成长。

具体标准有：第一，危机当事人症状缓解或消除。这一标准是最直接、最有效的标准之一。如危机当事人恐惧情绪降低或者缓解，能合理地控制及宣泄自己的情绪，原本无法接受的现实开始正视了；第二，干预前后测量结果的比较。通过干预，危机当事人心理症状的量表分数得以改善，表明干预取得了一定的效果；第三，危机当事人社会功能恢复的状况。心理危机导致社会功能的损害，通过心理危机干预，当事人的社会功能得以部分或者全部恢复，如可以与人正常的交往，工作、学习效率的提高等。以上心理危机干预的标准可以独立使用，也可以综合使用，为避免偏差，应尽量从多个方面进行评估，从而对干预效果作出科学、客观的评价。

第二节　心理危机干预的目的和原则

进入 21 世纪以来，世界各国对心理危机越来越重视，纷纷出台相应的突发事件下心理危机干预的政策与文件。我国卫生部在 2008 年汶川地震后紧急出台了《紧急心理危机干预指导原则》。

一、心理危机干预的目的

心理危机干预的目的一方面在于立即进行情绪与环境急救，以缓冲压力事件；另一方面是通过立即的治疗性澄清与引导，增强当事人应对与统合的能力。另外要注意的是，心理危机干预不总是事后的、面对面的，或者是危机当事人主动寻求的。有的心理危机干预重在预防，如公共机构中的暴力危机；有的心理危机干预是通过电话进行的，如自杀热线；有的危机当事人并未主动寻求干预，如针对试图自杀者在危机现场进行的自杀干预。

具体来说，心理危机干预的目的主要有三个：①稳定情绪。也就是尽力阻止危机事件后悲痛情绪的进一步扩大和蔓延。②缓解急性应激症状。主要针对出现灾后应激问题的个人和群体进行心理方面的支持与治疗。③重建个体的各项心理和社会功能，以及恢复对生活的适应，这是心理危机干预的最终目的。

我国学者樊富珉认为，危机的成功解决至少有三重意义：当事人可以从中得到对现状的把握，对经历的危机事件重新认识，以及对未来可能遇到的危机有更好的应付策略与手段。因此，危机干预目标很明确——将灾难造成的不良影响，尤其是对心理的影响降到最低程度。具体来说，一是帮助当事人脱离环境的危机性，保证当事人的安全，避免自我伤害以及伤害他人；二是恢复心理平衡与动力，恢复到当事人有能力识别自身的问题并寻求解决问题的新途径。

艾格里拉（Donna C. Aguilera）和麦斯克（Janice M. Messick）认为"危机干

预的最低治疗目标是在心理上帮助危机当事人解决危机,使其功能水平至少恢复到危机前水平,最高目标是提高危机当事人的心理平衡能力,使其高于危机前的平衡状态"。学者艾维勒(George S. Everly)认为主要有三个目标:①减少急性的、剧烈的危机和创伤的风险;②稳定和减少危机事件或创伤情境的直接严重的后果;③促进个体从危机和创伤事件中恢复或康复。

一般来说,心理危机干预有以下三个层次的目标:①最低目标是缓解当事人的心理压力,防止过激行为,如自杀、自伤或攻击行为等;②中级目标是帮助当事人恢复以往的社会适应能力,使其重新面对自己的困境,采取积极而有建设性的对策;③最高目标是帮助当事人把危机转化为一次成长的体验并提高当事人解决问题的能力。在心理危机干预的三个目标层次中,最低目标的核心是"劝阻",中级目标的核心是"恢复",最高目标的核心是"发展"。

二、心理危机干预的原则

心理危机干预的基本原则是将危机事件后的心理干预放在人与自然文化生态系统框架下来思考,不同于常态下的心理咨询与治疗,而是处理面临生命和生存环境的毁灭性的灾难时的心理救援。心理危机干预既遵循心理咨询与治疗的基本原则,也有一些特殊的原则。

美国的心理危机干预研究人员普遍认为,为了缓解当事人的悲伤反应,重建他们的独立能力,预防和减轻当事人遭受心理创伤和创伤后应激障碍的痛苦,要注意快速干预、稳定化、理解灾难、注重问题解决和鼓励自力更生五个原则。

心理危机干预的基本原则有以下几个方面:

(一)针对性原则

迅速确定要干预的问题,强调以目前的问题为主,并立即采取相应措施。一般来说,陷入心理危机的人常认为自己不能面对困难或处理问题是一种软弱无能的表现,他们经常把痛苦埋在心底,情绪不佳和心情不畅。作为心理危机干预者,必须能及时地引导他们接受帮助。一旦这些人能够合作,正视自己的痛苦,或在心理危机干预工作者的启发下,使自己的痛苦体验得到宣泄,便是具备了一个摆脱危机的良好开端。

迅速针对问题给予合理心理干预方案。作为心理危机干预工作者,在确定要干预的问题后,要迅速针对干预问题给出合理的心理干预方案。危机发生后,如果没有及时地对问题进行处理,后续的心理变化和环境影响可能会使需要干预的问题变得复杂、多变。

(二)支持性原则

处在危机之中的人比平时更需要支持。不仅需要提供当下的直接的支持,而且应当努力地寻求更多的来自家庭、单位、社区的支持。虽然危机干预通常仅仅维持五到六次,必须让当事人感觉到不管何时,只要他需要,都会获得必要的支持。最好有其家人或朋友参加心理危机干预。另外,还要鼓励其自信,不要让当事者产生依赖心理。

(三)行动性原则

帮助当事人有所作为地对待危机事件。面临心理危机的人在应付危机的过程中,常常会表现出逃避矛盾和困难,或者应付措施不当。危机干预工作者要积极地给予支持,给他们提供建设性的建议,明确在危机的当时应该做些什么,怎样采取合适的、行之有效的应对行为。在心理危机干预的过程中,必须避免怂恿当事人责备他人。

(四)正常性原则

尽管有国家将心理危机干预列为精神医学服务范围,但心理危机当事人未必是"患者"。心理危机干预是借用简单的心理治疗手段,帮助当事人分析事件的性质及其在事件之中扮演的角色;指出当事人的当前目标、生活风格和思想观念的不合理性;以及面对事件所采取的错误的自我防御机制。也就是说,将心理危机作为心理问题处理,而不是作为心理疾病进行处理。

(五)完整性原则

心理危机干预活动的完整性。心理危机干预活动一旦进行,应该采取措施确保干预活动得到完整的开展,避免再次创伤。心理危机干预评估的完整性。每次干预活动完成后,都要对干预过程及效果进行评估,以确保干预的科学有效性,并为接下来的干预提供参考借鉴。

(六)保密性原则

严格保护当事人的个人隐私,不随便向第三者透露当事人个人信息。除这一原则外,在进行心理危机干预的过程中还要从伦理的层面进行考虑:第一,尊重生命与人的原则。尊重人格,尊重人的隐私权。在面对处于危机状态的个体或群体时,要尊重人的尊严,发扬人道主义精神,坚持以人为本,不能把当事人当作心理危机干预的"试验品"。保密和尊重当事人隐私均出于尊重和避免伤害,在实施干预的时候一定要保护好当事人的隐私,做好心理资料尤其是干预档案的管理工作。第二,当事人自愿选择的原则。尊重有自主能力的人自主选择和采取行动的权利,当干预工作者认为当事人需要接受心理危机干预,而当事人并不主动甚至排斥心理危机干预时,干预工作者要以关爱的态度,通过相关人员了解情况,直到当事人主动接纳心理危机干预。当当事人的自我抉择行为影响其生命和健康时,心理危机干预工作者要坚持尊重生命与人的原则,尽力保护当事人免受生命或健康危险。第三,对当事人无伤害原则。在心理危机干预的工作过程中,首先需要考虑的是最大程度地降低对当事人的伤害,恰当地选择心理危机干预工作的介入时机和方式,定期评估心理危机干预工作是否对当事人造成伤害。要根据当事人的具体情况制订干预方案,尽力保证不伤害当事人的利益。第四,让当事人受益的原则。从狭义上讲,前文所述所有原则都是对当事人权益的保护,执行好这些原则就是让当事人受益。从广义上讲,受益原则要求心理危机干预工作者从当事人合法利益最大化的角度去开展工作,处理好短期利益和长期利益、个体利益与群体利益、局部利益与全局利益的关系,帮助当事人尽快恢复心理健康。

第三节　心理危机干预的基本流程

心理危机干预是心理危机干预工作者帮助危机当事人解决其心理问题的过程。对于心理危机干预工作者来说,需要明确干预目标。围绕着拟定的干预目标,心理危机干预工作者要通过不断的评估当事人的状态,与当事人建立积极的工作关系,并使用心理学的技术,促使心理危机当事人的自我探索和改变。

一、建立关系

良好的关系是心理危机干预的前提和重要保障,是心理危机干预的核心内容之一。关系建立的好坏将直接影响干预的效果。

1. 尊重　尊重是建立良好关系的基础,也是建立良好关系的重要内容。罗杰斯提出"无条件尊重"这一概念。心理危机干预工作者尊重危机当事人,可以使其体验到被尊重、被接纳、被理解,有助于其获得安全、温暖的氛围,从而敞开心扉,最大限度地表达自我。

2. 热情　热情是心理危机干预工作者助人愿望的真诚流露。心理危机干预工作者热情、耐心、周到、细致的态度能使危机当事人感受到被关心、温暖、被最友好地接待。

3. 真诚　在心理危机干预的工作过程中,真诚是一个非常重要的因素。真诚可以营造安全、自由的氛围,使危机当事人敞开心扉、坦诚陈述自己的问题而无需顾虑,心理危机干预工作者的真诚表达也为当事人树立一个良好的榜样,有助于当事人发现和认识真正的自我,促进自我探索和改变。

4. 共情　通过共情,心理危机干预工作者能够设身处地、准确地理解危机当事人,充分把握其内心世界,使当事人感受到自己是被理解、被接纳的,从而促进良好关系的建立,促进当事人深入、全面、准确地认识自我。

5. 积极关注　积极关注是对危机当事人言行的积极、正向的一面予以关注,从而使其拥有积极的价值观,拥有改变的内在动力。积极关注不仅有利于良好的关系的建立,促进沟通,而且其本身就具有心理干预的效果。

二、心理评估

心理评估是应用临床访谈、心理测验、认知行为评估等技术对个体心理进行全面、系统和深入的客观描述的过程。准确的心理评估是有效干预的保障。心理评估需要多种评估技术的结合。

1. 临床访谈　临床访谈不同于随意谈话,临床访谈的访谈者更关注当事人如何回应问题。临床访谈的实施需要良好的技巧,临床访谈必须建立在良好的咨访关系的基础上实施。

2. 心理测验　在心理危机干预的过程中,心理测验无论是资料收集还是效果评价,都是重要的手段。心理测验使评估的过程进一步标准化。心理测验最常用的有智力测验和人格测验。

3. 行为和认知评估　行为和认知评估需要通过各种方法收集资料,包括在现实生活、实验室、办公室进行直接观察、访谈及心理、行为及应激相关测验。

值得注意的是,心理评估贯穿整个心理危机干预过程,在心理危机干预的过程中将进行持续的丰富和完善(见第九章)。

三、确定目标

制定心理危机干预目标,应建立在心理评估的基础上,在心理危机干预工作者全面准确的了解危机当事人的具体问题及认知、行为和个性特征的前提下进行。商定干预目标需要危机干预工作者与当事人共同参与、共同配合,既要有具体的小目标,又要有长远发展和较为完善的大目标,促进危机当事人的心理健康和发展,充分挖掘人的潜能,实现人格完善。

四、实施干预

在明确了危机当事人的有关情况、掌握了相关的信息后,心理危机干预工作者对当事人进行全面的评估和分析,并制定有效的干预目标后,就可以开始具体的干预,基本的干预流程可参考以下几个方面:

1. 调动当事人的积极性　心理危机干预的本质是危机干预工作者运用心理学的理论和方法给予处于危机中的个体帮助,使之恢复心理平衡的过程。其关键是要调动当事人的积极性,鼓励当事人的自我探索和改变。

2. 对当事人启发、引导、支持和鼓励　危机干预工作者既要站在当事人的角度启发引导,帮助他们认识、领悟自身的问题,还要给予支持鼓励,推动他们进行自我探索。

3. 克服影响干预的因素 在心理危机干预的过程中,危机干预工作者通过调动当事人的积极性,并运用启发、引导、鼓励、支持、推动当事人向着干预目标前进,但此过程并不都是一帆风顺的,可能会遇到一些阻碍当事人进行自我探索和改变的因素,危机干预工作者应当及时发现并帮助当事人克服这些阻碍,保证干预工作的顺利进行。

五、干预结束及随访

干预进行一段时间且基本实现干预目标后,就可以考虑进入干预结束阶段了。干预结束的时机,一般应在基本达到干预目标后,由双方商定,均认为可以结束为宜。

干预结束前,心理危机干预工作者应综合所有资料,为当事人做一次全面的分析与总结,使当事人对自我有一个更清晰的认识,明确今后努力的方向,心理危机干预工作者不仅要强调干预的要点,而且要总结干预效果,充分肯定当事人取得的进步以及变化,帮助当事人在以后的生活中,充分运用所学的方法和经验,接受离别。

随访是在干预工作结束一段时间后,心理危机干预工作者通过电话、网络或者面对面等形式与当事人取得联系,了解干预结束一段时间后当事人的情况,检验干预效果,督促其积极成长,是心理危机干预重要的一个步骤。

第四节 我国心理危机干预的未来

我国心理危机干预起步晚,基础薄弱,但是经过一些突发公共卫生事件的实践和对外国先进技术、理念的学习,心理危机干预得到了长足的发展。

一、我国心理危机干预的现状及特点

我国在 20 世纪 80 年代开始了突发公共事件的心理危机干预尝试,1991年南京市脑科医院成立了全国首家危机干预中心,挽救了许多试图自杀的人。1994 年中国心理卫生协会危机干预专业委员会成立,并陆续开展了针对克拉玛依大火、洛阳大火以及石家庄爆炸案等事件的心理危机干预。

近几年来,我国正在逐步健全紧急心理危机干预机制。2001 年 11 月,经北京市卫生局和北京市政府批准,北京回龙观医院成立北京心理危机与干预中心,并在 2004 年创办了全国首个心理危机干预网站;2004 年 5 月,杭州第七人民医院成立杭州市危机研究与干预中心,成为全国首家"政府牵头,社会参与,统一规划,全面实施"的政府机构;2004 年 8 月辽宁省心理危机干预中

心暨医科大学附属二院心理咨询中心宣布成立；2004年11月上海成立了心理危机干预中心，开展免费心理危机干预工作；2007年1月，广东成立了心理危机干预联盟，旨在打造完备的心理危机干预快速反应机制；2007年《浙江省突发公共事件心理危机干预行动方案》颁布，也是国内首个较为完善的心理危机干预行动方案。

在SARS、三鹿奶粉事件、5·12汶川特大地震、青海玉树地震、舟曲泥石流等灾难中，我国心理学工作者积极组织和实施心理救助，及时控制和减缓了灾难的心理社会危害，对于促进灾后心理健康重建、维持社会稳定、保障公众心理健康起到了十分重要的作用。然而必须承认，我国目前的心理危机干预工作还存在一些不容回避的问题。

（一）心理危机干预工作起步较晚

我国虽然是自然灾害和人为灾害频发的国家，但系统开展灾后心理危机研究与干预工作的历史很短。我国最早的灾后心理创伤研究和救援行动开始于1994年的克拉玛依大火之后。那时因为还没有灾后心理干预的概念，其实是当地医院的医生发现死难者家属和一些重伤员出现了很多心理问题，便通过当时的石油部报请当时的卫生部（现卫健委），请专业的心理医生到现场支援，采取电话咨询、开设心理门诊、电台讲座等方式进行心理干预。虽然这次灾后干预比现在的时间迟了很久，有些后续的持续干预也没有跟上，但它作为全国首次进行的灾后心理干预，为以后的心理干预工作打下了一定的基础。

（二）心理危机干预的机构化有待建立

虽然国务院颁布的《中国精神卫生工作（2002—2010年）》和卫生部《灾后精神卫生救援预案》中都曾经提及要进行心理救助服务，但至今《国家突发公共卫生事件应急条例》中尚没有正式的心理社会救援体系，也缺乏专业的心理危机干预组织机构。也就是说，目前在我国尚无相关的法律、行政法规、部门条例对心理危机干预的机构进行确认，尚无相关的政府机构将突发公共事件之后的心理危机干预纳入其职能范围，更没有成立一个专门的机构来管理突发公共事件心理危机干预事务。

目前，在中国疾病预防控制中心精神卫生中心的安排下，正在制定《灾难心理社会干预预案》，以期通过预案的制定，积极预防、及时控制和减缓灾难的心理社会危害，促进灾后心理健康重建，维持社会稳定，保障公众心理健康。

（三）危机干预专业人员相对不足

在我国现有的心理健康服务队伍中，人员构成比较复杂，有医生、教师、政治辅导员，还有居委会成员、妇联人员、电台电视台有关人员，其他背景和身份的业余爱好者等，其中，只有部分心理咨询机构聘请了心理学专家或专门的心理学工作者开展咨询。随着心理治疗体系的规范，心理干预从业人员应主要限于精神科医生、临床心理学家、咨询心理学家、心理治疗师等。但是，不论在医院、学校还是社会组织，我国心理危机干预专业人员都相对缺乏。全国13亿人口中，仅有1.9万名精神科专业人员，也就是说，每10万人口中，仅有1.27名精神科医生。按照国际卫生组织所提到的"每千人拥有一个心理咨询师是'健康社会的平衡点'"的要求，我国至少需要130万名心理咨询师，而现如今通过心理咨询师考试的人数很少，远不能满足社会的需求。

另外，从心理危机干预的人员构成来看，兼职人员相对较多，高级专业人才相对缺乏。而且，一部分从业人员接受的培训时间相对较短，而考试门槛相对较低，使得该行业人员较为混杂，专业水平得不到保证。

二、心理危机干预的发展趋势

每一次灾难的发生，都时刻提醒着人们心理危机干预的重要性，如何有效地开展心理危机干预，早日抚平受灾人员受伤的心灵是世界各国面对灾难需要解决的共同难题。未来的心理危机干预工作应从以下几个方面进行发展。

（一）迫切需要制定灾后心理危机干预相关制度

世界卫生组织（WHO）发布的《紧急事件精神健康工作指南》，对世界各国的灾难心理危机干预提出指导意见。《指南》建议各国平时做好灾难心理危机干预的准备工作，在灾难发生后对受灾人群进行评估，并培训专业的心理工作者，开展广泛的心理援助。《指南》还强调心理援助的长期性和监督体制的重要性。为此，各国政府应充分发挥牵头作用，尽快制定灾后心理危机干预相关制度，如法规、技术标准等，确保灾后心理危机干预工作协调、规范。

（二）组建灾后心理危机干预组织机构，培养专业心理危机干预队伍

从机构上来看，心理危机干预需要建立一个完善的长效机构。该机构在平时也应发挥作用，如火灾、洪水、车祸、亲人离世等突发事件时都需要及时介入心理危机干预，而不只是在地震、海啸等自然灾害发生后起作用。该机构应该独立行使自己的职能，不受其他因素的干扰，能够为心理危机当事人保守私密，目的只在于解决心理问题。心理干预的过程应贯穿整个突发事件的始终，建立多方位、多层面、长期的心理危机干预模式，将会更好地帮助受灾群众面对新生活。

从全国而言，应该成立完整的心理危机干预体系，进行统一组织，以便在重大灾难下能够迅速有效调动全国的专业力量投入工作，避免为数不多的心理危机干预队伍各自为政，产生一些消极影响。进行心理干预工作的人员必须接受相关的培训，具有心理学、精神病学和心理创伤干预的知识。因此，应

该建立专业人员的数据库,在灾难或重大事故发生时,尽快根据需要从中抽调人员组成心理干预队伍。

(三)尽快构建起灾后心理危机干预快速响应机制

重大灾难发生后,心理干预与被困生命的救援同样重要。一般最佳的干预时间是在灾难事件发生后的24~72小时之间,因此灾后心理危机干预快速响应机制亟待形成。一方面可以快速评估现场情况,如灾难事件类型、心理刺激强度、受创伤人群数量、受创伤人群划分、现场资源等,另一方面有利于组建一支高效、专业的危机干预队伍,迅速制订心理危机干预方案,在第一时间、第一地点进行及时有效的干预。

(四)转变心理危机干预观念

从国外灾后心理危机干预的发展趋势来看,灾后心理危机干预开始越来越强调发展性,即灾后的心理危机干预不是被动地协助个案将"症状"消除,而是更积极地协助心理危机当事人建立更健康的个人保护机制,即复原力(resilience)。

(五)开展心理危机干预工作需要采取灵活适当的策略

因地制宜,根据心理危机当事人的具体情况采取灵活多样的干预措施。团体干预与个体干预相结合的措施是针对受灾人员范围广泛时最为有效的干预策略。团体干预的人员数量多,干预效率高,解决问题的速度和广度大大提高;同时团体干预也存在不足,如容易忽视个体差异,干预手段未必适合团体中的每一个人等。个体干预即一对一的干预与咨询,质量较高,但是效率低下,心理危机当事人范围较局限。心理危机干预工作者针对一个人开展工作时,其他人就没有了机会与时间。所以在心理危机当事人众多、情况紧急的情况下,只有以团体干预为本,同时兼顾个体干预——在团体干预过程中,发现重点对象,针对重点对象开展必要的个体处理。这样做既能够扩大心理危机当事人的范围,同时取长补短。即使针对个体,譬如伤重人员,不仅要对他(她)本人进行干预,同时也要对他(她)身边的所有人员,包括父母家人、其他亲属、朋友及医护人员都要进行不同程度的干预,一方面解决每个人自身的心理需求,另一方面为重点心理危机当事人建立良好的心理环境。

【本章小结】

心理危机干预是指对处于心理危机状态的个体给予关怀、支持及使用一定的心理咨询与治疗方法与技巧予以援助,使之恢复心理平衡,安全度过危机。有学者将多样的心理危机干预过程、环节或措施拆解、归纳为3个连续任务(评估、保障安全和提供支持)和4个焦点任务(建立联系、重建控制、问题解决和后续追踪)。心理危机干预的主要目标为稳定情绪、缓解急性应激症状、重建个体的各项心理和社会功能以及恢复对生活的适应。在危机干预的三个目标层次中，最低目标的核心是"劝阻"，中级目标的核心是"恢复"，最高目标的核心是"发展"。心理危机干预的基本流程包括建立关系、心理评估、确定目标、实施干预、干预结束及随访。目前，我国心理危机干预起步晚，基础薄弱，但是经过一些突发公共卫生事件的实践和对外国先进技术、理念的学习，心理危机干预得到了长足的发展。

（孙宏伟　尹训宝）

第 四 章

心理危机干预的基本理论

心理危机干预理论最早起源于20世纪40年代林德曼的相关研究。从经典研究开始,林德曼提出危机带来改变与机遇的观点,该观点在一系列不同理论的影响下逐渐被人们所接受。尤其是危机干预作为一种治疗手段的观念,不仅可以追溯到林德曼早期的工作,还可以追溯到之后与其同事凯普兰一起的研究工作。本章主要介绍心理危机基本理论和心理危机干预基本理论,是进一步了解心理危机干预的基础。

第一节　心理危机理论

人难免会在其人生的某个时刻遭受某种心理创伤。应激事件本身构成一个危机事件,与危机伴随的既有暂时的不平衡,也有促使成长的契机。危机的成功解决可能会产生积极的和建设性的结果,如自强的应付能力以及减少消极的、自我否定性的和功能失调性的行为。亚诺西克(Robert Janosik)将危机理论概括为三个不同的水平:基本危机理论、扩展危机理论和应用危机理论。

一、基本危机理论

基本危机理论(basic crisis theory)是以社会精神病学、自我心理学和行为学习理论为基础的,强调人们在创伤性事件中所表现出来的普遍反应是正常的、暂时的,并可以通过短暂的危机干预技术进行治疗。治疗的关键在于帮助危机当事人认识和矫正创伤性事件引发的暂时的认知、情绪、和行为的扭曲。基本危机理论认为所有的人都会在其一生的某个时刻遭受心理创伤,但应激和创伤两者本身都不构成危机,只有在主观上认为创伤性事件威胁到需要的满足、安全和有意义的存在时,个体才会进入应激状况,危机是应激障碍的结果。1944年由林德曼最先提出,1964年凯普兰又进行了补充和发展。

(一)林德曼的观点

林德曼的基本危机理论主要关注的是因亲人离世导致的危机,针对那些被诊断并无特别疾病但表现出症状的人，其理论可用于帮助当事人提高处理危机的水平。他认为悲哀的行为是正常的、暂时的，并且可通过短期危机干预技术进行治疗。而这种"正常"的悲哀行为反应包括：总是想起死去的亲人；认同死去的亲人；表现出内疚和敌意；日常生活出现某种程度的紊乱；某些躯体不适的主诉。林德曼反对把当事人所表现的危机反应作为异常或病态进行治疗。

在基本危机理论中，林德曼主要关心的是悲哀反应的及时解决。在对创伤进行危机干预时采用平衡/失衡模式。这一模式分为四个时期：紊乱的平衡；短期的治疗或悲哀反应起作用；求助者试图解决问题或悲哀反应；恢复平衡情况。

（二）凯普兰的观点

基本危机理论的另一个代表人物是凯普兰。凯普兰认为，危机是一种状态，而造成这种状态的原因是生活目标的实现受到阻碍，且用常规的行为无法克服。阻碍的来源既可以是发展性的，又可以是境遇性的。

凯普兰也采用像林德曼一样的危机干预模式，即平衡/失衡模式，并且发展性地将林德曼的概念和对危机的分期应用于所有的发展性和境遇性事件，同时将危机干预扩展应用到去除在开始时引发的心理创伤的认知、情感和行为问题。

针对人类在创伤性事件表现出来的普遍反应，林德曼与凯普兰的工作为咨询中使用危机干预策略和短期心理治疗起到了推动作用。在他们的带领下，基本危机理论将焦点集中于帮助危机当事人认识和矫正因创伤性事件引发的暂时的认知、情绪和行为的扭曲。

二、扩展危机理论

随着危机理论和危机干预的发展，人们越来越清楚地认识到，在心理、社会、环境和境遇等多种因素的共同作用下，任何人在创伤事件中都不可能是"正常"的，都有可能出现短暂的病理症状。在基本危机理论中，没有考虑到影响某一事件成为危机的社会、环境和境遇等因素，而这一观点对其进行了补充，因此扩展危机理论从心理分析理论、一般系统理论、适应理论、人际关系理论、混沌理论中都吸取了有益成分，下面概要介绍危机扩展理论的基本理论。

（一）心理分析理论

应用于扩展危机理论的心理分析理论主要基于这一观点：通过获得进入个体无意识的思想和过去情绪经历的路径，可以理解伴随危机的不平衡状态。为什么一个事件会发展成为心理危机？心理分析理论假设某些儿童早期固着

（fixation）可以作为主要的解释。在受到危机事件影响时，这个理论可以帮助干预对象理解其行为的动力和原因。

（二）系统理论

系统理论并不强调处于危机中的个体的内部反应，而是侧重人与人、人与事件之间的相互关系和相互影响。系统理论的基本概念可以类比为"一个生态系统所有要素都相互关联，且在任何相互关联水平上的变化都会导致整个系统的改变"。该理论涉及"一个情绪系统、一个沟通系统及一个需要满足系统"，所有属于系统的成员都对别人产生影响，也被别人影响。

传统危机理论仅仅将焦点集中于个体发生的变化；系统理论则从社会和环境的范畴考察危机，采用人际关系系统的思维模式，而非只着眼于受影响个体的线性因果关系角度。

（三）适应理论

适应理论认为，适应不良行为、消极思想和损害性的防御机制对个体的危机起维持作用。该理论假设，当适应不良行为改变为适应行为时，危机就会消退。打开功能适应不良链，意味着将逐渐变化到适应性行为，促进积极的思想以及构筑防御机制的形成，以帮助当事人克服因危机导致的失能，并向积极的功能模式发展。

在心理危机干预工作者的帮助下，当事人能够学会将旧的、懦弱的行为变化为新的、自强的行为。这类新行为可以直接在危机条件下起作用，最后将导致危机的成功解决或强化解决危机的努力。

（四）人际关系理论

人际关系理论以科米尔（Karl Cormier）等提出的增强自尊的诸多维度为基础，如开放、诚信、共享、安全、无条件积极关心。人际关系理论的要点是如果人们相信自己，相信别人，并且具有自我实现和战胜危机的信心，那么个人的危机就不会持续很长时间。如果人们将自我评价的权利让给别人，他们就会依赖于别人才会获得信心。因此，人际关系理论对危机和危机干预的理解是，一个人的控制权的丧失与他的危机会持续相等的时间。

人际关系理论的最终目的在于将自我评价的权力交回自己的手中，由此使人在思想上获得对自己命运的控制，重新获得能力以及采取行动应对危机境遇。

（五）混沌理论

混沌理论通常又被称为"混沌与复杂性理论"，由非线性动力系统原则衍生而来。根据生物学、化学、数学及物理学等领域的科学家们的理解，混沌理论主要应用于那些表面看来杂乱无章但仔细研究却能揭示出某种内在的普通秩序的系统或事件。布茨（Locus Butz）为我们提供了混沌理论从物理学向社会学及心理学的过渡性联系：①就人类行为本身来看，它处于混沌状态而没有可预见性；②那些表面看来其复杂性和动力性显得杂乱的系统，当从整体来看时可显现出一种内在的秩序性；③如果我们将混沌等同于极度焦虑的状态——所谓焦虑，就是一种强烈的忧虑和恐惧的感觉，通常伴有身体的反应——那么，混沌就是为内在心理成长与变化提供动力的因素。

混沌作为一个自组织系统，当混沌理论被应用于人类功能活动时，颇类似一种进化理论。它之所以是进化的，就是因为它是一个完全开放、永远变化的"自组织系统"，从中可以生成一个新的系统。一个混沌情境比如危机情境，当有相当数量的人开始意识到，它们无法识别所面对的困境时，就会演化成一个"自组织的"模式。由于危机作为一个混沌情境完全不是任何已知的方案所能解决的，所以人类服务工作者必须求助于自发的、试误式的实验以求应对危机。危机作为混沌不在于它没有秩序，而在于它的秩序还不为我们所知，因而是一个不可预测的、自发的、永远变化着的发展模式，它的发展受到成千上万、互不关联的独立因素的共同驱动，只有通过实验才有可能从总体上对危机加以澄清。这种实验可能会导致错误的起点或遭遇暂时的失败，或最终被证明没有出路，但也有可能导致自发的创新、对危机的创造性解决方案、偶然碰到临时奏效的方法、合作的产生以及其他各种"进化"的努力，以有效地解决并应对危机。

三、危机人格论

心理危机的发生，除了客观性危机情境作用外，还涉及面临危机个体人格特征方面的问题。为什么在相同的危机情境作用下，有的人无所适从，时时感到威胁的存在；有的人则镇定自若，善于应对，不需要进行危机干预。布罗克普（Prokop）对该现象进行了系统的研究，并提出"危机人格论"。

危机人格论认为，容易陷入危机状态的个体，在人格特征上具有一定的特异性：①注意力明显缺乏，在日常生活中不善于审时度势，处理问题时只看表面，从不考虑问题的实质，所以容易出现应付和处理问题不当；②在社会倾向性上，表现过分内向，沉默寡言，这种过分内省的人格特征，使他们一旦遇到危机情境，往往瞻前顾后，总是联想到事情的不良后果，所以常常需要他人的支持和帮助；③在情绪、情感上具有明确的不稳定性，自信心低，面临困难时总是依赖他人的援助，独立处理问题能力极差；④在解决问题时缺乏尝试性，从不思索，在行为上是冲动的，频频地出现毫无效果的反应行为。具有以上特征的人，较容易出现心理危机，是危机干预的主要服务对象。

四、应用危机理论

每个人的每次危机都可能是不同的，因此，危机干预工作者必须将每一个人和造成危机的每一个事件都看作独特的。布拉默（Brammer）提出，应用危机理论包括三方面：发展性危机、境遇性危机、存在性危机。

1. 发展性危机（developmental crisis）　发展性危机指在正常成长和发展过程中，急剧的变化或转变所导致的异常反应。例如，孩子出生、大学毕业、中年生活改变或退休等都可能导致发展性危机。发展性危机被认为是正常的。但由于个体所处的状态不同，所有的人和所有的发展性危机都是独特的，因此必须以独特的方式进行评价和处理。

2. 境遇性危机（situational crisis）　境遇性危机是指出现罕见或者超常事件，且个人无法预测和控制时出现的危机。区分境遇性和其他危机的区别关键在于它的问题是随机的、突然的、震撼性的、强烈的和灾难性的。

3. 存在性危机（existential crisis）　存在性危机是指伴随着重要的人生问题，如关于人生的目的、责任、独立性、自由和承诺等出现的内部冲突和焦虑。存在性危机可以是基于现实的，也可以是基于后悔的，还可以是基于一种压倒性的、持续的感觉。

第二节　心理危机干预理论

心理危机干预理论是危机产生后，给处于心理危机中的个体或群体提供有效帮助和支持的一种必然的应对策略，有助于对心理危机进行缓解和控制。心理危机干预理论包括行为干预理论、认知干预理论、生态干预理论、建构主义理论、折中的危机干预理论和激进的危机干预理论。

一、行为干预理论

行为干预的目的主要是实现特定的行为改变，降低或消除个体在危机中的一些不良行为，培养或提高个体一些良好的行为，从而提高个体对危机的免疫能力（实现特定行为的改变）。

行为干预主要包括三类技术：

1. 降低不良行为发生的频率　主要采取的手段是实施惩罚。如果某一行为是由于得到了正强化的刺激而发生的，那么采用负性刺激就将逐渐减少甚至消除该行为。暂停正强化、橡皮圈拉弹等是这类行为干预技术常用的方法。

2. 提高良好行为发生的频率　正强化是将令人愉快、喜爱的事物或事件与特定的目标行为相联系,达到提高该行为发生率的一种行为干预方法。正强化的原理是,在特定情境中,如果一个人的某个行为之后伴随的是使他自己感到满意的结果,那么以后他面临相似情景时更有可能再次表现出这一行为。在此,感到满意的结果就是使行为实施者能产生愉快、积极情感体验的强化刺激物。这样的强化刺激物可以是物质的,也可以是精神的。

3. 行为塑造　这需要持续地逐一强化更为接近目标行为的行为,同时消退先前的较为违背目标行为的行为,使目标行为得以形成。

二、认知干预理论

20世纪60年代,临床心理学领域出现了从认知途径对人的心理问题进行干预的研究,并相继形成了若干认知改变的技术。

认知干预理论是根据认知过程影响情感和行为的理论假设,通过认知和行为技术来改变当事人不良认知的一类方法。认知干预理论高度重视当事人的不良认知和思维方式,并且把自我挫败行为(self-defeating behavior)看成是当事人不良认知的结果。所谓不良认知,是指歪曲的、不合理的、消极的信念或思想,他们往往导致情绪障碍和非适应性行为,因此,认知干预技术就在于矫正这些不合理的认知,从而使当事人的情感和行为得到相应的改变,例如贝克的认知疗法、艾里斯的认知情绪疗法等。认知干预理论不仅重视适应不良行为的矫正,而且重视干预对象认知方式的改变和认知—情感—行为三者的和谐。

认知干预理论认为,认知是客观事件或外部刺激与个体情感和行为的中介因素,是客观事件或外部刺激造成个体情感和行为心理问题的重要原因,因此要解决心理问题就必须以个体的认知,主要是认知方面的偏差和失调为干预的目标和切入点。

三、生态系统理论

生态系统理论(ecosystem theory)认为,危机是产生于整体生态系统之中的,灾难性事件能够影响和改变整个生态结构。因此,仅仅处理幸存者的情绪创伤是不够的,还要恢复和稳定其与环境之间的平衡。

目前,生态系统理论正在迅速发展,在此过程中,以下三方面起了重要的作用:

1. 电子媒介的影响　电子媒介的影响如此广泛,以至于地球每个角落的灾难和创伤性事件都会迅速传遍世界。另一方面,正是由于科学技术的巨大进步,现在我们能够比较准确地预测台风、火山爆发、地震、森林火险等灾难,并在一定程度上提前做好准备。

2. 系统的相互依赖 我们逐渐地认识到，不管我们多么希望把不愉快的问题隔离开来，推迟付出心理、社会、经济和环境的代价，事实上是做不到的。付出的越迟，将来要偿还的代价就越高，出现更大灾难的可能性就越大。

3. 一种宏观系统的方法 我们逐渐懂得如果危机没有得到解决，那么不仅求助者会受到影响，其周边的社会经济和环境资源会受到很大的破坏，而且个体所在的整个生态系统也在劫难逃。

四、建构主义干预理论

建构主义关注个体是如何运用自己的经验，心理结果和内部信念来建构知识和作出对外部世界的解释。个体经验有差异，对经验的信念也不同，所以对外部世界的理解也存在很大差异，这要求个体主动的和创造性的对知识经验进行建构。建构主义共分为三个阶段：

第一阶段，危机干预前期。此阶段中，尽管个体处于一个环境协调、压力适中的情景，其心理处于一个短暂性的平衡状态，能应付日常生活中的应激事件，但隐藏着潜在危机。危机通常是突然发生的，所以在这个阶段要注重采取预防措施，通过给予各方面的支持，帮助个体在完成自身内部的初级建构后，提早认识到危机发生的可能性和严重性，并积极应对。初级建构是个体自身内部的一种行为，我们可以防患于未然。提前给其灌输这些知识，让其同化这些知识，在内部机制中形成一份新的知识图式，这就是个体进行的初级建构。

第二阶段，危机干预中期。这是帮助个体进行高级建构的阶段，相比较初级建构，这一阶段对个体提出了更高的要求，要求个体在危机出现后通过真实体验，去内化、建构更成熟、更科学的认知图式。危机发生以后，心理素质较好的个体在初级建构模式的帮助下就能积极地、短时间地走出阴影，走出悲伤。这时可以采取团体辅导、个别辅导等形式进行干预，帮助他们积极采取措施的同时，再帮助他们完善、巩固认知图式，学会用积极的办法接受现实，成功地解决问题，减轻焦虑，提高自我评价，从而恢复社会功能。这是个体进行高级建构的过程。

第三阶段，危机干预后期。这是个体完成高级建构的一个重要阶段。在危机处理后，通过多种形式协助个体从解决心理问题的过程中汲取经验教训，从中学习到有效的自我调节方法，从而获得新的成长。这样，个体不断地内化、建构和完善图式。

不管是初级建构还是高级建构阶段，对个体实施具体的干预措施都要求提供相对具体的情境，使个体能够在具体的情境中，对以往由于自身知识经验而产生的不良信念进行矫正，得出合理的认知，从而在面对心理危机时作出理性的行为。从长远的角度看，提倡建构主义危机干预模式，能够优化个性，提高个体应对和应变能力，这是最根本的干预方式。

五、折中的危机干预理论

折中的危机干预是指从所有危机干预的方法中，有意识地、系统地选择和整合各种有效的概念和策略来帮助干预对象。折中主义很少有理论概念，而是各种方法的混合。与理论概念相反，折中的危机干预理论是任务指向的，具体包括：①确定所有系统中有效的成分，并将其整合为内部一致的整体，使之适合于需要阐释的行为资料；②根据对时间和地点的最大限度的了解，考虑所有相关的理论、方法和标准以评价和操作临床资料；③不确定一定用任何特别的理论，保持一种开放的心态，对得到成功结果的方法和策略进行不断地实验。

折中理论将以下两个普遍的主题融合在一起：①所有的人和所有的危机都各有特色而互不相同；②所有的人和所有的危机都是相似的。这两个主题看似矛盾其实并不互相排斥。之所以说所有的人和所有的危机都是类似的，是因为所有特殊而具体的危机类型都拥有普遍的共同成分。丧失亲人所引起的动力心理学过程具有普遍的意义，并为干预者提供了心理危机干预过程中的一般指导性原则。但是，针对个人而言，因丧失亲人而引起的心理危机干预过程必须因人而异，一个家庭怎样感受一个家庭成员死亡所带来的影响意义决定于很多因素的共同作用，如这个成员在家庭中的地位，每个成员对他的死亡的反应态度以及因他的死亡而造成的家庭结构的变化等。

理论的折中态度并不意味着好像是拿着一把治疗枪对着危机漫无目的地扫射。在理论上采取折中的态度，就是不要教条式地束缚于某一理论观点。相反，他要求心理危机干预工作者熟悉各种不同的理论和方法，能够从不同的方面来理解当事人的需要，从而能够制订出适当且合适的干预计划。有很多心理危机干预工作者，虽然表面上采取折中的态度，但实际上却是用这个词来搪塞自己工作无能的事实。真正意义上的折中意味着要做大量的艰苦工作、广泛地阅读专业文献、开展科学研究、对生活和人生进行反思的体验，并接受专业人员的指导和批评。同时，折中还意味着敢于冒险，勇于放弃，即某一方法虽然初看起来是合理而有效的，但一旦采取之后却被证明是不切实际的，则必须立即放弃这一方法。

【本章小结】

本章从心理危机理论的起源讲起，系统介绍了心理危机相关理论以及心理危机干预相关理论。心理危机干预相关理论起源于20世纪40年代，经过近七十年的发展，综合了社会学、管理学、哲学、生命科学等各个方面，逐渐形成了行为干预理论、认知干预理论、生态系统理论、构建主义干预理论、折中的危机干预理论等相关理论。从时间、空间上了解各个理论之间的关系，对于构建一个心理危机干完整的理论架构起到基础性作用。

（赵玉晗）

第 五 章

心理危机干预工作者的素质

不论是突发公共危机事件还是个体遭遇心理危机，迅速组建专业的心理危机干预队伍，有针对性地开展心理危机干预能够及时有效地预防心理创伤的发生。理想的心理危机干预队伍应涵盖各种学科和专业技能的工作人员，心理危机干预工作者可以根据自己的专业背景承担不同的干预工作。其中，专业的危机干预机构为心理危机干预队伍培训并提供了大量的专业心理危机干预人员和大批的志愿工作者，这些心理危机干预工作者需具备基本的专业素养和职业要求，成功的心理危机干预工作者还需具备丰富的生活经验、沉着、冷静等其他人格特征。同时，心理危机干预工作者也需注重自身心理健康的维护，使用紧急事件应急晤谈等分享与回馈技术避免自己躯体和情感上的耗竭，保证以更加旺盛、充沛的精力和热情投入到心理危机干预工作中。

第一节 心理危机干预工作者的工作内容

心理危机干预工作者应了解危机状态下人们的心理需求，为当事人提供信息支持和社会支持，帮助他们缓解情绪、解决心理问题，使其尽快恢复正常的心理功能。同时，心理危机干预工作者应注重心理危机发展的阶段性，在不同的危机阶段当事人的心理反应也不同，心理危机干预工作者应根据心理危机阶段的差异实施不同的心理援助模式。一般情况下，完整的心理援助可分为三个阶段：心理危机干预前的准备、紧急心理援助、灾后心理重建与康复。

一、心理危机干预前的准备

心理危机干预工作开展之前，心理危机干预工作者的主要准备工作包括专业培训、模拟演练及自我评估。专业的心理危机干预培训项目为心理危机干预工作者提供了心理危机干预的具体知识、技能，让其了解危机的阶段、识别危机人群并习得接触危机人群的适当态度；模拟演练能够让心理危机干预工作者在虚拟情境中理解灾难中当事人的反应和行为、理解"失去、哀伤"的真正含义,甚至能感受到那意味着什么,理解灾后压力及影响当事人心理反应的因素。自我评估能够让心理危机干预工作者对自己的价值观、身心状态、专业特长及不足保持明确的自我意识,对自己不能处理的危机类型进行适当的转诊处理。

如果心理危机干预工作者从未接受过专业的技能训练、没有危机干预的实践经验或从事超出自己能力范围的事情,可能会对当事人带来伤害,也对自己造成间接伤害。此外,为保证心理危机干预的及时性、安全性和规范性,心理危机干预工作者还须制定干预预案和中长期干预方案以保障心理危机干预工作能够长期、连续、系统地进行。

二、紧急心理援助

突发危机事件后,心理援助的需求量非常大。心理危机干预的对象主要包括:亲身经历灾难的当事人、死难者家属及朋友;参与现场救灾的救护人员(包括消防、武警官兵、医护人员、志愿者)、后勤工作人员;以及邻近灾难地区心理受到影响的人群。紧急心理援助是灾难发生后开展的紧急应对工作,是整个心理援助工作的重点和核心,其中心理危机干预工作者的工作内容主要包括:心理需求评估、重建安全感、稳定情绪、心理干预、协助建立社会支持系统及负责转介。

1. 心理需求评估　重大危机事件发生后,受难者多数不会主动寻求心理帮助,心理危机干预工作者需要主动出访,筛查需要心理干预的对象。心理危机干预工作者可采用简易评估工具或结构式访谈判断当事人的情况。心理评估和访谈应简短且具有针对性,不宜使用细致深入的问卷评估方法,也不宜详细询问灾难对当事人造成的损失及情绪感受,有时对处于悲痛、情感麻木期的当事人只能通过面部表情、身体语言等观察方法进行快速评估,从而筛查出重点干预的对象。

在与当事人的接触中,心理危机干预工作者应首先介绍自己的名字、职务,让他们了解心理危机干预的意义,知道心理危机干预工作者要对他做什么、为什么这样做;其次,心理危机干预应获得干预对象的知情同意,干预对象有权利对心理危机干预表示同意或反对。同时,危机干预应注意时效性,心理干预不应阻碍人的自动康复过程,过早与滞后的心理危机干预可能都难以起到作用。个体在灾难发生时会出现一些本能的保护反应,但因个体具有适应性和自动康复的功能,大多数人通常在4~6周后能够恢复到危机前的心理功能水平,只有长时间不能恢复的个体才需要危机干预与心理咨询。目前的研究并没有证明过早干预能减少心理障碍发生的风险,反而过早的分享、晤谈可能会损坏个体的自然恢复机制。

2. **重建安全感**　灾难发生后的初期,当事人最关心的是与个人生存有关的最基本问题,如周围环境是否安全、食物和健康是否有保障、亲人是否逃离危险等。心理危机干预工作者要为群众提供实际的帮助和最新的信息,消除他们的恐惧,为他们提供安全、稳定的心理氛围。同时,利用大众媒体向灾民宣传心理健康知识和应对方式,采取集体讲座、社区宣传等措施,教会他们简单的放松技巧和自身心理保健的方法。

在心理危机干预的初期主要是帮助当事人减轻急性压力,无论在避难场所还是临时住所,应尽量保证当事人和家庭成员聚在一起,相互提供情感支持,消除孤单、恐惧、与世隔绝的感觉。这种实际的支持、信息和知识的提供可能不是正式意义上的心理治疗,但它却是心理危机干预不可缺少的重要环节。

3. **稳定情绪**　灾难幸存者或死亡者家属会表现出极度悲痛、失控哭泣等强烈情绪,或出现麻木、恍惚等分离性症状,心理危机干预工作者应对情绪崩溃的个体进行优先干预,防止过激行为(如自杀、自伤、攻击行为)的产生。当事人的安全问题应放在心理危机干预工作的首位,心理危机干预工作者应协助当事人将情绪稳定下来,阻止心理危机个体负性情绪的进一步扩大。对出现应激症状的当事人应提供适当的医疗救助,由精神科医师进行精神症状检查和病史资料收集,作出诊断后,确定具体的处理方式,给予药物治疗以缓解急性应激症状,或者通过心理危机干预减少创伤导致的心理症状,或者转介到当地及临近地区的精神卫生机构进行系统治疗。

4. **心理干预**　对高危人群开展心理危机援助时,可按照人群的不同需求分类,综合应用心理干预技术和团体辅导技术实施心理干预,对存在严重心理问题的当事人提供个性化治疗,使心理危机症状得到缓解,使心理功能恢复到危机前水平并获得新的应对技能。干预的具体内容包括:①在初期要建立良好的治疗关系,提供支持性氛围,鼓励当事人充分表达自己的情感和想法,使当事人的情绪得到释放,进一步澄清与界定困扰他们的问题。②提供当事人需要的信息或可供选择的方式,让当事人确认自己的社会支持网络,包括家人、朋友及社区相关资源,画出能为自己提供支持和帮助的网络图,尽量具体化,强调他们可以从外界得到的帮助。③制订行动计划。心理危机干预工作者使用认知行为治疗或家庭治疗等干预方法对当事人进行正确的认知引导后,当事人也应采取某些具体的、积极的行动步骤,巩固加强干预的效果。计划的制订应切实可行,增强当事人的控制感。制订计划时,心理危机干预工作者对计划具有指导性,但必须与当事人共同协商,发掘他们自身的内在应对力量,鼓励他们重树对生活的信心。④计划制定完成后应获得当事人诚实、直接、适当的承诺,同时,心理危机干预工作者应监督计划的执行情况,并对当事人作出必要且恰当的反馈。

5. 协助建立社会支持系统　帮助当事人建立起支持系统、强调人际关系的重要性对灾后心理救援具有决定性作用。重建社会联结和支持网络的渠道一般有以下几种方式:①鼓励当事人与家人、朋友相聚并花时间交流,分享自己的情绪和心理反应,当他们意识到自己的反应并不异常时,有助于其宣泄压力;②在灾区成立社区互助小组,将同一社区互相熟悉的灾民分组,让他们互相支持、互相帮助,并选派小组长对组员的心理健康问题负责,因为有的个体可能不会立即表现出症状,但随着时间的推移症状可能会出现,一旦发现有心理应激症状的人员应及时向心理危机干预工作者汇报以维护稳定;③专业的危机干预小组和成员应参与到支持网络中,为当事人提供指导,让当事人知道悲伤情绪、应激障碍都是危机事件中的常见心理反应,让当事人知道心理危机干预人员对他们的关心和尊重,让当事人知道这里有人真的很关心他,当他陷入危险绝望时,有人可以帮助他。

6. 协助有需要的当事人转介　转介是心理危机干预工作者根据当事人的目前需求或未来需求,为其寻找另一类型的心理危机干预工作者或服务机构(如儿童福利机构、法律援助机构),心理危机干预工作者应与各类型的转诊机构建立联系,必要时能够取得相关工作人员的支持,常备一个电话通讯录,更新其他心理危机干预工作者的联系方式及机构人员的变动情况。在心理危机干预中,转介情况会时有发生,如①当事人出现需要立即注意的紧急医疗问题;②已经出现自伤或伤人行为;③经精神科医生初步干预后,急性应激反应的症状仍持续(时间超过4周以上);④因受到严重心理创伤而出现的精神障碍患者;⑤复发的精神障碍患者;⑥发现妇女、儿童或老人的虐待现象;⑦当事人自己要求转介。

心理危机干预工作者应正确对待转介,实事求是地认识自己的能力与局限,以高度的责任感和良好的职业道德帮助当事人寻找到更有效的帮助。转介之前应与当事人协商,说明转介的理由并征得当事人或家属的同意,同时,尊重他们的隐私权,注意保密。

三、灾后心理康复与重建

心理危机服务应该是一个连续的统一体,当紧急心理危机干预过后,心理援助需持续进行。首先,对于诊断明确的精神障碍患者,治疗期间要由特定的精神科医生和心理治疗师对心理状况进行评估、治疗,并确定随访机构、随访人员和联系方式,保证治疗的完整性;其次,心理危机个体进行心理危机干预后,仍需对其进行动态关注,利用当地心理危机干预机构、医疗机构以及形成的心理社会互助网络，通过面谈、电话等方式定期进行随访，评估心理健康状况及出现紧急个人危机的可能性；最后，对普通群众可采取心理危机管理策略，随机抽取一部分人通过邮件或电话的方式进行随访、筛查，了解大众群体的社会心理状况，确保灾后心理健康重建的长效机制。

第二节　心理危机干预工作者的基本素质及特征

目前，心理危机干预工作者可分为专业工作者和志愿服务工作者，其中，专业工作者主要包括精神科医师、心理治疗师和心理咨询师；志愿服务工作者主要包括临床医生、精神科护士、教师、志愿者和其他社会工作者等。心理危机干预工作者可根据自己的专业背景承担不同的心理危机干预工作，如在早期的心理危机干预工作中，当事人在第一时间需要的往往不是心理咨询或治疗而是支持和安慰，志愿者们可以为当事人提供基本的支持，包括社会支持、物质支持、信息支持和情感支持；当需要干预技术解决当事人的心理问题时，专业的临床心理学工作者和咨询师可以使用小组晤谈和认知行为疗法操作；至于危机中出现的急性应激障碍和 PTSD 当事人，精神科医生可以介入治疗。心理危机干预过程复杂、情况多变，从事心理危机干预的人员需要具备专业的素质和特征要求。

一、心理危机干预工作者的专业素质

心理危机干预工作者需要具备专业的素质，其中，基础知识、专业技能和危机培训经历是最基本的职业要求。

1. 基础知识　心理危机干预是一门科学，仅靠一般常识和热情的劝说对处于危机困境中的当事人没有实质性帮助，可能还会引起他们的反感、阻抗，甚至造成再次伤害。心理危机干预工作者应具有广阔的知识面，具有一定的心理学、医学或其他相关专业（如精神病学、社会学等）的学科基础，掌握普通心理学、发展心理学、社会心理学、人格心理学及心理健康与心理障碍等专业的理论知识，了解神经生物学、精神病学等医学知识，有针对性地协助当事人分析问题，了解矛盾和冲突的根源。同时，具备广泛的社会知识和丰富的人生经历，结合专业知识引导当事人认识到真正困扰他们的原因，从而帮助其走出困境并促进其人格成长。

2. 专业技能　心理危机干预工作者需接受专业技能训练，掌握心理诊断、心理测验、心理咨询与治疗的操作技能，将咨询技巧与理论知识相结合并熟练地应用于实践。当危机干预工作者想独立完成工作时，需在有经验的专业工作者指导下，至少从事心理咨询或心理治疗的临床实践半年以上。心理

危机干预工作者能够使用共情等技术表达对当事人境况的理解并作出适度回应，能够把握谈话的内容，了解当事人的困境和心理发展变化；能够控制谈话的方向，适时机敏地提出问题，引导当事人认识内心深处的症结；能够使用适当的方法矫正当事人某些不良行为。此外，当心理危机干预工作者受到当事人不良情绪的影响后，有及时自我平衡的能力，能够在短时间内恢复内心平衡。

3. 危机培训经历　心理危机干预工作相比于传统的心理咨询服务，对心理危机干预工作者提出了更高的要求，不仅要具备足够的专业知识和技能，还要进行专门的心理危机干预培训。从事心理危机干预的专业人员都要接受相关危机干预机构开展的培训项目，了解危机心理的特殊性，理解不同的危机事件类型受灾人群的反应，熟悉干预策略，防止出现不恰当的干预。心理危机干预培训工作使得心理危机干预工作者帮助危机当事人解决问题更加专业、有效，部分危机干预机构已经将心理危机干预的教科书纳入心理危机干预工作者的正规培训项目。心理危机干预工作者应分工明确，在管理人员的安排下，根据不同的危机类型和干预对象选择适合自己的援助项目，如危机干预、心理辅导、健康教育等。例如，美国 PTSD 研究中心提出了心理危机干预人员的选拔标准：①具有临床心理卫生工作执照；②可以提供 10~14 天的全天服务；③能够适应工作时间长、条件差的艰苦工作环境；④具有良好的多元文化适应能力，能与不同种族、年龄、教育经历的人建立良好的关系；⑤有应急危机干预经验或培训经验；⑥具有组织才能；⑦能够对灾难者、相关工作人员及社区人员开展心理辅导工作；⑧曾作为志愿者接受过相关危机干预机构组织的培训。同时，该中心还指出了心理危机干预工作者具备的 4 种工作技能（诚恳、倾听、共情与积极关注）和 5 项个性特征（富有进取精神、良好的沟通能力、镇静、整体把控力、对治疗的敏感性）。

随着规范化的管理，心理危机干预开始走向专业化和制度化，危机干预机构组织系统的培训项目，由专业心理危机干预工作者对其他志愿服务人员进行有效的岗前培训和在职培训，严格筛选志愿者的选拔和任用条件，提高服务的专业化和合法化。志愿者也应具备一定的心理学、医学或社会学知识，熟悉主要的干预技术，在开始工作前接受过心理危机干预培训或短期心理健康知识的紧急培训，增强自身的专业知识和技能。例如，美国应急委员会曾推荐了一个综合的危机干预培训项目，内容主要包括八个方面：①了解危机和危机对个体及其相关人员造成的影响；②掌握心理危机干预的具体操作方法，如简短治疗、PTSD 治疗等；③了解不同危机时期、不同人群（如儿童、老人等）所采用的特殊干预方法；④了解心理危机干预的角色、责任和心理危机干预的特点、资源；⑤了解心理危机应对过程中个人、社区及两者相互作用的影响；⑥了解心理危机干预工作者的压力管理与控制策略；⑦学会组建、运作心理危机干预小组的相关事宜，如寻找个案、在社区开展公共健康教育、利用媒体宣传心理卫生知识等；⑧了解整个心理危机干预工作计划、开展情况及各组织间的协作沟通情况。

二、心理危机干预工作者的其他素质及特征

在危机处理中，心理危机干预工作者的工作不再是单纯地给予当事人支持、辨认当事人的需要或处理当事人的问题行为，其角色需要扩展到设计师、启蒙者、训练者、服务提供者与危机处理时的忠告者。Collins 等曾对心理危机干预工作者的特征作出详细说明：高中以上学历、当地人最佳；有帮助他人的意愿和能量，爱护他人、对他人的情绪保持敏感并具有同理心；情绪稳定、思维成熟、有逻辑；能与他人较好地合作；尊敬他人，不把自己的价值观强加给对方；接受他人的建议；对生活乐观；有较高的承受挫折能力；保护隐私；能够与特殊人群保持沟通。一般情况下，心理危机干预工作者具备以下特征：

1. 热爱心理危机干预工作，具有挑战精神　心理危机干预工作者需要面对许多突发状况，每一次危机干预都是一个巨大的挑战。心理危机干预工作者应正确和充分理解危机干预工作的价值和意义，对危机干预技术保持一个开放的心态，不故步自封，对工作充满热情、勇于承担，能够从工作中获得成就体验。

2. 尊重和关爱干预对象，具有良好的服务意识　尊重当事人的人格，以平等的态度对待干预对象，不因当事人的背景、价值观念、道德品质和行为而对他们形成负面判断，与当事人建立良好的咨询关系，一视同仁，给予对方以同样的尊重、关心和理解。同时，对当事人的问题给予关注，真诚地接纳、倾听，引导他们说出自己的感受和经验，并运用语言或行动上的支持为他们解疑释惑，减少他们对当前状况和未来的不确定感。

3. 具有高尚的职业道德和奉献精神　心理危机工作者应遵循心理工作的原则，全身心地投入工作，不通过危机干预活动获取私利或借机开展其他工作；恪守心理工作者的职业道德，掌握心理咨询的界限，提防共情过度，保持与当事人客观的咨询关系；了解自己专业技能的局限性并学会转介，不计个人得失，尽最大可能帮助当事人恢复社会心理功能，并促进其心理成长。高尚的职业道德是心理危机干预工作者从业的前提条件。

4. 团结协作，具有良好的合作精神　心理危机干预工作不能单独进行，要与救灾、公共卫生等其他工作协调，心理危机干预工作者不能只考虑到心理需求，不同部门合作畅通是应急管理成功的重要保障。同时，心理危机干预工作者不能搞个人英雄主义，应该尊重和团结队友，通过合作实现团队工

作目标,从团体中获得情感和技术支持。

5. 坚持当事人受益的原则 心理危机干预要发扬人道主义精神,将当事人的利益放在首位,不要将当事人作为心理危机干预的试验品。心理危机干预会涉及当事人的敏感性问题,应权衡利益与伤害的关系,尊重当事人的意愿,在恰当的时机以最切合当事人的方式介入心理危机干预工作。同时,心理危机干预工作者应制作便利携带工作卡,明确工作禁忌和特殊问题的处理方式,保证当事人的利益不受损害。

6. 尊重隐私,注意保密 心理咨询的保密原则同样适用于心理危机干预,心理危机干预工作者应遵守国家法律法规、遵守医德规范,严格保护当事人的个人隐私,不能在没有当事人同意的情况下随便向媒体、非心理工作人员透漏当事人的个人情况。当来访者已经实施重大犯罪行为或可能发生威胁他人或自身生命安全的情况时,心理危机干预工作者应能够判断保密例外的情况,及时向有关部门反映相关情况。

三、心理危机干预工作者的自我保护

危机事件发生后,心理危机干预工作者需要在复杂、混乱的环境中开展心理危机干预工作,他们没有任何蓝本,也没有时间对心理危机干预过程进行仔细地思考或练习,因此他们在提供心理服务的过程中,可能会经受躯体上的耗竭、情感上的无助以及对工作和自我否定的考验,也可能会经历与当事人同样的创伤体验,灾难现场的所见所闻会激荡起深埋于他们内心深处的创伤性记忆或情感,造成替代性创伤。因此,分享与回馈技术对于心理危机干预工作者恢复自身的心理平衡状态是必不可少的。

紧急事件应急晤谈(critical incident stress debriefing, CISD)是危机工作者常用的分享与回馈技术,在创伤治疗领域占主导地位。CISD 技术最初主要用于急救工作人员以减轻事故引起的心灵创伤,如消防队员、自然灾害救援人员等。后来,这种技术被广泛应用于各种创伤性人群。

在心理危机干预中,CISD 技术是一种常用的干预方式,它鼓励危机干预工作者以言语的形式把他们对救援工作中发生事件的感受和理解表达出来,使情绪得到合理的宣泄与疏导,同时对危机事件进行重新构建,将表现出来的积极品质和力量整合到他们的生活经验中,帮助其心理解压,预防创伤障碍的产生。CISD 可采取一对一或团体形式进行晤谈,目前多以团体形式进行分享与回馈,一般 CISD 小组包含 8~12 人,由两名有经验且接受过 CISD 培训的心理专家带领。CISD 可分为正式的分享与回馈和非正式的分享与回馈。其中,正式 CISD 包括六个阶段,一般需要 2~3 小时完成;非正式 CISD 是正式 CISD 的简化,一般需要 1 小时完成。

正式 CISD 的六个阶段是：第一，介绍期。团体带领者进行自我介绍，解释干预目的、团体规则和保密问题，团体成员相互介绍并建立起良好的互动关系。第二，事实期。团体成员从各自角度对事情的发生过程进行澄清，每人 2~5 分钟，旁人不得随意打断。其他人都有增加事件细节的机会以使整个事件得以重现，但必须轮流发言。第三，感受期。团体成员表达他们对事件的认识、当时和现在的情绪反应及过去是否曾有过类似的感受。第四，症状期。团体成员描述自己的应激反应症状。第五，指导期。团体带领者应指出以上症状及感受是急性应激的正常反应，不能说明他们失去了控制或不能胜任工作，告知成员减轻应激反应的策略和压力管理的技巧，讨论积极的适应及应对方式，帮助成员摆脱情绪困扰。第六，结束期。团体带领者对讨论的内容进行总结，回答成员问题，分发指导材料、制定未来行动计划，并对需要进一步心理服务的人员进行随访或转介。

分享和回馈的目的在于借助团体的动力和功能，调动心理危机干预工作者内在的力量，强化他们自身的积极品质。在分享过程中，参与者尽情表达自己的理解、感受和反应，认识到压力反应存在的正常化，而非"软弱"的表现；在回馈过程中，团体带领者要善于总结，引导成员将从分享与回馈过程及整个危机事件中得到的收获表达出来。在分享和回馈的过程中，心理危机干预工作者应对自己的表现有一种控制感和责任感，避免强化他们当事人的身份，在分享和回馈后应对自己有一种肯定感，避免强化他们在危机干预工作中体会到的消极情绪，从而使心理危机干预工作者免受替代性创伤的影响。

目前，分享与回馈技术已经成为心理危机干预工作者的工作常规，一定程度上缓解了心理危机干预工作者的精神压力，其实在干预工作进行之前，也可提前做一些预防措施。首先，心理危机干预工作者应具备良好的身心状态。救援工作可能是持久战，如果心理危机干预工作者身体或心理上处于不适状态，就不宜奔赴现场开展工作。其次，干预工作以小组形式进行为佳。当遇到难以解决的问题时，小组成员可交流讨论，进行团队内的相互支持和督导，同时每个人轮流休息而不至于过于疲劳。最后，干预小组结束当天工作后，及时将总结报告汇报给有关部门，对工作方案进行调整，使心理危机干预工作者能在高压力与低压力任务之间轮换值班。

第三节　成功的心理危机干预工作者的特征

心理危机干预是一门技术，需要心理危机干预工作者具备专业的工作技能对处于心理危机状态的个体提供适当的心理援助，以帮助他们尽快摆脱当前的困扰,每个专业心理危机干预工作者可通过不断地实践获得相当程度的专业技能;同时,心理危机干预又是一门艺术,具备基本的专业素质和实践经验并不能把危机干预发挥到艺术水平,一位卓有成效的心理危机干预工作者还需具备以下特征。

一、丰富的生活经验

一个心理危机干预工作者能否处理一个危机事件取决于他是不是一个完整意义的人,一个完整意义的人不管在日常生活还是危机情境中都能够保持坚强、乐观,有效配置自己的心理资源,保持稳定、一致和完整。一个完整意义的人应该从丰富的生活经验和人生阅历中借鉴学习,通过专业化训练和职业指导使自己变得更加成熟、坚定,从而利用自己丰富的生活经验帮助当事人度过危机事件。

一个完整意义的人应该具有丰富多样的生活经验,但这并不意味着心理危机干预工作者要刻意去寻求创伤事件。首先,生活经验本身并不是成功心理危机干预工作者的充分条件,虽然从事心理危机干预工作的很多志愿者、社会人士乃至专业工作人员积极热心地投入到帮助当事人工作中的原因是因为他们曾经经历过相似的危机情境,他们能深刻体会当事人的内心感受,理解当事人当前的反应状态。在心理危机干预工作时,他们可以把自己的经验背景作为资源,去跟当事人进行更好地沟通,减少当事人对心理危机干预的阻抗;其次,生活经验并不总对心理危机干预工作起帮助作用,有时它会成为心理危机干预工作者的阻碍。例如,曾经遭受家庭暴力的女性心理危机干预工作者,在女当事人身上看到过去软弱、讨厌的自己,为了缓解自己的恐惧或发泄自身的愤怒,对当事人大加指责甚至讽刺,责备当事人迁就自己的丈夫,不能果断地结束这种病态的两性关系。这时,心理危机干预工作者将自己的问题与当事人的问题混为一谈,将自己的生活经历和情感经验过多地投射到工作中,这种负移情不仅对当事人毫无帮助,反而会加重当事人的痛苦。因此,心理危机干预工作者只有成功解决了自己的问题,将这些生活经验整合进自己对人生的理解中并引起自身积极的变化,才能利用自己的心理资源去更好地帮助当事人。

一个优秀的心理危机干预工作者应该具备充分共情的能力,以当事人为参考框架,无偏见地深入他的内心世界,设身处地去体验当事人的情感、察觉当事人的思维,即心理危机干预工作者并不需要经历相似的情境,但却能对当事人所体验的恐惧、愤怒、悲伤及脆弱保持敏感,利用专业的职业技巧帮助当事人自我探索,从挫折情境中恢复和成长。

二、沉着冷静

危机突发让人始料未及，带来的往往是混乱和惊恐，因此心理危机干预工作者最基本的心理素质就是能够在混乱的局面下保持沉着、冷静。心理危机干预工作极具挑战性，在心理危机干预过程中，因干预对象各具自身特点，各种非预期的事件或危险的情境会时有发生，保持镇静是心理危机干预工作者正常开展工作的基础。当当事人的情绪极不稳定，处于惊恐、分离状态时，心理危机干预工作者最有效的帮助就是自己保持沉着、冷静和镇定，为当事人创造一个稳定、理性的氛围，提供一种有利于当事人恢复心理平衡的模式。对情绪处于无序状态的当事人需保持耐心和理解，给予情感上的支持，并采取各种放松方式使当事人恢复冷静，将危机情况保持在自己的控制范围内。

同时，心理危机干预工作者也不可避免地存在情绪波动，有时会有强烈的情绪体验，但一位成功的心理危机干预工作者应能控制自己的情绪，冲动性的思想和行为会使心理危机干预走向失败，对当事人造成严重的后果。

三、快速的心理反应能力

危机之所以是危机，是因为它发生突然，需要立即处理，可能还涉及干预对象及相关人员的生命安全。当危机发生时，心理危机干预工作者应具备快速的心理反应能力，必须在有限时间、有限信息的压力下作出正确处理。与一般治疗性干预不同，心理危机干预工作者很少有足够的时间对问题进行慢条斯理的思考，一位成功的心理危机干预工作者必须具备敏锐的洞察力，在最短时间内发现潜在的问题，以冷静的思考、理性的态度统筹大局，提出解决问题的有效方法。

心理危机干预工作者面对不同的危机情境，有时做出的仅仅是一个最优的选择而不是完美、周全的选择，试图解决所有问题的理想化观点对心理危机干预工作者而言没有任何帮助，反而可能会使得自己疲惫不堪，对自己的工作能力产生怀疑，阻碍职业生涯的发展。同时，心理危机干预工作者在短时间内做出的决断可能并不完全正确，挫折和失败是常有的体验，因为不存在战无不胜的心理危机干预工作者，这时，心理危机干预工作者要坚忍不拔、从失败中汲取经验，不要因为一时的困难和挫折而丧失信心。

四、良好的适应能力

在进行心理危机干预工作时，心理危机干预工作者需要考虑地理学、人口学（年龄、性别、教育程度）和文化特征（民族、语言、宗教等）差异，特别是当心理危机干预工作者被派遣到不熟悉的地区或完全陌生的地方工作时，可能就会出现语言不通、文化碰撞的情况,任何无意的文化或种族假定,都可能会让当事人不满,甚至拒绝接受帮助。因此,心理危机干预工作者尊重当地文化、风俗习惯和宗教信仰,帮助当事人尽快建立自身的社会支持网络,能够从当事人的角度了解细微的文化差异是心理危机干预工作的首要条件。

五、创造性和灵活性

心理危机干预工作者在从事心理危机干预工作之前都需进行专门的训练,职业培训会为心理危机干预工作者提供如何组织的指导原则、如何进行系统反应的基本原理以及各种有效的干预方法和预防控制策略,但心理危机干预工作者能够不拘泥于规则和经验,根据不同的情境、对象进行快速的变化,创造性地提出解决问题的方法和灵活性地做好心理危机干预工作的创造能力与灵活能力是职业培训所不能提供和教授的,因此面对复杂的、看起来难以解决的问题时,创造性和灵活性都是宝贵的财富。在处理危机事件时,可以在事前作出预案,但针对什么样的危机事件对应怎样的应对方式的固定模式是没有的,心理危机干预工作者必须对危机中不断出现、不断变化的问题作出灵活地反应和处理。同时,还要将自己的经验和技巧与当事人的实际情况和现实条件结合起来,因人因时因地制宜,提供有效的支持与帮助。

六、充足的体力、精力及耐力

心理危机干预工作者的工作环境并非在安静、舒适的心理咨询室,灾难发生后进行的心理危机干预多在艰苦、恶劣的环境下进行,这就要求心理危机干预工作者需要具备良好的身体素质、保持充沛的体力。例如,汶川地震发生后,心理危机干预工作者曾辗转于北川、都江堰等多个重灾区,爬山路、住帐篷,体力消耗极大,同时他们的生命安全还可能会受到威胁。

心理危机干预的工作模式与传统心理咨询的预约制完全不同,心理危机干预工作者的工作任务重、工作强度大,特别是在当事人数量庞大的情况下,心理危机干预工作者需要超负荷地进行工作,这种高强度运转却又得不到及时休息的工作对心理危机干预工作者的身心健康是一个极大的挑战。同时,心理危机干预工作者亲临灾难现场,目睹一幕幕生死离别的场景,接触的是灾难暴露人群,时常感受死亡给人带来的巨大伤痛,工作中经常充斥着负面的信息和情绪,而这不可避免的会对心理危机干预工作者的心理健康产生强烈的冲击。此外,心理危机干预通常是公益性的工作,即心理危机干预工作是主动提供心理服务的过程,当事人以被动求助为主,如果当事人的心理卫生意识较差,那么心理危机干预工作者还需要承受当事人对心理援助与心理危机干预的误解和他们抵触、敌对的情绪。

因此，心理危机干预工作对心理危机干预工作者的体力、精力和耐力提出了更高的要求，心理危机干预工作者要照顾好自己的身心需求，尽快适应周身环境，防止工作过劳和替代性创伤的出现，保有旺盛的工作精力和工作热情，充分发挥自己的工作潜能。

七、成长潜能

心理危机的成功解决至少包括两个层次，一是心理危机干预工作者帮助当事人把握现状、有效地应对危机，减少灾难带来的心理伤害，更高层次的结果是心理危机干预工作者引导当事人对危机事件进行重新认识，获得应对技巧和策略，从而获得成长的可能性。在危机事件的解决过程中，心理危机干预工作者也可能会获得自我成长，其前提条件是心理危机干预工作者要有成长和变化的意愿，这样每次的心理危机干预才能转化为内在的建设性潜力，自我成长才能随着人生阅历的增加而完成。心理危机干预工作者的自我成长是职业发展的不竭动力，也是决定干预效果的重要条件。罗杰斯认为"要想促进他人的成长，个体自己首先必须要不断成长"，一位成功的心理危机干预工作者应进行积极的自我探索、保持自我觉察，促进个人成长，迈向专业技能的更高水平。

八、其他特征

一位成功的心理危机干预工作者除了具备上述的核心特征，还需具备自信、乐观、积极的心态；正确认识和接受现实的态度；良好的组织能力、沟通协调能力和人际关系；善良、诚实、富有责任心；热情、积极、尊重他人；勇敢、果断、有胆略。

【本章小结】

危机事件发生后，心理危机干预工作者需要对危机对象进行专业的心理危机干预，心理危机干预工作者需具备基本的专业素质和技能要求，成功的危机心理危机干预工作者还需具备其他特征，如丰富的生活经验；沉着、冷静；快速的心理反应能力；良好的适应能力；创造性和灵活性；充足的体力、精力及耐力；成长潜能等。本章还从危机干预前的准备、紧急心理援助、心理康复与重建三个阶段阐明了心理危机干预工作者的工作重点，着重阐述了紧急心理援助阶段心理危机干预工作者的具体工作内容；同时，简单介绍了心理危机干预工作者恢复自身心理平衡状态的分享与回馈技术。

（陈晓丽）

第 六 章

心理危机干预服务体系

心理危机干预服务体系并无统一的构建模式和运行模式,一个国家的心理危机干预服务体系必须根植于其具体国情,不可能完全照搬其他国家的经验。因此,构建我国的心理危机干预服务体系也要结合我国的政治、经济、文化、地理、历史、人口等因素来具体实施。广义上讲,心理危机干预服务体系既涉及突发公共事件背景下的心理危机干预服务,也包含日常的心理危机干预服务。但一般来说,突发公共事件是对一个国家心理危机干预服务体系全方位的考验,因此本章着重针对突发公共事件心理危机干预服务体系展开探讨,首先总结发达国家和地区突发公共事件心理危机干预的发展历程及经验,然后根据我国突发公共事件,特别是汶川地震后心理危机干预的实践,尝试构建我国突发公共事件心理危机干预服务与应急体系的基本框架。

第一节 发达国家和地区的心理危机干预服务体系

突发公共事件心理危机干预服务体系是国家突发公共事件救援体系的重要组成部分,在整个救灾工作中扮演着非常重要的角色。历经地震、台风等自然突发公共事件以及恐怖袭击、战争等人为突发公共事件的冲击,发达国家和地区的突发公共事件心理危机干预体系已较为成熟,其先进的理念和实践为我们提供了诸多可借鉴的经验。

一、心理危机干预服务体系

目前国内还没有对突发公共事件心理危机干预体系的概念作出明确的界定,结合"心理危机"和"心理危机干预"两个概念,可以形成对突发公共事件心理危机干预体系的基本认识。

(一)心理危机干预服务体系的概念

心理危机干预服务体系(psychological crisis intervention system)不仅是指提供突发公共事件心理危机干预,还应包括所有以改善受灾人群心理问题为首要目的政府和非政府组织、人员、资金等社会资源之间的有效配置与交互作用，而且决策者、管理者与实施者的权责应该明晰，体系运行应该科学高效。就我国的突发公共事件心理危机干预体系而言，建议应在政府立法、政策制定、组织机构运行、专业服务人员遴选与培训、科学研究、大众宣教等几个方面进行建设。

（二）突发公共事件心理危机干预的分类

1. 按照干预实施的侧重点，突发公共事件心理危机干预可以分为常规心理危机干预和应急心理危机干预两类。

常规心理危机干预注重日常相关制度的完备、心理危机的预防与各类资源的储备，应急心理危机干预的工作重点是进行紧急心理救助与心理危机干预。相应地，在构建我国突发公共事件心理危机干预体系时，也要从突发公共事件心理常规服务体系和心理应急服务体系两个方面进行完善。

2. 按照突发公共事件发展的时间顺序，突发公共事件心理危机干预可以相应地分为三个阶段，即宣传教育与预防阶段、应急救助阶段和善后阶段。

宣传教育与预防阶段的主要任务是开展突发公共事件心理危机干预的研究与知识普及工作，工作重点是开展研究、贮备知识和人才、制定应急预案，此项工作应在常规心理危机干预体系支撑下完成。应急救助阶段的主要任务是开展心理救助和心理危机干预，应该由针对突发公共事件的特点而组织的应急心理危机干预队伍来完成。善后阶段是应急基本结束的综合恢复阶段，工作重点是针对突发公共事件中产生的创伤后应激障碍（posttraumatic stress disorder, PTSD）群体，以及其他因灾造成的特殊群体进行追踪与心理危机干预，应该由应急心理危机干预体系配合常规心理危机干预体系完成，并最终成为常规心理危机干预体系的重要组成部分。

二、心理危机干预服务体系的作用

突发公共事件心理危机干预体系是在国家突发公共事件救助体系中发挥重要功能的子体系，不论在突发公共事件前的预防阶段、突发公共事件发生后的紧急救援阶段还是心理重建阶段都发挥着极其重要的作用。突发公共事件心理危机干预体系不仅仅是指提供突发公共事件心理危机干预，更为关键的是体系中的决策者、管理者、实施者承担各自职责、发挥各自作用，以及教育、资金与物资等资源有效配置的协调联动的动态过程。由此，心理危机干预体系在突发公共事件处理中发挥了制定政策、整合资源、提供服务、筛选与培训、宣传与教育等作用。

1. 制定相关政策　突发公共事件心理危机干预政策是一个国家突发公共事件心理危机干预体系中的主导者——政府制定并签署的文件规定了国家

组织提供、实施突发公共事件心理危机干预的目的、目标、指导方针、指导原则、对象、范围、资金投入、计划和实施办法等。我国 2008 年 6 月 8 日发布的《汶川地震灾后恢复重建条例》(第 526 号国务院令)第 2 条、第 17 条、第 35 条都提到了心理援助工作,这使灾后心理危机干预工作有法可循。突发公共事件心理危机干预政策具有权威性和强制性,对一个国家能否真正实现公平的、可行的突发公共事件心理危机干预具有关键作用,并存在深远的影响。

2. 高效整合资源 发达国家救灾经验之一就是不单纯依靠中央政府的力量"公救",也要团结民间团体,互助"共救"。国内国际各种学术机构、慈善机构、非政府组织、专业心理危机干预队伍和志愿者团队都应在灾后积极参与到心理危机干预工作中来,此时最大的问题不在于心理危机干预的专业知识,而在于政府部门如何合理、有效地协调、整合社会资源,最大限度地发挥各种资源的独特作用与资源整合后的整体效用。

3. 提供专业服务 建立突发公共事件心理危机干预体系最重要的目的就是依靠政府主导、依靠科学的理论和技术,整合全社会资源,为受灾民众提供所需的心理危机干预。提供突发公共事件心理危机干预服务的人力资源包括:专家咨询委员会成员、专业心理危机干预队伍、社区心理危机干预人员和志愿者队伍。

4. 筛选与培训专业队伍 在欧美国家对开展心理危机干预工作的人员有严格的专业要求。如美国要求此类专业人员应具有临床心理学博士、哲学博士或教育学博士学位,欧洲有些国家要求此类从业人员应具有博士学位或具有硕士学位,并至少有 5~7 年的心理学相关专业的学习经历和临床工作经验。鉴于我国的国情,应尽快构建以专家咨询委员会为依托的心理危机干预队伍体系;建立心理危机干预专业人员储备库;加强社区心理危机干预人员的筛选与培训;加强志愿者的筛选、培训与管理。通过这些措施,着力培养一批高层次、高水平的心理危机干预专业人员。

5. 公众的宣传与教育 为了尽可能将突发公共事件给人们带来的身心损害降到最低限度,突发公共事件发生前的心理危机预防工作显得尤为重要。心理危机干预体系在突发公共事件之前的日常生活中扮演着突发公共事件心理危机知识宣教者的角色,它使可能发生的心理问题在突发公共事件发生之前就被注意到;它使民众有了充分的知情权,最大限度地克服各种恐慌和心理负担;它使民众在灾害的不同阶段,特别是最初阶段即有心理危机知识并能采取相应的预防措施,掌握了最基本的灾害心理学的原理和方法,能在灾害发生的第一时间更好地自救和互救。我国应在充分总结和借鉴国外先进经验的基础上,结合我国的实际情况,构建出具有中国特色的突发公共事件的心理危机宣教体系。

三．发达国家和地区心理危机干预服务体系发展历程

1942 年美国波士顿椰子林音乐厅发生火灾，300 多人丧生，150 人受伤，美国的心理危机干预研究起源于此。世界上最早的"希望线"心理疏导热线始于 20 世纪 60 年代的美国洛杉矶，至今已有 60 年的历史。到 60 年代后期，在捷克等很多东欧国家也相继出现生命热线。20 世纪中期，美国国家心理卫生署（National Institute of Mental Health, NIMH）着手制定灾难受害者服务方案，对重大灾难的社会心理反应的研究进行资助。1974 年，美国联邦应急管理局（Federal Emergency Management Agency, FEMA）资助一项灾难危机干预项目，由美国心理卫生服务中心（Center for Mental Health Services, CMHS）紧急服务及灾难救助项目组（Emergency Services and Disaster Relief Branch, ESDRB）负责，标志着美国官方灾难心理卫生服务的开始。1978 年，英国颁布了最早的政府方面有关心理康复的指南——《NIMH 重大灾难人类服务训练指南》指出灾后高危人群需要进行心理援助。

随着人们对灾后心理重建重视程度的提高，一些发达国家政府着手研究灾难的危机干预，制定相关政策，并开展了相关的心理危机干预服务。1963 年，美国国会通过"社区精神健康法"，强调心理健康服务应面向全体公民，并建立由政府提供经费的社区精神服务中心。英国在 1987 年翻船事件发生后成立了社会支援组织，对灾难经历者进行演讲、家访、长期心理辅导或电话咨询等援助活动。新加坡在 1986 年新世纪酒店倒塌事故发生后，专业人员开始对幸存者进行危机干预；1994 年，又建立了国家应急行为管理系统，为受灾人群提供医疗及心理服务。

最近 30 多年来，灾后心理干预越来越受到国家政府的重视，不少国家已经建立了国家级的灾难心理干预中心或研究中心。在美国，联邦应急管理局是政府处理平时或战时紧急事务的主要机构，负责统筹协调灾难援助工作。该机构不仅提供紧急心理援助，还资助灾后心理援助的研究项目。目前，美国开展的与灾害管理相关的政府项目超过 82000 项。联邦应急管理局对于心理援助人员的培训工作、心理危机干预的开展等都有明确规定。美国红十字会和许多非政府机构、义工也提供灾难心理健康服务。

四、发达国家和地区心理危机干预服务体系的构成

在美国、英国、加拿大、新加坡等发达国家和地区，心理危机干预已成为突发公共事件救援中必不可少的内容，并且这些国家及地区已建立起比较完善的突发公共事件心理危机干预体系。下面从政府组织、非政府组织、人力资源管理系统三个方面对发达国家和地区的体系加以介绍。

（一）政府组织

1. 美国突发公共事件心理危机干预相关政府组织

（1）心理危机干预服务体系的构成：20世纪中期开始，美国国家心理卫生署（NIMH）就着手制定突发公共事件受害者服务方案，资助有关重大突发公共事件的社会心理反应研究。美国官方突发公共事件心理卫生服务始于20世纪70年代，1974年美国联邦应急管理局（FEMA）资助了一项突发公共事件危机干预项目。历经多次地震、台风等自然灾害以及"9.11"恐怖袭击等突发公共事件后，美国国家突发公共事件心理危机干预体系已日趋成熟和完善。

美国国家突发公共事件医疗体系由四个政府部门联合参与：卫生与公共服务部、国防部、退伍军人事务部及联邦应急管理局，各部门的具体职能详述见表6-1。

表6-1　美国国家突发公共事件心理危机干预相关部门及职能

政府部门	职能
卫生与公共服务部	下设的公共卫生署负责组织医疗卫生和心理卫生专业人员对突发公共事件受害者提供紧急医疗及分类、治疗和后续的服务。公共卫生署设有药物滥用和精神保健局，下设心理卫生服务中心，主要为突发公共事件受害人提供及时、短程危机咨询以及情绪恢复等服务
国防部	下属的军队医疗机构和退伍军人事务部所属医疗机构是国家突发公共事件医疗系统主要启用的医疗中心，为突发公共事件受害者提供住院医疗服务并协助伤病员转移后送
退伍军人事务部	下属的国立PTSD中心与重新调整咨询署联合开展突发公共事件心理卫生项目，组织专业培训，组建反应网络，并联合其他组织机构为突发公共事件受害者提供心理卫生服务
联邦应急管理局	负责统筹协调突发公共事件救援工作。另外，它还资助开展危机咨询项目，为突发公共事件受害者提供心理卫生服务

（2）心理危机干预服务体系的职能：美国联邦突发公共事件心理危机干预体系的职能包括五大方面：①对突发公共事件的社会心理反应：一是研究不同人群在突发公共事件周期中的心理应激特点，确定其潜在危险性；二是研究应对突发公共事件环境的危险因素，最大限度降低心理创伤；三是研究以家庭为互动单元的应对方式，更有效地应对突发公共事件。②突发公共事件对各年龄层受害者及家属造成的心理卫生影响：一是突发公共事件对受害者、家属、救援人员、社区成员的长短期冲击；二是突发公共事件造成的心理卫生后果；三是联邦及社区中非心理卫生机构处理受难者可能带来的心理卫生后

果。③设计、执行及评估对突发公共事件受难者进行的心理卫生服务及治疗。④突发公共事件所致 PTSD 及并发症的预防：评估各公立、私立机构制定的心理卫生紧急应对计划。⑤研究更好的方法学及应用技术完善联邦突发公共事件心理卫生服务系统。

2. 英国突发公共事件心理危机干预相关政府组织　英国突发公共事件国家应急反应体系分郡和国家两个水平。当突发公共事件发生时，首先启动郡一级的反应，统筹管理、组织由专业人员参与的突发公共事件心理—社会反应小组，为受害者及家属提供个体或小组的心理辅导服务；其次根据灾情由内政部与卫生部组织启动国家一级响应。由于反应力量主要集中在郡一级政府的水平，而各郡心理卫生服务力量强弱不等，因此，某些地区的心理危机干预服务有可能不能满足灾后实际需求。

3. 新加坡突发公共事件心理危机干预相关政府组织　新加坡突发公共事件心理卫生工作的实践始于 1986 年"新世界酒店事件"后专业人员对幸存者的干预。由于意识到开展灾后心理学研究的重要性及可行性，1994 年内务部与卫生部联合组建了国家应急行为管理系统，为突发公共事件受害者提供医疗及心理干预服务和社区压力管理。该系统由首席应急行为官（Emergency Behavior Officer，EBO）负责组织开展工作，下设应急行为管理委员会，由卫生部等 9 个有关政府部门参加，现已拥有 1000 多名经过严格专门培训的 EBO。这种适应其国情的、多部门协调参与的集中服务模式在随后的多次实践中被证明是快速有效的。

（二）非政府组织

除政府机构外，美国还有许多非盈利的社会团体、学术组织、宗教组织和高等院校也积极参与突发公共事件心理危机干预服务。如美国红十字会、美国心理学会、美国婚姻与家庭治疗学会、美国精神病学学会（APA）、美国社会工作者协会、各高等院校的医学院，心理学系、社会工作系、护理系和一些宗教组织等。

美国红十字会的突发公共事件心理卫生服务项目源于 1989 年秋季飓风和加州地震后针对全体红十字会救援工作人员的一项调查，发现 68% 的工作人员在艰苦救援工作中的应激水平高于平常救援工作。1990 年美国十字会正式开展了突发公共事件心理卫生服务项目，联合美国心理学会、美国婚姻与家庭治疗学会、美国精神病学学会、美国社会工作者学会等学术组织分国家和州两级开展工作，为突发公共事件救援工作人员和受害者提供压力管理和危机干预等心理卫生服务，同时还组建了专业人力资源系统，并组织开展危机干预等专业培训。

考虑到以往突发公共事件救援工作中心理卫生服务常被忽视，1992 年 8

月美国心理学会成立 100 周年之际，美国心理学会与美国红十字会联合推出了突发公共事件反应网络（DRN）的公益项目，由 DRN 认可的心理专业人员为红十字会的志愿者提供心理卫生培训，同时与其他同行协作，为突发公共事件受害者与救援工作者提供免费、现场的心理卫生服务。目前 DRN 已有 3000 多名心理专业成员。

（三）人力资源管理系统

美国重大突发公共事件的心理危机干预系统具备比较完善的辅助支持系统，其中人力资源系统的建设一直受到政府及各专业组织的重视。APA 和美国红十字会均组建了专门的突发公共事件心理危机干预专业人员数据库，并形成了一整套的管理制度。如，组织管理人员职责、临床工作人员职责、临床工作人员遴选标准、专业人员培训计划等。

1. 美国突发公共事件心理危机干预的人员组成　迅速有效的突发公共事件心理危机干预服务不仅需要心理卫生专业人员，也需要管理人员的参与。这两类人员在美国的突发公共事件心理卫生服务系统中有着不同的任务分工。管理人员主要承担计划、组织、协调、实施、沟通等管理职能。突发公共事件发生 24~72 小时内，他们必须尽快熟悉有关突发公共事件的各种预案以及突发公共事件应急服务的各类资源，组织需要评估的项目，收集有关信息，制定援助计划。在突发公共事件发生后 1 个月左右，根据进一步需要评估的结果，应当组织管理人员考虑将服务由危机干预逐渐转向伴随帮助，主要的政府资助资金也应当向伴随的突发公共事件心理卫生服务项目倾斜。这就要求组织管理人员应当具备系统、整体的思考能力。

临床工作人员则根据突发公共事件发生后的时间以及帮助对象的不同选择适合的援助项目。如心理卫生状况评估、咨询、心理教育、危机干预等心理卫生服务工作。从事突发公共事件心理卫生服务工作的临床工作人员涉及心理学、精神病学、社会工作等多种相关专业。突发公共事件发生时，组织管理人员与临床工作人员往往组成小组共同开展工作，小组展开形式主要有常设组和特别组两种，常设组通常由政府心理卫生机构或其他组织在突发公共事件发生前或发生后迅速组建，而特别小组则根据需要组建于灾后现场。

2. 美国突发公共事件心理危机干预的人员遴选和培训　美国国立 PTSD 研究中心指出突发公共事件心理卫生工作者应具备 5 种个性特征，即富有冒险精神、善于社交、冷静、整体把握能力以及对治疗的敏感；还指出突发公共事件心理卫生工作者应具备的 4 种技能，即共情、诚恳、积极关注与倾听。该中心还提出了心理危机干预工作者的遴选标准：一是持有心理卫生临床工作的执照；二是有可能提供 10~14 天全天候的服务；三是能提供以下能力或素质证明：能适应时间长、条件差又可能快速变化的艰苦工作条件；能与不同年龄、种族及社会、经济和教育背景的人建立良好的关系；有紧急心理卫生工作或培训经验；具有组织才能和政治敏感性；能针对突发公共事件幸存者、工作人员及社区进行小组的心理知识教育；曾作为突发公共事件心理卫生志愿者接受美国红十字会的有关培训。

由于突发公共事件使用的许多干预操作与传统医疗工作很不一样，因此，对成员进行专门培训已是 APA、红十字会和国立 PTSD 中心等专业机构的共识。尽管培训未必能使突发公共事件工作人员对突发公共事件的应对有全面充分的准备，但可能会促使工作人员采用最佳的适应性反应。

第二节 我国心理危机干预服务体系的现状

中国是世界上自然灾害最为严重的国家之一，灾害造成的心理创伤会伴随受灾民众很长时间甚至终生。因此，为受灾民众提供及时、有效的心理危机干预至关重要。从我国灾后心理危机干预的发展历程、成功经验与存在的问题来看，我国具有支撑突发公共事件心理危机干预的广泛的社会资源，然而，突发公共事件心理危机干预工作在我国刚刚开始起步，还没有形成较为完善的体系。

一、我国心理危机干预服务体系的发展历程

（一）起步阶段

1992 年，中国心理卫生协会危机干预专业委员会成立，北京、杭州、深圳、南京等城市陆续成立了政府财政支持的灾后精神干预中心。

我国的突发公共事件心理危机干预始于 1994 年的克拉玛依大火。1994 年新疆克拉玛依大火后，第一次正式开始灾后心理创伤的干预工作，北大精神卫生研究所应邀派人参与烧伤科等科室共同组成的抢救组，对伤亡者家属的心理危机进行了为期两个月的干预工作。这次干预是在没有任何现成经验可以借鉴的情况下参考国外相关资料完成的。在 1998 年长江流域大洪水、2000 年洛阳火灾、2002 年大连空难、2003 年 SARS、东南亚海啸过后，都开展了心理危机干预工作。2002 年大连"5·7"空难发生后，心理专家首次实现了灾后 24 小时对内的现场救助。2003 年 SARS 疫情暴发期间，我国心理救助力量首次大面积、全方位地介入突发公共事件的心理危机干预中。2004 年包头"11·21"空难发生后，包头市第六医院精神卫生中心成立了心理危机干预专家医疗组，为大部分遇难者家属以及陪同工作人员和医务人员服务。2004年，中国心理卫生协会常务理事、浙江心理卫生学会理事长赵国秋组织了 9 名

具有博士、硕士学位的心理危机干预人员对杭州地区的东南亚海啸劫后余生的游客进行了心理危机干预。

（二）政策出台阶段

2002年4月11日，由卫生部、民政部、公安部和中国残疾人联合会联合下发的《中国精神卫生工作规划》中已经将受灾人群列为重点人群，提出"要逐步将精神卫生救援工作纳入救灾防病和灾后重建工作中，加快制定《灾后精神卫生救援预案》，从人员、组织和措施上提供保证，降低灾后精神疾病发生率，积极开展重大灾难后的受灾人群心理危机干预工作，提供危机干预服务"。2003年，SARS之后，卫生部疾病控制司曾组织一批专家对突发公共事件的心理危机干预问题进行了讨论，并于2003年10月提出了干预预案大纲的草案。北京市心理危机干预与研究中心在2004年还创办了全国首个心理危机干预网站。2004年5月，浙江省"杭州心理危机研究与干预中心"正式成立，成为全国首家"政府牵头、社会参与、统一规划、全面实施"的政府机构。2012年通过的《精神卫生法》第十四条规定："各级人民政府和县级以上人民政府有关部门制定的突发事件应急预案，应当包括心理援助的内容。发生突发事件，履行统一领导职责或者组织处置突发事件的人民政府应当根据突发事件的具体情况，按照应急预案的规定，组织开展心理援助工作"。国家卫生计生委等部门2015年制定的《全国精神卫生工作规划（2015—2020年）》提出："每个省（区、市）至少开通1条心理援助热线电话，100%的省（区、市）、70%的市（地、州、盟）建立心理危机干预队伍；发生突发事件时能根据需要及时、科学地开展心理援助工作"。

（三）发展深化阶段

2006年8月，浙江省遭遇台风"桑美"袭击，省政府组织省卫生厅、科协、心理卫生协会等部门的专家，联合组成"心理援助队"抵达灾区，启动了为期半个月的"心理救灾"行动，这是我国第一次以政府名义组织的灾区心理援助队伍。2007年1月，广东成立了心理危机干预联盟，旨在打造完备的心理危机干预快速反应机制。2007年，《浙江省突发公共事件心理危机干预行动方案》公布，也是国内首个较为完善的心理危机干预行动方案。2007年3月1日，《北京精神卫生条例》正式实施，该法规第十七条规定："北京市和区、县人民政府应当将重大灾害的心理危机干预工作列入突发公共事件的应急预案；市和区、县人民政府及其有关部门在重大灾害处理过程中，应当组织开展心理危机干预工作，降低重大灾害发生后心理精神疾病的发病率"。这是北京出台的首部精神卫生方面的法规，它标志着公众的心理危机干预工作已纳入常态的、规范的应急工作之中。2007年11月1日，《中华人民共和国突发事件应对法》开始施行。据统计，目前已经制定涉及突发事件应对的法律36件、行政法规 39 件。2008 年 "5·12" 汶川地震后，中科院心理所、中国心理学会及其他各心理学研究与教学单位，以及来自国内外的近百家心理危机干预机构，纷纷赶赴灾区实施心理救援。台湾大学心理系、香港辅仁大学的心理援助队伍也到达灾区开展工作，可以说这是中华人民共和国成立以后灾后心理危机干预规模最大的一次。5 月 20 日，卫生部紧急印发了《紧急心理危机干预指导原则》，科学规范了灾区救援中心心理危机干预工作。7 月 3 日，卫生部办公厅印发《灾后不同人群心理卫生服务技术指导原则》，随后成立了国际性心理危机干预组织 "5·12 心理援助联盟"，最终形成了全方位、多角度覆盖所有受灾人群的心理危机干预体系。

二、我国心理危机干预服务体系建设的成功经验

（一）心理援助工作站的建立

"5·12" 汶川地震后，中科院心理所在地震发生第二天即紧急召开会议，成立了心理援助领导小组和工作小组，并派出第一批心理援助工作人员进入灾区开展工作。在四川省各级政府的大力支持下，陆续建立了 6 个心理援助工作站——绵竹站、北川中学站、德阳人民医院站、绵阳站、什邡站、安县司法警院站，并持续工作至今。心理援助工作站人员的主要构成是：专业心理咨询师（进行心理咨询和个体心理危机干预）；心理辅导员（进行团体心理辅导）；志愿者工作人员（负责站点的行政事务，可以做内外联络、后勤保障、实地寻访等辅助性工作）。

心理援助工作站是开展心理危机干预最直接、最有效的单元，不仅可以保证科学、持久地将心理危机干预开展下去，还能够逐步实现心理援助站点的当地化。通过培训、督导等形式，心理援助工作站培养了基层心理援助队伍，建立了心理援助人才库，通过发展灾区当地的力量，将心理援助活动由点及面地扩展开来，最终依靠当地的人员力量解决灾区民众的心理问题。心理援助工作站得到了地方政府和灾区民众的认可，同时也为我国突发公共事件心理学的相关研究搭建了平台。

（二）大众媒体的利用

在汶川地震中，公民社会信息与言论的载体——大众媒体尤其值得关注。大众媒体主要指民间性较强的传统媒体和网络媒体，它们传播了信息、构建了公共舆论。以网络为例，很多志愿者通过网络组织起来行动，不能到现场的公众通过网络捐款、寻亲、提供心理救助、进行慈善监督。如此看来，大众媒体不仅仅是信息与言论的载体，也是公民社会行动的载体。汶川地震发生12 分钟后，国家新华网就发布了地震消息；各级电视台、广播、网络媒体、报纸为群众播放灾情、宣传心理自助、心理援助的信息和救助知识；心理学专业

团体和民间团体纷纷印发《四川地震心理自助手册》等突发公共事件心理援助指导性手册,有力地促进了心理危机干预工作的开展。

(三)民间力量的参与

自救、政府救助和非政府组织救助是突发公共事件救助的三个主要途径。非政府组织,即民间组织是灾后心理危机干预中最重要的社会力量。汶川地震之后,有学者将2008年称为"公民社会元年"或"志愿者元年"。志愿者、NGO以及作为公民社会言论载体的大众媒体在抗震救灾中形成了一股巨大的力量。根据专家、学者的调查与测算,各省市进入四川灾区服务的志愿者超过10万人,四川各地参与灾区服务的志愿者超过100万人,全国各地参与赈灾宣传、募捐、救灾物资搬运的志愿者超过1000万人。据报道,汶川大地震灾区志愿服务,在中国救灾志愿服务历史上,首次做到了"三同步",即志愿者与部队同步进入服务救援工作,志愿者与医疗队伍同步进入服务救护工作,志愿者与当地干部群众同步进入服务自救工作。灾后心理卫生服务的主体是政府,具体实施者是卫生系统、教育系统、专业心理学机构等组织机构的人员,志愿者主要负责配合性、辅助性的突发公共事件心理危机干预。

三、建立我国心理危机干预服务体系的意义

中国是一个多灾多难的国家,突发公共事件不仅造成当事人的心理创伤,也会给受到突发公共事件间接影响的人群带来心理问题。因此,通过建立突发公共事件心理危机干预体系及时、为受灾人群提供所需的心理危机干预对于圆满完成救灾工作至关重要。

(一)心理危机干预服务体系是心理危机干预的有力保障

大规模突发公共事件后,幸存者、救援人员、罹难者家属、社会大众等直接和间接受突发公共事件影响的人群都会遭受一定程度的心理创伤。突发公共事件心理研究发现,心理疾病的发病率与社会支持率成反比,即接受的社会支持越多,心理疾病的发病率越低。唐山大地震的受害者在20多年后,仍有一部分人生活在突发公共事件的阴影中,这与当时没有提供及时、必要的心理危机干预有一定的关系。然而,突发公共事件心理危机干预工作在我国刚刚开始起步,正处于"一无专业队伍、二无组织流程、三无经费保障"的萌芽阶段,在这种现实状况下的突发公共事件心理危机干预很难持续、有效地开展下去,出现了诸如缺乏专门的组织协调机构、专业人员储备不足、提供服务的标准不统一、服务人员流动性大、缺乏政府财政支持等突出问题,突发公共事件心理危机干预急需得到法律、制度、组织、人员、资金、物资、科研和教育等多方面、全方位的有力保障,因此建立我国突发公共事件心理危机干预体

系势在必行。

（二）心理危机干预服务体系是我国危机管理的重要组成部分

我国作为世界上自然灾害最为严重的国家之一，频发的自然灾害考验着我国的应急与危机管理机制。突发公共事件心理危机干预体系是我国危机管理的一个重要组成部分，也是促进我国应急与危机管理机制有效运行的有力保障，具体体现在以下两个方面：首先，我国危机管理制度中对心理危机干预有明确规定，例如《国家突发公共事件总体应急预案》在恢复与重建部分指出，"对突发公共事件中的伤亡人员、应急处置工作人员……提供心理及司法援助"。国家地震、突发公共卫生事件、突发环境事件应急预案都有心理干预的相关规定，这说明突发公共事件心理危机干预已成为危机管理的重要内容。其次，我国政府危机管理具有尊重生命，以人为本；领导垂范、快速应对；依法救灾，信息公开；科学救灾、专家参与；合力抗灾，同舟共济；责任追究、令行禁止的六大特点，而建立突发公共事件心理危机干预体系正是使这些特点得以实现的现实载体之一。

第三节　心理危机干预服务体系的构建

突发公共事件具有难以预测性、紧迫性、不确定性和巨大破坏性的特点，因此，突发公共事件心理危机服务是一种与常规心理危机干预相区别的紧急行动，其主要内容是进行紧急心理救助。突发公共事件心理危机服务是指国家在发生自然灾害、人为灾害、技术灾害以及敌对方使用大规模杀伤性武器造成重大社会破坏后，政府组织、动员全社会救援力量开展的心理危机干预行动，应该被纳入国家整个危机救援体系之中。2012 年通过的《精神卫生法》第十四条规定："各级人民政府和县级以上人民政府有关部门制定的突发事件应急预案，应当包括心理援助的内容"。我国的突发公共事件心理危机干预从无到有、从小到大、发展迅速，但尚未建立起完善的突发公共事件心理卫生应急服务体系。突发公共事件心理危机常规服务体系的构建是一个复杂的、艰巨的系统工程，内容包括政策制度、组织机构、队伍管理和培训、宣传教育、研究的开展。世界卫生组织（WHO）在 2000 年提出的要提高对四个功能的绩效，即管理监督功能、人员培训功能、筹资功能和提供卫生服务功能，可以作为构建我国突发公共事件心理危机干预服务体系的参考。

一、心理危机干预制度体系的构建

突发公共事件心理危机干预的制度体系（图 6-1）包括两个方面的内容：一是心理危机干预的法律制度体系，即以法律制度的形式将突发公共事件心理危机干预纳入法制化轨道；二是建立健全突发公共事件心理危机干预人员的管理制度，即从管理机制上对从事心理危机干预的人员和活动进行规范。

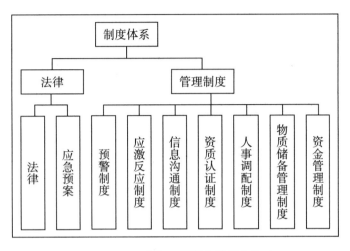

图6-1　心理危机干预服务的制度体系

实践证明，世界上绝大多数国家都是通过立法的形式来确保灾后心理卫生问题得到重视和解决的。从2001年上海市通过《上海市精神卫生条例》(我国第一个关于心理危机干预的法律条文)至今，我国在关于灾后心理危机干预方面的立法进程缓慢。卫生计生委等部门2015年制定的《全国精神卫生工作规划(2015—2020年)》提出了心理危机干预的建设目标以及对各级政府的要求。但关于我国突发公共事件心理危机干预具体方案有关的法规和制度仍需进一步完善。

1. 建立突发公共事件心理危机干预的法律制度　按照关于"建立健全各种预警和应急机制，提高政府应对突然事件和风险的能力"的要求，国务院出台了《制定和修订突发公共事件应急预案框架指南》、《国家突发公共事件总体应急预案》等应急预案。这些预案的出台统一了心理卫生应急服务的实践标准，推动了心理危机干预服务的规范化和体系化。然而，我国在突发公共事件方面所制定的应急制度还尚未完善，因为根据《突发事件应对法》第69条，"处理特别重大的突发事件需要进入紧急状态，按宪法或其他规定处理"，但目前我国的紧急状态法是缺失的，建议国家制定一部统一的、综合性的《紧急状态法》。2012年国家制定出台了《精神卫生法》，提出了心理危机干预的组织领导和人员培训问题。从应急管理的角度来看，我国应该建立或完善涉及人、财、物三个方面的应急培训制度、应急财政制度和应急物流制度，以确保我国突发公共事件心理卫生应急服务体系的有效运行。国家应尽快制定出台《国家突发公共事件心理援助应急预案》、完善《灾后精神卫生救援预案》,并将其纳入国家的法律系统。

2. 建立突发公共事件心理危机干预管理制度　从管理机制上看,突发公共事件心理危机干预服务制度体系的建立包括以下几个方面:①建立突发公共事件心理危机干预预警制度。其主要通过增加对突发公共事件心理卫生知识的宣传和普及,从而增强民众对心理危机知识的认识和接受程度;各级政府在企业、学校、医院、社区和心理咨询机构开设由心理学专家和精神医学专家主讲的免费讲座和培训。②建立突发公共事件心理危机干预应急反应制度。其主要是从国家到地方建立心理学专业人员的数据库,在突发公共事件或重大事故发生时,能够尽快从中根据需要抽调一定人员组成心理危机干预队伍;平时还应对志愿者进行心理学和精神病学知识的培训;还应建立应急财政制度、应急通讯制度、应急物资保障与监管制度等。③建立突发公共事件心理危机干预信息沟通制度。其主要包括直接沟通和间接沟通两种方式。直接沟通模式为建立家庭—社区—学校(单位)—官方心理危机干预机构的自上而下、自下而上的双向信息反馈机制,开通心理问题诊疗服务的绿色通道,以利于民众的心理问题得到及时诊治。间接沟通模式为政府部门开设专门的热线电话、开办官方的服务网站等。④建立突发公共事件心理危机干预资质认证督导制度。心理救助和心理危机干预一定要在专业限定的范围之内进行,违反专业限定的心理危机干预无异于二次创伤。⑤建立突发公共事件心理危机干预资源整合制度。政府应建立负责沟通政府组织与非政府组织的专门机构,整合全社会力量进行灾后心理危机干预。⑥建立突发公共事件心理危机干预人事调配制度。人事调配制度对相关人员的行动进行统一调配,保障人力资源的充分合理利用。⑦建立突发公共事件心理危机干预资金管理制度。⑧建立突发公共事件心理卫生物资管理制度。物资管理制度的主要目的是提高心理危机干预相关物资的使用效率,确保各类物资的有效使用,规范物资的管理。

二、心理危机干预组织体系的构建

构建心理危机干预组织体系不仅有利于充分发掘和利用既有社会资源,而且有利于保证灾后心理危机干预工作重点逐步转移到社区(如社区心理危机干预中心)和基层的心理援助工作站。突发公共事件心理危机干预的组织体系要贯彻精神卫生工作中"预防为主、防治结合、重点干预、广泛覆盖、依法管理"的原则,建立"政府主导、专业援助、社会参与"的组织体系运行模式,主要涉及政府部门、心理学专业机构、社区、民间组织和国际组织等五个层面的内容(图6-2)。

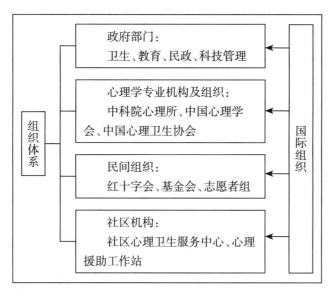

图6-2　心理危机干预服务的组织体系

1．政府部门　政府是灾后心理危机干预的主导者，体现在以下几个方面：一是通过政府立法的形式将突发公共事件心理危机干预纳入我国整个医疗卫生服务体系，有力地推动我国的灾后救援从物质层面跃升到精神层面；二是政府从国家层面建立统一的心理危机干预援助常备机构和组织，担负协调、配置全社会的人、财、物的责任，以保证灾后心理危机干预的有效实施；三是政府对灾后心理危机干预研究的资助等。

政府对于灾后心理危机干预的组织、协调工作包括：①成立国务院应急办公室，启动《国家突发公共事件心理援助应急预案》；②成立管理、协调突发公共事件心理危机干预的专门机构-国家突发公共事件心理卫生中心；③在灾区建立心理援助工作站，为受灾群众实施持续有效的心理援助服务；④在灾区成立心理危机干预中心，以协调、保障和管理各个心理援助站的工作；⑤建立灾区社区心理危机干预中心；⑥在重灾区的各级政府建立灾后心理危机干预领导协调小组，定期向在灾区进行心理危机干预的专业机构通报各级政府的工作信息，并要求专业机构定期汇报自己工作的进展及面临问题，在相互了解的基础上提出新的工作要求并提供经费支持；⑦负责组织、管理心理危机干预的政府部门要联络当地从事心理危机干预的国际国内组织机构，了解其工作的内容和计划，整合资源，并为各组织机构搭建交流合作的平台。

2．心理学专业机构及组织　中科院心理所、高等学校等机构和中国心理学会、中国心理卫生协会等社会组织都开展心理危机研究与教育教学工作。中科院心理所是我国唯一的一个国家级心理学专业机构,而且是我国唯一的国家级心理学综合性研究机构。在汶川地震后为心理危机干预提供专业技术和人员支持,在灾区建立了心理援助工作站。中国心理学会在中国科协的直接领导下,动员全国心理学界同行投入灾区第一线进行心理危机干预工作。中国心理学会的主要职责是组建一支专业的心理学工作者队伍,对各地一线的心理学工作者给予指导和帮助;积极筹备抗灾、救灾相关材料;将国内外的有关研究和临床经验及时转告;在灾区成立心理救援站,并对有关工作人员进行专业培训。近年来,各地陆续成立的心理危机干预中心并积极开展心理危机干预组织体系的建设和人员培训,形成地方心理危机干预的中坚力量。

3. 民间组织　民间组织(Non Government Organization, NGO)是指在特定法律系统下,不被视为政府部门的协会、社团、基金会、慈善信托、非营利公司或其他法人等不以营利为目的的非政府组织。NGO 不是政府,不靠权力驱动;也不是经济体,不靠经济利益驱动;NGO 的原动力是志愿精神。中国NGO 联盟、中国志愿者联盟、中国慈善总会、中国红十字会、全国各基金会和非盈利性公司企业等慈善和公益组织都属于民间组织。民间组织要明确自身的职责:①参与心理危机干预的各民间组织应该为政府领导的突发公共事件心理卫生服务提供学术支持和决策建议;②各民间组织要确定职责范围,与政府部门之间建立信息畅通的突发公共事件心理危机干预网络;③各民间组织要加强行业自律、明确自身的特点、服务的对象和服务的局限性,制定相关机构和人员的行为准则和道德规范。

针对汶川地震后民间组织参与突发公共事件心理危机干预工作反映出来的问题,建议政府建立突发公共事件心理危机干预协调小组,统一调配民间资源,协调各部门和民间组织间的心理危机干预工作;在应急预案中应有民间组织参与心理危机干预的内容,并明确民间组织的职责和人员准入条件。尤其要关注心理危机干预与慈善活动、一般关爱活动的联系和区别;建立政府和民间组织磋商机制;尽量使用当地人员;在聘用民间组织的人员时应审查其资质,进行筛选与培训,合理分配工作内容。

4. 国际组织　由于世界范围内的自然灾害、种族矛盾和战争造成的突发公共事件不断,为提高救援行动的快速反应能力,联合国于 1992 年设立了人道救援事务部,并设立机构间常设委员会,以协调联合国各分支机构及其他非政府组织的合作关系。针对紧急情况下的心理危机干预,此委员会出版了《紧急状态下精神卫生和心理援助方案》,通过其机构间常设委员会对国家层面的突发公共事件心理援助提出指导建议和最低标准,同时通过联合国各常设机构也对受灾国家提供针对不同人群的心理危机干预。

当重大突发公共事件发生时,国际救援队伍的重要力量不容忽视,尤其是在本国突发公共事件心理危机干预经验不足的情况下,国际救援力量更应得到重视。如美国、英国等发达国家以及新加坡、日本等邻国在灾后心理危机干预方面积累了一定的经验。我们可以考虑与其结成组织网络,成为其中的一员,在本国无法完全承担突发公共事件心理危机干预任务时,互帮互助,共同应对突发公共事件。

三、心理危机干预人员队伍体系的构建

2012年国务院颁布的《精神卫生法》规定,要组建省市县心理危机干预队伍。目前,我国从国家层面到地方层面负责组织、管理应急人员队伍的专门机构还在逐步建立中,有待进一步完善。针对我国突发公共事件心理危机干预人才短缺的现状,突发公共事件心理危机干预的队伍体系应包括全国性的专家咨询委员会、突发公共事件心理危机干预专业人员储备库、社区心理危机干预人员、志愿者队伍等。突发公共事件心理危机干预应根据我国的实际情况,按照"政府主导、规划明确、科学合理、专业队伍与志愿队伍互相配合,以志愿队伍为主"的原则建立和健全国家突发公共事件心理危机干预的队伍体系。

1. 成立专家咨询委员会　全国性的专家咨询委员会主要由中科院心理所、中国心理学会、中国心理卫生协会、高等学校的心理学系和心理研究所以及医疗系统、精神卫生系统等机构组织中的专家组成,在提供心理危机干预的同时,更主要的是提供培训和督导。突发公共事件发生后,政府根据预警级别和事件分级情况,视情况分别调动各级咨询专家委员会。

我国应尽快构建以专家咨询委员会为依托的突发公共事件心理危机干预队伍体系。专家咨询委员会的功能:①协助制定突发公共事件心理危机干预方案的指导性原则、相关法规和政策以及人力资源规划,以供各级专业人员根据不同情况制订相应方案;②制定宣传、教育和训练计划,对象包括专业人员、志愿者及一般民众;③推动国内、国际突发公共事件心理危机干预合作;④协调建立突发公共事件心理危机干预问题筛选与诊断的各项调查和评定工具,并制订突发公共事件心理危机干预的标准化操作流程;⑤制定心理危机干预方法的相关技术标准,推荐主流技术规范,提高心理危机干预的规范性、有效性。

2. 建立专业人员储备库　从长远来看,要想真正解决我国突发公共事件心理危机干预人才短缺的状况,应在全国各省市建立突发公共事件心理危机干预专业人员储备库,并且在平时对相关人员进行培训,以便在需要时能及时调动并迅速到位。专业人员包括:①突发公共事件发生地的心理咨询师、

社会工作者和志愿者组成的长期性工作队,他们是在灾后经过筛选并接受专业培训的团队,也是提供直接心理服务最强大的专业团队;②卫生系统、教育系统和社区工作人员和领导干部,对他们进行心理健康知识的普及和心理干预培训是心理危机干预工作开展的强大支撑。

3. 加强社区心理危机干预人员的培训 由于认识上的差距,专业人员、资金和技术的缺乏,一些社区心理危机干预机构的基础建设薄弱,医务人员的心理干预知识缺乏,缺乏应对突发公共事件的心理准备,应对突发危机力不从心。因此,我国应重视和加强社区心理危机干预机构和专业人员的培养,根据自身国情应及时、定期对社区医务人员开展正规、系统的专业培训,培训一批具有心理学和精神病学一般知识、能够进行灾后心理热线服务或社区心理危机干预的准专业人员,他们可以在突发公共事件发生时从事社区心理危机干预,满足社区居民的心理危机干预需求。

4. 加强志愿者的培训与管理 灾区民众人数多而且情况复杂,仅仅依靠专业心理人员的服务难以满足需求,还要培训大批的志愿者。尽管志愿服务并非专职行为,但仍然需要专业技能和职业精神。如果缺乏专业性,仅仅带着热情前往灾区救助,往往会给受灾人群造成心理上的二次伤害。政府还应对志愿服务运作程序规范化,当志愿者承担某一特定工作时,一旦承诺就得履行相关职责,对志愿者的管理体现在对志愿者的遴选上。例如,四川当地规定,前往成都灾区的心理咨询师必须具有国家颁布的心理咨询师资格证,并且咨询案例达200例以上,具有处理心理危机的实践能力。

5. 突发公共事件心理危机干预人员的筛选与训练 专业性突发公共事件心理危机干预服务人员和辅助性突发公共事件心理危机干预工作人员要有明确的筛选条件,并根据工作的需要开展相关专业训练,制定科学的训练方案,见表6-2。

表6-2 突发公共事件心理危机干预服务人员的训练内容

人员类别	人员筛选条件	训练内容
专业突发公共事件心理危机干预服务人员	能够自我控制、能受委屈、成熟、负责;能够实际地、有弹性地、及时地解决问题;可以与儿童和当地学校工作人员进行有效沟通;能够熟练使用灾区的语言;能够保持专注和适当的响应能力;能够积极、主动地接触受灾民众;必须熟悉突发公共事件心理危机干预的知识技术;必	1. 了解突发公共事件及与突发公共事件相关的一般知识; 2. 了解突发公共事件中的特殊群体、问题及介入方式; 3. 了解突发公共事件心理危机干预的角色、责任及资源; 4. 了解灾后心理的复原过程,如失落悲伤、创伤后的压力、个人复原和小区复原过程的交互作用等;

人员类别	人员筛选条件	训练内容
	须愿意而且能够和幸存者在一起;必须以各种非正统的方法来提供服务,因为幸存者一般不会自愿寻求心理危机干预;必须具有多元化的思维及熟练的助人技巧;必须对各种精神症状的处理、急救技术、危机处理及短期治疗具有丰富的经验;对于危机、创伤后压力综合征、哀伤反应及心理学都必须有一定的了解;必须熟悉小区中各人群服务机构的功能及其运作过程;需要有熟练的沟通技巧、问题解决能力、能够灵活地处理冲突及了解团体运作的方式;擅长公开演讲及与媒体接触	5. 了解突发公共事件心理危机干预的重要概念; 6. 了解对突发公共事件幸存者的有效介入方法,如突发公共事件危机的介入、短期治疗、创伤后压力处理的策略、适合学龄儿童的介入方法及学校介入计划、团体咨询方法、压力处理的技巧等; 7. 了解社区层面的有效介入方法,如寻找个案的方法、主动接触的方法、心理危机干预的训练、大众教育、咨询和小区组织的方法等; 8. 了解救灾工作、心理危机干预和如何预防与控制救灾人员的心理问题等
辅助性突发公共事件心理危机干预人员	熟悉小区群众、为群众所信任;有高中文化程度(具有一定的学习能力);拥有强烈的助人动机,喜欢与他人在一起工作及对他人有一定的敏感度和同情心;具有稳定、成熟及理性的工作态度;拥有足够的热情和体力,并且人际关系良好;能够与不同价值观的人一起工作;不把自己的价值观强加于别人;能够接受指导,虚心听取他人的意见;拥有乐观、现实的人生观,拥有健康的个性;在面对压力时能够保持乐观、积极、主动;能尊重、维护幸存者的隐私权;面对不同的人群能够运用不同的沟通技巧;能够分清协助与介入受灾人群心理复原的界限	1. 了解危机介入的基本概念;建立良好的人际关系、积极倾听与响应技巧、情感投入、会谈技巧、非语言沟通的技巧、协助方式、何时及如何转介到心理卫生单位、何时及如何协助个案与资源连接等方面的训练; 2. 了解伦理问题(包括保密、与个案之间关系的界定等)、法律问题(向儿童保护单位报告的责任等)、自杀的危险因素、处理困难状况等

四、心理危机干预研究体系的构建

由于国情和文化的不同,国外已有的心理援助理论、技术和方法有些并不适合直接应用于我国的灾后心理危机干预。我国大陆地区对于突发公共事件、危机和心理创伤的心理学研究与国际发达国家相比差距较大。我国心理学专业研究机构包括中科院心理所以及高等学校的心理学机构、地方的心理危机干预中心。在汶川地震中,中科院心理所作为国家级科研机构,将灾后心理危机干预工作作为切入点,把科学研究作为落脚点,将服务与科研紧密结合,使其互相配合、互相促进,具体开展了《汶川地震灾害的心理分析与援助研究》《汶川地震灾区心理援助应急研究》等课题的研究。各个地方的心理危机干预中心也应积极开展相关研究,形成灾后心理评估的关键指标和心理干预的技术,并及时运用于灾后心理危机干预工作。

高等学校肩负着科研与教学的双重任务,作为我国突发公共事件心理危机干预研究体系的一部分,高等学校的心理学系和心理学研究所主要应进行四方面的工作:一是在现有的心理学教育中加强对突发公共事件心理危机干预的教学;二是在具备条件的院校设置咨询心理学或临床心理学研究生专业的系统课程;三是加强对心理学专业的学生在临床突发公共事件心理危机干预方面的系统培训和实习;四是要加强突发公共事件心理学方面的相关学术研究。北京大学、北京师范大学、复旦大学等学校的心理学研究机构积极开展心理测查和心理危机的研究,对于灾后心理危机干预的目的和工作原则、理论基础和工作框架、组织管理和制度规范,特别是对于心理危机干预的模式,已形成一套系统的方案,为各级各类政府部门提供科学决策依据。

建议国家通过利用现有渠道(教育系统、卫生系统等)或搭建新的渠道(民政系统、妇联及共青团系统),投入专项研究基金和充足的专门资源,支持专业科研机构和院校系统的突发公共事件心理学相关研究,并尽快将已有成果推广。

五、心理危机干预宣教体系的构建

我国2012年公布的《国家突发公共卫生事件应急预案》中提到:"针对事件性质有针对性地开展卫生知识宣教,提高公众健康意识和自我防护能力,消除公众心理障碍,开展心理危机干预工作"。为了对全民进行心理卫生促进教育,突发公共事件心理危机干预的宣教体系应包括两个方面的内容:①利用多种渠道普及大众的突发公共事件心理卫生知识;②从小学、中学到大专院校,都要设置有关突发公共事件心理卫生的相关课程,作为完善心理卫生教育的重要内容。

科学、有效的宣教体系将使民众克服恐慌心理,避免严重心理危机的发生。我国应在充分论证和借鉴国外先进经验的基础上,结合我国的实际情况,构建出具有中国特色的突发公共事件心理危机干预宣教体系。构建我国宣教体系的具体措施为:①通过对全民进行心理健康促进的教育,使得国民掌握最基本的应对灾害心理学的原理和方法,使得民众能够在灾害发生的第一时间更好地自救和互救。要充分利用计算机网络、电视、广播、报刊杂志等传统媒体和新媒体,运用讲座、报告、印发心理科普知识小册子等多种形式宣传、普及心理健康知识,全面提高人群的心理承受力,减少心理障碍的发生;②把突发公共事件心理卫生教育作为心理健康教育工作中的重要一环,从小抓起。学校通过设置心理卫生教育的课程、增加图书馆心理方面的书籍、设立心理咨询机构等方式进行。总之,应在每个公民的成长过程中一直贯彻心理卫生教育,使其从小具备应对重大突发事件的心理素质。

六、心理危机干预应急响应体系的构建

应急响应体系是一个复杂的综合体系,一般包括分级响应程序和路线、信息共享和处理、通讯、组织、指挥和协调、紧急处置、应急人员的安全防护、民众的安全防护、社会力量动员与参与、调查分析、检测与后果评估、新闻报道、应急状态结束等若干部分,此处仅重点介绍分级响应程序和路线以及信息共享和处理两部分内容。

1. 分级响应程序和路线　分级响应程序包括:①分级响应程序。在全国各省市建立专家委员会与专业人员储备库。突发公共事件发生后,根据事件所造成的社会心理危害程度及范围,启动相应层次专家。例如,重大灾情发生后,由各城市统一调度指挥的程序如下;启动各城市范围内第一层次及以下人员,由各市统一调度指挥(重大事件);启动地方第一层次及以下人员,由各县、区统一调度指挥(较大或一般事件);启动相应层次人员。当突发公共事件级别与社会心理影响级别并不一致时,应根据具体情况,灵活调度各级专家咨询委员会与专业人员储备库;②分级响应路线。突发公共事件发生后24小时内,在应急指挥中心的领导下,成立心理社会干预小组,参与整体应急干预。24小时后,各级心理社会干预专业人员到位、进入现场,根据具体情况制定干预方案;并根据受灾人群的分类,确定不同的紧急干预措施,为灾区人群提供减灾、备灾方案。突发公共事件后1~3个月,以心理康复、备灾等措施为主。

2. 信息共享和处理　各省市专家咨询委员会应指派1~2人为应急事件联络人,指定联络顺序,并将联络人的姓名及联络方式在该级别的政府卫生管

理部门备案。每一级专家委员会的应急联络人为该专家委员会的负责人，接受上一级专家委员会的督导和专业工作指导，并向相应政府应急指挥中心负责。应急指挥中心的信息应在 1~3 小时内下达到相应级别的专家咨询委员会应急联络人。应急联络人应列席相关应急中心会议，并在 24 小时内组织和领导心理社会干预队伍，配合政府的干预救援队伍协同工作。

突发公共事件发生后，专家咨询委员会负责每日收集、评估和分析来自心理社会干预救援队伍的报告，向相应的政府应急指挥中心汇报，帮助制定相关救援方案及工作决策。在进入恢复阶段时，专家咨询委员会应定期向政府应急指挥中心汇报综合分析及评估结果。在心理救援结束时，专家咨询委员会应对心理社会干预的结果作出评估及汇报，并对后续应进行的相应心理社会干预工作向政府提出建议。

当突发公共事件涉及跨国(境)、跨区域、跨部门，而当地的心理社会干预队伍无法提供相应的心理社会服务，或因特殊情况确实需要国内、国际专业组织的援助时，由专家委员会在 1~8 小时内提出请求援助的申请，向相应的应急指挥中心汇报，请求政府批准后，他们能够继续在专业人员的指导下开展某些社区心理社会干预项目及相关调查。

从对突发公共事件心理卫生常规服务体系和突发公共事件心理卫生应急响应体系的介绍可以看出，常规服务体系与应急响应体系不是截然分开的：常规心理卫生服务注重日常相关制度的完备、心理危机的预防与服务资源的积累；应急响应体系的工作重点是进行紧急心理救助。常规服务体系是基础、是根本；应急响应体系应配合常规服务体系完成灾后心理危机干预服务，它只有在常规服务体系的支持下才能有效运行、发挥作用，并最终成为常规服务体系的一个组成部分。

第四节　我国心理危机干预服务体系的问题及思考

汶川地震是对中国心理危机干预的一次"检阅"，从组织管理、队伍组建到心理救援与心理危机干预的具体实施，每一环节都经受着考验。地震发生后，一些政府部门、非政府组织以及志愿者组成的心理救援队伍赶赴灾区支援，对灾区民众进行心理危机干预，行动是非常迅速的。但是，残酷的现实检验出我国突发公共事件心理服务存在着诸多问题。我们应在总结成功经验的同时，对这些问题进行深刻的反思，为构建我国突发公共事件心理危机干预服务体系提供实践依据。

一、政策制度的完善

从立法层面来看,我国缺少对突发公共事件心理卫生服务进行确认与规范的法律条文。国家应尽快出台《国家突发公共事件心理援助应急预案》,将其纳入国家的应急预案法律系统,从法律方面保证灾后心理危机干预的有序和高效运行。在应急法制方面,日前我国的紧急状态法是缺失的。

从管理层面来看,我国缺少支撑、管理、规范突发公共事件心理危机干预的一系列政策制度。例如,中科院心理所设立的心理援助工作站在灾后心理危机干预中发挥了很大的作用,但是,由于缺乏国家政府部门的持续支持和稳定扶持,包括经费资助等,心理援助工作站的运行一直依靠善款资助和中科院心理所的科研经费补贴,心理援助专业人员在为灾区人民提供服务的同时还不得不担忧援助站的生存问题。这就需要国家制订突发公共事件心理危机干预的资金管理制度,明确政府机构在财政资助方面的责任。

二、体系内的组织协调

汶川地震后,心理危机干预在组织协调方面的问题逐渐显露出来。国内外先后有 50 多支心理援助队伍前往灾区进行心理危机干预,政府的与民间的各种机构、团体的力量活跃于整个灾区心理救援活动之中,各种心理援助力量之间缺少沟通和统一指挥与管理。很多的志愿者到达灾区后无法找到发挥作用的途径,反而给当地造成接纳困难;还有很多志愿者携带的大批援助物资前往灾区,但由于组织无序最终不能到达需要的人手中;其次,各组织、团体对突发公共事件心理危机干预的伦理、理念、技术、技巧等缺乏共识,甚至互相矛盾。而更大的分歧还表现在心理危机干预的操作标准上,各个系统分别有各自的心理危机干预的操作标准,使被救助人员无所适从。从人员队伍的情况来看,教育系统的心理危机干预以心理学方面的专家为主,卫生系统的心理卫生服务以精神病学的专家为主;从干预服务方面来看,教育系统和红十字会系统在编写心理危机干预服务人员的培训教材方面,没有和卫生系统进行应有的沟通与协调,反映出目前存在各组织机构、团体自身的组织问题,但同时也暴露出没有充分发挥政府在应急心理危机干预体系中的主导作用,缺乏有效的组织与协调,所以不能充分整合各种社会资源用于危机的救援。

三、专业人员的规范培训

突发公共事件后的心理危机干预不同于一般的心理咨询,是一项专业性要求很高的任务,因而具有一定专业素养的人员才能胜任。然而我国自然灾害、人为灾害频发的国情和为数较少的心理治疗专业人员之间不成比例。据统计，汶川地震后，仅受灾群众以及救援人员就有数万人需要心理援助，受地震影响需要心理援助的灾区外民众数量更是无法估算，但目前我国所拥有的专业心理咨询师却不过千人。所以，我国急需培养和储备一定数量的具有专业心理危机干预知识和技能的心理学工作者。

四、相关研究的广泛开展

最近几十年，国际上越来越重视心理学原理和心理干预在心理危机干预工作的应用，也取得了很好的效果。我国大陆地区对于突发公共事件心理学的研究与发达国家相比差距较大。虽然我国已经开始重视心理危机干预在地震救灾中的作用，但是相关研究很少，仅有对唐山大地震后幸存者的心理状况等少量研究，还没摸索出符合我国国情的灾后心理援助模式。

由于国情和文化的不同，国外已有的心理援助理论、技术和方法可能并不适宜直接应用于我国的灾后心理危机干预。中科院心理所的专家在四川灾区开展科学研究时发现的一系列问题显示我国的灾后心理援助工作需要科学知识和技术的支撑，有一些瓶颈问题亟待解决。建议国家在现有科研机构的基础上，开辟专门的空间，投入专门的资源进行相关的心理学研究，并保证研究能够持续进行。

五、公众心理危机教育的普及

突发公共事件心理危机干预是一个系统工程，这就要求全社会都重视突发公共事件心理危机干预工作，通过广播、电视及各种宣传媒体做好突发公共事件心理危机知识的普及工作。很多发达国家的突发公共事件心理卫生服务宣教体系已发展得相当完善，一是建立了全国性的突发公共事件心理危机干预网络系统。通过这个系统，心理危机干预工作者可以互通信息、相互合作，实现资源共享；二是建立了宣教体系的专家系统。通过这个系统，民众可以根据自己的心理需求直接在网站上寻求指导，或与某些专家直接对话，或利用电子邮件通信等方式解决有关心理问题等。然而，我国目前在这方面的建设还很不完善，没有把突发公共事件心理卫生的全民促进教育纳入卫生服务体系之中，尚未形成制度化、正规化和体系化的全民促进教育。

目前，我国突发公共事件心理危机干预仍然处在起步阶段，缺乏一个完整的、有效的突发公共事件危机干预体系的基本框架和体系建设，要使突发公共事件心理危机干预服务得到多方面、全方位的发展，需要发挥政府在心理危机干预体系中的主导作用，不断总结经验，解决发展过程中存在的问题，建立多方参与、科学高效的突发公共事件心理危机干预服务体系。

【本章小结】

目前，我国尚未建立完善的突发公共事件心理危机干预体系，本章回顾了西方发达国家心理危机干预服务体系的发展历程，总结了我国心理危机干预的实践和经验，并在此基础上，初次尝试构建了我国心理危机干预服务体系的框架，其中，我国的心理危机干预体系主要包括制度体系、组织体系、人员队伍体系、研究体系、宣教体系和心理危机干预应急响应体系六部分，针对我国突发公共事件心理危机干预服务存在的问题，详细阐述了心理危机干预的重点和改进方向，以期早日建立一个完整的、有效的突发公共事件心理危机干预服务体系。

（王立金）

第 七 章

心理危机教育

危机是伴随人的一生的，人遭遇危机是必然的。人是社会中的人，社会中的危机事件必然会影响到个人，例如地震、洪涝、爆炸、恐怖主义等灾难危机；同时在我们的一生中，家庭的变故、成长中的躁动等生活中的危机事件也都有可能使我们处于心理危机之中。我们固然不会盼望危机的出现，但由于危机不可避免，如何应对危机就显得尤为重要。因此，加强公众日常的心理危机教育，已经成为不容忽视的重要课题。

第一节　心理危机教育概述

一、心理危机教育的涵义

为减少或者避免危机事件对个体心理造成的损害和影响，必然要通过相应的教育让人们掌握心理危机发生的原因、预防措施、应对策略等。本书对心理危机教育的界定是：通过有效的教育方式帮助个体了解心理危机、合理看待危机事件并掌握应对的基本技能、增强心理素质，从而提高个体应对危机的素质和能力，防患于未然。

二、心理危机教育的意义

1. 心理危机教育有助于培养个体的危机意识　危机意识就是一种居安思危的忧患意识，是人类社会能够持续发展的重要条件。一直以来，由于人们生活在相对安全的环境中，导致公众普遍缺乏危机意识，甚至以为危机不可能降临在自己身上。事实上，我们虽然并不总是陷于危机，但由于危机事件的必然性和突发性，我们必须保持对危机的警惕性和敏感性。一般来说，危机意识有两个层次：①对国家安全的危机意识，其实质是一种爱国主义精神的反映。如5·12汶川地震时，全国上下都在捐款捐物，帮助其渡过难关；②日常生活中的危机意识，即在日常生活中防范危机的意识。一个人的一生中总会经历大大小小的挫折，危机意识能够帮助个体提前做好面对危机事件的心理准备，而不至于在危机出现时觉得大难临头。

2. 心理危机教育有助于降低心理危机发生率　危机的产生是压力源作用于易感个体的结果，要降低危机的发生率，还需要从减少危机事件和降低个体易感性入手。虽然危机事件我们很难避免，但是我们可以通过心理危机教育使个体正确地认识自我、正确地看待事物发展规律，提高心理素质，降低个体易感性，从而降低个体心理危机的发生率。

3. 心理危机教育能够帮助个体顺利度过心理危机　心理危机的发生是有征兆的，是可以识别和预测的。心理危机教育可以帮助个体认识心理危机，正确地看待它并学会如何应对，从而在心理危机发生时能够及早识别并进行应对。

第二节　发达国家和地区的经验

随着社会经济的快速发展，生活水平的提高，人们的心理问题的发生率却呈上升趋势，面对危机事件时更容易出现心理危机。如今，越来越多的国家意识到心理危机教育的重要性，意识到必须加强公众日常的心理危机教育。

相对于我国日常心理危机教育的诸多缺失，发达国家在这个领域的许多做法和经验值得我们学习和借鉴。本节对国外一些国家和地区的心理危机教育经验作一概括。

一、重视心理健康教育课程的开设

众所周知，心理健康教育对预防心理危机的产生起着很大的作用。在美国，心理辅导课的开设具有悠久的历史。早在 1907 年，戴维斯（Tene. B. Davis）就在基督学的学区所辖学校开设了每周一次的辅导课程，以塑造学生的人格，避免问题行为的发生。如今，美国在中学阶段（8~10 年级）开设了健康课程，内容涉及青少年生活的各个方面，有许多内容与心理健康有关。健康课讲授与身心健康相关的知识，也进行一些技能培训，开展各种各样的游戏或活动，使学生在生动活泼的教学中学到一些有利于身心健康的知识和技能，取得了较好的效果。另外，美国等发达国家的大学一般都开设有心理健康必修与选修课。例如，在美国的 Purdue University 就开设了健康心理学、变态心理学等课程。由于此类课程易学易考，许多大学生愿意选修此类课程。很多大学也都很重视新生入学时的心理健康教育，在新生入学教育的课程中一般都包括两个小时的心理健康辅导，由临床心理学专业的教授主讲。内容是介绍学校心理咨询服务机构的有关情况，并讲授一些常见的心理问题的应对策略。

近年来,日本的中学、小学甚至幼儿园也开设了心理健康相关课程,向学生传授与心理健康相关的知识,提升学生的心理素质及其应对生活事件的技能。

二、积极建立心理健康教育组织机构

大多数发达国家都有心理健康类学术组织。如在美国,学校心理学有两个最重要的国家级专业学术团体,一个是美国心理学会(APA)下属的学校心理学分会(DPS),另一个是国家学校心理学学会(NASP)。此外,还有一些热心于学校心理学研究的国家级学术组织:国家学校心理学顾问咨询学会、学校心理学、教育者学会、学校心理学临床督导学会等。在英国,20世纪70年代成立了英国学生咨询协会(ASC)隶属于当时的英国咨询协会,即现在的英国咨询与治疗协会(ABCP)。从这些国家心理健康教育的发展来看,学术组织对国家和地区的心理健康教育起到了重要的引导和管理作用。

除了学术组织外,心理健康教育机构在心理健康教育和心理危机管理方面也起到了很大的作用。它们在日常生活中负责学生的心理健康教育,预防危机的发生;在心理危机出现时,它们也能及早地识别心理危机并对个体进行及时的援助。美国、日本、加拿大、德国等国家都在学校设立了心理健康教育机构。例如,美国几乎所有的大学都设有心理健康、心理咨询类机构,并配有专职人员,除了开展日常的心理咨询和心理教育外,还十分重视开展各种形式的团体心理训练活动;加拿大的大学普遍设有咨询服务机构,作为学生工作部门的主要分支机构;1953年东京大学建立了日本高校第一家心理咨询机构,之后不断得到发展,到1992年,日本已有78%的大学设立了心理咨询机构,如今日本各级学校普遍设立了进行心理教育的机构。除此之外,一些发达国家还有许多的社区健康服务组织,它们是开展心理健康教育的重要力量。这类组织一般由社区组建,它们为学生的心理健康提供多种多样的帮助。如美国的"社区学校",在过去这通常是成人教育机构,但许多新的社区学校开始为儿童及其家庭提供综合的服务,以更好地促进儿童的健康成长。宾夕法尼亚的法雷尔学校体系(Farrell School System)、纽约市的儿童援助社区(Children's Aid Society)等都为中小学生提供补救性学习计划、家长教育、心理健康服务等。另外,在美国,各州都建立了州级学校心理学组织,各州的教育局也都设有专门负责学校心理学工作的机构,这些机构往往有专人进住各学区。

三、注重灾难危机教育

灾害的发生(如地震、洪涝等)也是导致心理危机的重要因素。所以除了注重心理方面的教育外，国外还非常重视灾难危机的相关教育，提高个体应对灾难危机的能力，这也是减少心理危机产生的一个重要方面。

美国把灾害知识作为一种系统的学校教育形式对待，使防灾教育贯穿于学生学习的全过程。美国从幼儿时就开始向孩子灌输安全知识，教孩子在面对突发性灾害时怎样自我保护和应对灾害。日本的灾难教育也是首先从学校做起。日本的6年小学教育中就有近40学时的教学内容涉及危机教育。各都道府县教育委员会基本上都编写有《危机管理和应对手册》或者《防灾教育指导资料》等教材，指导各类学校开展危机预防和应对教育。

四、充分运用媒体等手段来开展心理危机宣传教育工作

以色列建国至今，受政治影响，国家一直处于安全紧急状态，暗杀、枪击和爆炸事件不断发生，安全形势严峻和恐怖袭击对公众产生了巨大的心理和行为影响。为了消除国民的恐惧心理，以色列政府十分关注危机发生前的心理教育。以色列的各级各类学校都开设了与危机有关的心理课程，并通过校刊、校广播站、校园网等载体普及应对危机的心理知识。全国的城乡社区则主要通过报栏、网络、印发心理科普知识小册子等广泛宣传应对心理危机的知识。积极开展危机发生前的心理教育，并充分利用媒体等手段进行普及，以此来帮助公众树立心理健康意识，优化心理品质，增强心理调适能力和社会生活的适应能力，预防和缓解心理问题，提高在危机形态下的心理应激能力，减少心理危机的发生。

另外，日本、美国的电视、网络等媒体也经常播放如何做好危机的处理及心理应对方法，尽量减少灾难危机造成的心理影响。

五、注重对象、内容、目标的全面性和发展性

大多数发达国家心理健康教育的对象、内容、目标都较以前发生了改变。教育对象由过去单纯面向心理障碍的个体扩及全体公民，体现出对象的全体性；同时还注重针对性，不少计划是针对弱势群体或者高危人群的，如1988年的休斯敦（Houston）计划主要是针对该地区墨西哥移民家庭。内容上体现出丰富性，辅导内容由对危机个体的心理治疗扩展为对公众的生活辅导、学习辅导和职业辅导，内容具有涵盖面宽、适应范围大、针对性强的特点。另外，内容上也更注重需要性，即根据不同个体的实际需要安排具体的心理教育内容。辅导目标由解决心理问题扩展为解决和预防各种心理问题和病患，提高个体心理素质，促进其发展，并且把发展性目标作为目标体系的重要部分，这体现了目标的全面性和发展性。

六、重视资源整合，教育形式多样化

国外的学校心理教育工作一般由辅导主任、辅导教师和社会工作者分工负责。由于辅导人员与学生人数的比例悬殊，造成辅导只能为少数有心理问题的学生提供服务。为了解决这一矛盾，许多国家整合学校、家庭、社区的教育资源，形成学校、家庭、社区相结合的教育网络，以发挥资源的整合优势，满足学生的需求。国外的教育形式也是多样的。如美国采用三种措施来达到心理健康教育的目的：①个体干预。指心理健康教育工作者直接针对学生个体，采取各种有效措施来确保学生的心理健康水平。一般包括课堂教学、辅导、心理门诊等几种形式。②环境干预（又称生态干预）。指学校心理健康教育工作者采用各种方法对个体所处的环境进行修正，给个体创造一个积极的学习和生活环境。包括调整课程设置、对教师和学校员工进行干预、家长干预等。③整体干预。指将心理健康、教育辅助和社会援助等干预整合起来，对学生进行多方面的、综合的心理教育。整体干预为学生提供全方位的服务，多管齐下，对学生的学习和生活进行全面的综合干预，有利于学生的全面发展。

第三节　我国心理危机教育的发展现状及建议

预防是解决突发事件的最好办法。心理危机教育的最终目的就是提高个体的心理素质，避免心理危机发生或减轻其后果。盖布勒（Ted Gabler）认为，政府管理的目的是"使用少量钱预防，而不是花大量钱治疗"。但在我国的心理危机教育体制中，存在一定的重政府应急能力建设、轻全民心理危机教育和培养的倾向。

一、我国在心理危机教育方面存在的问题

1. 公众心理危机意识薄弱　随着社会的进步，社会复杂程度也在随之提高加快，公众所存在的心理危机也日趋严重，主要表现为极度的焦虑、抑郁、甚至处于失去控制、不能自拔的状态。这将对人们的学习、生活等造成非常严重的影响。然而大多数人没有心理危机意识，也不能及早地识别心理危机，在面临危机事件的时候往往出现各种症状却又不知所措。我国大学生的心理健康状况更是堪忧，已有相关调查资料表明，存在负面心理状态的大学生占据了相当大的比例，对大学生的成长和成才、高校的稳定和发展造成了严重影响。

2. 心理危机应对能力不强　在心理救助这一方面，我国民众的应对能力薄弱，与发达国家相比有着非常大的差距。心理危机意识及相关知识的极

其欠缺使得国民在面对心理危机时，无法正确地进行心理自救，也无法救助他人。

心理危机产生的原因既有内因又有外因，所以心理危机教育应从两方面着手，一方面重视危机的他救力量，如专业人员、社会力量等；另一方面更要重视危机的自救力量，主要包括危机个体、危机群体，调动危机个体成长的内在动力，积极发挥同辈群体的互助作用。因为他人干预只能起到辅助作用，追本溯源危机要靠自己去摆脱。但目前我们更重视危机的他救力量而忽视危机的自救力量；重视专业人员的力量，而忽视同辈的力量。这就导致了公众普遍存在心理危机应对能力不强的问题。

3. 心理危机教育欠缺　　目前，我国民众普遍缺乏心理危机意识、超前防范意识，对可能发生的心理危机事件缺乏基本了解和自我保护及自我救助能力，心理承受能力较差。主要原因是我国对公众的心理危机教育和实践训练等方面还十分欠缺。

长久以来，政府和公众都没有在心理危机教育上投入足够的时间和精力。目前，我国几乎没有专门负责心理危机教育的部门，专业的心理危机教育人员更是微乎其微。我国大部分地区都没有专门的心理危机教育课程，心理危机教育无人问津。

4. 缺乏心理危机教育系统协同合作　　对于学生而言，心理危机教育是一个系统工程，需要学校、家庭、社会、学生本人相互配合，全员参与方能取得实效。但目前针对学生的心理危机教育责任几乎都在于学校，而家庭、社会的要求较少。众所周知，学校在学生心理危机教育中的确起着至关重要的作用，但心理危机的避免及彻底解除离不开家庭和社会。所以，如何加强各方的协同合作，增强学校与社会各界尤其是家庭、媒体、个人的互动意义深远。

5. 缺乏心理危机具体可行的标准　　明确心理危机是否真实存在、探究危机的性质、了解危机的严重程度等，才能针对性开展心理危机的预防教育。但目前学术界只是从认知、情绪、身体、行为四方面来评定心理危机，这些都比较主观，且不够具体可行，在操作中可能出现判定失误而影响心理危机教育效果，甚至可能加重心理危机，与心理危机教育的初衷背道而驰。因此研究具体可行的心理危机评定标准也是心理危机教育的一大课题。

二、对我国心理危机教育的发展建议

针对我国心理危机教育所存在的问题，我们认为我国的心理危机教育可以参照国外的教育模式来进行完善。具体措施有以下几点：

1. 设立专门的心理危机教育管理机构，加强专业队伍的建设　　虽然学校和社区普遍设立了心理服务机构，但是这些机构通常只负责对出现心理问题的个体进行心理咨询和治疗,目前国内还没有专门的心理危机教育机构。而且我国专业的心理从事人员偏少,正面临着心理健康工作人才短缺的状况,专业队伍的建设仍然是一个薄弱环节。

因此,设立专门的心理危机教育管理机构、制定心理危机教育策略,研究心理危机教育方法及措施,加快心理健康专业队伍的建设,并培养和配备专门的心理危机教育人员显得尤为必要。同时,要强化心理危机教育管理,确保心理危机教育常抓不懈。

2. 积极发挥媒体的教育优势　充分利用广播、电视、报纸、互联网等新闻媒体,开展心理危机教育工作,增强公民心理危机意识和防范意识,学习掌握处理心理危机的基本知识和技能。强化媒体自身在心理危机传播中角色扮演重要性的认识,处理好心理危机报道与社会稳定的关系。在信息化和网络化的今天,要特别注重发挥互联网的作用,政府应该建立和完善以心理危机为主题的网站,宣传国家有关心理危机教育的政策措施等,免费向社会公众和企业提供心理危机教育服务,指导相关单位行业开展心理危机救助的实践活动。

3. 利用心理危机事件开展心理危机教育　一个伟大和智慧的民族,从灾难中一定会学到比平时多得多的东西,一定会懂得比平时多得多的道理,一定会掌握比平时多得多的科学。对于个体而言,亦是如此。政府要充分利用心理危机案例对公众进行心理危机教育,培养和锻炼公民良好的非智力品质、百折不挠的意志、坚定的信念以及承受和解决心理危机的能力。

4. 针对不同的教育对象安排不同的教育内容　针对普通社会公众,要注重普及心理危机的相关知识和心理救助知识。这有助于个体在面临压力事件时更好地调整自己的心态,从而避免或是顺利度过心理危机,将心理危机的伤害降到最低。此类教育内容要通过各种宣传教育形式深入人心。

针对学生而言,我们应当重视学校、家庭的心理危机教育,以及学生本人的心理素质提高。第一,在家庭生活、教育教学过程中,家长和教师要有意识地向学生"灌输"心理危机概念,使他们从小就意识到,危机事件在人的生命发展历程中时不可避免的,面对危机时出现一些心理反应也是正常的,但是自己要及时进行调整。从而使学生们在面对危机时,能够调整自己的心态,减少心理危机的发生。第二,要重视学生良好心理素质的培养,提高学生的社交能力,从而帮助其建立良好的社会支持体系。良好的心理素质和社会支持系统,能够帮助学生更好地度过危机。第三,在国民教育体系的不同阶段设计不同的教育内容,开展带有阶段特点的心理危机教育。例如,小学阶段的儿童尚不能理解心理危机的概念,所以教育内容应当简单化;而在中学至大学阶段,除了理论知识之外,还可开展一些团体心理辅导等实践活动进行心理危机教育。

另外，救灾的卫生、消防、防汛、公安和防疫等部门机构人员，以及心理救援人员等，他们作为特殊的群体，往往在灾后第一时间就要赶赴灾区，亲眼目睹很多灾难场面，易出现替代性创伤，导致心理危机。所以针对灾害危机救援相关人员的心理危机教育极其重要。日常的心理危机知识普及、提高其社交能力以建立良好的社会支持体系、压力管理训练、提高心理素质等都是很有效的途径。

5. 积极开展心理危机教育的国际交流和合作，努力创新心理危机教育方式 一些发达国家的心理危机教育经验和实践值得我们学习，我们应该主动积极地与拥有先进的心理危机教育经验的国家开展交流和合作，通过交流与合作，努力完善我国的心理危机教育体系，不断进行创新，促进心理危机教育水平的快速提升。

第四节 大学生心理危机教育

大学生心理危机就是指当大学生面对困难情境时，因无法运用他们通常处理问题的方式来处理眼前的困难情境而产生一种心理失衡状态。大学生心理危机包括以下核心要素：①大学生面临或认为自己面临某种重大生活事件；②大学生出现一些生理心理反应，但都不符合任何精神障碍的诊断标准；③大学生自己感到无法应付、难以控制。

近几年来，大学生自残、自杀、危害社会安全等案件一直层出不穷。例如，在对待自杀的问题上，调查统计显示，14.1%的学生认为自杀是一种摆脱痛苦的方式，是一种勇敢的行为；22.8%的学生认为生命是属于自己，人有权选择死亡，这与道德无关；13.3%的学生认为可以通过自杀来解决问题；15.8%的学生表示自己在大学里曾经有过自杀的念头；17.5%的学生觉得自己如果遇到很大的挫折时，说不准会自杀。由此可见，大学生心理危机已成为一个急需社会关注的热点问题。

大学时代是人生中充满机遇、充满发展和希望的时代，同时也是充满着挑战和不确定性的时代。对大学生而言，由于他们正处于人生的特殊发展时期，挫折经验少、社会支持少，他们在面对纷繁复杂的自身问题及社会问题时容易陷入迷茫状态，难以调节内心冲突，进而出现严重的心理危机，出现过激行为。因此，帮助大学生预防心理危机成为大学教学管理阶段的重要工作内容。

一、大学生心理危机的特点

大学生心理危机具有普遍性、复杂性、动力性和时代性的特点。

1. 普遍性　普遍性是指心理危机是每个人成长过程中都会遇到的事件，没有人能够幸免，对于成长中的大学生来说更是如此。心理危机是个体的非正常、非均衡状态，是一种正常的生活经历，并非疾病和病理过程。心理危机表明个体正在努力抗争，力求保持自身与环境间的平衡。虽然大学生的心理危机是不可避免的，但是通过设定目标、形成计划、妥善处理，是可以度过心理危机的。

2. 复杂性　心理危机是一个复杂的问题。从造成心理危机原因上看，它可以是生理的，如生理成长与变化、疾病等；也可以是心理的，如需要、价值、个性等；还可以是社会性的，如社会迁徙、文化变革与冲突等。从心理危机的来源上看，它可以是外部的，如环境的要求与压力；也可以是内部的，如个体生理和心理的变化与要求。从心理危机发生的时间上看，它可以是突发灾难性的，如交通事故；也可以是一系列事件的日积月累，如人际关系恶化。从心理危机的程度上来说，它与生活事件的强度不一定成正比，而更取决于个体对生活事件的认识，以及个体应对能力、既往经历和个性等。不同的大学生在同样的压力情境，有的产生了心理危机，有的却适应良好。

3. 动力性　动力性是指在心理危机的过程中，焦虑和冲突总是存在的。这种情绪导致的紧张为变化提供了动力。也有人把心理危机看作成长的机会或催化剂，它可以打破个体原有的定势或习惯，唤起新的反应，寻求新的解决问题的方法，增强挫折的耐受性，提高环境适应的能力。

博尔诺夫认为，当人们战胜了危机，重新开始生活时，就会觉得人生格外轻松。因此危机往往与人生的新起点紧紧联系在一起，人可以通过危机的威胁获得真正的自我，树立稳定的、不怕任何外来影响的、对自己负责的态度，可以使自己更加成熟和坚强。而埃里克森（1965）则提出人的一生要经历八个阶段，每个阶段的更替便是一次危机，如顺利度过，人格则会得到成长。每一次发展性心理危机的成功解决都是大学生朝着成熟和完善迈步的阶梯。

4. 时代性　时代性是指当代大学生的心理危机，反映了时代、社会对大学生的要求，反映了个人对理想的追求；表现为成为人才、实现理想与现实的冲突和矛盾。大学生的心理危机与时代背景有着高度的相关。市场经济条件下的贫富差距、就业困难等对现在的大学生产生了很大的压力，一旦某些大学生应对不好，自然会出现心理危机。

二、大学生心理危机的种类

有学者将大学生心理危机划分为发展性心理危机、境遇性心理危机和存在性心理危机：

1. 发展性心理危机　发展性心理危机是指在大学生的大学阶段中发生

涉及生理、心理发展变化的心理危机。这些心理危机是大学生生命中的必要和重大的转折点，每一次发展性心理危机的成功解决都是大学生朝着成熟和完善迈步的阶梯。具体的发展性心理危机有升学心理危机、性心理危机等。这类心理危机往往出现在大学生成长过程中某些重大转变的时候，这时外界对个体的要求往往出现重大的改变。发展性心理危机有三个特点：①心理危机持续的时期比较短暂，但变化急剧；②大学生在发展性心理危机期间容易发生一些消极现象，如厌学、人际冲突或情绪冲动等；③发展性心理危机如果能顺利度过，将会促进大学生心理发展，使其获得更大的独立性，走向成熟。

2. 境遇性心理危机　境遇性心理危机是指突如其来的、无法预料的和难以控制的心理危机。区别境遇性心理危机和其他心理危机的关键为引发大学生心理危机的重大生活事件是大学生本人无法预料的和难以控制的，如某个大学生的父母离婚、家庭经济来源突然中断、2003 年 SARS 的流行等。境遇性心理危机主要是指各种外部环境造成的心理危机，如遇到突发的外部事件（亲友突然亡故、父母失业、与同学或老师冲突等）而引起的心理危机，或是指受到突然的侵犯和恐怖事件（遭到强奸、被抢劫和暴力侵犯等）而引起的心理危机。

3. 存在性心理危机　存在性心理危机是指大学生因为人生的存在性问题而产生的心理危机。中国学者石中英曾总结出人作为人的五个存在特征，它们是人的一生中所必须面对的死亡、自由、有限、孤独和自我认同的问题。实际上，个体在大学阶段前和在大学阶段后都在不断地追问和探索存在问题，但大学生因为年龄和身心的特点对存在性问题的思考特别的集中。存在性心理危机的成功解决对大学生的人生观、价值观和世界观的正确树立有着重大的影响。

三、大学生心理危机的成因分析

1. 学业压力　学习是大学生的主要任务，与中小学相比，高等学校所发生的变化不只体现在学科设置及环境变化上，更多的变化体现在学习压力加重、学习方法灵活、同学间竞争加剧等方面。尤其是对于大一新生而言，他们难以转换自己的角色，无论是在学习方式、方法还是目标上，都还难以进行很好的调整，这时他们最容易出现心理失衡。

大学生活里没有父母的耳提面命，没有教师的严加管理，有的是同学间的激烈竞争，外在压力随着教学方式的改变陡然减轻，而同学间的竞争却随着年级的增长日益激烈。另外，部分学生因在专业选择时的盲目，对专业没有学习热情，学习动力缺失。而大学生大多具有自信、好强的心理特点，为了不辜负大家的期望，他们长期处于学习的高负荷压力下，处于神经紧张、身心疲惫状态,极容易引发心理危机。

2. 择业就业压力　目前,就业形势越来越严峻,大学生容易出现紧张、悲观、焦虑等适应不良现象,进而出现心理失衡,产生心理危机。一些大学生刚进校门就整天忧心忡忡,表现出严重的危机感,因为他们感受到的是即将到来的、激烈的就业竞争。他们经常思考找何种工作、能否顺利毕业、毕业后能否找到理想工作等问题;一些大学生为适应市场经济对人才的需求,不断给自己过分加压,除了学习自己本专业的课程外,还在校外额外花钱学习计算机、日语、韩语等热门课程,以此来提高自己的就业实力;一些大学生面对严峻的就业形势缺乏必要的心理准备,在招聘会上的频频失利使其自尊心受到严重打击,强烈的挫折感导致其对自己失去信心,难以重新打起精神面对新的招聘单位。

3. 经济压力　经济体制的改革给人们的价值观念、人才观念和道德观念带来一系列的影响,对于家庭贫困的学生来说,我国现行的大学收费制度既是一种经济压力,又是一种心理压力。贫困生因为要承受经济压力而不能将注意力全部集中在学习上,每一次开学交学费对于他们来讲都是痛苦的,他们因背负着沉重的经济负担而经常独处,要经常思考怎样才能赚钱帮助家里减轻负担,这种思考伴随而来的是压抑、恐惧和孤独。另外,因经济条件不好,他们不敢出现在众人眼前,心理上会产生自卑,多数贫困生有较强的自尊心,而在他们要强的自尊心背后隐藏着强烈的自卑感,要强的自尊心与隐藏的自卑感强烈地冲突、碰撞,使得他们内心的平衡遭到极大的破坏,从而产生心理危机。

4. 人际关系压力　在大学的校园里,复杂的人际关系问题也是造成大学生心理危机的重要因素之一,它往往使大学生不知所措。

从总体上看,现在的学生比较以自我为中心,而与老师和同学的关系相对的在减弱,同学间的关系日趋变得功利化、表面化,造成群体协作能力下降,甚至有部分的学生把人与人之间的关系直接归结为互相利用的关系,缺乏真诚。

从个体角度来说,有的学生自我定位偏高,在生活中较多地关注自我,更多地在乎个人利益,往往忽视其他同学的感受,不懂得尊重其他同学,这导致他们在学生群体中不受欢迎;有的学生因学习不刻苦,考试成绩不理想而得不到教师的认可,这造成他们与教师的关系紧张;有的学生由于存在人际交往障碍而不善于与其他同学交往,把握不好交往中语言与态度上的技巧,容易对其他同学造成伤害;有的学生因家庭矛盾或亲朋好友关系紧张而感到被冷落,由此而感到孤独、寂寞等。凡此种种,都有可能引发大学生的心理危机。

5. 情感问题　能否正确认识与处理情感问题，直接影响着大学生的心理健康。众多个案表明，因恋爱所造成的情感危机，是诱发大学生心理问题的重要因素，有人因此走向极端。大部分学生在大学期间都会谈恋爱，但是很多人对恋爱中出现的感情问题不能正确去对待，承受不了失恋的打击，进而导致自伤或他伤。

四、大学生心理危机教育的内容

（一）危机意识教育

既然危机事件是不可避免的，有效应对危机事件的前提就是要意识到它的存在，即所谓的"居安思危"。

1. 危机是一种常态　改革开放以来，国民经济高速发展，人民生活水平日益提高。青年学生在社会、家庭等多方面的呵护下，始终认为自己生活在一个非常安全的环境中，而忽略了危机事件的存在。对大学生进行危机教育，首先就要树立学生的危机意识，让他们认识到危机事件是一种常态，是人生中必然会经历的事情。

2. 辩证地认识危机　危机是危险与机遇的共存。"艰难困苦，玉汝于成"。危机带给个体的不仅仅是痛苦，也有对人生、对生活的深刻领悟，它能够使个体更迅速地走向成熟，更从容地面对今后的挫折。

（二）心理危机知识教育

大学生本身对心理危机的认识并不明了，甚至存在很多误解，如将心理危机误解为是一种精神疾病、正常人不会陷入心理危机等。高校应通过开设公共选修课、心理卫生专题讲座等普及大学生心理危机的基本知识，引导他们正确认识心理危机。

（三）心理危机应对教育

心理危机应对教育的目标是使大学生学会"三助"，即学会自助、学会求助、学会助人。对于灾害危机，高校应当注重开展相关课程、讲座及一些实践活动以增强大学生应对自然灾害的能力。而对于日常危机事件，高校则应注重培养大学生良好的心理品质，提高他们的心理素质，并通过开设课程、团体辅导等教会他们自我心理调节的基本方法，帮助个体建立积极的应对策略。加强大学生心理危机应对教育，提高心理健康水平，特别是提高学生在危机形态下的心理应激能力，是实施心理危机教育的重要内容。

（四）人生观、价值观和自我完善教育

大学时期是学生人生观、价值观形成的关键时期，大学生人生观和价值观的主流是积极向上、富有时代精神的。然而在面对多元文化和社会主流颠倒缺失的这一现象的过程中，很多大学生变得迷茫，表现出对周边人和事物

的不知所措、内心空虚、随大众、缺乏主动性、沉溺网络等，严重的从而引发心理危机。因此，高校应当引导大学生树立正确的人生观和价值观。

自我完善教育在学校教育中也十分重要，它包括自我意识的完善和自我人格的完善。自我意识就是对自己及自己与周围环境、群体关系的认识，包括对自己的存在、自己的身体、心理、社会特征等方面的认识。而自我人格的完善是指个体不断认识自我、提升自我，从而实现完善自我的过程。

（五）交往能力和适应能力教育

人是社会性动物，每个人都是错综复杂的社会关系网络中的一个节点，每个成长中的大学生都希望自己生活在良好的人际关系氛围中，健康的人际关系可以为我们提供丰富的社会支持资源，特别是在危机状态下，社会支持系统可以帮助我们有效地应对危机，获得成长。大量研究结果表明，社会支持与身心健康有着显著的相关关系，对大学生的心理健康有着积极地调节和促进作用；而缺少社会支持不利于健康人格的塑造，容易导致不良行为的发生。因此，重视大学生的交往能力和适应能力培养，有助于他们扩大自己的社交范围，从而在面对压力事件时获得更多的社会支持。

（六）挫折教育

一个人的人生道路是由主观、客观诸多因素综合作用而成的。由于外部客观原因和主观等因素的变化，人生路上必然会出现顺境与逆境，即使在良好的家庭及社会环境中，每个人的发展道路也不会总是一帆风顺。因此，高校教育过程中应该通过各种途径对大学生进行挫折教育，不断发展挫折教育理论，加强挫折教育实践，从而教会学生如何从容应对挫折，引导学生在体验、探索、破解、战胜挫折的过程中，培养自立、自信、自尊、自强的现代人格与品质。

（七）情绪管理

情绪管理就是善于掌握自我，善于调制，合理调节情绪，对生活中矛盾和事件引起的反应能适可而止的排解，能以乐观的态度、幽默的情趣及时缓解紧张的心理状态。

大学生正处于生理、心理及思想变化时期，表现出特定群体的情绪特点。首先是多样性，随着自我意识的不断发展，各种新需要的强度不断增加，具有多样性的自我情感，如自尊、自卑、自负等。其次是冲动性，表现在对某一种情绪的体验特别强烈、富有激情。随着大学生自我意识的发展，对各种事物都比较敏感，再加上精力旺盛，因此情绪一旦爆发就较难控制。再次是矛盾性，大学生情绪的外在表现和内心体验，并不总是一致的，在某些场合和特定问题上，有些大学生会隐藏、文饰和抑制自己的真实情感，表现的含蓄、内隐。最后是易于心境化，即尽管情绪状态有所缓和，但拉长了这种情绪状态，其余波还会持续相当长的时间。由于这些情绪特点，大学生容易产生一些常见的情绪困扰，进而引起社会适应不良和过激行为。通过加强情绪管理，使学生对自身心理状态加以有效调节，保持良好、健康、积极的情绪状态，将有助于提高学生心理健康水平和对心理危机的应对能力。

【本章小结】

心理危机教育是通过有效的教育方式帮助个体了解心理危机、合理看待危机事件并掌握应对的基本技能、增强心理素质，从而提高个体应对危机的素质和能力，防患于未然。心理危机教育有助于培养个体的危机意识、降低心理危机发生率、帮助个体顺利度过心理危机。国外发达国家在心理健康教育课程的开设、心理健康教育组织机构的建设、灾难危机教育等方面积累了丰富的经验，值得我们学习和借鉴。目前我国心理危机教育方面存在公众心理危机意识薄弱、心理危机应对能力不强、心理危机教育欠缺等方面的不足，应加强危机教育队伍建设、媒体的利用及国际合作等。大学生是一个特殊的群体，针对大学生进行心理危机教育，已成为高校预防大学生心理危机的重要工作内容。

（冯正直 徐慧敏）

第八章

心理危机干预的准备

为提供更为专业的心理危机干预服务，促进心理危机当事人的心理健康重建，必须做好干预前的准备工作，具体包括组织准备、理论与技术准备、物资准备。

第一节　心理危机干预的组织准备

从 5·12 汶川地震、玉树地震、舟曲泥石流等灾害救援工作的开展可以看出，心理危机干预工作的重要性已经获得了社会各界的普遍认可，灾后心理危机干预工作取得了一定的成效。然而我国是一个灾害多发的国家，当前的心理危机干预工作在制度化和体系化上的水平尚不足以满足需求，且在实施过程中也存在不足。因此，建立及时、有效、安全、系统的心理危机干预服务体系就有了现实的必要性。

一、心理危机干预服务体系的建立

（一）心理危机干预服务体系建立的必要性

灾害发生后的无序状态需要政府履行其职能。灾害发生后，大部分人都处于茫然、惊恐状态之中，每一位当事人都迫切地希望能够在第一时间得到帮助。此时政府应充分履行其职能，通过心理危机干预服务体系及时开展救援工作，并利用自身的形象与感召力，在全国范围内激发民众团结互助精神，激励灾区人民不屈不挠、战胜困难的精神。

有效的心理危机干预需要统一的部署、专业化的实施、制度化的保障。灾害的发生会引发整个社会的关注，此时，不论是个人、社会团体还是相关机构都有着较高的意愿去帮助他人。倘若人们都仅仅凭着一腔热忱的努力，极可能出现不仅没有为当事人提供有效的救助，反而为当事人和当地地区带来更多的麻烦与混乱的情况。因此，心理危机干预服务体系建立的前提条件是必须有国家及地区相应的政策支持、制度保障。只有这样，才能够在一个有法可依、有章可循的社会中全心全意地投入援助工作。

目前我国对于心理危机干预的法律法规尚不完备,没有形成完善的法律体系。我国已经制定了《中华人民共和国戒严法》《中华人民共和国防洪法》《中华人民共和国防震减灾法》《中华人民共和国传染病防治法》《突发公共卫生事件应急条例》等法律法规。这些法律法规仅针对某一领域或某一类危机,且这些法律部门特征明显,不利于跨部门协调和全国总动员。因此有必要建立完整、统一的应对危机的法律体系,对心理危机管理机构的权力、义务及其运作等作出明确的法律界定。有了法律的保障,政府才能及时高效地处理灾害,从而将社会动员、危机管理、各部门的协调纳入法制化轨道,实现心理危机管理有法可依,增强政府行为的合法性和规范性。

（二）心理危机干预服务体系建立的必要条件

首先,政府应确立心理危机意识。通过召开专家讨论会和民众听证会,及时了解民众心声,关注社会矛盾,预测社会可能出现的各种危机状况。在思想、物质、管理和技术层面做好充分的准备,防止在危机发生时措手不及;其次,应明确各级行政管理部门与援助机构、社会团体的权责和义务,保证干预工作在危机的各个阶段都能有组织、高效地展开。此外,应建立包含基层网络、高层网络和信息沟通网络的多级心理危机干预服务体系。基层网络系统是指在灾区建立心理危机干预站,尤其是受灾严重的每一个市、县;高层网络系统是指由国家组织、由心理危机干预专家组成的咨询指导小组定期在不同区域开展专业心理危机干预指导和督导;信息沟通网络系统则是指将两者联系起来的网络系统。

（三）心理危机干预服务体系建立的原则

不论是对个人、地方还是整个社会而言,灾害都是一种巨大的冲击。因此,心理危机干预工作必须同政府的灾害应急处理相统一,把心理危机干预纳入到灾害应急管理的整体工作中,组织属地专业技术力量,借助各类机构组成的心理危机干预网络,积极预防、及时控制和缓解灾害后的心理危机,促进灾害后的心理重建,为政府有效地处理灾害提供决策依据。结合政府危机管理的要求和心理危机专业实施的要求,构建长效的灾害心理危机干预机制,应确立以下基本原则。

1. 协同性原则　协同性原则也称全局原则。心理危机干预毕竟是整体救援工作的一个组成部分,也是整个应急管理系统的重要组成部分,并且与救灾的其他方面都有密切关系。因此,无论是在制定心理危机干预行动预案时,还是在现场紧急救援的过程中,都必须进行全盘的考虑。在统一领导的前提下,所有参与心理危机干预工作的工作人员之间以及与其他救援工作者之间,都应加强协调与合作,注重彼此的关联性,确保应对措施不遗漏,才可能提高心理危机干预的整体效果。具体来说，心理危机干预工作应注意协调好三方面的关系。①心理危机干预与政府总体救援安排相一致。整体救灾工作的每一步都应当重视求助者的心理需求；但心理危机干预绝不能脱离整个救灾工作擅自行事。②心理危机干预与整体救援的具体工作协调一致。虽然在灾难事件刚刚发生后，生命救援最重要，不宜马上进行心理危机干预，但救援人员的问候与鼓励对当事人来说都是重要的心理抚慰。在灾后重建中，心理重建实际上是与生活重建密切相关的，心理危机干预就应当与解决生活中的实际问题或困难相结合，与鼓励灾民正常生活相结合。③注重心理危机干预与医疗救援的协调一致，心理危机干预可以看做是医疗救援不可缺少的一部分。

2. 普遍性原则　危机事件发生后，大部分的人可以通过自身的应对策略自然恢复，但仍有部分人群会出现异常状态，这些人需要得到及时、专业的心理干预与治疗，否则危机可能会伴其一生。但心理危机干预的对象并不仅仅是这些人，更是每一个事件当事人以及所有可能受到事件影响的个人或群体。重大灾害性事故一旦爆发，所涉及人群之广、产生的心理问题之多，都要求心理危机干预具有普遍性。除了对事件当事人的干预之外，救援人员、医疗人员等受到事件影响的群体都应该接受及时的干预，这是突发公共事件后的心理危机干预与一般心理疾病治疗的不同之处。心理危机干预的普遍性还表现在干预工作者和救援方法上，具有丰富救援经验的专业干预工作者懂得如何给予当事人以心理安慰，他们也可以成为心理危机干预工作者。

3. 科学性原则　心理危机干预是一项涉及众多领域和内容的工作，它以危机干预专业技能为核心，以心理学、医学和社会学等专业知识为基础。因此，良好、系统的专业培训和咨询经验是科学地开展危机事件心理干预的基础。心理危机干预要讲究科学的态度和方法。抓住灾害后心理变化的不同时期，有针对性地进行心理危机干预，才会有事半功倍的效果。如果方法不当会适得其反。比如，对刚刚经历过灾害而受到创伤的人来讲，不能要求他们"不要哭，要坚强！"反而应当通过鼓励其适当的哭诉，宣泄积压在心中的自责或者苦痛，这才是心理治疗的良好开端。另外，富有经验的专家、心理危机干预工作者和志愿者的作用是有区别的，这就需要将一般性心理帮助和专业的心理危机干预结合起来，将普通救援人员的作用和专业救援人员的作用结合起来。

4. "防 - 控 - 治"并举原则　心理危机干预需要持续性进行，心理危机的预防、控制和治疗都是一个层层推进、相互作用的过程。普遍性的预防和控制工作做得越好，就越能够减轻对创伤性障碍治疗的负担，更有利于灾后社会心理的稳定和心理健康的维护。如果能在事件或灾害发生后最短时间内

（干预的最佳时间是事件发生后的 24 至 48 小时内）及时有效地介入，对当事人心理进行安抚，并筛选出不同层次的心理危机人群，给予针对性地干预，就能够有效降低事件对当事人造成的伤害。

（四）心理危机干预服务体系的构成

1. 制度构成　有效的危机干预要有稳定的制度作为基础，为了心理危机干预工作的顺利开展，应建立相应的法律法规体系和保证制度运行的管理规范。目前，我国已有《中国华人民共和国精神卫生法》《紧急心理危机干预指导原则》《灾后不同人群心理卫生服务技术指导原则》《灾害后临床常见精神卫生问题处置原则》《救灾心理危机干预修改方案》等法律法规和指导文件，随着干预工作的不断深入，还需依据实际状况逐渐完善和完备心理危机干预的法律体系。

在实际工作中，为了保证干预工作的有序开展，应建立预警制度、应急反应制度、信息沟通制度、资质认证督导制度、资源整合制度、人事调配制度、资金管理制度和物资管理制度等。

2. 组织构成

（1）政府层面：政府的危机干预工作应由专门的危机干预工作小组承担，由中央政府设立并统一领导，下设各省级、市级、县级多级工作小组。除政府工作人员，应急小组成员还应包括心理学专业人员、医疗行业人员和专业救援人员。各级应急小组应积极开展危机管理教育，提高政府行政职能人员应对和处理灾害的能力和水平。各级政府工作人员必须清醒地认识到危机事件的处置不同于普通社会事件，应以疏导为主，杜绝采取强硬手段激发民众愤怒情绪。

（2）社会层面：心理危机干预不仅需要政府的引导，更需要社会的普遍参与。随着社会的发展，各类公益组织、民间组织和国际组织纷纷出现，只要能够合理引导和规范其行动，这些组织将在心理危机干预中填补政府干预和救援工作的不足之处，为心理危机干预服务体系的正常运行发挥着重要的作用。

（3）专业机构：成功的心理危机干预离不开专业的工作人员。各大高校、研究院所应开展心理危机干预的相关研究，开设相关专业，为心理危机干预工作提供人才基础。此外，设有心理危机干预中心的机构也不断增多，这些干预中心的工作人员将会是心理危机干预的中坚力量。

3. 人员构成

（1）领导组：灾害的发生势必会造成该地区的混乱，此时每一个参与救援的部门都需要有自己的领导机构来统一安排部署相应救援工作。心理危机干预工作组的负责人应该具有心理学专业背景或参加过专业的心理培训，且受过专门的心理危机干预培训。参照国家卫健委（原卫生部）《紧急心理危机干预指导原则》，心理危机干预队伍在到达指定救灾地点后，应及时与救灾地的救灾指挥部取得联系，成立心理危机干预协调组，统一安排救灾地的紧急心理危机干预工作。后期到达的心理危机干预工作人员，应该在上述心理危机干预协调组的统一指挥、组织下开展工作。心理危机干预协调组工作的开展应与当地精神卫生机构进行沟通和协调，并接受当地卫生行政部门领导。

（2）专家组：心理危机干预工作的开展需要有专业的指导，应聘请有多种学科背景的专家组成心理专家工作小组。这些专家组的工作有：①对灾害后群众的心理状况、危机干预需求可行性与必要性，以及可能的发展趋势等进行专业评估，并提出心理危机干预计划及具体实施方案；②对工作组成员具体的干预工作进行指导与监督；③协助媒体开展报道工作，促进自我心理康复知识的传播；④根据具体情况调整援助计划以适应相应地区的人群心理需求变化。

（3）工作组：心理危机干预工作组（包括信息组、资料组、行政组、联络组、志愿者组）是具体干预工作的实施者，并为心理危机干预工作的开展提供资源和保障。为了保证干预工作的有效性，需要对工作组的人员进行定期的培训，以提高他们的危机干预理论与技术，加强其实际工作中心理危机干预能力。心理危机干预工作可以适当纳入部分有相应背景的志愿者，但在工作开始前必须对其进行相应培训。此外，心理危机干预工作者也可以作为其他医疗队的组成人员，随医疗队开展工作。

4. 工作内容

（1）干预对象：所有生活在危机事件发生地区的群众都是心理危机干预工作的潜在目标。即使部分居民没有受到危机的影响，适当的干预工作也能起到预防二次伤害的作用。

（2）预防应激障碍的出现：灾害发生后，应激障碍发生的可能性也大大提高。为了避免应激障碍进一步恶化，干预工作者应通过及时而有效的干预措施，帮助居民正确的对付应激状态，减少心理问题的出现。

（3）提供专业的干预服务：应尽可能地保证心理危机干预工作者能够与危机当事人建立稳定、可靠的联系，使其能在必要时获得专业的帮助。这些帮助和干预应包含专业的干预措施和可靠的心理健康知识普及。

（4）有针对性的提供心理危机干预服务：应根据干预工作者的专业特点、工作背景和社会经验情况，并结合当地实际状况系统开展干预工作，各部门相互配合，保证工作统一、资源整合、专业突出、监管有力、督导有效。

5. 除了在危机事件发生地区开展紧急干预工作，心理危机干预服务体系还应开展以下工作。

（1）建立心理危机干预热线：由专门或相关负责机构设立心理危机干预热

线。由具有心理危机干预资质的工作人员提供咨询和干预服务,既能预防个体心理危机的发生,又可以对灾害后长期的心理危机干预提供必要的支持途径。此外,应定期为电话干预服务人员进行培训,全方面提高其危机干预理论和高危来电处理水平,并开展常见精神疾病来电的识别与处理等内容的场景演练。

(2)建立心理危机预警系统:中国科学院心理研究所社会与经济行为研究中心主任时勘指出:"在社会预警系统中,人的社会心理行为的监控、预测和应对是一个具有综合性、不可或缺的部分。建立长远的、稳定的应对各种灾害的社会心理行为预警指标系统,可以使国家社会预警系统更加完善,这是心理科学工作者面对的紧迫任务,也是不同学科预防学专家务必关心的重要问题之一"。一个国家级的社会心理行为指标预警系统,能够监测灾害中人们的心理行为变化,预测民众可能出现的个体和群体社会心理问题,为相关部门采取科学应对措施,稳定民众情绪,安抚受害群众心理,减少后续影响提供依据。

(3)建立心理危机干预研究和宣教体系:目前,我国关于心理危机的研究与发达国家相比尚有较大差距。政府应全力支持科研机构和院校开展心理危机干预相关研究,并将已有成果进行推广,帮助民众克服恐慌心理,避免严重心理危机的发生。

(4)建立心理危机干预应急响应体系:危机干预工作的快速开展需要以完整的应急响应体系为基础。运行良好的应急响应体系应包括完整的分级响应程序和路线,信息共享和处理平台,快捷的通讯,稳定的组织体系,高效的指挥和协调,紧急情况的处置方式,应急人员和民众的安全防护,社会力量的参与,全方面地调查与分析、检测与评估,相关新闻的发布,应急状态结束等部分。

二、心理危机干预队伍的筛选与组建

心理危机干预工作者除了需要相关的专业知识和技能外,还要富有爱心、具有弹性的处事能力、心理素质良好、并且能吃苦耐劳,因此并非每个人都适合到灾区从事心理危机干预工作。由此可见,对将赴灾区开展心理危机干预工作的人员进行综合评定和资格筛选是十分必要的。

(一)危机干预工作的特殊性

1. 灾区的特点 要选择符合当地人口需要,与当地人口结构相匹配的团队。如果当地人口结构中老年人较多,团队就应该注意筛选擅长老年心理的人员;如果受灾人群中学生居多,最好选择熟悉学生身心特点的干预工作者。如果心理危机干预工作者能够熟知当地的文化,了解当地民俗,能够按照当地的习俗、文化特点行事,就更能满足当事人的心理需求,提高灾后心理危机干预的效果。因此在筛选心理危机干预工作者时,应尽可能选择熟悉当地文化,掌握当地的方言的人。另外要重视在当地的心理机构中招募干预工作者并加以训练,使他们可以长期从事当地的心理重建工作任务。

2. 干预工作的特点 干预现场通常环境复杂,充满了变数,工作角色一时难以清晰,权利义务也没有明确交代,重建事务又相当繁重,就容易给人带来压力。危机干预工作虽应以人为本,以受灾者的心理需求为核心目标,但在实际工作中经常事与愿违。因此,在现场工作中,具备弹性和处事能力是十分重要的,干预工作者应能够适应边工作边调整、"做中学—学中做"的工作模式。最成功的心理危机干预工作者,是可以将一切不可预期的现象都视之为"挑战",并能勇于更乐于面对挑战的人。

3. 当事人的需求 当事人的需求是主动介入成功的关键,而主动介入则是灾后心理危机干预工作的最主要方式之一。如果不能把注意力放在"注重受灾者需求"上,而是"按图索骥",那么越是主动的介入就越有可能变成扰民的祸端。

在筛选灾后心理危机干预工作者的过程中,注意把握以上因素才能选拔出符合灾区需要的人员,才有可能组建一支战斗力强的心理危机干预队伍。

(二)心理危机干预工作者的特殊性

心理危机干预是一项专业性和实践性很强的工作,是对心理学工作者的巨大挑战,与一般心理咨询服务比较,心理危机干预对工作人员的专业素质、人格特征、经验与阅历要求更高、更科学、更规范。

1. 专业素质 心理危机干预需要综合应用教育、评估、支持性心理治疗、认知矫正、放松训练、紧急事件应激晤谈、眼动脱敏与再加工、催眠等方法。因此,要求心理危机干预工作者必须掌握心理危机干预相关理论知识,包括灾害后的社会心理反应、应激后心理障碍的识别、诊断标准等,同时系统接受常用干预技术的技能培训,才能在现场根据具体情况灵活应用。

2. 人格特征 心理危机干预工作者应有沉着冷静的性格特征。在面对灾害现场时,能有效控制自己情绪,客观分析问题,制定创新灵活的行动计划。具体干预工作可能遇到行动困难、条件限制等紧急情况,需要干预者充分发挥创造性和灵活性,利用现有条件想办法解决问题。因事件多为突发,且当事人众多,情况复杂,所以心理危机干预的工作量和工作强度非常大,有时候条件非常艰苦,需要长时间连续工作,因此要求干预工作者有良好体力和耐力。此外,为了有效解决问题,心理危机干预工作往往需要快速反应的能力,因此就需要干预工作者具备敏捷的思维和行动能力,以适应现实需要。

3. 人生经验 心理危机干预工作者应具有丰富的生活经历,能够将丰富的人生阅历和成长经验应用于各种实际工作。这有助于他们在危机面前表现得成熟、乐观、坚忍、坚强，也有助于他们合理配置自己的心理资源，以更好地帮助危机当事人。

对心理危机干预工作者资格的筛选和认定是心理危机干预的前提，这项工作能否做好关系到心理危机干预工作能否顺利开展。完成人员的筛选工作后，还应根据他们现有的知识和经验水平，有针对性地开展培训。

第二节　心理危机干预的理论与技术准备

心理危机干预队伍在赶赴灾区进行干预之前，应做好精心的理论与技术准备，包括制定心理危机干预方案、心理危机干预工作者的培训等准备工作。

一、心理危机干预方案的制定

对组织机构来说，为了保证心理危机干预工作的顺利开展，需要在事件发生后及时地对事件作出评估，对当地心理危机干预需求状况作出初步判断，向有关部门提出赴灾区心理危机干预的申请，并制定心理危机干预方案。

（一）心理危机干预申请方案的制定

根据心理危机干预实施时间不同，心理危机干预可以分为两种：即时心理危机干预和一般心理危机干预。

1. 即时心理危机干预的申请　即时心理危机干预申请需要在灾后 14 天内提出，干预时间可持续到灾后 60 天。即时心理危机干预申请应包括对需求人员的数量及费用的评估，此外还应包含以下几方面。

（1）需求程度：必须确认心理需求的确存在，以及都有哪些方面的心理需求。

（2）现有的资源：需要对心理危机干预体系现有的干预能力作出描述，另外对心理危机干预工作所需资源的情况作出预判。

（3）计划：包括对主动接触服务计划、危机干预计划、转介流程计划等做简要描述。心理危机干预工作者的资格筛选以及出发前的培训方面也需要做出简单描述。

即时心理危机干预的申请需要言简意赅，不需要面面俱到的详细描述。

2. 一般心理危机干预的申请　一般心理危机干预的申请需要在灾后 60 天内提出申请。干预时间视灾区的情况而定。一般心理危机干预的申请包括以下内容。

（1）灾情描述：包括灾害级别、发生时间、持续时间长短、受灾范围、受灾人群等。

（2）需求评估：评估需要直接服务的总人数、需要主动接触的人数、需要进行心理危机干预的总人数。

（3）计划：说明满足当事人心理需求的方式、提供服务的类型。计划中还必须注重当地文化、民族、地理上的特殊需求。

（4）心理危机干预工作者的筛选与培训：描述所需要的人数、种类和数量；描述筛选人员的标准及特别要求；描述针对干预工作者的培训计划及培训主题。

（5）资源需求与预算：如果现有的资源无法满足当地需要，应对情况做出解释并申请资源补给。预算必须按照计划的内容进行申请。

（二）心理危机干预方案的制定

制定心理危机干预方案是为了避免在干预工作中出现盲目性、无方向性等，为心理危机干预工作指明了方向和工作的职责，具体内容应包括以下几点。

1. 目的　积极预防、及时控制和减缓灾害对社会心理的影响，促进灾后心理健康的恢复以及公众心理健康维护工作。

2. 工作内容

（1）综合应用干预技术，并结合宣传和教育工作，提供多层次的心理危机干预服务。

（2）了解当地的社会心理状况，根据所掌握的信息，对可能的群体心理行为事件进行预警，及时向救灾指挥部通报情况和解决方法。

（3）促进灾后社区心理互助网络的形成。

3. 确定当事人群　通常我们可以将需要心理危机干预的人群分为五类：①死难者家属及幸存者。他们失去家园，失去挚爱的亲人，他们恐惧、无助、身心俱残，同时又被亲友死去而自己却活下来的内疚自责所压倒。②第一现场救援人员（消防官兵、武警战士、解放军、医疗救护人员，新闻工作者等）。他们在短时间内突破自己的身体极限，超负荷地工作的同时目睹大量惨烈悲壮的场面，以及无法营救更多生命的自责感而濒临崩溃。③后勤保障工作人员及接近第一现场的救援人员。④通过电视、网络、报纸间接目睹灾情惨状的旁观者。他们虽未接近现场但心理素质较差、易感性高、情绪自控力弱，同时由于自身的情感投入，又为干预工作者的忘我和牺牲所感动，陷入悲情状态而不能自拔，有些人会出现"替代性创伤"。⑤部分心理危机干预工作者。即使是心理危机干预的专业工作者，也无法保证在面对难以想象的恐怖场景时不受任何影响，他们甚至会因在干预现场产生的无助、无力、无能的"三无"情绪，造成自信心、成就感、价值观的崩塌而造成更加严重的心理创伤。

4. 评估目标人群并制定分类干预计划　实施心理危机干预首先要对目标人群的心理健康状况进行评估，把目标人群分为普通人群、重点人群，针对不同的人群实施有针对性的心理危机干预。

5. 干预时限与工作时间表　紧急心理危机干预的时限为灾害发生后 4 周内，主要开展心理危机管理和心理危机援助。工作时间表则依据目标人群范围、数量以及心理危机干预工作者的数量来制定。

二、心理危机干预工作者的培训

如果心理危机干预工作者之前没有接受过相关的培训或者不具备灾后心理危机干预的相关经验，在出发前进行相应培训就具有十分的必要性。

（一）培训的必要性

心理危机干预工作者通常以为自己的经验及训练对于应付灾后所出现的情况绰绰有余，可事实并非如此。传统心理健康教育和心理咨询专业训练的重点不在灾后心理危机干预上，然而灾后心理危机干预与我们日常的心理咨询无论是工作对象、工作内容还是工作环境、工作方式等都有很大的不同。

首先，工作对象与咨询室中的来访者有很大的不同。灾区工作对象的范围非常广泛，从儿童到老人，文化水平也有很大差别。

其次，灾后心理危机干预对象更多的是广大心理正常的受灾群众。大部分的心理问题及灾后症状，都是正常人面对不正常状况所产生的正常反应。

再次，工作环境更为复杂。心理咨询师进行咨询时，有一个相对稳定的工作环境和相对固定的来访者。而灾区工作环境相对不够安静、不够固定，心理危机干预工作者需要处理好与其他救灾人员和救灾机构的关系，需要协调不同人员之间的关系。心理危机干预工作者在帮助他人的同时，也需要保护好自己，避免替代性创伤的出现。

最后，所有进去灾区进行救援的人员除了相应的专业培训外，都应该进行心理减压和心理危机干预基础的培训，这既是他们自我防护的需要，也是有效工作的保证。

（二）培训原则

良好的干预工作技能决定了心理危机干预的实际效果。要真正有效地帮助当事人，就必须对心理危机干预工作者进行可操作性的技能培训。

1. 培训的专业性　由具备扎实心理学知识，掌握创伤心理学理论，了解心理危机干预知识，并且具有实际心理危机干预经验的专业人员进行系统培训。

2. 培训的主题性　依据干预工作者的专业背景，根据其自身已掌握的知识内容体系，或从事的工作背景等自由选择不同的主题或技能方面的培训。

3. 培训的灵活性　不仅要在干预前进行全面系统的培训，在危机干预工作中也应根据实际情况开展短期或长期、集中或分散的适应性培训，此外还应针对干预完成后开展随访、反馈和总结工作的提升式培训。

4. 培训的针对性　在综合应用干预技术的同时，也需要根据实际工作中灾害的变化给予有针对性的培训，以适应实际工作的需要。

（三）培训内容

1. 正确的干预理念

（1）每个见证灾害发生的人都会被灾害影响：研究表明，每一个身处灾害中的人都会直接承受抑郁或其他可能的创伤，同时许多非直接受灾区域的人也会在情绪上受到影响。因此，每一个见证灾害的人，在某种程度上都是干预的对象。即使是通过口口相传或大众传播媒体而得到的消息，也会使不在灾区的人受到影响。

实质上，心理危机干预工作者在进行心理危机干预的过程，很大程度上是帮助当事人学会应对压力并整合心理资源的过程。因此，心理危机干预工作者应在最大范围内开展宣传并提供心理服务，让当事人知道他们可以在哪里得到帮助。

（2）创伤的类型：在灾害中往往会会接连出现的两种创伤，分别为个体创伤和集体创伤，个体创伤是个体的精神防卫受到巨大打击，集体创伤则是人们彼此的联系被破坏、社会基本生活出现瘫痪状态。灾后心理危机干预工作者在评估当事人的心理需求时，必须考虑到两种创伤的存在。

个人的创伤会表现为当事人的压力反应及哀伤反应，而集体创伤通常不容易被习惯处理个人问题的心理危机干预工作者注意到。过往的经验表明，如果周围的环境仍处于支离破碎状态而无法提供良好的支持系统，当事人群往往将很难从创伤中复原。因此，在心理危机干预工作过程中，建立个人与群体的联系如主动接触、支持团体、社区组织等就变得十分重要。

（3）灾后的压力或其他反应是对异常状况的正常反应：大部分当事人都可以在日常正常的压力下进行正常的社会活动，但是在面对灾害级别的巨大压力时，大部分人的情绪和心理资源都无法完全应对，因此会出现心理耗竭的表现。这些表现包括创伤后压力反应和哀伤反应，这些的反应通常是短暂的，并不会导致严重的心理问题，更不是心理疾病。创伤后应激障碍或病态伤痛的案例虽然也会在灾害后出现，但往往不会大规模出现。

（4）大部分人不知道也不会主动寻求心理帮助：当下仍有许多人将"接受心理服务"等同于"有精神问题"，因此对部分受灾群众而言，接受心理干预在某种程度上成了一种羞辱——"现在我不仅一无所有，心理也不正常了。"此外对大部分的当事人而言，恢复正常生活已经占据了他们绝大部分的精力，他们往往无暇或不愿顾及自己的心理创伤。在这种现实压力下，咨询或支援对许多人而言并不是贴心的、必需的帮助，因此心理危机干预工作者应尽可能地在协助他们处理具体事务的同时，提供适当的心理帮助。

（5）心理危机干预地区的地方特征：在制定心理危机干预计划时，应该根据当地当事人的人口分布及特点全面、系统的进行规划。城市、郊区及乡村各有不同资源、需求、传统以及价值观，因此心理危机干预计划必须考虑到当地群众及文化特质，提供的帮助也应符合当地文化及表达方式。心理危机干预工作若能与当地原有的、被信任的心理卫生机构联合开展，将能取得更好的效果。此外，若能整合当地社区组织、各个族群和文化团体的工作人员进入心理危机干预体系，心理危机干预的有效性将会大大提高。

（6）干预的介入必须适应灾害的阶段特征：对心理危机干预工作者而言，了解灾情发展的各个阶段，以及人们在各阶段的心理与情绪状态是十分必要的。当幸存者用惊愕麻木或否认的方式保护自己免于遭受过于剧烈的情绪反应时，干预工作者就应避免会让当事人产生重复体验的方式和方法，否则只会带来更加严重的伤害。只有幸存者开始自发的整合内在和外在的资源时，他们才能较好地应对自己的感受。只要有足够的安全感，大部分人都愿意谈及自己灾害中的经历，对于部分不愿提及自身经历的当事人也应给予应有的尊重。

（7）支持系统的重要性：对个体而言最有效的支持系统就是家庭。工作者应尽量帮助当事人与家人团聚，即使条件不允许也应尽可能保持当事人与家人之间的联系。对于支持系统有限的人，灾害支持团体会是一种有效的措施。

2. 基本的干预措施

（1）初步接触：灾害会导致人们的情绪、认知、行为等心理状态发生混乱、失控、功能失调。每一位当事人的内心都充满了恐惧、绝望、焦虑、无助，因此在灾害后的一段时间内他们无法合理、客观、逻辑性地思考问题。此时往往需要心理危机干预工作者的主动介入，关注他们的情绪、行为、思维变化，了解他们的需求给予主动帮助和积极关注。心理危机干预工作者一定要清晰地评估当事人精神状态，认清自己能力，确定当下能做和不能做的。

（2）安全确认、情感宣泄：良好干预关系的建立会增进当事人的安全感，让他们能够信任干预工作者并可放松地疏泄内心的真实情绪、情感。心理危机干预工作者需注重倾听与理解的技术，鼓励当事人情感疏泄。

（3）建立"有节制的同盟"关系："同盟"的含义是指站在当事人的角度，接受并理解他们的感受与遭遇，充分取得当事人的信任，为后续工作建立可靠的治疗关系。"有节制"指心理危机干预工作者要保持清醒、客观、中立价值观的态度，避免心理危机干预工作者过度陷入哀伤情境中。

（4）稳定情绪：若当事人仍处于惊恐状态，无法准确描述自身状态，就需要利用非言语沟通（如得当的肢体语言等）或简单的言语沟通方式使当事人情绪逐渐平复，使情绪被压垮或定向力失调的当事人得到心理平静、恢复定向。

（5）解释、关注：对当事人的提问给予积极、中肯、有效、明确的解答。切忌模棱两可、含糊其辞，时刻关注当事人情绪行为，防止自伤、自杀或攻击等行为。

（6）必要协助：灾害的发生会使当事人体会到强烈的无助感，这是一种丧失自己命运掌控感的痛苦体验。心理危机干预工作者需要提供给当事人维持基本生活和避难场所的需要以及一些紧急医疗救护。协助或鼓励当事人进行简单的自我照料或帮助他人都可以适当的恢复当事人的自主能力，增强其重建生活的信心。帮助当事人处理一些现实困难也是心理危机干预工作的一部分。

（7）信息提供：及时传递国家与当地政府的救援进展和具体措施信息，提供恢复基本生活需要的信息和社会各界援助的信息等。良好的信息提供可以帮助当事人重新升起生活的希望，内心得到安定。

（8）帮助建立社会支持网络：尽量帮助当事人联系朋友及亲人，为当事人与亲人或团体之间建立连接，重塑归属感。寻找或暂时组建社会支持系统，充分调动发挥家庭、社会支持系统可以消除或减轻当事人的无助、绝望、悲观情绪。还可以让重点人群确认自己的社会支持网络，协助他们找到自己的支持系统并得到相应的帮助。

（四）心理危机干预工作中应注意的事项

1. 认真负责的态度　要有严谨、认真，负责任的态度，不能仅凭一腔热忱盲目投入工作中而忽视了群体的特殊性。比如，对于未成年人，由于无法对灾害经历进行完整的表达，其心理创伤较成年人可能更为严重，需要干预工作者进行科学的、有针对性的心理干预。

2. 了解自身救援的动机　充分了解自身援助动机，反思自己意识层面的动机以及无意识层面的动机。部分干预工作者无意识层面的补偿动机会驱使其抱着强烈的愿望投身干预工作，这种强烈的动机就可能会在某些特殊情景下给他们自身带来创伤，如丧亲问题没有良好解决的干预工作者在这一状态下尤为脆弱。

3. 心理危机干预的完整性　心理危机干预活动一旦开展，就应尽可能地保证干预活动完整进行，以免因干预而使当事人再次受到创伤。

第三节　心理危机干预的物资准备

由于灾区一片狼藉，正常生活秩序完全被打乱，基本生活物资匮乏，生活设施、供给等在一定时间内都无法给予。因此，心理危机干预工作者在出发前，除了要参加必须的培训和了解灾区灾情外，还要配备好所需生活物资和必需的工作物品,本着简便、必备的原则,避免为整体救援工作增添不必要的麻烦。

一、心理危机干预工作者的生活物资

基本生活物资有以下几种:食物、饮用水、药品、衣物、被褥、帐篷、资金等。

1. 食物和饮用水 灾后生态环境遭到极大破坏,水源污染严重,用水困难,灾区人民依靠矿泉水解渴。灾后工厂无法生产,食品供应链断裂,灾区人民食物极度短缺。因此,心理危机干预工作者必须自行解决好食物和饮用水,不与灾区人民争资源。食物选择功能性方便食品,如高能高热、轻便、易携带的巧克力、果仁类食品以及富含膳食纤维、单包装的小甘薯或纤维素饼干。

2. 药品 如消毒液、棉球、纱布、绷带、医用胶布等急救用品,以及消炎药、抗病毒药、抗过敏药物、消化系统用药及镇静、安眠药等。

3. 薄厚搭配的衣物和鞋袜 衣物鞋袜应以防水、耐磨为主,鞋的质量和鞋底的厚度也应重点关注,可预防脚外伤,箱包也应选择防雨耐磨的款式。

4. 洗漱用品 灾区环境复杂,卫生状态堪忧,为了保障自身健康状态,仍应携带必需的洗漱工具。

5. 必要的行李和帐篷 灾区房屋倒塌,帐篷是必不可少的物资。

6. 针对灾区气候特点补充个人物品 不同地域灾害存在不同复杂的环境。根据受灾地区气候、温度变化、地理环境、风俗习惯等不同情况,有针对性地准备必须物品。

7. 资金 包括个人消费的资金和用于心理危机干预工作开展所需的资金。

二、心理危机干预工作者的工作物资

1. 身份标识或标志性衣物 在救援工作中,同一区域有大量不同职责的工作人员同时工作,无论是消防、武警还是政府工作人员、志愿者、社会团体都需要各自穿着整齐的服装或佩戴显眼的标识,以便人民群众在需要帮助时能够快速找到帮助者,同时有利于开展现场工作和形象宣传。

心理危机干预工作者的标志物的要求需具备下列条件:醒目、简洁、颜色忌杂乱、庄重、统一、杜绝广告词语。

2. 通讯设备 灾害现场可能地形复杂,存在通讯盲点、应急通讯故障,固定电话和无线通讯甚至也可能完全中断,日常所依赖的一切通讯手段都可能变得不可靠,因此在手机之外携带对讲机就非常必要。另外,小巧的卫星电话或海事电话也可携带。这些通讯设备可以保证心理危机干预工作者之间的沟通交流,方便当事人联系相关救助机构,为幸存者与亲人之间建立信息沟通的桥梁，必要时及时上报援助工作状况或接收上级领导指令，除此之外，这也是心理危机干预工作者遇到突发意外时对外联系的工具。

3. 工作手册　手册内容可以包括紧急救援措施、常用必备相关救援机构联系方式与地理位置、工作日志、工作计划、个人信息等。

4. 急救包　信息卡片、压缩干粮、逃生绳、止血带、防风防水火柴、特制蜡烛、水袋、收音机、手电筒、救援信息发出工具等。

5. 心理救援相关资料　编制并印刷危机干预评估工具、相关心理危机干预工作所需工具及关于危机干预事件中如何自我调整内容的小册子或心理调适的宣传资料。

6. 地图　针对多数心理危机干预工作者为非本地的特点，每人需配备援助地的地图并随时标记出临时建立的救助区域或救助机构。

需要说明的是，上述的物资准备在不同阶段是不一样的，随着时间的推移，灾区物资条件会逐步得到改善，心理危机干预工作者的物资准备也可以进行相应的调整。

【本章小结】

本章结合我国现有研究和工作经验，尝试构建一个能够有效运转的心理危机干预准备体系。这一准备体系包含组织方面的准备、理论与技术方面的准备和物资方面的准备三个方面，希望为心理危机干预工作的顺利开展奠定相对完善的基础，并有助于我国早日建成完整的、有效的突发公共事件心理危机干预服务体系。

（郭　静　卢国华）

第 九 章

心理危机评估

随着社会的发展,"评估"、"心理评估"已成为一个日常概念,越来越多地出现在人们的工作、学习和生活中。心理危机干预是应用心理评估的重要领域。心理危机评估的主要目的是为了引导心理危机干预过程,根据评估结果制定相应的干预方案。心理危机干预工作者可根据不同的情况和需要,借助访谈、观察、心理测验等各种方法收集相关资料,完成评估过程。

第一节　心理危机评估概述

心理危机评估是心理危机干预的重要内容,心理危机干预的每一步都伴随着评估过程,评估的准确性是有效干预的前提条件。准确的评估需要评估者广泛深入地搜集资料,但心理危机评估往往不具备广泛深入的条件,因此要求评估者综合采用多种方法,在有限的条件下尽可能得到一个相对准确的评估结果,并在干预过程中进行持续的丰富和完善。

一、心理危机评估的概念

心理评估(psychological assessment)是指综合运用心理学的方法和工具,对个体或团体的心理状态、行为表现等心理现象进行全面、系统、深入的客观描述和分析,从而作出判断、预测和决策的一整套过程和方法。目前,心理评估广泛运用于教育、咨询、临床、职业、司法等各个领域。例如,心理咨询师可以通过心理评估获得来访者有关问题的资料,然后进行综合分析,从而制定恰当的咨询目标和咨询方案。再如,临床心理学家要对病患作出准确的描述、作出恰当的决策以解决病患的问题,必须首先通过心理评估了解当事人的长处和弱点、确定面临的问题。虽然心理评估在不同领域应用目的不同,具体操作可能存在差异,但一般遵循一个基本的流程(图9-1)。

心理危机评估(psychological crisis assessment)是心理评估在心理危

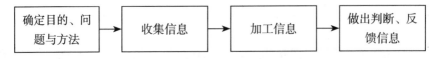

图 9-1 心理评估的基本流程

干预领域的具体运用。例如,心理危机干预工作者需要评估危机当事人的精神状态和社会功能,评估心理危机的严重程度,评估当事人的自杀风险,评估当事人的应对能力、支持系统以及可能的解决方案等。概括来说,心理危机评估是指临床心理学专家或经过培训的危机干预工作者利用相关理论和技术,对当事人心理危机的类型、严重程度以及干预过程中的反应进行鉴别、判断和预测的过程。心理危机评估是心理危机干预工作者的一个广泛、自觉而且持续的过程。干预者必须在短时间内通过评估迅速准确地了解当事人的危机情境及其反应,这是进行整个危机干预的前提,干预的有效性评估依赖于评估的准确性;而且,作为一个持续性过程,心理危机评估贯穿危机干预的始终(参见第十章心理危机干预的模式和步骤),干预者通过不断评估个体的心理状态了解干预的有效性,从而确定后续策略。

要注意的是,心理危机评估往往与心理救援相联系,因此与日常的心理咨询情境不同,进行心理危机评估的情境往往比较紧迫甚至危急,危机当事人未必愿意或者配合评估活动。此时就需要调动当事人周边的资源,实现评估和干预的目的。图 9-2 展示了灾后心理评估的工作流程,可以看出,在评估真正实施前后涉及大量的工作,不确定的因素很多,本章仅就理想情况进行介绍。

二、心理危机评估的方法

进行心理危机评估时要注意结合评估目的、评估对象的情况以及客观条件,选择恰当的评估方法,了解评估对象当前的心理状况,对重点问题深入了解和评估,从而得出准确的结论,为下一步的干预做好准备。

(一)访谈法

访谈法(interview)又称晤谈法,是指评估者与当事人面对面的谈话。在所有的评估方法中,访谈法是运用最广、内容最丰富的方法。按照不同的标准,访谈可以分为不同的形式:①根据访谈进程的标准化程度,可将访谈分为结构型访谈和非结构型访谈。前者是按统一设计的、有结构的问卷所进行的访问和谈话;后者是根据实际情况,灵活掌握进程的访问和谈话。②根据一次访谈对象的数量,可分为个别访谈和集体访谈。个别访谈,即评估者对单

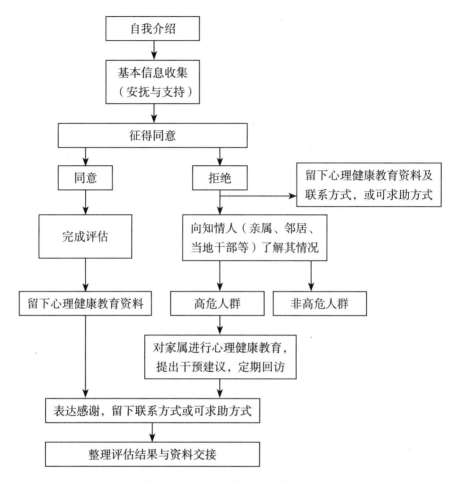

图 9-2 灾后心理评估的工作步骤

个对象的访谈；集体访谈，即评估者同时邀请多个对象，进行集体座谈。基于研究问题的性质、目的或对象的不同，可以选择不同的访谈形式或几种访谈形式的结合。

访谈法的优点在于适合各种人群，不受当事人社会身份、文化程度等的限制；可以对当事人的态度、动机、情绪等较深层次的内容有比较详细的了解；能够简单而快速地收集多方面的资料；评估者可以了解到短期内由直接观察法不容易发现的情况；有助于心理危机干预工作者对求助者的心理危机类型等问题进行分析和判断。

访谈法的缺点也显而易见。除了对访谈双方的时间和精力有一定要求，访谈法的技巧性很高，其过程和结果难免受到干预者的主观影响，这在一定程度上影响了访谈目的的实现。为了尽量控制这一缺点的消极影响，下面简要介绍一些实施访谈的技巧,以期提高访谈质量。

1. **建立良好的访谈关系**　访谈评估的成功依赖于与当事人良好的访谈关系的建立。心理危机干预工作者应对此有足够的认识,并努力创造温暖、舒适、有安全感的访谈氛围。建立良好访谈关系的过程中,干预者的态度和技术起着主导作用,运用第十一章中介绍的倾听、询问、语言反馈、情感反应等技术,尊重、无条件接纳当事人,鼓励当事人将干预者看作值得信赖的人,这些都是良好的访谈关系建立的必要条件。

2. **把握访谈的方向**　访谈必须是在心理危机干预工作者的控制下进行,访谈的方向、所涉及的问题及访谈时间,都必须是有计划、有目的的。危机评估者可借助危机当事人主动提出的求助内容、干预者在初诊接待中观察到的疑点、初步心理测评的结果等作为确定访谈内容的依据。另外,评估者要掌握控制和转换访谈方向的技术,保证访谈朝着既定方向深入。

3. **建立完整的访谈档案**　通常从第一次访谈起,就要通过及时记录为当事人建立一份比较完整的档案材料,其内容至少包括当事人的基本情况、当事人的叙述内容(包括亲友叙述)、当事人的主要问题(诊断意见、心理测验结果等)、干预意见及方式(包括干预目标、干预方案、每次干预的实施、效果及评估等)。

4. **访谈的特殊情况**

(1)儿童的面谈:在与儿童的访谈中,可能会出现两种误区:一是作为成年人的评估者将儿童视为无知之人,无所顾忌地居高临下,过于僵化,不能理解孩子在危机中的恐惧和期望;二是将儿童成人化,认为他们的问题和成人一样,访谈时也与成人差异不大。

实际上,儿童是一个完整的人,但又是特殊的人,需要在得到尊重和关注的条件下,得到一种适合其年龄的沟通信息和沟通方法。对儿童进行访谈,评估者要注意:一是了解不同年龄发展阶段儿童的特点,要有耐心;二是能够从儿童的层面理解儿童,儿童的自主性、心理承受力、表达能力等都还不成熟,儿童有时会觉得自己的感受和表达被忽视了,因此要注意从心理上与儿童保持平衡;三是用儿童接受的语言和方式,如果遇到较为拘谨的儿童,可以从游戏或故事开始,语言要儿童化、口语化。

(2)注意文化多元性:首先,多元文化背景下,评估者要能够敏锐地察觉到文化、地域的差异,而且要细致了解文化差异和地域差异对访谈评估的影响;其次,评估者要做到文化认同,对于来自不同文化、不同地域、不同宗教信仰的当事人,心理危机干预工作者注意入乡随俗,尊重其文化和宗教信仰、价值观等。

(3)特别注意自杀的访谈评估:有自杀意念的当事人可能会对评估者反

应比较淡漠,或者充满不信任,这就要求评估者具备更好的访谈技巧和耐心。实际上,多数试图自杀的人不是绝对地想死,只是面对危机他们不知所措。对于这类访谈对象,给予自杀的当事人一定的资源(例如电话号码、网络联系方式等)以及帮助其寻找和发现社会支持系统是非常必要的。同时,对意图自杀者要奉行保密例外原则,尽可能地来保护当事人的生命。

(二)观察法

观察法(observation)是指评估者有目的、有计划地在自然条件下,借由自己的感官和一定的科学仪器去直接观察当事人,是评估者获得信息的常用手段。观察法的观察方式一般有两种:一种是评估者作为一个旁观者,冷静地观察现场所发生的各种情况,即非参与式观察;另一种是评估者作为一个参与者参与到现场的活动之中,即参与式观察。由于人的感官具有一定的局限性,在对当事人进行观察时,评估者可借助各种现代化的仪器和手段,如摄像机、照相机、录音机等来辅助观察。观察的场所包括当事人所在的自然情境,如教室、操场、家庭、治疗室等。

评估者对当事人的观察可以从四个方面进行:①情境。当事人的行为、事件的发生都与情境有很大的关系,有些事件或行为恰好是在特定的情境下才会发生。②人物。人是行为的主体,任何事件的发生都离不开人,所以对人物的观察是评估者最主要的工作。观察人物时,要注意他们的身份、年龄、性别、外表形象、人际关系等。③行为。对当事人各种行为活动的观察,包括言语、表情、姿态、动作、动作过程,以及动机、情绪、态度等。④频率和持续期。即评估者观察事件发生或人物及其动作重复出现的时间、频率、延续时间等。

观察法的具体实施步骤如下:

1. 确定观察的目的　观察的目的要具体,即明确通过观察收集而来的资料拟解决或回答什么问题。只有针对问题的性质与内容选择的观察方法才是有效的。

2. 做好观察前的准备工作　例如,确定观察内容并制定观察记录表、训练观察人员等。其中,观察内容要注意具备两点:一是能够准确反映观察目的;二是可以被观察到。

3. 进行观察并作记录　最佳的记录方法是边观察边记录,这样能够及时地把观察到的内容详尽地记录下来。但有时,当事人对评估者的记录行为有阻抗情绪,可以选择在观察后进行记录整理。无论怎样,记录的结果都要真实客观地反映现象。另外要注意,观察情境是具体的变化的,并不能局限于观察记录表设计的内容,需要面对真实情境灵活处理。

4. 撰写观察报告　对收集到的观察资料进行及时的整理分析,作出结论和推论,并以报告的形式呈现出来。

观察法的优点是可以及时地观察到现象或行为的发生,做到通盘把握,还可以注意到特殊的气氛和情境,能够得到当事人不愿、不便或不能作答的信息。

观察法的缺点是对观察者的能力要求比较高,观察结果难免受到观察者的主观影响;而且观察法的使用受时间的限制较大,某些事件的发生是有一定时间性的,过了某个时间就不会再发生;此外,尤其对于非参与式观察,观察者未能参与当事人的活动,因而看到的可能只是一些表面的,甚至偶然的心理活动和行为表现,缺乏对所观察资料的深刻理解。

(三)心理测验法

心理测验法(psychological test)又称心理测量法,是指采用标准化的心理测验量表,对当事人有关的心理特质进行定量评价的方法,以发现其各种心理与行为的变化情况。评估中常用的心理测验有智力测验、人格测验、心理问题及心理障碍的症状、严重程度的评估、应激与压力评估等。通过心理测验的评估,评估者能够更准确地了解当事人的心理与行为状态、潜在的力量以及存在的问题。

心理测验的方式较多,从评定方式上可以分为自评和他评两种;从评定的具体操作上有纸笔测验、工具与操作测验、计算机软件及网络测验等;按测验要求可以分为最高行为测验和典型行为测验等。

心理测验法一般是按照选择测验、施测前的准备、施测这一顺序进行。

1. 测验的选择　考虑到组织实施测验的各项成本,必须选择恰当的测验,使之符合评估目的。例如,若拟评估一位考试焦虑大学生来访者的焦虑水平,应考虑选择焦虑量表,而非智力测验;应考虑成人测验,而非儿童测验;应尽量选择有信效度保障和常模资料的标准测验,而非小范围内自编自用的测验。

2. 测验前的准备　准备工作主要包括四个方面:①预告测验。进行心理测验前,应保证被试知道测验的时间、地点、内容范围、试题的类型等,使被试对测验有所准备,及时调整自己的情绪和生理状态。心理测验一般不搞突然袭击。有时根据需要可以事先不告知被试真实目的,但在事后需做出解释。②主试自身的准备。主试要熟记测验指导语,熟悉测验的具体程序,并做好应对突发事件的心理准备。③测验材料的准备。测验材料可能包括测验题目、答题纸、记分键、指导书、纸、笔及计时器等。要将施测中所要用的材料按一定顺序放置在适当的位置。④测验环境的准备。测验场地应安静,保证良好的照明和空气调节,桌椅大小高低要适合,桌面要平整;进行个别测验时,室内除评估者和评估对象外一般不得有第三者在场。

3. 施测　实施标准化测验的基本原则是努力减少无关因素对测验结果的影响。评估者要与评估对象建立良好的协调关系，按照规定的程序，根据测验实施的各种要求（如指导语、记分方法等）施测，并对测验结果进行标准化记分，然后对测验结果依据常模或其他参照标准做出解释。在向评估对象或相关人士告知测验分数的意义时，注意使用对方能够理解的语言，同时要考虑到分数给对方带来的影响，设法了解对方的心理感受，采用适当的措施加以引导。

心理测验法一般采用标准化程度较高的心理量表或问卷，对当事人心理问题及潜在能力的评估具有较高的科学价值，在一定程度上可以避免观察法及访谈中对个体评估的主观性；而且，心理测验可以进行大范围的施测，尤其在目前计算机普及运用的背景下，能够实现对人群的迅速有效评估。当然，心理测验法也存在着一些不足，如测验的效度受到个体的文化程度、类似的练习或经验、身体状况以及测验动机、测验情境的影响，因此一次测验的结果有时并不能完全反映一个人的心理状况；另外，心理测验法虽然是一种科学的评估手段，但也存在一些问题，如测验质量良莠不齐、对测验伦理的忽视、存在滥用现象等。使用心理测验法进行心理评估时，必须保持谨慎的态度，防止心理测验的滥用和误用。

实际上，广义的心理测验法还包括投射测验。不过，相对采用标准化量表的心理测验，投射测验的种类和运用频率要低得多。但对于儿童群体而言，投射测验是一种有效的评估诊断工具。研究者们发展出了 4 种形式的画人或者画家测验——画人测验（Draw-A-Person）、房树人测验（House-Tree-Person Test）、画家测验（Draw-A-Family）和动态画家测验（Kinetic Family Drawing），这些方法尤其适合用于儿童的心理危机评估。

第二节　心理危机评估的内容

一般认为，在条件允许的情况下应尽可能对当事人进行全面的评估，但在危机情况下，不同研究者强调的侧重点可能有所差异。有的强调评估当事人的认知功能，有的则认为需要评估应对技能、长期生计问题，也有的关注急性心理障碍、创伤后应激障碍、抑郁、自杀等问题。本节将围绕心理危机评估的一般内容展开。

一、心理危机评估的一般内容

心理危机干预工作者主要运用访谈法、观察法或心理测验法，以心理危机当事人的言行举止与表情姿态为基本线索，依次对当事人的认知、情绪、行为、自杀风险作出评估，对危机的严重程度作出快速的初步评估。

（一）认知状态

在急性情绪创伤或自杀准备阶段，心理危机当事人的注意力往往过分集中在悲伤反应或想"一死了之，一了百了"之中，从而出现记忆和认知能力方面的"缩小"或"变窄"，判断、分辨和作决定的能力下降，部分人会有记忆力减退、注意力不集中等表现。

心理危机干预工作者可以围绕以下问题进行评估：①当事人对危机认识的真实性和一致性如何？②如果存在危机，范围如何？③是合理的解释还是夸大？④认为部分事实触发危机了吗？⑤这种危机的想法有多长时间了？⑥当事人想改变危机处境的想法有多少？心理危机干预工作者必须回答这些问题并帮助求助者改变不合理的或模糊的想法，建立更加积极的、现实的思维方式来面对危机，以及思考实用的变通应对方式。

（二）情绪状态

对心理危机当事人情绪状态的评估一般从两方面展开，一是识别当事人目前的情绪类别；二是评估当事人情绪的稳定性。

1. 情绪类别　心理危机当事人常见的情绪有焦虑、恐惧、抑郁、愤怒等。

焦虑（anxiety）是应激反应中最常出现的情绪反应，这种情绪指向未来，有不确定感，心理危机当事人往往表现出紧张、恐惧和担心等情绪状态。适度的焦虑可提高人的警觉水平，提高人对环境的适应和应对能力；焦虑水平低的个体反应常常迟钝，做事效率不高；焦虑过度同样会使个体应对环境变化的能力下降，且这种焦虑有泛化的危险。恐惧是极度的焦虑反应，此时个体的意识和行为均会发生极大改变，同时伴随着强烈的自主神经功能紊乱，行为的有效性几乎完全丧失。如果不及时得到处理，焦虑情绪可能会发展为焦虑性障碍。

抑郁（depression）常常是个体面临无法应对的困境和严重后果时的情绪反应，抑郁的情绪常常使人产生无助和绝望感，进一步影响个体对环境和自身的认知评价，消极的评价可反过来加重抑郁，由此形成恶性循环。抑郁的个体往往看上去比较淡漠、易疲劳、烦躁、犹豫，可能会流露出自杀的念头，甚至已经有过自杀的行为。

愤怒（anger）是一种内心不快的反应，由感到不公和无法接受的挫折引起，并多伴有攻击性行为。压抑愤怒会引起一系列的功能障碍。例如，不满情绪会转化成一种内心的狂躁，甚至使人变得更敏感易怒；或者怒火发泄在无辜者身上。而且，压抑愤怒并不能真正保护自己的利益，反倒增加自己无能的痛苦，最后身体会慢慢用不易察觉的病痛来消化这些情绪。因此,干预者要关注心理危机当事人是否有愤怒的情绪以及应对这种情绪的方式。

心理危机干预工作者可围绕以下问题进行评估:当事人的情感反应是否提示他否认这种境遇或试图回避卷入其中?对环境危机的情绪反应是正常或协调一致的吗?进行干预时,可向当事人提问:您的感受如何?您是如何表达这种感受的?

2. 情绪稳定性 对当事人情绪稳定性进行评估有两个主要因素,即危机的持续时间和当事人的情绪承受力。

持续时间涉及的是危机的时间框架。这是一个持续时间相对较短的、一次性的危机,还是一个长时间的、反复发作的危机?对一次性危机和慢性危机的评估和治疗方法是很不同的。一次性危机的当事人往往需要直接的干预,以克服导致危机发生的单一事件或情境。对一次性危机的当事人而言,只要恢复到危机前的平衡状态,就能利用他正常的应对机制和社会支持处理危机问题。慢性危机的当事人一般都需在心理危机干预工作者的帮助下,找出适当的应对机制、寻求社会支持资源、重新发现曾成功解决先前危机的应对策略、建立新的应对策略,并从心理危机干预工作者及他人那里获得信心和鼓励,从而克服当前的危机。慢性危机通常都需要对当事人进行转诊处理,接受长程治疗。

对当事人情绪承受力的评估是要确定危机当事人还剩余多少情绪应对能力,绝望感和无助感是情绪应对能力的重要指标。下列这些问题可以用于评估当事人的情绪应对能力:①请告诉我你对目前状况的看法和感受。②你希望现在有怎样的感受?③在事情变得如此糟糕之前,你的感受是什么样的?④能否请你描述一下,这次危机过后,你的状况会是如何?危机干预工作者对当事人目前情绪应对能力的评估,将直接影响到下一步干预中采取何种干预策略。与保持相当情绪应对能力的当事人相比,完全缺乏情绪应对能力的当事人更需要来自心理危机干预工作者直接的反应。需要注意的是,干预者不能仅仅根据某个单一因素就断定当事人的情绪力量已告罄,但是某些信息的组合可以帮助干预者形成一个一般印象。例如,对一个因受教育程度低而屡受职业挫折的中年人与一个第一次遭受职业挫折的年轻人,我们的印象自然会有所不同;一个多次罹患严重疾病而住院治疗的人与一个平生第一次住院的人,自然也会有所不同。

(三)行为表现

心理危机当事人往往会有哭泣、回避、社交退缩等"反常"行为。心理危机干预工作者要更多地注意当事人的行为状况以及在假设情境下的计划与预期行为,以此了解当事人的主观能动性和自控能力。例如,心理危机当事人会表现出日常能力的下降,不能上班和做家务,兴趣减退,社交技能丧失,日趋孤单、不合群、郁郁寡欢,对周围环境漠不关心,对前途的悲观和失望,漠视他人帮助和关心,脾气暴怒或易冲动,甚至出现严重的攻击破坏行为(如酗酒、自杀等)。值得注意的是,还有一种危机当事人表面看上去没有任何"反常"行为,危机之下言语、行为似乎一切平静如常,但这往往蕴含着更大的危机,需要高度关注。

还有值得关注的一点是,当事人的躯体反应是心理危机评估的重要线索。相当一部分心理危机当事人会出现躯体不适现象,例如心悸、失眠、多梦、早醒、食欲缺乏、头痛、呼吸困难等多种躯体不适表现,部分当事人还会出现血压、心电生理及脑电生理等方面的变化。

危机干预工作者可通过一些问题引导当事人采取假设性的行动:①如果过去发生类似情况,你会采取哪些行动使之恢复自控?②为摆脱最困难的情境,你现在能做什么?③如果你现在联系的话,有哪些人可以支持处于危机中的你?

(四)自杀风险

心理危机可能引发个体的各种非理性行为,自杀(suicide)便是其中一种可能。当事人的自杀风险是心理危机严重程度评估的重要内容。实际上,之前对危机当事人认知、情感和行为状态的评估本身已包含了对自杀风险的评估,但鉴于自杀行为的巨大破坏力,评估应尽量在短时间内迅速作出,以便及时干预或抢救,因此将自杀风险单列出来,以突出其重要性。

一般心理危机干预工作者可从危险因素和自杀线索两个方面收集、评价自杀的警示信号。

1. **危险因素** 巴特尔(Battle)等确定了大量可用于预测自杀危险性的因素,主要有:①有自杀家族史;②有自杀未遂史;③已形成一个特别的自杀计划;④最近经历了心爱的人去世、离婚或分居事件;⑤家庭因损失、个人虐待、暴力或求助者遭受性虐待而失去稳定性;⑥陷入特别的创伤损失而难以自拔;⑦精神病患者;⑧有药物和酒精滥用史;⑨最近有躯体和心理创伤;⑩有失败的医疗史;⑪独居并与他人失去联系;⑫有抑郁症,或处于抑郁的恢复期,或最近因抑郁症而住院;⑬分配个人财产或安排后事;⑭有特别的行为或情绪特征突然改变,如冷漠、退缩、易激怒、焦虑、恐慌,或生活、饮食、睡眠等习惯突然改变;⑮有严重的绝望或无助感;⑯陷入以前经历过的躯体、心理或性虐待的情节中不能自拔;⑰显示一种或多种深刻的非正常情感特征,如愤怒、孤独、攻击性、悲伤或失望、内疚、敌意等。如果当事人具备其中 4~5 项危险因素时,就可以认为此人正处在自杀的高危时期;具备的危险因素越多,自杀风险越高。

2. 自杀线索　自杀线索可以是言语线索或行为线索。言语线索是指口头或书面地、直接或间接地表达自杀意图，如"我不想活了""活着真没有意思"等。行为线索是有关自杀的各种行为方式，如为自己准备后事、购买自杀工具等。

从心理危机干预工作者的角度，危机当事人的言语线索和行为线索也是其呼救信号，干预者应尽可能采取各种方式，例如观察、直接询问、收集以往病史等，捕捉和识别这些信号，并依据这些信号对当事人的自杀意图强度进行评估和及时干预。尤其要注意的是，当心理危机干预工作者发现当事人有自杀意图时，一定要进行正面询问，并对其想法表示理解和接纳，不要评判，不要急于说服当事人改变自己内心的感受。关于自杀的评估和干预，将在第十六章进行详细论述。

实际上，心理危机评估的内容除了上述对当事人认知、情绪、行为、自杀风险的评估之外，还包括对评估干预方案、应对机制及支持系统的评估。例如，①在当事人现在所能执行的行动或选择方案中，哪一些可能有助于当事人恢复到危机前的自主状态？②有哪些机构、社会团体、专业协会及个人的力量或支持可资利用？③对当事人克服心理危机而言，有哪些经济的、社会的、职业的及个人的障碍存在？对上述问题的评估，有助于心理危机干预工作者评估各种干预方案对当事人的适用性。

二、基于一般评估内容的心理危机评估量表

虽然有很多评估工具和评估方法可以帮助心理危机干预工作者获得上述信息，但大多数方法的评估效率较低，而且还要求当事人本人必须在场且处于足够稳定的状态才能够完成评估。实际上，危机干预工作者在实际的危机情境中更需要的是一个快速、简单、高效的评估方法。因此，在此介绍迈尔（Myer）和威廉姆斯（Williams）（1992）设计的危机评估量表。

（一）三维筛选模型简介

迈尔和威廉姆斯提出的三维筛选模型简易、快速、有效，是国内外目前较为常用的心理危机评估模型。该模型主要是评估个体的认知、情感和行为三个方面的功能水平：认知评估主要包括侵犯、威胁和丧失三项内容；情感评估包括评估愤怒／敌意、恐惧／焦虑和沮丧／忧愁；行为评估包括接近、回避、失去能动性等内容。该模型有助于评估者从认知、情感和行为三方面来判断求助者目前的功能状态、危机的严重程度及对求助者能动性的影响，是心理危机干预工作者开展进一步干预的基础。迈尔和威廉姆斯基于此模型发展了一个分类评估量表（The Triage Assessment Form，TAF）。

（二）分类评估量表

1. 危机事件　简要确定和描述危机的情况：＿＿＿＿＿＿＿＿＿＿＿＿＿＿＿＿＿＿＿＿＿

＿＿＿

2. 情感方面　简要确定和描述目前的情感表现（如果有几种情感症状存在，请用 #1，#2，#3 标出主次）

愤怒 / 敌对：＿＿＿＿＿＿＿＿＿＿＿＿＿＿＿＿＿＿＿＿＿＿＿＿＿＿＿＿＿＿＿＿＿＿＿

＿＿＿

焦虑 / 恐惧：＿＿＿＿＿＿＿＿＿＿＿＿＿＿＿＿＿＿＿＿＿＿＿＿＿＿＿＿＿＿＿＿＿＿＿

＿＿＿

沮丧 / 忧愁：＿＿＿＿＿＿＿＿＿＿＿＿＿＿＿＿＿＿＿＿＿＿＿＿＿＿＿＿＿＿＿＿＿＿＿

＿＿＿

情感损害严重程度量表

根据求助者对危机的反应，在下列恰当的数字处画圈

1	2	3	4	5	6	7	8	9	10
无损害	损害很轻		轻度损害		中等损害		显著损害		严重损害
情绪状态稳定，对日常活动情感表达适切。	情感对环境反应适切，对环境变化只有短暂的负性情感流露，不强烈，情绪完全能由求助者自控		情感对环境反应适切，但对环境变化有较长时间的负性情感流露，求助者能意识到需要自我控制		情感对环境反应有脱节，常表现出负性情感，对环境变化有较强烈的情感波动。情感状态虽然比较稳定，但需要努力控制情绪		负性情感体验明显超出环境的影响，情感与环境明显不协调，心境波动明显，求助者意识到负性情感，但不能控制		完全失控或极度悲伤

3. 认知方面　如果有侵犯、威胁或丧失，则予以确定，并简要描述（如果有多个认知反应存在，根据主次，标出 #1，#2，#3）。

生理 / 环境方面（饮食、水、安全、居处等）：

侵犯＿＿＿＿＿＿＿＿＿＿　威胁＿＿＿＿＿＿＿＿＿＿　丧失＿＿＿＿＿＿＿＿＿＿

＿＿＿

心理方面（自我认识、情绪表现、认同等）：

侵犯＿＿＿＿＿＿＿＿＿＿　威胁＿＿＿＿＿＿＿＿＿＿　丧失＿＿＿＿＿＿＿＿＿＿

＿＿＿

社会关系方面（家庭、朋友、同事等）：

侵犯＿＿＿＿＿＿＿＿＿＿　威胁＿＿＿＿＿＿＿＿＿＿　丧失＿＿＿＿＿＿＿＿＿＿

＿＿＿

道德 / 精神方面（个人态度、价值观、信仰等）：

侵犯＿＿＿＿＿＿＿＿＿＿　威胁＿＿＿＿＿＿＿＿＿＿　丧失＿＿＿＿＿＿＿＿＿＿

续表

认知损害严重程度量表

根据求助者对危机的反应,在下列恰当的数字处画圈。

1	2	3	4	5	6	7	8	9	10
无损害	损害很轻		轻度损害		中等损害		显著损害		严重损害
注意力集中,解决问题和做决定的能力正常。求助者对危机事件的认识和感知与实际情况相符合	求助者的思维集中在危机事件上,但思想能受意志控制。问题解决和作决定的能力轻微受损。对危机事件的认识和感知基本与现实相符合		注意力偶尔不集中,感到较难控制对危机事件的思考;解决问题和作决定的能力降低。对危机事件的认知和感知与现实情况所预计的在某些方面有偏差		注意力时常不能集中。较多地考虑危机事件而难以自拔。解决问题和作决定的能力因为强迫性思维、自我怀疑和犹豫而受到影响。对危机事件的认知和感知与现实情况可能有明显的不同		沉浸于对危机事件的思虑,因为强迫、自我怀疑和犹豫而明显地影响了求助者解决问题和作决定的能力。对危机事件的认知和感知可能与现实情况有实质性的差异		除了危机事件外,不能集中注意力。因为受强迫、自我怀疑和犹豫的影响,丧失了解决问题和作决定的能力。因为对危机事件的认识和感知与现实情况明显有差异,从而影响了其日常生活

4. 行为方面　确定和简要描述目前的行为表现(如果有多种行为表现存在,根据主次,标出 #1、#2、#3)

接近:_____

回避:_____

无能动性:_____

行为损害严重程度量表

根据求助者对危机的反应,在下列恰当的数字处画圈

1	2	3	4	5	6	7	8	9	10
无损害	损害很轻		轻度损害		中等损害		显著损害		严重损害
对危机事件的应付行为恰当,能保持必要的日常功能	偶尔有不恰当的应付行为,能保持正常必要的日常功能,但需要努力		偶尔出现不恰当的应付行为,有时有日常功能的减退,表现为效率的降低		有不恰当的应付行为,且没有效率。需要花很大精力方能维持日常功能		求助者的应付行为明显超出危机事件的反应,日常功能表现明显受到影响		行为异常,难以预料。并且对自己或对他人有伤害的危险

续表

5. 量表严重程度小结（评分）

情感：_____

认知：_____

行为：_____

合计：_____

注：评估内容分情感、认知和行为三个方面，每个方面的评定结果分六级，细分为1~10分；量表总分为三个方面评估的分值之和

　　根据北美的评价标准：总分为3~12分，求助者状况不严重，干预人员不需要提供太多的指导；总分在13~22分，求助者无法自己解决面临的问题，需要干预人员提供适合的帮助与指导；总分在22分以上，求助者完全失去了应对危机的能力无法自己解决面临的问题，需要实施干预人员给予全面的指导。

　　分类评估量表可以提供三个维度无数不同的组合形式，以评估心理危机对当事人的影响程度，有助于心理危机干预工作者确定最为迫切的问题，并形成相应干预方案。分类评估量表具有快速、有效、易学、可靠等特点，适合于危机干预的初学者。

三、心理危机评估中的生物性评估

　　心理危机评估中，除了上述心理学因素，生物学因素也是一个重要的考察维度。大量证据表明，神经递质在人的情感、行为、认知等功能活动中发挥着重要作用。

　　当一个人处于创伤事件中时，神经递质（如内啡肽）的释放活动、中枢及外周的交感神经系统、下丘脑 - 垂体 - 肾上腺皮质束的活动等，都会发生巨大变化。这些神经系统的变化是持久而长效的，而且对情绪、行为、思维等产生由量变到质变的影响。此外，神经递质（如多巴胺、去甲肾上腺素、羟色胺等）的异常变化与精神分裂症、抑郁症等精神障碍密切相关，因此很多心理障碍需要使用精神药物，而精神药物与所有药物一样，都存在副作用的问题。此外，对于老年人群体，为了缓解各种老年退行性病变，常有多种非精神性药物作为常规的处方药开给他们，这些药物可能会相互作用，导致各种意想不到的心理问题。

　　因此，心理危机干预工作者需要了解当事人从前的创伤、心理疾病史、药物史等，以评估当下的问题或症状是否与这些因素有关。当某一病症与神经生物学相关时，就应该考虑转诊，进行临床神经心理评估。

第三节 心理危机评估常用心理测验

心理测验法操作简便、效率高、相对客观，是心理危机评估中的常用方法。本节将对心理危机评估中常用心理测验进行简要介绍。

一、危机事件评估

1967 年美国的 TH.Holmes 和 Rahe 首先将生活事件的"客观定量"编成了"社会再适应量表"（Social Re-adjustment Rating Scale，SRRS）。该量表列出了 43 种生活变化时间，并以生活变化单位（life change units，LCU）为指标加以评分。研究表明，LCU 与十年内的重大健康变化有关。

国内使用的生活事件量表（Life Event Scale，LES）是由杨德森与张亚林在 SRRS 工作的基础上经过 5 年的实践和研究于 1986 年完成的，LES 是对精神刺激进行定性和定量评估的自陈量表。适用于 16 岁以上的正常人、神经症、心身疾病、各种躯体疾病患者以及自知力恢复的重性精神病患者。

LES 含有 48 条我国较常见的生活事件，包括三个方面的问题：家庭生活（28 条）、工作学习（13 条）、社交及其他方面（7 条）。另设有 2 条空白项目供填写。该量表总分越高，反映个体承受的精神压力越大。

应用价值：①用于甄别高危人群，预防精神障碍和心身疾病，对 LES 分值较高者加强预防工作；②用于指导正常人了解自己的精神负荷、维护心身健康，提高生活质量；③用于指导心理治疗、危机干预，使心理治疗和医疗干预更具针对性；④用于确定心理因素在这些疾病发生、发展和转归中的作用分量。

二、情绪/情感评估

1. 抑郁自评量表 抑郁自评量表（Self-rating Depression Scale，SDS）属于自评量表，由 Zung 在 1965 年编制，包括有 20 个项目，采用 4 级评分，根据自己一个星期之内的感觉进行回答。该量表的特点是使用简便，并能相当直观地反映评估对象的主观感受。主要适用于具有抑郁症状的成年人，但对严重迟缓症状的抑郁评定有困难。此外，SDS 对于文化程度较低或智力水平稍差的人使用效果不佳。

该量表分别反映出四个方面的症状体验：①精神病性情感症状，包括 2 个条目；②躯体性障碍，包括 8 个条目；③精神运动性障碍，包括 2 个条目；④抑郁的心理障碍，包括 8 个条目。

该量表总粗分的正常上限为 41 分，分值越低状态越好。标准分为总粗分乘以 1.25 后所得的整数部分。我国以 SDS 标准分≥ 53 分为有抑郁症状，53~62 分轻度抑郁，63~72 分中度抑郁，72 分以上重度抑郁。

值得注意的是，关于抑郁症状的分级，除参考量表分值外，主要还要根据临床症状。特别是关键症状的程度来划分，量表分值仅能作为一项参考指标而非绝对标准。

2. 汉密尔顿抑郁评定量表　汉密尔顿抑郁评定量表（Hamilton Depression Scale, HAMD）能够较好地反映疾病的严重程度，也能很好地衡量治疗效果，是被公认的经典抑郁评定量表。

该量表包括有 17 项、21 项和 24 项三种版本，在此介绍 24 个项目的版本。24 个项目涉及 7 个因子，分别是：焦虑和躯体化因子、体重、认知障碍、日夜变化、迟缓、睡眠障碍、绝望感。对有抑郁症状的成年人，抑郁症、躁郁症、神经症的抑郁症状评定效果较好。

该量表属于他评量表，即由评估人员通过交谈和观察，对当事人进行独立评分。0~4 的五级（大部分项目）或者三级评定制：0= 无，1= 轻度，2= 中度，3= 重度，4= 很重。最后计算总分，总分＞ 35 分，严重抑郁；总分＞ 20 分，属于轻或中度抑郁；总分＜ 8 分，没有抑郁。

3. 焦虑自评量表　焦虑自评量表（Self-rating Anxiety Scale, SAS）属于自评量表，由 Zung 在 1971 年编制，是一种分析患者主观症状的相当简便的临床工具，适用于具有焦虑症状的成年人，具有广泛的应用性。

该量表包括 20 个项目，采用 4 级评分，主要评定症状出现的频度。将 20 个项目的各个得分相加，即得粗分；用粗分乘以 1.25 以后取整数部分，就得到标准分。但标准分≥ 50 分有焦虑症状，50~59 分轻度焦虑，60~69 分中度焦虑，69 分以上重度焦虑。

值得注意的是，由于焦虑是神经症的共同症状，故 SAS 在各类神经症鉴别中作用不大；关于焦虑症状的临床分级，除参考量表分值外，主要还应根据临床症状，特别是关键症状的程度来划分，量表总分值仅能作为一项参考指标而非绝对标准。

4. 汉密尔顿焦虑评定量表　汉密尔顿焦虑评定量表（Hamilton Anxiety Scale, HAMA）主要评定神经症及其他患者的焦虑症状的严重程度，包括 14 个项目，分为 2 个因子——躯体性焦虑因子（躯体症状）和精神性焦虑因子（认知症状）。

该量表属于他评量表，即由评估人员通过交谈和观察，对当事人进行独立评分。量表总分反映焦虑症状的严重程度，常用于评价焦虑和抑郁障碍患者焦虑症状的严重程度，以及各种药物、心理干预的效果。总分＞ 29 分，可能为严重焦虑；总分＞ 21 分，肯定有明显焦虑；总分＞ 14 分，肯定有焦虑，揭示被评者具有临床意义的焦虑；总分＞7分，可能有焦虑；总分＜6分，没有焦虑症状。

5. 学前儿童焦虑量表　学前儿童焦虑量表（Preschool Anxiety Scale）是澳大利亚昆士兰大学 Spence 和 McDonald 等人于 2001 年编制的专门用于测查学前儿童一般焦虑症状的评估工具，我国学者王美芳等进行了中文版的修订。

该量表采用父母报告的形式，包括分离焦虑、躯体伤害恐惧、社交恐惧、强迫 - 冲动障碍和广泛性焦虑五个分量表的 28 个题目，另有 5 个创伤后应激障碍的题项，共计 33 个题目，采用五点计分法。

研究表明，该量表有较好的信度和效度，可用于我国筛查焦虑障碍的学前儿童。

6. 儿童抑郁量表　儿童抑郁量表（Children's Depression Inventory, CDI）是一个标准的自我报告问卷，用来测量 6~17 岁的儿童及青少年的抑郁程度。共包括 27 个项目，每一项都是采取 3 级评分（0~2 分），总分 0~54 分，当分数大于 19 分时表明可能有抑郁症状的存在。该量表测的是被试测量之前两个星期的情况。

三、应对与资源评估

1. 应对方式问卷　每个人的应对行为都具有一定的倾向性，不同类型的应对方式及其组合反映了人的心理健康的发展成熟度。因此，从应对方式的测评可以间接推测个体遭受应激刺激后反应的程度和结果。

应对方式问卷（Coping Style Questionnaire, CSQ）属于自评量表，由肖计划于 1996 年编制，包含 6 个分量表，分别为"退避""幻想""自责""求助""合理化""解决问题"6 种。其中"解决问题 - 求助"组合为成熟型，"退避 - 自责"组合为不成熟型，"合理化"为混合型。

2. 特质应对方式问卷　特质应对方式问卷（Trait Coping Style Questionnaire, TCSQ）是自评量表，由姜乾金编制，包括积极应对和消极应对两个方面，共 20 个项目，用于反映个体面对困难挫折时的积极与消极的态度和行为特征。采用 5 级计分，分数越高，表明应对特征越明显。

3. 社会支持评定量表　社会支持评定量表（Social Support Rating Scale, SSRS）属于自评量表，由肖水源于 1986 年编制，共有十个条目，包括客观支持（3 条）、主观支持（4 条）和对社会的利用度（3 条）三个维度。客观支持是指客观的、可见的或实际的支持，包括物质上的直接援助和社会网络、团体关系的存在和参与；主观支持是指个体在社会中受尊重，被支持和理解的情感体验和满意程度，与个体的主观感受密切相关；对社会支持的利用度则指个体对社会支持的利用情况。评分分为总分、客观支持分、主观支持分、对支持的利用度分,分数越高,社会支持情况越好。

社会支持一方面对危机状态下的个体提供缓冲作用,另一方面也可以维持个体良好的情绪体验。通过了解评估对象社会支持的特点,有助于规划制定合理可行的应对方案,恢复或维持评估对象良好的社会功能,保护个体的身心健康。

四、危机严重程度评估

1. 简式创伤后应激障碍评估量表 简式创伤后应激障碍评估量表(Short Post-Traumatic Stress Disorder Rating Interview, SPRINT)属于自评量表,共有8个项目,包括 PTSD 的核心症状、相关的躯体不适、应激易感性和功能受损等情况的评估。研究表明,该量表得分在 14~17 分时诊断 PTSD 的正确性为 96%。

2. 他评创伤后应激障碍量表 他评创伤后应激障碍量表(The Clinician Administered PTSD Scale, CAPS)是建立在 DSM-Ⅳ 基础上的综合性诊断工具,系使用标准化提问方式对 PTSD 进行诊断和严重性评估的结构化访谈。CAPS 包含 17 个核心症状和 8 个相关征兆,有反复体验、回避和警觉增高三个分量表。

该量表的独特性在于,对每个症状的严重性既有程度的评估,也有频度的评估,同时还可对 PTSD 相关症状及评估对象的社会功能、职业功能受损情况进行评估。该量表具有良好的信度和效度,并对临床变化较敏感,既可作为诊断工具,也可用于对治疗效果的评估;不足之处在于所需评估时间较长。

3. 儿童创伤后应激反应量表 儿童创伤后应激反应量表(Child Post Traumatic Stress Reaction Index, CPTSD-RI)是一种标准的自我报告测量量表,目的是评估 6~16 岁经历过创伤事件的儿童的创伤后应激反应。它有 3 个分量表,共 20 个项目,其中包括:闯入量表(7 项),回避量表(5 项)以及唤醒程度量表(5 项)。另外,它还有 3 个附加量表。每一个项目都是采用 5 级评分(0~4 分),整个量表的总分在 0~80 分,12~24 分表示轻微症状,25~39 分表示中度症状,40~59 分表示严重症状,而分数达到 60 分以上表示症状非常严重。该量表在分辨 PTSD 以及类似症状方面有效。

此外,还有一些自杀风险的评估量表,例如贝克抑郁调查表、自杀意念量表、自杀意图客观强度量表等,将在第十六章进行详细介绍。

使用测验法对当事人进行心理危机评估时要注意以下四点:①禁止心理危机干预工作者仅为个人收集资料之需而进行评估;②根据评估目的和评估对象的特点,选择恰当的测验;③进行测验评估时,应事先向评估对象说明量表调查的意义和用途,并征得评估对象同意;④使用测验评估无法代替直接面谈筛查与评估,其结果只能作为临床诊断的补充参考依据。

【本章小结】

心理危机评估即评估者对当事人心理危机的类型、严重程度以及干预过程中的反应进行鉴别、判断和预测的过程,贯穿心理危机干预始终。心理危机评估的常用方法包括访谈法、观察法和测验法,进行评估时要注意酌情选择恰当的方法,或者综合使用各种方法。无论使用哪种方法,心理危机干预工作者一般都是以当事人的言行举止与表情姿态为基本线索,依次对其认知、情绪、行为、自杀风险等作出评估,对危机的严重程度作出快速的初步评估。迈尔和威廉姆斯设计的分类评估量表快速、有效、易学、可靠,适合于危机干预的初学者。此外,心理测验法是心理危机评估的常用方法,评估者要根据评估对象的特点和评估需求选择合适的心理测验,但要注意测验评估无法代替面谈评估,其结果只能作为临床诊断的补充参考依据。

(王胜男)

第 十 章

心理危机干预的模式和步骤

心理危机干预是给处于危机中的个体提供有效帮助和心理支持的一种技术。通过调动危机当事人自身的潜能来重新建立或恢复危机前的心理平衡状态，获得新的技能，以预防未来类似心理危机的发生。目前有哪些心理危机干预模式？它们各自的主要观点和适用范围是什么？面对危机当事人，什么样的行动在危机干预中是有效的？有没有一个具体可行的实施步骤来更好地指导实践？针对这些问题，本章将逐一进行介绍。

第一节　心理危机干预的模式

心理危机干预是一种短期的帮助过程，以解决当前问题为主要目标，并不涉及人格的矫正。它强调迅速减轻个体应激反应，使应激者各方面功能尽快地、最大限度地恢复到危机事件前水平，甚至高于危机前水平。危机干预的目的一是避免自伤或伤及他人，二是恢复心理平衡与动力。

从理论层面来看，导致心理危机的原因来自生理、心理、社会三个方面，相应地，心理危机的干预手段也涵盖了医学、心理学、社会学这三个方面指导下的治疗、咨询和社会支持。而各种干预策略和技术则是在危机干预理论和危机干预模式（模型）的基础上建立起来的。

心理危机干预模式众多，但没有哪一种干预模式能够包容危机干预的全部观点，这里仅介绍当前危机干预理论界常见的几种模式，其中以贝尔金（Gary Belkin）提出的经典危机干预模式最为著名。

一、经典危机干预模式

经典危机干预模式是由贝尔金提出的平衡模式、认知模式和心理转变模式组成，这三种模式为许多不同的危机干预策略和方法提供了基础。

（一）平衡模式

平衡模式（equilibrium model）也称平衡／失衡模式，危机中的个体常处于一种心理或情绪的失衡状态，在这种状态下，当事人原有的应对机制和解决问题的方法不能满足其需要。

凯普兰从20世纪50年代中后期开始系统研究心理危机。他认为每个人都在不断努力保持着一种内心的稳定状态，以使自己和环境能够和谐。当一些重大的问题或者小压力不断积累，直到积重难返，就会让人感到难以面对和把握，内心的紧张不断积蓄，进而导致不知所措、无所适从，甚至思维和行为都处于一种紊乱的状态，这就是失衡，即心理危机。平衡模式的目的在于帮助人们恢复到危机前的平衡状态。

Swanson和Carbon（1989）的危机发展模型指出，危机的发展一般要经历三个过程：即危机前平衡状态、危机产生时的状态和危机后的平衡状态。危机前平衡状态，即个体应用日常的应对技巧和问题解决技术，维持与环境间的稳定状态；危机产生时的状态，即危机中个体出现情绪问题和危机事件发展的状态，由于不能承受极度紧张和焦虑，个体可能发生心理崩溃；危机后的平衡状态，可能恢复到危机前的水平，也可能高于危机前水平或低于危机前水平。

从危机发展模型可以看出，心理危机的产生是由于个体原有的心理平衡遭到了破坏，导致了失衡状态，而危机干预的本质就是要通过各种方法恢复危机前的平衡状态。这就是平衡模式的基本观点。

平衡是有机体内部一种精神或情绪稳定和均衡的状态，失衡是这种稳定和均衡的失却或破坏。一个健康人的心理应处于大致平衡的状态。就像一位熟练的驾驶员驾驶汽车时，无论路况如何，或者遇到急转弯，或者遭遇大雾天气，或者有人突然横穿马路等紧急情况下，他都可以随时调整，保持一个基本稳定的行驶状态。而处于心理危机中的个体，或者一位新手司机，可能难以保持这种平衡的状态。

平衡模式最适用于早期干预，因为此时个体已经失去了对自身的控制，对危机情境不知所措，不能作出适当的选择。通过平衡模式可以帮助危机当事人重新获得危机前的状态。此时期心理危机干预工作者主要的精力应该集中在稳定当事人的情绪上，在重新达到某种程度的稳定之前，不应采取其他进一步的措施。例如，一位遭受性虐待的当事人当前处于自责、愤怒的状态下，危机干预工作者应给予心理支持，鼓励宣泄，稳定情绪，而不是急于寻找其一再遭受性虐待的深层次原因。

（二）认知模式

Fortinash和Worret（1996）认为，在危机干预过程中，最核心的是认知和决策。危机当事人对于危机情境及自身状况等的认识往往是消极和歪曲的，与实际情形大相径庭。随着消极认知的发展，其行为也趋向消极，陷入恶性循环,加之消极的自我实现预期,直至导致危机无法解决。

认知模式(cognitive model)认为危机导致心理伤害的主要原因是:当事人对危机事件和围绕事件的相关境遇进行了错误评价,而不在于事件本身或与事件有关的事实。该模式要求危机干预工作者帮助当事人认识到自己认知中的非理性和自我否定成分,重新获得思维中的理性和自我肯定的成分,从而使当事人能够实现对危机的控制。

例如在地震危机中,人们常会有一些不合理信念,由此产生不适应的情绪和行为。可能的不合理信念有:①地震是危险或可怕的事,会随时随地发生。②我必须得到关于地震的所有确切信息,否则我就是不安全的。③情绪困扰及不幸是外界因素导致的,个人无法控制自己的情绪。都是由于地震,我才会如此恐慌和焦虑。④一个人失去了亲人就没有任何希望了。我的母亲去世了,我也无法生存下去。上述非理性信念是思维绝对化、片面化的产物,可以通过辩论等方式加以矫正。从信念②中可以发现:如果确定已转移到安全地带,即使无法获得所有信息,当事人依然是安全的。只要做好防护措施,不必成天提心吊胆。

认知模式最适合于危机趋于稳定并接近危机前平衡状态的当事人。在此阶段,危机干预的主要任务就是改变当事人的思维方式,使之产生良性循环。可以让当事人反复思考并强化关于危机情境的积极思维,直到积极的思维代替消极、歪曲的思维。这种干预模型的内容在很多心理治疗方法中都有所体现,如艾利斯的合理情绪疗法、梅肯鲍姆(Donald Meichenbaum)的认知行为疗法和贝克的认知疗法等。

(三)心理社会转变模式

心理社会转变模式(psychosocial transition model)认为,人是遗传和社会环境共同作用的产物。人在不停地变化、发展和成长,社会环境和社会影响也在发生着变化,因此心理危机既与内部因素如心理困境有关,又与外部因素如社会和环境有关。心理危机干预的目标在于帮助当事人分别评估内部因素和外部因素对危机的影响程度,从而引导其适当调整目前的行为、态度等,并充分利用各种环境资源。因此对危机的考察也应该从个体内部和外部因素着手。除考虑当事人的心理资源和应对方式外,还要了解同伴、家庭、职业、社区对当事人的影响。从当事人的角度来说,他们需要适当整合内部应对机制、社会支持系统、环境资源等,以获得对生活的自主控制能力。

概括而言,心理社会转变模式认为,心理危机不仅仅是单纯的内部状态,心理危机干预要同时考虑个体以外哪些系统需要改变才能解决危机。对于某些特殊类型的危机,如虐待、家庭暴力、性侵害等,除非影响当事人的社会系统也随之改变,或者当事人能够适应危机情境各系统的动力过程,否则危机无法得到稳定或解决。同认知模式一样,心理社会转变模式适合于危机情境接近危机前平衡状态、情绪基本稳定的当事人。

在以上三种模式中,平衡模式是最广为人知的,它将平衡定义为一种稳定的情绪状态,是可控的,灵活的;而失衡是一种不稳定的、失控的和无能为力的状态。认知模式将危机理解为当事人对危机情境的错误思维的结果,重点放在对非理性信念的纠正方面。心理社会转变模式认为心理、社会或环境的因素都有可能引起危机,所以从心理、社会、环境三个方面来寻求危机干预的策略。

二、建构主义干预模式

建构主义(constructivism)也译作结构主义,它关注的是个体如何运用自己的经验、心理结果和内部信念来建构知识和意义。个体经验和对经验的信念不同,对外部世界的理解也存在很大差异。建构主义把病理心理看作文化和话语的建构物,因此从心理危机干预的角度,建构主义干预模式要求个体主动地和创造性地对知识经验进行建构,将新旧经验结合起来,不断地形成、丰富和调整自己的经验结构和自我结构。

建构主义干预模式共分三个阶段,不同的阶段和情境,建构主义危机干预的重点和方式也不同:

第一阶段,危机发生之前。个体在此阶段身处一个环境协调、压力适中的情境,心理处于暂时性的平衡状态,能应付日常生活中的应激事件。但是,此阶段往往隐藏着潜在的危机,而个体却并不具备危机意识,因此对于突如其来的危机,个体往往没有任何心理准备。所以,在此阶段,心理危机干预工作者要注重采取预防措施,加强个体的心理建设。通过给予个体各方面的支持,帮助个体在自身内部进行初级建构,扩充其知识图式,提早认识到危机发生的可能性和严重性,并学习积极应对方式。

第二阶段,危机干预中期。这是帮助个体自身进行高级建构的阶段,比初级建构的要求更高。初级建构只要求个体形成一个简单的认知图式,即了解关于危机及其应对框架,而高级建构则要求个体在危机出现后通过真实体验内化和建构更成熟、更科学的认知图式。危机发生以后,图式建构较好的个体在初级建构模式的帮助下能在短时间内走出阴影。而对于图式建构较为欠缺的个体,在危机后很长一段时间都不能摆脱阴影,走出悲伤。针对这部分个体,可以采取团体辅导、个别辅导等形式进行干预,帮助他们采用问题关注应对策略,帮助他们完善、巩固认知图式,用积极的态度理解生活,从而成功地减轻焦虑,提高自我评价,恢复社会功能。

第三阶段,危机干预后期。这是个体完成高级建构的一个重要阶段。在危机处理后,通过多种形式的干预活动协助个体不断地内化、建构和完善图式,例如汲取经验教训、掌握自我调节方法等,从而使个体获得新的成长。可以看出,建构主义危机干预模式的指向并非根除病理心理,而是重构对生活的理解。通过这种方式提高个体的应对和应变能力,以个体成长和发展为目标,促进人们自身美德和力量的成长。从这个意义上讲,建构主义危机干预模式体现了"危机"的本意。

三、新兴危机干预模式

1. 社会资源工程模式　North(2000)等人提出一种新的模型,即教育、支持和训练的社会资源工程模型(CREST)。这一模型是为一些面临危机的社会团体提供支持的基础上发展起来的,其目的在于当危机干预人员资源有限时,通过训练团体领导、警察、志愿者等,提供最初的危机干预和减轻情感痛苦的服务,从而使团体内的心理健康资源得到最大的利用,可以提高干预的效率。

2. 特异性模式　特异性模式是对特殊人群和特殊情境的干预模式。如Gordon 探讨了对经历过灾难性事件的儿童的干预,应对措施包括:提供有关事件本身的信息,指出正经历的焦虑与恐惧的合理性,鼓励儿童在群体或个人场合表达出自身的情感(年幼的孩子主要通过画画或游戏来表达),增强儿童个人和家庭的应对能力,提供具体的应对技巧以减轻应激反应等。

3. 评定 - 危机干预 - 创伤治疗模式　评定 - 危机干预 - 创伤治疗(ACT)模式是美国哈佛大学学者 Roberts 在整合了当前一些危机干预策略后提出的一种综合性危机干预模式,是一种专门针对突发性危机和创伤性危机进行心理干预的危机干预模式。ACT 危机干预模式包括评估(assessment)、危机干预(crisis intervention)和创伤治疗(trauma treatment)三个程序。这是一种专门针对突发性危机和创伤性危机进行心理干预的危机干预模式。该模式要求心理干预工作者在最短的时间内对当事人进行干预,促使当事人接受系统的心理治疗,彻底摆脱自身的心理困扰。"9·11"恐怖袭击事件发生后,心理危机干预工作者运用 ACT 干预模式对当地的一些高危人群进行危机干预,取得了明显的效果。

4. "他助 - 自助 - 助他"模式　套格申扎布(2009)将心理危机重新定义为:危机是一种认识,当事人认为某一事件或境遇是个人的资源和应付机制所无法解决的困难,因而过分关注自己的内心感受而在心理上暂时脱离社会的状态。基于这个定义,套格申扎布提出了"他助 - 自助 - 助他"的干预模式。这是一种适合于解决群体心理危机的心理危机干预模式。其最终目标为"助他",也是评估干预效果的指标。在四川地震灾区中对灾区群众的实施,也证明"他助 - 自助 - 助他"的干预模式有显著的干预效果。但该模式的理论和技术还不太成熟,并且缺乏大量实践证明,因此还有待于进一步深入研究。

5. 危机干预小组模式 危机干预小组(CIT)模式旨在通过建立精神卫生机构与警察之间的有效合作,提高警察与精神病患者的有效互动,增加警察识别、转送精神病患者到精神卫生机构的能力,从而减少不必要的监禁,提高公共安全。CIT模式诞生于美国孟菲斯地区,已被很多国家和地区应用于危机干预工作中,并建立了符合当地特色的CIT模式。该模式应用速度快,是目前在执法机构和精神卫生机构之间最有前途的合作模式。

6. 整合的危机干预模式 整合的危机干预模式又叫折中危机干预模式。整合的危机干预理论是指从现有的危机干预方法中,有意识、系统地选择和整合各种有效的方式和策略来帮助当事人。这一模式认为所有人的危机都是既独特又类似的。因此,整合危机干预模式是将各种理论和模式根据实际需要结合起来,进行综合运用,是各种方法的综合,力争使干预的效果达到最佳水平。

总的来看,上述心理危机干预模式具有三个相通的特征:①阶段划分。将干预过程划分为不同的阶段,针对不同阶段的特点采取不同的措施与策略。②整合倾向。将不同的干预模式、支持资源加以整合,使干预的效果达到最佳水平。③特异性发展。即针对不同人群、不同应激情境作深度拓展,发挥干预的特异性效果。各阶段有不同的干预方式,可以做到危机前有充分应对的心理准备,危机中有切实可行的干预方法,危机后有充分的总结提高,从危机中收获有效的自我调节方法。

第二节 心理危机干预的步骤

心理危机干预的主要目标是降低急性、剧烈的心理危机和创伤的风险,稳定和减少危机或创伤情境的直接严重后果,促进个体从危机和创伤事件中恢复或康复,帮助的及时性、迅速性是其突出特点,有效的行动是危机干预成败的关键。为了达到上述目标,更好地指导实践,有必要建立一个实用的危机干预程序。Gilliland 和 James 提出的心理危机干预六步法已被专业咨询工作者和一般工作人员广泛采纳,用于帮助许多经历不同类型危机的当事人。危机干预六步法包括:确定问题、保证当事人安全、提供支持、提出应对方式、制订具体计划和获得承诺。危机干预工作者应该将检查评估贯穿于整个六步法的干预过程中。

一、心理危机干预的六步法

(一)确定问题

危机干预的第一步是要从当事人的角度,确定和理解当事人所面临的问题是什么。对很多当事人来说，他们的危机往往是由多个错综复杂的问题交织而成。心理危机干预工作者必须能设身处地地感知和理解危机情境，清晰地界定每一个问题，否则他所采用的任何措施都无法取得满意的效果。在危机干预的初期，心理危机干预工作者应当以共情、尊重、积极关注的态度，与当事人建立起良好的关系，取得对方的信任。在此基础上，全面了解和评价当事人有关遭遇的诱因或事件以及寻求心理帮助的动机。

需要明确的问题有：①当前存在的主要问题是什么？②有何诱因？③什么问题必须首先解决？④然后再处理的问题是什么？⑤是否需要家属和同事参与？⑥有无严重的躯体疾病或损伤？另外，还必须评估自杀或自伤的危险性，如有严重的自杀或他杀倾向时，可考虑就诊于精神科门诊和住院治疗。

（二）保证当事人安全

安全感对处于心理危机之中的个体来说是最核心的需要。在危机干预过程中，心理危机干预工作者要将保证当事人安全作为首要目标。将当事人在身体上和心理上对自己和他人造成危险的可能性降到最低。

1. 帮助离开危机情境　保证安全意味着首先要保证当事人能够相对安全地脱离外界危险。如地震幸存者应离开危险的建筑，家庭暴力的受害者暂时离开施暴者等。否则，当事人生命和身体的完整性尚处于风险之中，可能不会有足够的心理资源参与到心理干预过程中。因此，当危险依然存在或者还存在潜在威胁时，心理危机干预工作者必须首先聚焦于当事人的安全。

当然，对于当事人来说，不仅需要确保现实的安全，而且当事人要能够感知到自己是安全的。但是这常常会是一个问题，因为危机会导致过度警觉，经历过危机的人会预期危险，并将安全的环境也觉察为危险的环境。因此，在当事人获得安全感之前，让当事人回溯创伤过程是不妥的。在一些干预案例中，可以引导当事人关注一些有关安全保证的陈述，如"你现在正和我一起坐在治疗室里，你很安全"。

2. 提供和保持稳定　稳定是一种持续的生理和心理状态，稳定感可使人不至因破坏性的内在或外在刺激而陷入崩溃感。应激性事件会使当事人陷入不稳定的状态，更容易出现应激反应。因此，稳定化在危机干预中对当事人来说是至关重要的一个环节，包括保持当事人生命稳定和情绪稳定两个方面。生命稳定是指一般性的生活稳定状态。对经历创伤并缺乏生命资源的人来说，首要的干预措施常常是社会工作，如保障生命安全、给幸存者提供实际的帮助、妥善安排食宿等。

在实施具体的干预措施之前，除了保持当事人的生命稳定以外，还要让当事人具备基本的心理自我平衡。这意味着有精神病性障碍急性症状、高自杀风险、严重焦虑或抑郁的人，在心理干预之前需要一些其他的干预措施，包括恰当使用药物等。

3. 提供信息　及时提供关于当事人生命安全、危机事件以及如何正确应对应激反应等的信息。以地震幸存者为例，干预者应主动提供当事人所关心的准确信息，包括地震灾害的信息、抗震救灾的进展情况、未来可能出现的危险、当事人亲属的下落，以及有关当事人躯体治疗的信息，以弥补当事人的认知缺乏和信息不足造成的极度不安全感。

4. 评估危险　对当事人的内部事件及围绕当事人的情境进行评估，如当事人躯体和心理安全的威胁程度、当事人失去能动性的可能性和严重性等。评估的同时，要保证当事人知道代替冲动或自我毁灭性行动的解决方法。

（三）给予支持

给予支持强调心理危机干预工作者与当事人的沟通和交流，使当事人了解干预者是完全可以信任，是能够给予其关心帮助的人。当然，作为处于危机情境下的当事人来说，很难轻易相信心理危机干预工作者是值得信任的人。心理危机干预工作者必须以尊重、无条件积极关注的方式接纳当事人，无论当事人的态度如何。提供支持就是提供这样一种机会——让当事人相信"这里有一个人确实很关心我"。如当事人处于极度孤独的状态下，心理危机干预工作者可以说："这样一个特殊的时刻，我非常关心你的安全，我很愿意为你提供帮助，我是某某，这是我的电话号码，当你觉得无助时，可以随时联系我，好吗？"

支持技术的目的在于尽可能地解决当事人当前面临的情绪危机，使当事人的情绪得以稳定，主要的方法包括：

1. 核心的倾听技术　在心理救助会谈中，心理危机干预工作者首要的是给当事人以肯定、支持和保证，积极与当事人共情，耐心倾听并热情关注，真诚接纳当事人所有的心理反应；提供疏泄机会，鼓励其将自己的内心情感表达出来；认可当事人表露出的情感，建立同感，不要试图说服他们改变自己的感受。关于核心的倾听技术的具体运用，将在第十一章"心理危机干预的基本技术"中进行介绍。

2. 提供具体支持　通过语言、声调和躯体语言向当事人表达，心理危机干预工作者是以关心的、积极的、接受的、不偏不倚的态度来处理危机事件的。

例如，对于地震灾区的儿童青少年来说，主要问题来自安全感的大幅降低。他们在地震期间和震后相当长的一段时间里，会表现出惊慌、无助、逃避、退化、恐惧等一系列不良情绪和行为。其中，有些孩子会出现情感休克，其表现是发呆、反应迟钝、精神麻木、记忆丧失，甚至昏迷不醒。处理情感休克的关键是心理支持，可鼓励其宣泄，让他尽量哭出来或说出来；同时，采取接受性、鼓励性和包容性语言，例如："你的感受我完全可以理解""不要怕""你说得很好，继续"等，一边安慰一边引导，可以适当通过轻抚身体、拥抱等方式来增加其安全感。

（四）提出应对方式

第四步的目的是帮助当事人探索其可以利用的替代方法，促使当事人积极地搜索可以获得的环境支持、可以利用的应对方式，发掘积极的思维方式。

这一步是心理危机当事人和干预者常会忽略的一步。在多数情况下，当当事人遭受心理创伤而失去主观能动性时，思维处于混沌的状态，不能恰当地判断什么是最佳或者更适宜的选择，有些处于危机的当事人甚至认为无路可走了。心理危机干预工作者应引导当事人认识到，有许多变通的应对方式可供选择。应该从多种不同途径思考和寻找变通的方式，例如：

1. 环境支持　这是提供帮助的最佳资源，当事人知道有哪些人现在或过去能关心自己，目标是帮助幸存者与主要的支持者或其他的支持来源（包括家庭成员、朋友、社区的帮助资源等）建立短暂的或长期的联系。

2. 建立积极的应对机制　即当事人采取可以用来战胜目前危机的行动、行为。

3. 当事人积极的、建设性的思维方式　可用来改变自己对问题的看法并减轻应激与焦虑水平。

通过从这三方面客观地评价各种可变通的应对方式，能够给感到绝望和走投无路的当事人以极大的支持。

例如，在自然灾害或其他重大创伤事件发生过程中，当事人可能会觉得自己的经历无法被他人理解或接纳，造成心理上的孤立和社会隔绝感。可以让重点人群确认自己的社会支持网络（如家人、朋友、同事以及社区内的相关资源等），明确自己能够从哪里得到怎样的具体帮助（如情感支持、建议或信息、物质方面等）。

再如，可以与心理危机当事人讨论：在危机发生后，你都采取了哪些方法来应对？如多跟亲友或熟悉的人待在一起、积极参加各种活动、尽量保持以往的作息时间、做一些可行且对改善现状有帮助的事等，避免不好的应对方式（如冲动、酗酒、自伤、自杀）。要多采用开放式提问方法，启发当事人尽可能多地想出不同的选择方案，然后再将自己想到的方案加以补充。例如，"我突然想到一个办法，你是否在近期内到你的朋友家里住上一段时间，或许你可以考虑一下"。为了找到最恰当的方案，可与当事人讨论在过去类似的情境中，哪些方法是有效的。通常当事人都能从过去的经验中想出好的解决方案。例如：

干预者："你说你现在害怕极了，无处可逃，不知道该怎么办好了，是吗？那么，你想一想，在过去，当你的丈夫威胁你、要打你时，你是用什么方法来处理的呢?"

当事人:"嗯,有过几次,我去找我的朋友小丽,她是个律师,而且很善解人意、乐于助人,我很信任她,她会给我提供住处,但是我们很久不联系了。"

干预者:"那你看看你是否重新和她联系上,当你害怕的时候,找她倾诉,也许她在法律上也可以帮助你,可以吗?"

当事人:"好,我试试。"

虽然有许多可变通的方式来应对当事人的危机,但危机干预工作者只需与当事人讨论其中的几种。因为处于危机之中的当事人不需要太多的选择,他们需要的是当前境遇下切实可行的选择。此外,值得注意的是,分析并计划可供选择的方案应尽可能与当事人合作,最好的方案是当事人能接受的方案,而且是切实可行、可操作的。干预者不能将自己的选择强加于当事人,无论这个方案多么完美。

(五)制订具体计划

危机干预的第五步是制订计划,这是从第四步直接发展而来的。危机干预工作者要与当事人共同制订行动步骤来矫正其情绪的失衡状态。要针对当时的具体问题以及当事人的功能水平和心理需要来制订干预计划,同时还要考虑到有关文化背景、社会生活习惯以及家庭环境等因素。危机干预的计划是限时、具体、实用和灵活可变的,并且有利于追踪随访。

一般来说,危机干预的计划应该满足以下两点:

1. 确定有另外的个人、组织团体或相关机构能够提供及时的支持。

2. 提供的应对机制必须是当事人现在能够采用的、具体的、积极的。根据当事人的实际情况,干预计划应注重切实可行,有助于当事人解决问题。干预计划可以包括当事人与危机干预工作者的共同配合,如使用放松技术。

在制订计划的过程中,心理干预工作者既要帮助当事人拟定一个短期的行动计划,以帮助其走出当前的危机;还要拟定一个长期的行动计划,培养当事人掌握更积极恰当的应对方式。但要注意的是,制订干预计划时,要让当事人感到这是他自己的计划,让当事人感到心理危机干预工作者没有剥夺他们的权利、独立性和自尊。

(六)获得承诺

获得承诺是帮助当事人承诺采取确定的积极的步骤,并从当事人那里得到会明确按照计划行事的保证。这是第五个步骤的自然延伸,同样,控制性和自主性问题也存在于这一过程。如果制订计划这一步完成得较好的话,则"获得承诺"这一步就比较容易。多数情况下,保证这一步比较简单,让当事人复述一下计划:"现在我们已经商讨了你计划要做什么,下一步将看你如何向他或她表达自己的愤怒情绪。请跟我讲一下你将采取哪些行动,以保证你不会大发脾气,避免危机的升级。"

这种口头概述有利于心理危机干预工作者把握当事人对行动计划的理解程度,也有利于强化当事人的承诺。若当事人对行动计划有所误解,干预者还可以做进一步的澄清,同时还有利于干预者对当事人进行随访。对当事人来说,作出承诺可以驱使他按行动计划去执行。

在结束危机干预前,心理危机干预工作者应该从当事人那里得到诚实、直接和适当的承诺。然后,在检查、核实当事人行为的过程中用理解、同情和支持的方式来进行询问。也就是说,与在确定问题或其他步骤中一样,核心的倾听技术在这一步中也很重要。

危机干预的后三个步骤主要是行动。根据当事人的需要和可利用的环境支持,采取非指导性的合作的和指导性的干预方式。

需要强调的是,在危机干预六步法中,评估动态地贯穿于始终——即根据当事人的应对能力、危机事件的威胁程度及当事人的能动性水平,对当事人过去和现在的危机状态进行评估,就危机当事人所属何种类型作出判断。具体评估内容和方法参见第九章"心理危机评估"。

保证危机干预六步法成功的基本要素是心理危机干预工作者和当事人之间良好的关系。相互信任的关系会让双方形成治疗同盟,当事人会积极配合干预者,从而达到更有效的干预结果。

除以上六步之外,还应该启动社会支持系统。社会支持系统主要包括:来自父母及其他亲人,来自老师、领导和要好的同学、朋友,来自其他方面如邻居和社区志愿者的支持等。这种支持不仅包括心理和情感的支持,也包括一些实质的救助行动。

一般经过4~6周的危机干预,绝大多数的危机当事人会度过危机,情绪危机得到缓解,这时应该及时地中断干预治疗,以减少当事人的依赖性。在结束阶段,应该注意强化新习得的应对技巧,鼓励当事人在今后面临或遭遇类似应激或挫折时,学会举一反三地应用解决问题的方式和原理来自己处理问题和危机,自己调整心理平衡,提高自我的心理适应和承受能力。

二、心理危机干预六步法的应用

下面以一个案例为例,初步展示心理危机干预的六步法。

李某,女,35岁,家庭主妇,已婚,与丈夫陈某结婚9年,有一个5岁的女孩。陈某酗酒,经常在酒后殴打李某,两年前曾将李某暴打至锁骨骨折,李某因此与陈某离婚。离婚一年后又复婚至今。复婚后陈某仍时常殴打李某,一天前李某又被陈某打得鼻青眼肿,伤痕累累。李某遂求助于危机干预工作者。

运用心理危机干预的六步法,对此个案进行干预如下:

1. 确定问题　在初步建立信任关系后，危机干预工作者首先了解李某求助的原因是什么？事情的经过如何？当前存在的主要问题是什么？什么问题必须首先解决？然后再处理的问题是什么？有无严重的躯体损伤？有无自杀或自伤的危险？

危机干预者通过积极的倾听技术、开放式提问获取信息，明确李某的问题是一个家庭暴力后的危机状态，及时评估李某的身体、情绪状况以及应对方式等。

2. 保证当事人安全　在明确问题的同时，心理危机干预工作者必须注意李某自杀与伤人的可能性。要采用封闭式的提问探究她的安全状况。例如："你身边有没有安眠药？""你有想死的念头吗？""你有伤害你丈夫的冲动吗？"而且要让李某尽快脱离危险的现场，暂时和丈夫分开，以避免进一步的伤害。

3. 给予支持　心理危机干预工作者以尊重、无条件、积极的方式接纳当事人，耐心倾听并热情关注患者所有的心理反应。身体前倾，眼神关切，鼓励李某宣泄她的愤怒、软弱和无助。可用温和、关切的语调向李某传递干预者的理解："听起来你正处于崩溃的边缘，你不知道该怎么办，是吗？""别着急，慢慢说。""如果你现在不想说，也没有关系，我会陪着你的。"

4. 提出应对方式　为了缓解当下的危机压力，心理危机干预工作者和李某一起设想可能的选择方案，和李某讨论在危机发生后，她都采取了哪些方法来应对？为了找到最恰当的方案，与李某讨论在过去类似的情境中，她曾做过哪些努力？哪些方法是有效的？通常当事人都能从过去的经验中想出好的解决方案。

心理危机干预者："你说你现在感觉要崩溃了，左右为难，你想想看以前遇到这样的困境时是怎么做的？虽然这一次可能与以前有所不同，但我猜想你在情绪方面一定也有崩溃的感觉，是吗？"

李某："是的，这样的感受太不好受。虽然以前他也打过我，但事情从来没有像这次这么糟糕，因为最近我的母亲生病住院了，我不能让她再为我担心。"

心理危机干预者："事情的确有所不同。那以前陈某打你时，你是怎么做的呢？"

李某："我先报警，然后跑得远远的，让他找不到我。我感觉崩溃的时候就打电话给我的朋友哭诉，还打电话给免费的心理热线，后来就感觉轻松一些了。"

心理危机干预者："嗯，你真的很不容易，终于挺过来了。你是怎么做到这一点的？"

李某："我告诉自己，我不能被他打死，我还有孩子，还有母亲要照顾。当我一个人静下来的时候,我会把现在的情形写下来,然后列出我现在可以做的事情。但我现在不知道这些方法能不能管用。"

心理危机干预者:"不管怎么说,你以前用这个方法确实是管用了,你现在为什么不试一试呢?写下你现在可以做的事情:你母亲在生病,你不想打扰她,你可以先把事情处理好以后再告诉她。你的孩子怎么安顿,你的工作问题、你的情绪该怎么处理,都是要好好考虑的,待会儿我们可以一起讨论。"

李某:"好的,我似乎觉得有些眉目了。"

心理危机干预者还要帮助李某寻找社会支持,建立短暂的或长期的联系。例如:

心理危机干预者:"刚才你说是你的一个朋友让你找我们的,那么你现在是住在她家里吗?"

李某:"不是,我住在宾馆里,可宾馆费用太高了,而且我一个人住在那里很孤单。"

心理危机干预者:"你还有其他可去的地方吗?"

李某:"我的朋友让我去她那里,可我不想麻烦她。我的姑妈也让我去她家住几天。"

心理危机干预者:"哦,那很好啊。朋友和亲人,不就是在你困难的时候能帮你一把的吗?要是换做是别人有困难,你也会帮助他们的,对吗?"

李某:"是的,但这总归不是长久之计。"

心理危机干预者:"是的。我们现在看看能不能找到一些部门来帮你度过这一难关。你是否愿意尝试去找一下他们呢?我先帮你联系一下妇女权益保护组织,他们或许还能帮你找一个合适的工作,这样你可以养活自己,也不用整天去面对你丈夫。"

李某:"好的。"

5. 制订计划 其实在任何危机情境中,探讨不同的选择方案和制订计划是密切相关的。在帮助李某探讨了可能的选择方案后,就可以帮助她制订短期和长期的危机干预计划。这里还要注意的是,只有让李某确实理解了该计划,且具备了执行计划的能力时,这个计划才能确定下来。

心理危机干预者:"让我们来看看你可以选择的方案。你觉得哪些对你最合适?"

李某:"嗯,我觉得,我需要把女儿安排好,我可以把她送到她姑姑家,她很喜欢姑姑,姑姑也很乐意照顾她。然后,我会去看我的母亲,告诉她我要出差一周,暂时不能照顾她,让我的妹妹照顾母亲。接下来,我会去中介找工作,这些天我会去我的朋友小丽家住。当我感到情绪起伏大、无法控制时,我会找小丽聊天,打心理热线电话,实在不行,我就打你的电话,请你帮助我。"

心理危机干预者："要是你丈夫找你,让你回家,不让你工作怎么办?"

李某:"我会坚决拒绝,再不会心软,他要是纠缠,我就报警。"

心理危机干预者:"你真的能做到这一点吗? 不再心软?"

李某:"我会的,为了孩子,我必须做到,因为他有时喝醉了还会打孩子。"

心理危机干预者:"很好,你可以把这些计划写下来吗?"

6. 获得当事人的承诺　从当事人那里获得对行动计划的承诺应该是简明扼要的,并且要及时去执行。如果可能的话,干预者留下当事人的电话号码,并约定当事人某个时间回电话给干预者,以了解计划的执行情况。

下面的对话说明了心理危机干预工作者如何从当事人那里获得承诺。

心理危机干预者:"你说你已经决定要和你的朋友小丽重新取得联系。那么,现在你能不能简单说一下,你准备何时、以何种方式和小丽取得联系?"

李某:"等我从你这里回到家就马上找一下她的电话号码,如果找不到,我就打她的办公室电话,她办公室的电话可以通过查号查到。和她联系上以后,我会尽快和她约个时间见面。"

心理危机干预者:"那你和她联系上以后会告诉我吗?"

李某:"会的。"

心理危机干预者:"很好。别忘了,这是我的名片,如果需要的话,你可以随时打我的电话,特别是你的安全受到威胁时。"

李某:"好的。当我和我的丈夫闹翻了的时候,我会给你打电话,也会离开家到小丽家或宾馆住几天,我可不想给那个酒鬼打死。"

以上就是按照危机干预的六个步骤,对一个精神处于崩溃边缘的家庭暴力受害者实施了危机干预。形成了对目前危机问题的判断,给予心理支持,克服了其恐惧感,还就如何摆脱困境形成了明确的计划,得到了当事人的承诺。

【本章小结】

心理危机干预模式可分为三大类:经典危机干预模式、建构主义干预模式和新兴危机干预模式。经典危机干预模式是由贝尔金提出的平衡模式、认知模式和心理转变模式组成,这三种模式为许多不同的危机干预策略和方法提供了基础。建构主义干预模式可分为危机发生之前、危机干预中期和危机干预后期三个阶段,每个阶段都有相应的危机干预的重点和方式。新兴危机干预模式主要包括社会资源工程模式、特异性模式、评定—危机干预—创伤治疗模式、"他助—自助—助他"干预模式、危机干预小组模式和整合的危机干预模式。心理危机干预的步骤被广泛接纳的是六步法,分别为确定问题、保证当事人安全、提供支持、提出应对方式、制订具体计划和获得承诺。

(宋玉萍)

第十一章

心理危机干预的基本技术

心理危机干预的基本技术是指对心理危机下的个体提供的外在心理援助的技术，包括在干预中建立良好的关系、提供支持以及具体的干预技术的运用。危机干预的最低目标是在心理上帮助当事人解决危机，使其功能水平至少恢复到危机前水平，最高目标是提高当事人的心理平衡能力，使其高于危机前的平衡状态。但由于心理危机干预工作的重点是在短期内帮助当事人解除危机，不同于塑造人格的长期心理咨询，时间的紧迫性和对策略有效性的要求往往需要心理危机干预工作者采用的技术较一般的心理咨询更有侧重、更有针对性。

第一节　建立良好关系和提供支持的技术

建立良好的咨询关系，是心理危机干预的前提和基础。只有在信任、真诚、安全、接纳的氛围中，给心理危机当事人提供的心理支持才易于接受。建立良好的关系不仅需要助人的积极心态，还要在平时的工作中不断总结、积累和演练相关的技术技巧。

一、倾听技巧

倾听，是建立良好关系的基本环节。准确和良好的倾听技术是心理危机干预工作者必须具备的能力，实际上有时仅仅倾听就可以有效地帮助所有的人。有效倾听主要做到以下四点：①全部精力集中于当事人；②领会当事人言语和非言语的交流内容（有时当事人未讲的东西比讲出更重要）；③捕捉到当事人准备与别人，特别是心理危机干预工作者进行情感接触的状态；④通过言语和非言语的行为表现方式，建立信任关系，使得当事人相信危机干预的过程。

（一）倾听的要点

1. 听言下之意　倾听是心理咨询的重要方法之一。在开始访谈时首先要注意倾听，只有认真地听当事人陈述，才能了解他、理解他、接纳他，才能洞察当事人隐藏在心中的深层次含义。这里所说的倾听是指要深深地听，要听出表面语言下深藏在人心灵深处的意念，一个善于倾听的人，在听当事人讲话时，要反问自己，能不能觉察出当事人内心世界的状态。倾听当事人讲话不仅能使心理危机干预工作者真正理解他，对于当事人来说也可以起到奇特的效果。当当事人认为自己已经被别人理解时，就可以得到某种程度的解脱，从而消除个人的孤寂感，使心情得到安慰和满足。

2. 让对方觉得被尊重　倾听有助于良好关系的建立。要深入了解对方，必须耐心倾听对方诉说。一位具有良好倾听技巧的心理危机干预工作者会透露给对方一种信息"你的意见和感受，对我来说很重要"。他给对方尊重，很容易获得对方的好感。人们常常会说："你那么耐心地听我说，真是太感激了！"

3. 全面评估　是要鼓励对方把自己的意思说清楚、说完整，这样才能真正了解对方。认真地听，当事人会充分地告诉你他目前的状况，有助于我们全面评估当事人，决定下一步怎么做。

4. 梳理思路　要尽可能完整清楚地听明白对方说话的内涵，不要自作聪明地猜测，有疑惑的地方要学会澄清、核实对方所说话的含义，反复鼓励对方说下去，允许对方有思考的余地，帮助对方梳理思路，引导对方从各个方面去思考问题，直至把心里的话都说出来。

5. 不随意打断对方的话　因为这样不仅很不礼貌，不尊重对方，而且还会打断对方的思路，造成思维上的混乱，更会让对方感到紧张和不安。不随便插话，不立即插话，不急着去反驳，不急于去否定、更正。如果你真的有很重要的话要说，首先应该说："对不起，我能打断一下吗？有一个重要的细节我想搞清楚！"委婉有余地的咨询对方的意见。

6. 注意眼神交流　应该用眼神不时地关注对方，并传递一种友好、关心、体贴、接受的信息。不时地记录，及时调整身体姿势。不时点头，表示理解、同意和赞许。

（二）有效倾听的注意事项

1. 澄清　是指当当事人发出模棱两可的信息时向当事人提出问题的反应。可以用的语言是"你的意思是……""你是说……"，然后重复当事人先前的信息。

2. 释义（内容反应）　将当事人的信息中与情境、事件、人物和想法有关的内容进行重新编排，进行再解释，目的是帮助当事人注意自己的信息内容。

3. 情感反应　对当事人的感受或当事人信息中的情感内容重新加以编排，让当事人经受更强烈的感受，认清和管理自己的情绪。

4.归纳总结 是释义和情感反应的进一步延伸,用两句或更多的语言浓缩当事人的信息,帮助当事人理顺信息和确定共同的主题或模式。

二、询问技术

在危机干预过程中,不可避免地需要通过向当事人提问来了解情况。问题提得是否妥当对咨询过程至关重要。问题提得好,可以促进咨询关系、增进交流和使当事人感到被心理危机干预工作者所了解;问题提得不好,可能伤害咨询关系,破坏信息交流。心理危机干预工作者有时会遇到这种情况,当向当事人提问时,他们的回答要么很小声音,要么就是点头或摇头说是或不是。对此,心理危机干预工作者会感觉很棘手。其实,能否得到更多的资料和有意义的反应,很大程度取决于提问的方式。常用的询问技术可以分成两大类,一类是开放式询问技术(open-ended question),另一类是封闭式询问技术(close-ended question)。

(一)开放式提问

一般说来,开放式提问的指向范围较广,因为询问是开放式的,没有固定的答案,当事人可以自由地描述或表达自己的情感,从而提供更多的信息,甚至有意想不到的重要信息被不经意地表达出来,为进一步的干预打下基础。开放式提问一般是以"什么""如何""能不能"等来开头的,可以促使当事人较深入和详细地表达。例如,"你能不能告诉我,这件事为什么让你感到很伤心?""能告诉我,你是怎样想的吗?""当时你有些什么反应?""还有什么人在场?""你是怎样看待这件事?"

(1)要求叙述:"请告诉我……""在什么情况下……"

(2)围绕机会:"你打算……""它将如何帮你去……"

(3)避免问"为什么"。

虽然开放式问题能够让心理危机干预工作者很明确地获得到当事人一般性的信息。但是,开放式询问会涉及对方的看法,也有可能引出对方较为特殊的反应。因此,在使用开放式问题时需要注意以下几个问题:一是以良好的关系为前提,二是提问时注意语气语调的运用,三是不要让当事人过多地处在被"询问"的地位。

(二)封闭式提问

封闭式提问通常是用来澄清当事人的真实想法,收集必需的背景资料,了解当事人对事物认知的重要信息。当当事人的意思表达含糊不清时,可以将其引入正题。问话方式通常使用"您同意吗?""是不是""要不要""可不可以?""有没有"等词,而回答也是"同意""不同意"或做某项选择等简单回答。例如:"这是否意味着你想自杀?"等。另外,封闭式提问还特别适用于得到当事人的保证,在制订了行动计划后,可以向当事人提问:"你愿意与某某合作去做……吗?"从而得到当事人的承诺。与长期心理治疗中的提问相反,封闭式提问常在危机的初期阶段使用,以用来确定某些特别资料,帮助危机干预工作者快速判断正在发生什么。

(1)要求回答特殊的问题:"这种情况第一次发生在何时?""你将去何处?""你想伤害她吗?""你回去过那儿吗?""这是否意味着你要自杀?"等。

(2)得到担保:"你愿意与人合作去做……?""你会与他面对面的讨论这个吗?""你同意……""你打算什么时候做这事件?"等。

(3)否定式提问:否定式提问是一种封闭式问题,常用来作为听者与讲话者趋于认同的一种微妙方式。"不是""不可能""不会"等都是表示或暗示同意。

三、语言反馈技术

语言反馈技术是把当事人的语言、思想经历,经过分析、概括、总结、提炼,用简短的语言反馈给当事人,启发当事人用不同的视角来剖析自己的困扰,从中找到问题的关键及解决之道,或得到人生的领悟。如"从这份痛苦的经历中你学到了什么?"又如"在这些事件中,哪些事对你影响最大?"等。语言反馈技术是和倾听及询问技术结合在一起应用的,同时整个过程也贯穿着情感的交流和互动。语言反馈应用得好,可以使交流变得很顺畅,心理危机干预工作者也能获取重要的信息,倾听时可以保持沉默,也可以适当地给予语言反馈。

(一)语言反馈的基本要领

1.倾听并归纳当事人的基本意思。心理危机干预工作者可以在心中重复或回忆当事人谈话的内容,思考"当事人诉说的信息中告诉了我些什么?""在他所说的信息中存在什么样的情境、人物、物体或思想?"以此来辨别信息中的认知部分。

2.提纲挈领地向当事人复述基本意思。在弄清当事人的问题后,选择适当的语句进行解释说明,在使用解释说明当事人意图的语句中,要尽量选择一种接近当事人所使用的感官词汇的语句。注意要尽量用陈述句而不是疑问句。

3.观察当事人的反应,看他是否感到被准确理解了。通过倾听和观察当事人的反应来评价自己进行释义的效果。如果你的释义是准确的,当事人会以某种方式来肯定它的正确性和有效性。

心理危机干预工作者在使用语言反馈时常使用的句子:"那看起来就像……""从我的立场来看……""我所看到的……""我明白你的意思……""就

153

像我所听到的……""正如你所说……""我感觉到……""你的主要意思是……"等。

(二)注意事项

1. 尽量使用第一人称 在交谈中,使用第一人称,例如,"我们应该这样""我们会觉得……"会一下子缩短心理危机干预工作者与当事人的距离,让当事人感觉心理危机干预工作者真正参与并理解了自己的体验,有利于双方建立良好的关系。

2. 对叙述内容进行再编排 不能增加或减少当事人叙述的内容,编排时要慎重选词,以便能够引起进一步的讨论,或增加对当事人信息认知部分的了解。

3. 明确表达自己的意思 处于危机中的当事人往往会感到无人能够理解自己的处境和感受,心理危机干预工作者在倾听的过程中,应该明确向对方传达"我理解",明确告诉当事人我理解正在发生什么,这将会对当事人提供极大的支持。在心理危机干预工作者不得不对当事人的有关行为,特别是当事人作出伤害自己或他人的行为作出价值判断时,心理危机干预工作者应该实话实说,但实话实说仅限于对这一具体行为的评价以及会采取的措施,不能用于评判当事人的人格,因为对于人格的负面评判会加重当事人的挫折感,对其行为改变没有作用。

四、情感反应及表达

(一)概念及作用

情感反应及表达是心理危机干预工作者和当事人之间的情感互动。情感反应是指心理危机干预工作者把当事人语言与非语言行为中包含的情感整理后,反馈给当事人,使其对自己隐藏的情绪有明确和清晰的认识,引出丰富的情感世界,并加以疏通、调理、释放其情绪,以促进当事人心理康复。情感反应的基本作用包括:协助当事人觉察、接纳自己的感觉;促使当事人重新拥有自己的感觉;使心理危机干预工作者进一步正确地了解当事人,或使当事人更了解自己;有助于建立良好地咨询关系。情感表达技术指心理危机干预工作者将自己的情绪、情感及对当事人的情绪、情感等告知当事人,以影响当事人。心理危机干预工作者所作的情感表达,其目的是为当事人服务的,而不是为了满足自己的表达欲或宣泄自己的情感。因此其所表达的内容、方式应有助于当事人的叙述和咨询的进行。

(二)情感反应的步骤

1. 倾听并思考当事人的基本情感 注意倾听当事人信息中使用的情感词汇,留心观察当事人传递言语信息时的言语表情、面部表情及身体姿势表情。

2. 用语言传递当事人的情感　心理危机干预工作者将体会到的由言语和非言语线索获得的情感，用自己的语言反映给当事人；在语句中加入当事人情感发生时的情境。

3. 评估当事人的反应　观察当事人的反应，评估你的情感反映是否准确。

（三）注意事项

1. 利用视听信息　在某种情况下，情感反应的句式可以用接受到的当事人视觉的或听觉的信息，如"我听你说话感到……""你看起来好像……"。

2. 注意情绪的来源和所指的对象　任何情绪都有来源，一个孩子在学校里注意力不集中、心情沮丧，可能的原因是父母关系紧张或者已经离异。过去的情绪也可以储存在潜意识里，当有现实刺激的时候诱发出来。情绪不但有来源，而且有所指的对象，愤怒会针对某些人、某些事件、或物品，对事件和物品的愤怒，经过细致的分析，也和相关的人有难以分割的关系。

3. 检验情绪的真实性　有时当事人为了回避痛苦，否认自己的情绪，如果处理这份情绪的时机还不成熟，可以暂时放下。如果时机已经成熟，面对就能成长和领悟，就可以用放松技术让当事人回到出现情绪的情景中，观察其无意识的反应，了解其内心感受就能核实。另一方面，心理危机干预工作者所感受到的当事人的情绪也不一定是准确的，通过询问就能证实，如"……是这样的吗？""我所理解的是不是您的真实感受？"。

4. 注意当事人的无意识反应　呼吸的变化直接反映了情绪的变化。迅速的和沉重的呼吸信号与强烈的情绪有关。注意面部表情和颜色的变化、身体紧张度的变化、声调的变化尤其是言语的犹豫不决或迟疑。当讨论一件困难的问题时，你还会发现明显的情绪缺乏或回避，这可能是一条线索，说明当事人暂时不愿处理，或者是对于当事人的文化来说，表达这种情绪是不合适的，心理危机干预工作者应留意并记住这些变化，在合适的时候再做安排。

5. 支持与陪伴　如果当事人情绪激动时，如流泪、愤怒、失望、兴奋时，心理危机干预工作者对自己情绪变化和可能受到的影响进行审视，同时给当事人以支持，要给啜泣、叫喊、颤栗留有空间。你可以用如下这类短语："我在这里，我会在这里陪伴您。""我会和您一起面对这件事。""发泄出来……那会好一些的。""来，做几个深呼吸，您会好受些！""这些情感很正常……，我理解你。"注意处理情绪时，一个有痛苦的心理创伤史的当事人，他的问题始终有重新出现的可能性。

第二节 常见的心理危机干预疗法

在心理危机干预过程中，主要根据当事人的不同情况和心理危机干预工作者的专长，采取相应的心理危机干预疗法，如支持性心理疗法、当事人中心疗法、意义疗法、放松疗法等。

一、支持性心理疗法

支持性心理疗法（supportive psychotherapy）是帮助当事人度过心理危机、克服消极情绪、调整认知、减轻心身压力的一种非特异性心理咨询方法，是所有心理咨询和心理护理的基础性措施。支持性心理疗法尤其适合经历了严重心理创伤的人，如遭遇强奸、家庭破裂或亲人意外身故，当事人心情极度低落，处于精神崩溃的边缘，难以支撑或有轻生意念。支持性心理疗法有两种含义：一是指根据行为矫正术的原理，对当事人表现出来的正常的、可取的或较以前有进步的行为加以赞赏鼓励的技术。该疗法只看重个体表面行为的进步或改变，不去探究其心灵深处的原因，故也称为表面治疗法；二是指通过精神支持和社会支持等方法给予心理脆弱者以心理支持性陪伴。

采用支持性心理疗法的心理危机干预工作者鼓励当事人谈出自己的问题，听取诉述，然后提出建议，指导或劝告，帮助他们度过或克服危机。当事人面临亲人亡故或罹患不治之症等无法克服的困难和事件时，应帮助他们面对现实、接受事实，并进行自我调适，最基本的治疗技巧有：①支持与鼓励。支持就是让当事人感受到来自心理危机干预工作者、家人和社会的关心，有人在帮助他共同应付困境。鼓励是针对消极悲观、缺乏自信的当事人，当他们了解问题的性质之后能振作精神，鼓起勇气，提高应付危机的信心。保证则是心理危机干预工作者以充分的事实为依据，用坚定的语调来表达，常针对多疑和情绪紧张的当事人；②倾听与共情。倾听需要听懂当事人所讲的事实、所持的观念、所体验的情感，具体包括采取恰当的提问方式、鼓励与重复对方的语句、针对某个问题进行说明、会谈总结。倾听的基本要求是心理危机干预工作者能够在共情的水平上倾听。在交谈过程中用心去体会、感受当事人的内心世界，用语言准确地表达对当事人内心世界的理解。引导当事人对其感受作进一步的思考；③说明与指导。说明是心理危机干预工作者针对相关问题进行解释。指导是心理危机干预工作者对当事人提出行动建议，采取适当的方法解决问题。多采用通俗易懂、深入浅出地讲清危机或问题的性质及对其具体的要求，切忌用复杂高深的术语使当事人难以理解。指导意见亦要简易扼要，必要时可书写下来交给当事人，让他们事后反复参照执行；

④控制与训练。针对行为方面的问题而言，是一种自我约束，主要针对自我控制能力不强的青少年采用。也可以是强制力约束，主要是针对有明显行为问题的当事人；⑤改善处事态度。学习认识自己的性格特点，认识正确的人生观念和态度。

二、当事人中心疗法

（一）基本理论观点

当事人中心疗法（client-centered psychotherapy）是心理咨询师以平等伙伴的身份去理解来访者的问题和情绪，为其提供一种无所顾忌地自由表达和宣泄的机会，帮助其体验自我价值，实现其人格成长的心理咨询或辅导方法。由美国心理学家罗杰斯创立，以人本主义心理学、存在主义心理学为理论基础，认为来访者并非都需要"专家"来指导，相信每一个人在尊重和信任的前提下，都有能力作积极的、建设性的、有利于发展自我的选择，强调咨询师的态度、个人特质以及咨询关系是咨询过程中最基本的决定因素，而咨询师的理论知识和技术是第二位的因素。

在这个疗法中，来访者拥有决定治疗方向的重要责任，来访者会面临为自己做决定的机会，并与自己个人的力量达成协议。罗杰斯认为，每个人都生而具有自我实现的内驱力和从别人那里获得赞许和积极关注的需求，但在很多情况下，这两种需求是不可兼得的，甚至是矛盾的。一般来说，人们常常要牺牲和压抑自我实现方面的欲望，按照社会或别人的标准来违心地作出"好"的表现，这种矛盾如果长期存在或过于强烈，人便会出现心身方面的障碍。因此，当事人中心疗法，就是在咨询室里创造一种积极的无条件和没压力的宽松气氛，让当事人自己在尽情地表述中使被歪曲、压抑和受损的自我实现的潜力释放出来，并在心理咨询师的帮助下进行修复，从而走上自我实现与完善的心理发展的正常轨道。

（二）治疗关系的建立与条件

罗杰斯认为咨询关系是当事人发生积极改变的充分必要条件。在以当事人为中心疗法中，关系是根本，它是咨询过程的开始，是咨询中的主要事件，也是咨询的结束。

咨询师与当事人的关系应是安全和相互信任的，一旦建立一种安全和相互信任的气氛，就能促进咨询关系的发展。咨询师与当事人之间是平等的关系。咨询师不会卖弄自己的知识，也不会把咨询过程神秘化。当事人的改变大部分依赖于这种平等关系的质量。当当事人体会到咨询师对自己的接纳性倾听时，他们将逐渐学会以接纳的态度聆听自己。当他们发现咨询师对自己的关心和重视时，当事人也会学会开始重视自己。当当事人感受到咨询师的真诚时,他们就会卸去防御并学会真诚地对待自己和咨询师。

1. 无条件积极关注　咨询师首先应该让当事人感到,他是完全地、毫无保留地被接受的。咨询师给予当事人以无条件的尊重、接纳和积极的关怀,对当事人所表露的一切体验、观念和情绪都不要以任何方式加以评价,尤其不能表现出不赞成的态度。面对咨询师这种完全接纳的态度,当事人就可以自由表达自己内心世界的感受,接受自己的情绪,尤其是担心遭到别人拒绝和反感而一直隐藏的体验和情绪,并通过自身力量达到对不良状态的探索和领悟。

2. 共情　共情被认为是来访者为中心疗法中影响治疗效果最重要的技术,要求咨询师在不加任何个人价值观的前提下,设身处地体会当事人的真实情感以及这些情感所表达的意义。另一方面,让当事人真正感到自己完全被人接纳和理解,加深当事人对自身的真实理解,从而走出自我关注,学会去关注他人和周围环境。

3. 无条件的倾听　咨询师应耐心、富有诚意地听取当事人诉说的一切。在倾听时,咨询师绝对不能是被动的听者。因为咨询师表现被动,无动于衷,当事人就会感到他对自己漠不关心、没有获得同情和认可,甚至觉得自己可能被咨询师讨厌,咨询也就难于继续。咨询师倾听时要有诚意和专心致志,不仅用耳听,还要用脑听、用心听,随时用恰当的方式来回应当事人,只有做到有反馈、有交流,诚心诚意地倾听,咨询才有意义,才能给当事人以帮助。

4. 复述和反馈　为了让当事人感受到咨询师能听懂也能理解他所倾诉的一切,咨询师可简要的复述和引申当事人的思想和感受。比如把对方的话转变为自己的话重复出来,这样对方就会肯定你理解了他的话,进而还会有助于当事人对自己的所思、所言、所感获得新的理解和领悟。

三、创伤聚焦的认知行为疗法

长期以来,认知行为疗法因其结构化、短程、高效等特点而得到广泛应用,研究者也尝试将其应用于心理创伤领域,即创伤聚焦的认知行为疗法(trauma-focused cognitive-behavioral therapy, TF-CBT)。

目前结构性最完整的 TF-CBT 治疗方法是由 Cohen 等人提出的,他们将其主要运用于儿童和青少年的创伤后干预。Cohen 等人提出的 TF-CBT 是一种短程治疗,一般进行 12~18 次,每次 60~90 分钟,主要的治疗内容包括心理教育与亲子训练、放松训练、情绪调控训练、认知应对训练、创伤复述与对创伤经验的认知加工、创伤线索暴露、亲子联合治疗、促进安全与未来发展轨迹等八个方面。

1. 特点　TF-CBT 之所以能取得这样的效果,是因为它具有以下四个特点：首先，TF-CBT 的认知治疗成分主要针对个体的感知和思维尤其是产生歪曲观点的思维模式进行工作，以达到改变行为的目的；其次，TF-CBT 中的行为治疗强调对创伤情境或刺激的习惯化行为反应的修正；再次，TF-CBT 还将其他家庭成员纳入治疗中，以解释和改变家庭成员的互动模式，使家庭成员能更好应对孩子的情绪痛苦、更好地支持孩子；最后，TF-CBT 注意引导经历创伤的个体站在终生发展的框架上（"这件事发生前……""发生时……""发生后……"）来看待创伤事件。

2. 流程　一个完整的 TF-CBT 干预包括以下几个环节。首先，应该由对整个家庭的心理教育引入，为这个家庭建构应对创伤的技能，包括家长管理与支持孩子的技能、与孩子有效交流的技能以及孩子自身的放松技能、情绪调控技能，并让这个家庭理解认知对情感和行为的作用，提供认知应对技能；其次，通过复述和暴露的方法处理创伤，寻找不合理的信念，学会跳出创伤看生活，减少对创伤线索的回避，并鼓励孩子和家长运用之前学到的技能，使得创伤聚焦的阶段产生情绪和行为问题时不至于无法应对。与家长分享孩子的创伤复述时，各种家长可能出现的情绪反应可以在这个阶段得到处理，为家庭系统面对创伤的互动做好准备；最后，进入家庭对创伤的总结性讨论，巩固父母学会在创伤后支持孩子的能力以及孩子在创伤后寻求父母帮助的能力，咨询师可给予增进安全、促进未来成长的建议，如安全技能、应急预案等，并鼓励来访者继续运用在治疗中学到的技巧，以达到在结束治疗后保持治疗效果的目的。

四、意义疗法

意义疗法（Logotherapy）是指导当事人探寻生命的本质和意义，开阔视野，认识到自己存在的价值，以积极向上的态度面对目前的困难，克服心理危机，树立重新生活的勇气。尤其适合面对灾难和处于危机中的辅导对象。意义治疗就是要帮助当事人提高发现意义的能力，从危机、挫折和病患中发掘新的意义，反思生命的价值。该方法由美籍德国心理学家弗兰克尔（Viktor Frankl）倡导。

（一）意义治疗的治疗技术

1. 意义分析　意义分析主要针对精神神经症以及精神紧张等症状的一种治疗技术。弗兰克尔认为，产生于神经、精神和自我方面的精神神经症，可能是由价值和意识冲突以及在发现生命终极意义的挫折中造成的，可以通过帮助当事人找到应投身的事业、应建立的关系和应实现的价值进行干预。也就是通过帮助当事人分析其存在的意义，使人的精神因素复苏，从而全面地认识自己的自由和责任。

2. 矛盾意向法　也称矛盾取向或自相矛盾意向法。这种方法可抢先控制住事先的焦虑,让人松弛、从容镇定地应付环境。其主要思想是:当当事人被某种心理症状缠绕时,劝解当事人不要与症状斗争,相反,采取一种让症状继续下去的行为和想法,以此来解脱症状。矛盾意向法就是利用这种现象,使有恐惧感的人故意去想要他所害怕的东西,哪怕违背其心理,使之内心矛盾,却正好可以导致心理疾病的恐惧感被相反的愿望所取代。

3. 非反思技术　非反思是用来应对过分反思的,是指为了消除某一症状,有意识抽回集中在这一症状上的注意力,让注意力转移到更有意义的事情上,使个体不再被焦虑所困扰的过程。即用与某一思虑(过分反思)相反的或背道而驰的事物作为自己关注的对象,以此转移注意力,将个体对自我的关注转向他人或他物,从而抑制引发焦虑症状的过分反思。

(二)意义疗法的实施过程

1. 第一阶段:确定干预对象　意义治疗首先要确定当事人的状况是否适合于做意义治疗。每个当事人的心理困难和问题都是不同的。一般而言,适合于其他心理治疗方法的心理和行为障碍,也适合意义治疗。

2. 第二阶段:收集、分析当事人信息　这一阶段的主要工作是收集、分析当事人的心理和行为障碍的状态表现以及形成的原因。一旦确定咨询对象,便开始通过会谈和其他观察,来寻找并分析其问题属于哪一范围中的哪一层次,以找到问题的症结。

3. 第三阶段:启发、诱导,并提出改善症状的建议　在意义治疗中,经由咨询师分析当事人的生活事件,努力使当事人再意识到某些东西,或他的内心深处究竟渴望什么,诱导他随着分析过程理会体味到存在中的意义,以帮助当事人关怀现实意义与价值。这种分析过程不是经由当事人自由联想或内省、回顾来进行,而是咨询师将咨询焦点集中在将要完成的工作与意义上结合当事人的现状,对个人生活意义问题进行说明和解释,让当事人对他自己所处的环境和自身有一个新的认识视角。在引导的同时,咨询师为当事人提供改善和消除症状的方法或建议。

4. 第四阶段:态度改变　通过对当事人生活现实的分析,启发当事人换一个角度来看问题,使其重新领悟生活,并改变其生活态度,这是意义治疗中关键的一环,因为生活态度是影响当事人的一个至关重要的因素。有心理障碍的人往往认识受到限制,变得过分专注自我,丧失控制感,失去对价值观的重视和对他人的信念。很多心理障碍的改变实质上是态度方面的改变。这种改变将会使当事人在获得认知领悟的同时,体验到惊喜或惊奇,增强自身信心。

5. 第五阶段:巩固、迁移治疗效果与结束阶段　咨询师引导当事人带着新的态度去生活,通过不断实践,使当事人对意义的理解内化,把生活意义与个人生活予以整合,从而改变自身的行为,使病态行为得以消失,并通过不断实践使之巩固,即将咨询中获得的生活态度和对意义的感悟迁移到现实生活中去。当咨询的目标达到时,也就意味着一个咨询过程的结束。

五、放松疗法

经历灾难和各种危机,个体常表现出肌肉紧张、心悸、呼吸加快等自主神经兴奋和焦虑、惊恐不安等情绪障碍以及睡眠障碍、做噩梦、血压升高等身心障碍,此时,最立竿见影的心理干预方法莫过于放松训练了。

人类通过放松方法来调节身心和治疗疾病已有很长的历史了。中国古代的导引术、印度的瑜伽、日本的坐禅都是具有悠久历史和丰富的文化底蕴的放松方法。现代实验和实践表明,放松训练可以使机体产生生理、生化和心理方面的多种变化,不但对于一般的精神紧张、神经症有显著的效果,而且对某些与应激有关的心身疾患也有一定的效果。个体在进入放松状态时,全身骨骼肌张力下降、呼吸频率和心率减慢、血压下降、大脑皮层唤醒水平下降、皮肤温度升高、胃肠运动和分泌功能等也会发生变化。放松疗法具有调整大脑皮层和内脏器官功能,特别是调整自主神经系统功能的作用。在现代,综合系统脱敏程序,放松训练已经成为行为主义心理学的基本治疗方法之一;结合电子技术和音乐手段,还发展出了生物反馈疗法等新兴的现代放松治疗技术。

近年来放松训练发展了五大类型:渐进性肌肉放松、自主训练、自我催眠、静默、生物反馈辅助下的放松。

1. 渐进性肌肉放松　具体措施如下:采取舒适的坐位或卧位,循着躯体从上到下的顺序,渐次对各部位的肌肉先收缩 5~10 秒,同时深吸气和体验紧张的感觉;再迅速地完全松弛 30~40 秒,同时深呼气和体验松弛的感觉。如此反复进行,也可只进行某一部位或是全身肌肉一致的紧松练习。练习时间从几分钟到 20 分钟,可根据训练肌群范围灵活运用。本疗法无禁忌证,老少皆宜,已广泛应用。

由治疗师做如下指令:"现在我们来练习如何使自己放松,请跟随我的每一句话,将全身各个部位的肌肉依次紧张和放松,然后体会这种感觉。下面我们开始,首先从放松上肢开始,然后是下肢,头颈部,最后是躯干。现在请跟着我的话来做"

（1）"请深吸一口气,保持住(约 10 秒)。很好,慢慢把气呼出来,慢慢地。现在我们再来做一次,请你深吸一口气,保持住(约 10 秒)。好,请慢慢把气呼出来,慢慢地。"

（2）"现在请伸出双手,紧握拳头,然后向肩部慢慢弯曲你的肘关节和肩关节,用力握紧拳头,让整个上肢都紧张起来,体会这种紧张的感觉,坚持住(约10秒)。好的,现在放松你的整个上肢,彻底放松,你会感觉到整个手臂轻松、温暖,这就是放松的感觉,仔细体会。"(再做一次,让当事人再次体会紧张和放松的感觉。)

（3）"现在请伸直并绷紧双腿,保持住,体会大腿肌肉紧张的感觉(约10秒),然后放松。再将两脚的脚趾并拢,向下收紧,体会腿部肌肉的紧张(约10秒),放松整个脚部,慢慢体会这种放松的感觉。现在再将你双腿伸直,脚尖向上翘起,绷紧小腿肌肉,坚持住(约10秒)。然后放松,体会小腿放松的感觉。"(再做一次,让当事人再次体会紧张和放松的感觉。)

（4）"现在放松头面部,请你睁开双眼,向上皱起眉头,用力,体会额头紧张的感觉(约10秒)。然后放松,慢慢闭上眼睛,体会放松的感觉。"(再做一次,让当事人再次体会紧张和放松的感觉。)

（5）现在我们来学习放松颈部,请将头尽量后仰,让颈部肌肉紧张起来,坚持住(约10秒),然后放松。再将头尽量左偏,感受左侧颈部肌肉的紧张,坚持住(约10秒),然后放松。再将头尽量右偏,感受右侧颈部肌肉的紧张,坚持住(约10秒),然后放松。最后将头尽力低下,再低一点(约10秒),然后放松。慢慢体会颈部肌肉放松的感觉。"(再做一次,让当事人再次体会紧张和放松的感觉。)

（6）"现在,请放松躯干上的肌肉。请往后扩展你的双肩,用力扩展,保持住(约10秒),然后放松。让你的双肩向上提起,用力上提(约10秒),然后放松。让你的双肩向内收紧,用力收,保持住(约10秒),然后放松。(再做一次,让当事人再次体会紧张和放松的感觉。)

（7）"最后放松臀部肌肉,请试着让会阴用力上提,使臀部肌肉紧张起来,保持住(约10秒),然后放松。(再做一次,让当事人再次体会紧张和放松的感觉。)

2. 自主训练　自主训练又叫做"适应训练法",是自律、自生、自发性的训练,根据"自我暗示"和"催眠"时的放松而提出。进行自主训练,要求被训练者放松坐好,闭上双眼,把头部挺直略向前倾,后背轻靠在椅子上,两脚摆放如肩同宽,脚心贴地面,两手平放在大腿上。然后做三次深呼吸,排除杂念,把意念引导在手心,逐渐会感到注意力指向的部位慢慢地产生温觉。这时,心里可反复默念:"心静下来,心静下来……"。开始,先由治疗者给予言语性指导,进而由被训练者自行想象。自主训练包括六个程式:沉重感、温暖感、缓慢呼吸、心脏慢而有规律跳动、腹部温暖感、额部清凉舒适感。

（1）沉重感(伴随肌肉放松):躺在床上,请你闭上眼睛,想象我手里拿了一个 10 公斤重的铁哑铃，我将它放在了你的左臂上，你感到左臂很重、很重，抬不起来了。我拿起了铁哑铃又放在了你的右臂上，你感到右臂很重、很重，抬不起来了。我拿起哑铃再放在你的双腿上，你感到双腿很重、很重，抬不起来了。

（2）温暖感（伴随血管扩张）：请你继续闭上眼睛，想象来到了一间浴室，地板上放着许多小浴盆，里面装着温暖的水，浴室中间有一个舒适的躺椅，你走过去躺在上面，然后，你将左手伸向左上方的浴盆里，现在你感到手指尖热了，手心手背热了，手臂热了，暖流还在向上传。接下来你又将右手伸向右上方的浴盆里，现在你感到手指尖热了，手心手背热了，手臂热了，暖流还在向上传。接下来再将你的左脚伸向左下方的浴盆里，你感到温暖的水覆盖了你的左脚脚面和左腿，你感到脚心脚背热了，暖流仍在向上传。最后，你将右脚伸向右下方的浴盆里，你感到温暖的水覆盖了你的右脚脚面和右腿，你感到脚心脚背热了，暖流仍在向上传。现在，全身的血管在扩张，血液循环的速度加快了，你感到很温暖、很舒适、很放松、很轻松。

（3）缓慢呼吸。

（4）心脏慢而有规律跳动（对心动过速者可辅助进行心脏训练）。

（5）腹部温暖感（对胃肠不适者可辅助进行腹部温暖感训练）。

（6）额部清凉舒适感（对高血压者可辅助进行前额清凉感训练）：请你闭上眼睛，想象自己来到北方的一个小镇，正值隆冬季节，寒风刺骨，傍晚，你走进一家旅店，打开客房的门，屋内有通红的炉火，床上铺着厚厚的被褥，被褥很松软，你躺下去，睡着了，第二天早上起来，你拉开窗帘，阳光很刺眼，又发现对面屋顶上白雪皑皑，原来是昨晚下了一场雪，似乎外面传来滴水的声音，你诧异地打开房门，打算一步跨进院子，没想到屋檐上几滴被融化的雪水，滴答滴答，滴在你的前额上，你马上感到前额非常清凉，很舒服，很轻松，很……现在，我从 10~1 倒数，数到 1 的时候你再轻轻地睁开眼睛。

3. 静默 是使自己静坐、闭眼、凝神于某种形象物体（如一束鲜花）如某种意境（如畅游于湖光山色之间），排除一切杂念而使情绪宁静下来。我国气功中的静功、印度瑜伽（Yoga）中的某种类型和日本的坐禅都属于这一方法。

4. 生物反馈辅助下的放松 生物反馈在放松疗法的基础上借助现代化电子仪器将体内不易感觉到的生理活动信息（如血压升降、心率快慢等）显示出来，让当事人根据这一信息学习，使生理活动朝着要求的方向变化。

六、音乐疗法

音乐疗法（music therapy）是通过生理和心理两个方面的途径来治疗疾病。一方面，音乐声波的频率和声压会引起生理上的反应。音乐的频率、节奏和有规律的声波振动是一种物理能量,而适度的物理能量会引起人体组织细胞发生和谐共振现象,能使颅腔、胸腔或某一个组织产生共振,这种声波引起的共振现象,会直接影响人的脑电波、心率、呼吸节奏等。音乐治疗用于治疗创伤后应激障碍在美国等发达国家已经很普遍,其疗效也得到充分的肯定。

（一）音乐治疗在创伤治疗中的作用

科学家认为,当人处在优美悦耳的音乐环境之中,可以改善神经系统、心血管系统、内分泌系统和消化系统的功能,促使人体分泌一种有利于身体健康的活性物质,可以调节体内血管的流量和神经传导。另一方面,音乐声波的频率和声压会引起心理上的反应。良性的音乐能提高大脑皮层的兴奋性,可以改善人们的情绪,激发人们的感情,振奋人们的精神。同时有助于消除心理、社会因素所造成的紧张、焦虑、忧郁、恐怖等不良心理状态,提高应激能力。音乐治疗的作用主要表现在:宣泄负性情绪、激发积极的想象、转移消极情绪、摆脱孤独感和无助感、激励斗志。

（二）音乐疗法的形式与内容

音乐疗法,一般分主动式治疗(亦称参与性音乐疗法)与被动式治疗(亦称感受性音乐疗法)两种形式:①主动式治疗。可单独或集体接受治疗,其内容是唱歌、跳舞和演奏等,另外亦可把音乐与体操、音乐与跳舞相结合运用。总之,让患者通过从事音乐活动来调节情绪,逐步建立适应外界环境的能力。这种治疗方式国外多用于康复机构、精神病医院、肿瘤医院等。②被动式治疗。单独或集体接受治疗,主要依靠听觉器官去倾听音乐。欣赏音乐过程中,通过音乐的旋律、节奏、音响、音色等去领悟音乐的各种心理效应,以使患者在心理上达到自我调整作用。上述两种治疗形式可单独进行,亦可相互结合进行。此外,音乐疗法不应理解为单纯通过音乐音响来进行治疗。所以,在治疗过程中尚需结合进行心理讲座(特殊病例需辅以个别心理治疗)和音乐艺术讲座。具体的实施形式有:

1. 歌唱　具体有以下几种方式:①歌唱前,咨询师先用乐器演奏出通俗易懂的乐曲,让当事人哼唱;②当事人自由唱,咨询师用乐器伴奏或打节奏;③咨询师预先选择好当事人最喜欢的歌曲,通过音乐播放与当事人一起哼唱或伴奏;④找一种特定的诗歌,由咨询师和当事人商量配什么曲调;⑤把当事人组织起来(通常4~11人)进行团体合唱,其中一人指挥。

2. 乐器演奏　具体有以下几种方式:①选择与咨询者最近的行为表现相符合的演奏乐器,例如攻击性强者选择打击乐器,情感变化大者选择抒情性的乐器等;②咨询者和当事人合奏,先让当事人选择一个乐器,咨询师再选择一个与其相配乐器;③使用大型乐器,注意其节奏变换,因为节奏变化反应情绪,这是情感在音乐中的投射;④自由演奏;⑤团体演奏。

3. 音乐创作　具体有以下几种方式：①增加乐曲打击节奏；②变化曲子的快慢节奏；③听自己喜欢的轻音乐乐曲，记下乐谱；④想象性创作，为喜欢的乐曲填词或为喜爱的诗歌谱曲。

4. 音乐游戏　指一种围绕某个主题，与音乐治疗师一起互动，随着音乐进行游戏或活动的治疗方式。音乐游戏有助于调节情绪，促进人际关系，增进团队精神。

七、绘画疗法

绘画疗法（drawing therapy）是表达性艺术治疗的方法之一。方法是让绘画者透过绘画的创作过程，利用非语言工具，将混乱的心、不解的感受导入清晰、有趣的状态。可将潜意识内压抑的感情与冲突呈现出来，并且在绘画的过程中获得纾解与满足，而达到诊断与治疗的效果。可以在有限的空间（纸张）呈现完整的表现，绘画者可以客观地观看自己的作品。适合成人及儿童。其主要原理有三：绘画是潜意识的表达；绘画应用的是投射技术；绘画的语言丰富，内容清晰。

（一）绘画在危机干预中的作用

经过危机事件的人，有时候很不愿意开口说话，或不愿意提及危机事件，或拒绝与人沟通，尤其是儿童，也许更不愿意与有代沟的成年人交流思想和感情。在这些情况下，绘画心理治疗技术就有其用武之地了。在危机干预中，绘画疗法的主要作用有：

1. 促进心理辅导或心理治疗关系的建立　艺术治疗的过程是心理咨询师、艺术治疗师和孩子或其他当事人一起活动的过程，绘画活动在心理咨询师和与当事人之间架起了一座连接的桥梁。讨论绘画作用，而不是直接讨论危机事件或危机过程，有助于打破危机当事人有话说但又不想说，不好表达但又想别人了解自己的尴尬局面。因此，绘画有助于避免一些咨询关系和谈话中的阻抗，启动咨询关系的建立和推动咨询关系的发展。

2. 表达认知和情绪　绘画不仅是危机和痛苦的一面镜子，也是表现梦想、逃离恐惧和表达其他方式难以表达的经历的途径。绘画疗法属于表达性治疗的一种，能够有效帮助来访者表达自己无法用语言描述的潜意识内容，为意识所接纳；同时，非语言治疗中的象征作用能够积极启动来访者的原型自愈机制。绘画尤其适合有心理创伤的儿童。对儿童来说，在能够用语言说出心理创伤之前，使用视觉形式进行表达和交流更容易一些。

3. 了解当事人内心世界　艺术是个人经验和自我外化的一种形式，是可视的思想和感情的投射，绘画过程和作品传递了儿童或其他当事人的情感、思想和联想或幻想，心理咨询师可以让当事人自己解说视觉形象的意义，和他们一起分享经验,通过绘画过程和作品进入其内心世界。

4. 治疗作用　由于艺术治疗等表达性治疗具有安全、象征性等特点,对创伤后应激障碍者可以起到快速的治疗作用。绘画过程有助于儿童或其他当事人探索内心的冲突和心理危机,把冲突和危机转换成意象的、形象的画面。通过画画,儿童会感受到压力减轻了;绘画过程以及心理咨询师在绘画过程中与儿童的积极互动,使儿童感到安全的治疗关系,可以使遭受创伤的儿童在创造性的活动中得到恢复。

（二）常见的图画技术

1. 画人　画人是最基本的图画技术。它是应用最广泛的图画技术之一,从儿童到成人都适用,并且还建立了一系列的评判标准。画人时,给作画者的指导语非常简单:"请你画一个人""请不要画火柴人或漫画""你想画什么样的人都可以"。画人常用来考察绘画者的智力成熟度,情绪状态,包括负面情绪及人格特点,如自卑、自我意识、攻击性等。

（1）自画像:指导语非常简单:"请画出你自己"。有些人会迟疑着不愿意动手,或说:"我画画很差。"对此可以这样鼓励:"我不是考察你的绘画技术,我只对你画的人感兴趣。""不用担心绘画技巧,你想怎样画都可以。"从自画像中,可以看出一个人对自己的评价,这种评价既包括生理层面的评价,也包含心理层面的评价。

（2）雨中人:最早由布拉姆斯及阿姆钦提出,给出的指导语是:"请画一个雨中之人"或"请画一个在雨中的人"。这个测试主要是考察人们在压力情绪下的反应。雨就是象征着外界压力。雨中之人通常有以下几种:①人在大雨中没有任何遮蔽的地方,没有任何雨具保护自己。这种人在遇到压力时,常感到无力、无助、有一定的依赖性、既不满环境,但又没有离开环境的行动,他们常常是环境的牺牲品。②人用雨具来遮风挡雨,但觉得雨具不是很有效,或是雨伞被风吹翻,或是身上依然被淋湿。这种人可能会有一定的焦虑,对压力会有一些适应不良。③人用雨具把自己保护得很好,脸上的表情也非常沉着或乐观,这些人对压力有足够的信息,有良好的应对压力的方法。需要注意的是:这些作画者对画的解释会与以上所说不同,比如有人在画中没有雨具,他解释说:"我很喜欢在蒙蒙细雨中漫步"。这时,就要对其压力应对方式进行谨慎地解释。

2. 画家庭　画一个家庭,是把画人技术应用在家庭方面。给出的指导语是:"画出你的家庭"。从家庭图中可以考察作画者对家庭的态度,家庭成员之间的动态关系。"家庭动态图"模型,给出的指导语有特别的限定:"请画出你家庭的每一个人,包括你,正在做某件事或从事某个活动"。家庭图有以下几种情况:①静态的家庭图。如全家人坐在客厅里看电视,相互之间没有交流，大家注意的焦点都在电视上。这种情形表明家庭成员之间可能缺乏沟通。②作画者省略自己的情况。一般表达作画者感受到被家庭"抛弃"或"不被重视"。传递出作画者拒绝家庭，不能融入家庭的信息。③家庭成员的相对位置。提供其相互关系的重要信息。相互距离近，表明心理距离近。相互距离远，表明彼此之间关系比较远。④家庭成员的比例大小提供作画者对其情感和态度的信息；一般作画者会把自己而言有正面情感的家庭成员画得比较大，而且多为正面像；把对自己而言有负面情感的人画得比较小，会出现侧面或背影。

3. 画树　画树也叫"树木人格图"。由于树的成长与人的成长有相似性，所以用树来比喻人的成长，可以让人产生丰富的联想。画树时给出的指导语是："请画一棵树。"如果作画者问："画一颗自然界有的树，还是想象的树？"可以回答："你想怎么画就怎么画"。通过画树，可以考察一个人的成长历程，可以反映一个人对成长的感受，已有相关研究表明，画树更容易表现一个人对于自我的负面感受，可以表现出较为原始、基本的层面。

4. 画"房—树—人"　"房—树—人"（House-Tree-Person）也称为HTP测试。传统的HTP是指让作画者分别画出三张画。给出的指导语是："请画一间房子，一棵树，一个完整的人。"画房子的纸是横放的，而画人和画树的纸是竖放的。柏恩斯提出动态HTP图。给出的指导语是："请在这张纸上画一间房子，一棵树和一个正在做某个动作的人。尝试去画一个完整的人，不要画漫画或火柴人。"纸横着放。HTP测试可以作为考察作画者智力的辅助工具，可以考察作画者的人格整合程度，对待自我成长的看法。了解作画者对待家庭、亲情的态度。

5. 自由绘画　也称自由联想绘画。不论绘画技术怎样强调给予简单的指导语，它一般都限定了主题。这会让一些人感觉不自在。自由绘画可以让作画者画自己想画的东西。给出的指导语是："你可以随意画。""你可以画任何你想画的东西。"通过自由绘画，可以考察出作画者最主要的情结、被压抑最深的情绪、最迫切需要解决的问题等，在自由绘画中表达出的信息是开放的、丰富的，但它对评估者要求较高。评估者对作画者经历的熟悉、双方信任关系的建立、对理解自由绘画作品、充分利用其信息有重要作用。

八、阅读与写作疗法

阅读疗法（bibliotherapy）是一种借由阅读图书或接触其他信息材料，帮助读者纾解负面情绪困扰，进而达到身心平衡之状态的方法。写作疗法是通过写日记、散文、小说等来帮助人们解决一系列心理等问题。阅读和写作疗法都具有藏而不露、潜移默化等特点。对危机后个体心理健康的长久康复具有独特的作用,更是人们日常心理保健与养生的圣药良方。

(一)阅读与写作疗法的治疗机制及作用

1. 文学也即人学和心学,它们透视人生和社会,描写人对自然美的感知和体验,抒发、宣泄和寄托人内心的情志,替代现实生活中未能实现的愿望。

2. 文学作品还具有认知同化和启迪顿悟的作用,改造人格的力量。

3. 在阅读和写作过程中,当事人会有血管收缩和舒张、神经递质的释放等生理反应,可以引发出许多想象中的自然的和社会活动的人工意象,增进对自然和社会生活的审美情感,从而达到促进心理平衡、治疗心身疾病的保健目的。

(二)操作过程

1. 准备和热身 阅读或写作治疗实施之前应该提高当事人对该方法的兴趣和信心,而信心本身就是提高干预效果的前提。可以用成功案例的方法,向参加成员介绍文学治疗的功能和作用。分享过去读书的体验,启动对阅读意义与作用的讨论,明确治疗目标。指导者先向阅读者或团体成员介绍一篇示范的故事材料,让大家倾听或阅读,静思片刻,然后开展讨论。讨论的目标是促进团体共识的达成和个人对自我的独特了解。讨论的内容可以包括:①这个故事使你想起了什么事和人?②故事中给人印象最深刻的角色和故事是什么?③在阅读或倾听中你有什么感受和想法?④假如你是故事的主人公或者某个角色,你将怎样做?

2. 启动阅读,催化改变 进行阅读治疗时,指导者按以下要点观察和催化当事人的心理变化:①认同阶段。阅读者有选择地注意作品中自己喜欢的角色和词句,对作品中人物的经历和遭遇、问题、思想、情感和行为产生认同和共鸣,无意中触及自己的内心世界,也可能因作品中的某些词句和对话而增进了对过去习以为常或未曾意识到的认知和情感的觉察。②比较与省察。当事人在阅读和欣赏作品时自然会将自己与故事中的任务角色相比较,将自己经历的挫折与别人遇到的困难相比较,觉察自己的责任,澄清自己的迷茫。③投射阶段。当事人不经意地用自己的经验和知识,解释书中人物的想法、情感和行为,并设身处地为书中的困难任务提供解决的策略,如"假如是我,我会……"。④作品中对美好自然、复杂情感、曲折情节等的描述,引发当事人的相应的思想、情感及行为的自然反应,同时形成感同身受的经验、导致情绪和压力的舒缓。⑤领悟阶段。当事人从与作品角色的对照与反思中,不仅明白了自己的认识、态度和情绪问题,而且还发展出问题解决的新方法,获得独自面对问题的勇气及勇于实践的力量。⑥应用阶段。当事人将自己的领悟应用到日常生活中去,并通过经验的反馈修改原来不合理的信念和情绪反应。阅读者的心理结构可能因为吸收了新鲜的精神元素和动力而发生自我的重建。

3. 阅读收获与经验扩展　要求阅读者写下或交流对故事中人物或情节的看法,以及与自己生活对照的心得体会。鼓励他们运用想象,创造性地把故事情节或结局发展下去,创造出与原著完全不同的结局等。同时,鼓励他们根据自己的问题和心理需求选择新的阅读材料,并创造性地推广应用于日常生活中。

4. 整合与评价　在阅读治疗结束前,阅读者应该对自己阅读的体验进行整合。指导者对成员取得新经验和行为反应给予适当的评价和鼓励是十分重要的。意见和观点的整合与治疗效果的评价可以以当事人自评、团体成员互评、当事人亲友评价、指导者评价等不同的方式进行。

九、药物疗法

药物疗法是目前精神医学最能直接和有效地影响个体精神和生物状况的科学手段。在应激障碍和危机干预中适当运用精神类药物有时是非常有必要的。

(一)用药原则及作用

处于应激和心理危机状态时所表现的精神紊乱可涉及人类精神活动的多个方面,临床表现为精神病性症状、心境症状、认知功能障碍等,并导致当事人工作与学习能力下降、人际沟通困难、日常生活自我照顾能力减弱等社会功能减退。一般来说,采用药物治疗为主,辅以心理咨询与治疗。主要坚持以下用药原则:①治疗前应明确疾病的诊断;②治疗既要治标,又要治本;③既要及时治疗,又要重视康复,预防复发;④反复实践是检验真理的标准;⑤合理应用精神药物;⑥严格掌握适应证;⑦注意治疗量、潜伏期与维持量。

一般来说,药物治疗在心理危机干预中的作用主要有:①控制和改善抑郁症状,躁狂冲动行为,避免自杀行为和伤害他人行为的出现;②促进情绪稳定,促进自知力和社会功能的恢复,促进回归社会;③对睡眠障碍有良好的作用,能够改善睡眠状况,提高睡眠质量的同时,消除或缓解焦虑、恐惧等情绪;④预防已有病情的复发和恶化,控制和预防药物不良反应;⑤增强受挫能力和处理心理应激的能力。

(二)药物治疗的种类及作用

1. 抗精神病药　这类药物可以有效地控制当事人的精神运动性兴奋、幻觉、妄想、思维障碍、敌对情绪和怪异行为等精神症状,在常规剂量时,对人的意识活动和智能没有损害。抗精神病药按药理作用可分为:

(1)典型抗精神病药物:又称传统抗精神病药物,或称多巴胺受体阻滞剂。其主要药理作用为阻断中枢多巴胺 D_2 受体,治疗中易出现锥体外系副作用和催乳素水平升高。代表药为氯丙嗪、氟哌啶醇等。①氯丙嗪。是最常应用的药物之一,有较强的镇静作用和抗幻觉、妄想、思维形式障碍作用。主要运用于伴有精神病性症状的患者。②奋乃静。作用与氯丙嗪相似,临床常用于幻觉比较明显的患者和有躯体疾患的病人。③氟哌啶醇。抗精神病作用与氯丙嗪相似,但对自主神经及心、肝功能影响较小,锥体外系不良反应较明显。

(2)非典型抗精神病药物:又称非传统抗精神病药物。其主要药理作用为 5-HT$_{2A}$ 和 D$_2$ 受体阻断作用。可同时改善精神分裂症阳性和阴性症状,对情感障碍也有一定的治疗作用,较少或不产生锥体外系症状和催乳素水平升高。代表药物氯氮平、利培酮、奥氮平、喹硫平等。①氯氮平。同时拮抗 DA 受体和 5-HT$_2$ 受体,有较强的抗精神病作用而锥体外系不良反应较少而轻。有很强的镇静作用。也可用于躁狂和兴奋状态。②利培酮。5-HT$_2$ 受体和 DA 受体平衡拮抗剂,药理作用与氟哌啶醇相似但优于氟哌啶醇,对精神分裂症阳性、阴性症状和情感症状均有效。③奥氮平。5-HT$_2$ 受体和 DA 受体平衡拮抗剂,与氯氮平作用相似,兼有抗焦虑作用。④喹硫平。对 5-HT$_2$ 受体的阻滞作用大于 DA 受体阻滞作用。

2. 抗抑郁药 抗抑郁药物是一类主要用于治疗和预防各种抑郁障碍的药,也可治疗焦虑症、强迫症、恐惧症和惊恐障碍及神经性厌食症等疾病。

根据药物作用机制,可分为:

(1)三环类和四环类抗抑郁药物:其主要药理作用为:阻滞单胺递质(主要为肾上腺素和 5-HT)再摄取,使突触间隙单受体含量升高而产生抗抑郁作用;同时它可阻断多种递质受体,与治疗作用无关,是引起各种不良反应的主要原因,如阻滞乙酰胆 M 受体,有口干、视力模糊、窦性心动过速、便秘、尿潴留、青光眼加剧、记忆功能障碍;阻滞肾上腺素 α_1 受体,可能出现体位性低血压、头昏、反射性心动过速;阻滞组胺 H$_1$ 受体,可出现加强中枢抑制剂作用、镇静、嗜睡、增加体重、降低血压;阴滞多巴胺 D$_2$ 受体,可出现锥体外系症状、内分泌改变等。①阿米替林:突触前 NE/5-HT 再摄取抑制剂。有抗抑郁及镇静作用。可用于伴失眠的抑郁。也可用于慢性疼痛、遗尿症和消化道溃疡。②氯丙咪嗪:抑制 5-羟色胺和去甲肾上腺素的再摄取。适用于各种抑郁症和强迫症,也可用于各种焦虑、恐惧、慢性疼痛和遗尿症等。③马普替林:四环类 NE 再摄取抑制剂,也有中度的抗胆碱作用。抗抑郁作用强,同时有一定的镇静作用。适用于各种抑郁症,尤其是伴有焦虑、烦躁的抑郁状态。

(2)选择性 5-羟色胺再摄取抑制剂:即 SSRI 类药物,是 20 世纪 80 年代开发并试用于临床的一类新型抗抑郁药物。目前常用于临床的 SSRIs 有 6 种:氟西汀、帕罗西汀、舍曲林、氟伏沙明、西酞普兰和艾司西酞普兰。这类药物选择性抑制突触前膜对 5-HT 的回收,对 NE 影响很小,几乎不影响多巴胺

（DA）的回收。选择性 5- 羟色胺再摄取抑制剂适用于各种抑郁症和双相情感障碍,广泛性焦虑症,强迫症,惊恐发作,社交焦虑症,创伤后应激障碍等焦虑障碍,神经性贪食,经前期综合征,慢性疼痛综合征,酒瘾和肥胖等。安全性好和不良反应轻,没有心脏毒性不良反应,当事人容易耐受。常见不良反应有胃肠道反应,激惹、焦虑、头痛、睡眠障碍,震颤和影响性功能。罕见的严重不良反应是中枢 5- 羟色胺综合征。①氟西汀:强效选择性 5- 羟色胺再摄取抑制剂;②西酞普兰:选择性 5- 羟色胺再摄取抑制剂。可用于治疗各类抑郁症和强迫症。

（3）NE 能和特异性 5-HT 能抗抑郁药（NaSSA）:代表药物米氮平。

（4）5-HT 及 NE 再摄取抑制剂（SNRIs）:同时具有抑制 5-HT 和 NE 再摄取的双重作用。代表药物文拉法新。

（5）选择性 NE 再摄取抑制剂（NRI）:抑制神经元突触前膜 NE 再摄取,增强中枢神经系统 NE 功能,达到抗抑郁作用。代表药物瑞波西汀。

3. 心境稳定剂　是一类对情绪不稳定、冲动、激越、心境恶劣等有治疗效果的药物。主要用于情感性精神障碍的治疗和预防。代表药物有碳酸锂和丙戊酸钠。①碳酸锂:最主要的适应证是治疗和预防双相情感障碍;②丙戊酸钠:可用于抗躁狂发作和稳定情绪,也可治疗癫痫。

4. 抗焦虑药　是一类主要用于减轻焦虑、紧张、恐惧情绪,兼有镇静催眠作用的药物。主要有苯二氮䓬类和非苯二氮䓬类两种。其中苯二氮䓬类抗焦虑药还可用于酒精急性戒断症状的替代治疗及抗惊厥治疗。临床上主要使用以下几种:①舒乐安定:主要用于焦虑、紧张、失眠当事人。②氯硝西泮:具有较强的镇静、催眠、肌松、抗癫痫、抗焦虑作用和控制兴奋作用。③丁螺环酮:是一种新型的非苯二氮䓬类的药物。主要作用于海马 5-HT1A 受体及 D_1 受体,降低 5-HT 能神经元的能力,产生抗焦虑作用。丁螺环酮是高度选择性的抗焦虑药物,没有明显的镇静、催眠、抗惊厥和肌肉松弛作用。对神经内分泌功能无影响,适用于急、慢性焦虑状态,对焦虑伴有轻度抑郁者也有效。④佐匹克隆:与苯二氮䓬类受体结合,具有苯二氮䓬类相似的抗焦虑、催眠、肌肉松弛作用。用于各种失眠的治疗。

第三节　心理危机干预的具体技术

本节主要介绍突发事件特别是紧急灾难性事件心理危机干预方法,现在国际上比较公认的有紧急事件应激晤谈技术、空椅子技术、安全岛技术、眼动脱敏与再加工技术等。

一、紧急事件应激晤谈技术

（一）概述

紧急事件应激晤谈（Critical Incident Stress Debriefing, CISD）技术是 Mitchell 于 20 世纪 70 年代提出的一种最基本的心理危机干预技术，是一种系统的、通过交谈来减轻压力的团体心理治疗方法。紧急事件应激晤谈技术首先应用于缓解参与危机事件急救的消防队员、警察、急诊医务工作者和其他处于危机事件中的人员的应激反应。后来 CISD 技术也被推广应用于直接暴露于创伤事件中的各种一级受害者，如灾害幸存者、灾害救援人员、急性应激障碍者等。CISD 可以以小组和个体的形式实施，但目前多建议用于小组晤谈。一般包含公开讨论内心感受、帮助来访者宣泄情感、支持和安慰、调动资源、帮助来访者在心理上消化创伤体验这几个治疗环节。通常在应激事件发生后的 2~10 天内进行，一次持续 3~4 小时。

（二）目标、任务与时限

1. 目标　公开讨论内心感受；支持和安慰；资源动员；帮助当事人在认知上和感情上消化创伤体验。

2. 任务　最大限度地减轻危机事件后的心理创伤，恢复当事人的心理健康。

晤谈时限：一般认为，灾难发生后 24~48 小时是理想的干预时间，太早不好，6 周后效果甚微。正规集体晤谈，通常由具有资历和经验的精神卫生专业人员主持实施，心理危机干预工作者必须对应激反应综合征和团体辅导工作有相当的了解。

3. 紧急晤谈过程

第一期：介绍期（introductory phase）。心理危机干预工作者进行自我介绍，介绍 CISD 的规则，仔细解释保密问题。与当事人建立相互信任关系。回答可能的相关问题，强调 CISD 不是正式的心理治疗，而是一种减轻创伤事件所致的应激反应的服务。同时，小组成员自我介绍。

第二期：事实期（fact phase）。请参加者描述危机事件发生过程中他们自己及事件本身的一些实际情况；询问参加者在这些严重事件过程中的所在、所闻、所见、所嗅和所为；每一参加者都必须发言，然后参加者会感到整个事件由此而真相大白。心理危机干预工作者要打消参加者的顾虑，参加者如果觉得在小组内讲话不舒服，也可以保持沉默。选择沉默也适用于其他阶段。

第三期：感受期（feeling phase）。询问有关感受的问题：事件发生时您有何感受？您目前有何感受？以前您有过类似感受吗？鼓励每个参加者依次描述其对事件的认知反应，揭示自己对于有关事件的最初和最痛苦的想法，让情绪宣泄和表露出来。

第四期：症状期（symptom phase）。请参加者描述自己的应激反应综合征症状，如失眠、食欲不振、脑子不停地闪出事件的影子，注意力不集中，记忆力下降，决策和解决问题的能力减退，易发脾气，易受惊吓等；询问危机事件过程中参加者有何不寻常的体验，目前有何不寻常体验？事件发生后，生活有何改变？请参加者讨论其体验对家庭、工作和生活造成什么影响和改变？目的是帮助当事人识别和分享自己的应激反应，开始将情感领域引导转向认知领域，以便对事件产生更深刻的认识。

第五期：辅导期（teaching phase）。介绍正常的反应；提供准确的信息，讲解事件、应激反应模式；应激反应的常态化；强调适应能力；讨论积极的适应与应付方式；提供有关进一步服务的信息；提醒可能的并存问题（如饮酒）；给出减轻应激的策略；自我识别症状。鼓励当事人坚强起来，并努力调动当事人利用现有社会资源和自己康复的潜能参与心理重建，同时应教授和提供必要的应激管理技巧和积极应对技巧，以及促进整体健康的知识和技能。

第六期：恢复期（re-entry phase）澄清；总结晤谈过程；回答问题；提供保证；讨论行动计划；重申共同反应；强调小组成员的相互支持；可利用的资源；主持人总结。

整个过程需 2~3 小时。严重事件后数周或数月内进行随访。

（三）紧急晤谈的注意事项

1. 要对参加紧急晤谈的对象加以甄别　并不是每一个对象都适合参加集体的紧急晤谈，对处于抑郁状态的人或以消极方式看待晤谈的人，亦可能会给其他参加者带来负面影响，正处于剧烈哀伤情绪中的丧亲者，如果此时参加晤谈，可能会诱发激烈的情绪反应和失控行为，这将给其他成员带来新的第二次创伤，辅导者要注意加以引导和控制。

2. 鉴于晤谈与特定的文化性建议一致，有时文化仪式可以替代晤谈。

3. 晤谈的形式及规模要适当　考虑到灾难或危机后 24 小时内，经历危机的当事人大多处于一种应激的麻木状态，故此时不适宜安排此类晤谈。组织 CISD，每次以 7~8 人的规模为宜。

4. 晤谈对象的扩展　CISD 对参与灾难救助等次级受害者的 PTSD 症状有较好的干预效果。在参与救灾的工作结束后，要及时对救援队员进行集体晤谈，缓解援助人员的心理压力和心理污染。

5. WHO 不支持只在受害者中单次实施 CISD。

二、空椅子技术

空椅子技术（empty chair technology）是完形心理治疗常用的一种技术。其本质是一种角色扮演,是使来访者的内射外显的一种方式。此技术运用两张或多张椅子,要求来访者坐在其中一张椅子上,扮演内心冲突情境的一方,再换坐到另一张或几张椅子上,扮演内心冲突情境的另一方,让来访者所扮演的双方持续进行对话,以逐步达到自我的整合或者自我与环境的整合。空椅子技术在帮助来访者宣泄、整理内心积压的情绪、想法、压力,以及了解来访者未谈及的一些信息方面非常有用。当我们的治疗陷入困境,无法取得进展时,运用空椅子技术,往往能带来峰回路转、意想不到的效果。

（一）空椅子技术的形式

1. 倾诉宣泄式　来访者可以把内心的未完成事件,例如,想对某人说,却没机会、没来得及说,或不便直接倾诉的话,表达出来,从而使内心趋于平和。对曾经伤害、误解或者责怪过来访者的人,也可以通过对空椅子的宣泄、指责,甚至谩骂,来发泄郁积在内心的负面情绪。

2. 自我对话式　当内心有两个势均力敌的矛盾成分时,可以让来访者自我冲突的两个部分展开对话,从而达到内心的整合。如来访者认为自己本应该做的事情,却没有做,引起了不好或者严重的后果,产生了强烈的内疚感和自责心理,此时可让来访者与自己展开对话,从而降低内疚感。在来访者面对各种选择难以下定决心,或处于人生十字路口不知将何去何从时,也可以通过与自己对话,澄清自己的价值观,分析各种选择的利弊,找到解决问题的途径。

3. "他人"对话式　来访者可以通过空椅子技术进行自己和"他人"的对话,从而站在他人的角度考虑问题。对以自我为中心,不能体谅、理解或宽容别人的来访者,通过与"他人"展开对话,可以设身处地地理解他人。另外,对于存在社交恐惧,不敢或者害怕和他人交往的来访者,通过模拟人际交往的场景,可以让来访者在类似真实的情境中减轻恐惧和焦虑,学会与人交往的技巧。

（二）空椅子技术的操作步骤

1. 向来访者简要说明空椅子技术。

2. 制作标签　用尽可能简洁的词或字,代表冲突的自我的两个部分或自我与他人,分别写在两张纸上。

3. 摆放椅子　选择两把相同的椅子,面对面摆放(它们之间的距离由来访者自己决定),咨询师坐在两把椅子的正中间。

4. 选择开始(由来访者自己做主)　让来访者把写好的两个标签分别放在两把椅子上,并选择其中一把椅子坐上去,把标签拿在手里。此时咨询师也坐在自己的椅子上,手里拿着纸和笔。

5. 放松、想象　请来访者闭上眼睛,保持舒服的坐姿,注意自己的呼吸,慢慢地深深吸气，缓缓地呼气，全身放松，让来访者完全沉浸在标签所写的理由或角色里。

6. 开始对话　此时咨询师需要记录来访者所说的话，用余光看来访者，不要与来访者有任何交流，以免影响他。

7. 换身份　让来访者坐到另一把椅子上，拿起那张椅子上的标签，做深呼吸，放松下来，整个身心沉浸在这把椅子所代表的全部理由或角色里，即重复第5、6步。当来访者说完，咨询师要问："还有吗？还想坐到那把椅子上去吗？"如果来访者还需要表达，可以是一个来回反复的过程。咨询师对来访者坐在同一把椅子上说的话，要记录在同一栏里。

8. 结束后的交流讨论　不需要与来访者谈及记录的每一句对话，可以这样说："刚刚经过这样一个过程，你有什么想法吗？（有什么感受吗？有什么想说的吗？）"要相信来访者有充分的内加工能力。

（三）空椅子技术的注意事项

1. 有的来访者很激动，坐到椅子上放松不下来，情绪难以平静。要等来访者平静下来，可以理性思考的时候再开始。

2. 咨询师不参与对话，并让来访者只代表这把椅子说话，确保陈述不混乱。

3. 当让来访者坐到对面代表另一方的椅子上去的时候，有些来访者不愿意坐过去，这时，可以对他说："并不是要你成为他，而只是要用这种方式，去体会一下心灵和心灵之间的对话。"

4. 在与他人对话时，需要营造好氛围，让来访者充分想象对方就坐在眼前，引导来访者作细致的想象，包括对方的五官、声音、发型、衣着、身体姿势等，就像真的看到了对方就在眼前。

5. 在反复更换身份的过程中，常会遇到来访者有很多情绪反应，如哭泣、将陈年旧事翻出来、难以控制等。咨询师要保持平静和坚定，因为此时来访者需要的是力量，而不是被安抚。一个有力量、坚定的咨询师更有价值。

6. 不关注来访者选择的结果。

7. 记录的内容，如果来访者需要，可以让他自己抄一份拿走，把原件留在咨询室备案。

8. 空椅子技术大约40分钟结束，如果来访者还有很多话没说完，要择机叫停。可以说："好，今天先到这里，我们谈论了一些内容，虽然没有谈完，但我想你有了一些思考。还有很多话没有说完，下周我们继续，好吗？"

9. 有的来访者在最后会说自己知道怎么选择了，咨询师一般不鼓励来访者仓促地选择，可以先作一个描述性表扬："在刚刚的过程中看到你这么认真努力地从各个方面来思考问题，看来你已经理清了思路。如果你愿意试一试让这样一个选择再保留几天的思考，那么对这个问题可能就更慎重了。"

三、安全岛技术

安全岛技术是种用想象法改善自己情绪的心理学技术，是稳定化技术的一种，稳定化技术是创伤治疗的基本技术。内在安全岛是指，你可以自己寻找一个使自己感到绝对舒适和惬意的地方，它可以是在地球上的某个地方，也可以是在一个陌生的星球上，或者任何其他可能的地方。这个地方只有你一个人可以进入。这个地方应该是受到良好的保护、并且有一个边界的地方。它应该被设置为一个来访者绝对可以阻止未受邀请的外来物闯入的地方。在内在的安全岛上不应该有任何压力存在，只有好的、保护性的、充满爱意的东西存在。来访者找到自己的安全岛往往需要一点时间。此外，咨询师可以在来访者寻找适当的画面时与其密切配合，提供帮助。

1. 技术程序　对练习进行解释、一般性准备、提供放松诱导之后，可以引导进入下面的练习。

2. 引导词　现在，请你在内心世界里找一找，有没有一个安全的地方，在这里，你能够感受到绝对的安全和舒适。它应该在你的想象世界里——也许它就在你的附近，也可能它离你很远，无论它在这个世界或者这个宇宙的什么地方。

这个地方只有你一个人能够造访，你也可以随时离开，可以带上友善的、可爱的陪伴你、为你提供帮助的东西。

你可以给这个地方设置一个你所选择的界限，让你能够单独决定哪些有用的东西允许被带进来，真实的人不能被带到这里来。别着急，慢慢考虑，找一找这么一个神奇、安全、惬意的地方。

或许你看见某个画面，或许你感觉到了什么，或许你首先只是在想着这么一个地方。让它出现，无论出现的是什么，就是它了。

如果在你寻找安全岛的过程中，出现了不舒服的画面或者感受，别太在意这些，而是告诉自己，现在你只是想发现好的、内在的画面——处理不舒服的感受可以等到下次再说。现在，你只是想找一个只有美好的、使你感到舒服的、有利于你康复的地方。

你可以肯定，肯定有一个这地方，你只需要花一点时间、有一点耐心。

有时候，要找一个这样的安全岛还有些困难，因为还缺少一些有用的东西。但你要知道，为找到和装备你的内心的安全岛，你可以动用一切你想得到的器具，比如交通工具、日用工具，各种材料、当然还有魔力、一切有用的东西。

（在个别治疗时使用："当你到达了自己内心的安全岛时，就请告诉我。如果你愿意，你可以向我描述这个地方的样子，如果你希望我对此一言不发，对我也没问题。"）

当你来到这个地方，请你环顾左右，看看是否真的感到非常舒服、非常安全，可以让自己完全放松。请你用自己的心智检查一下。有一点很重要，那就是你应该感到完全放松、绝对安全、非常惬意。请把你的安全岛规划成这个样子。

你的眼睛所看见的让你感到舒服吗？如果是，就留在那里；如果不是，就变换一下，直到你真的觉得很舒服为止。

你能听见什么，舒服吗？如果是，就留在那里；如果不是，就变换一下，直到你的眼睛真的觉得很舒服为止。

气温是不是很适宜？如果是，那就这样；如果不是，就调整一下气温，直到你真的觉得很舒服为止。

你能不能闻到什么气味？舒服吗？如果是，就保留原样；如果不是，就变换一下，直到你真的觉得很舒服为止。

如果你在这个属于你的地方还是不能感到非常安全和十分惬意的话，这个地方还应该作哪些调整？请仔细观察，在这里还需要些什么，能使你感到更加安全和舒适。

把你的小岛装备好了以后，请你仔细体会，你的身体在这样一个安全的地方，都有哪些感受？你看见了什么？你听见了什么？你闻见了什么？你的皮肤感觉到了什么？你的肌肉有什么感觉？呼吸怎么样？腹部感觉怎么样？

请你尽量仔细地体会现在的感受，这样你就知道，到这个地方的感受是什么样的。

如果你在你的小岛上感觉到绝对的安全，就请你用自己的躯体设计一个特殊的姿势或动作，用这个姿势或者动作，你可以随时回到这个安全岛来。以后，只要你一摆出这个姿势或者一做这个动作，它就能帮你在你的想象中迅速地回到你的这个地方来，并且感觉到舒适。你可以握拳，或者把手摊开。这个动作可以设计成别人一看就明白的样子，也可以设计成只有你自己才明白的样子。

请你带着这个姿势或者动作，全身心地体会一下，在这个安全岛的感受有多好。

撤掉你的这个动作，回到这个房间里来。

四、眼动脱敏与再加工技术

眼动脱敏与再加工技术（Eye movement desensitization and reprocessing，EMDR）由 Francine Shapiro 于 1987 年创造，其中眼动脱敏仅是 EMDR 中双侧刺激的一种，EMDR 是一种整合的心理疗法，它借鉴了控制论、精神分析、行为、认知、生理学等多种学派的精华，建构了加速信息处理的模式，帮助患者迅速降低焦虑，并且诱导积极情感、唤起患者对内的洞察、观念转变和行为改变以及加强内部资源，使患者能够达到理想的行为和人际关系改变。

（一）适应证

EMDR 治疗主要是减轻那些起因于痛苦创伤性童年经验的痛苦情绪和帮助危机事件受害者的心理康复。这一心理治疗的对象主要是创伤性事件的受害者，如受交通事故、亲人死亡、暴力攻击、性攻击、自然灾难、人为灾难、生产事故、冲突或战争创伤等影响的受害者。因为这些创伤性事件通常都会使成人和儿童受害者（当事者和目击者）产生诸如恐惧症、惊恐发作、梦魇、失眠、注意力不集中、警觉性增高、创伤性闪回、回避、物质乱用和尿床、对抗行为、睡眠紊乱等。

另外，EMDR 还被用来治疗由童年痛苦创伤性经验所致的人格障碍和心理障碍、儿童和青少年的痛苦（如被虐待等）。

（二）治疗步骤

EMDR 把人看作一个整体。在整个治疗过程中，EMDR 都始终关注正在发生的情感和生理上的变化。

1. 心理诊断访谈　与来访者建立真诚和互相信任的治疗关系，了解来访者个人信息和心理痛苦资料，以及创伤性事件带给来访者的痛苦和意义。评估来访者对 EMDR 的适合性有多大，向来访者介绍 EMDR 治疗的性质和过程，并在访谈过程中使来访者理解创伤事件及创伤的意义是什么。

2. 治疗师和来访者的准备　主要包括确定治疗师与来访者的位置和示范眼动过程。一般治疗师坐在来访者右方，椅子成 45 度角，距离以来访者认为合适为宜。要求患者双目平视，治疗者用并拢的食指和中指在患者视线内作有规律的左右、上下、斜上斜下或划圈运动间距约 60 厘米，频率约每秒运动一次，要求患者始终注视着治疗者的手指，眼球跟随手指左右转动。可对治疗者与患者间的距离、手指晃动间距及频率做相应调整，以患者不感到不适为好。

3. 评估　这一步来访者要选择他想处理的一个特定记忆，并且选定与事件有关的、最使来访者感觉痛苦的视觉图像。治疗者与来访者一起讨论和评估主观不适感觉单位的水平和他们认知准确性的程度。前者是指与事件有关的闯入性的表象、印象、思绪、情绪、观念想法、声音、感觉，闪回，对周围事物的麻木、反应迟钝等所引起来访者心理痛苦的程度，分为 0~11 级。后者是指事件的发生使来访者产生了哪些负性的信念和价值，或使来访者过去的哪些信念、价值发生了负性改变和怎样的改变的程度，分为 1~7 级。

4. 眼动脱敏　一般是诱发闯入性或再体验的负性信息，让来访者集中注意于视觉映象和甄别出的负性信念、情绪及伴随的躯体感觉，同时在治疗者的手指带动下作眼球运动（10~20 次）。此后完全放松，让患者闭目休息，排除头脑中的各种杂念。休息大约 2~3 分钟后提示患者体验和评价躯体有何不适感（如头胀、胸闷、肩痛等）。并按上述对 SUD 重新进行评估。如果分值较高或痛苦感觉较严重（包括躯体和情绪方面），则带着"目前状态"重复做上述眼球运动。这种负性状态会在眼动过程中逐渐淡化或消失。眼球运动做几次需要根据痛苦缓解的程度来定。如果 SUD 降到 1~2 级，则可进行，积极认知及情绪导入。在治疗者的引导下使患者进入积极认知及情绪状态，然后进行眼球运动、体验与重新评价过程同上，评估指标为 VOC。

5. 经验意义和认知的重建 与来访者就主要痛苦体验和诱发痛苦体验的"扳机信息"等问题一起进行讨论和协商，以便促使来访者对事件、创伤、创伤性反应的表现和意义，以及创伤所带来的负性的信念和价值、适应性应对方式进行领悟，促使来访者对消极信念的重新建构，以期发展出适应的应对方式。积极或正性认知重建的效果可以用 VOC 评估，直至患者对认知准确性（VOC）的评分升到 7 分。

6. 躯体感觉检查 治疗者要求来访者在想象视觉印象和正性认知的同时，让患者闭目，检查全身各部位的感受，注意是否还有其他身体紧张或不适的感觉。因为情绪的痛苦往往会以躯体不适的形式表现，所以只有当创伤性记忆出现在来访者意识中，且来访者并不出现情绪和躯体上的紧张的时候，治疗才被认为完成。如果来访者报告有身体不适，可以针对这些不适继续进行眼动处理，直到不适感减轻或消失为止。

7. 疗效的再体验和评估 治疗者和来访者一起就双方在整个治疗过程的内容、体验、收获和遗留的问题进行协商和讨论。可以使用 SUD、VOC 和躯体感觉自我报告的评估，重点在于强化干预对象通过本次治疗所获得的效果和影响。

8. 治疗结束 告诉患者治疗将结束，解答患者的疑问，并要求患者做治疗后记录。然后共同制订下一步的目标和治疗计划并结束本次治疗。

【本章小结】

尽管心理危机永远不是那么简单，但心理危机干预工作者仍可能使用相对直接和有效的干预方法来处理心理危机。专业咨询工作者和一般工作人员都可以通过倾听技巧、询问技术、语言反馈技术、情感反应和情感表达技术等与危机当事人者建立良好的关系并提供及时必要的支持。本章介绍了支持性心理疗法、以当事人为中心疗法、创伤聚焦的认知行为疗法、意义疗法、放松疗法、音乐疗法、绘画疗法、阅读与写作疗法、药物疗法等常见的心理危机干预疗法，并就心理危机干预的具体技术，例如紧急事件晤谈技术、空椅子技术、安全岛技术、眼动脱敏和信息再加工技术进行了阐述。心理危机干预工作者可以根据危机当事人的特点、所处情境以及自己的专长选择合适的心理危机干预技术。

（胡 青）

第十二章

心理危机团体干预的基本技术

团体干预是与个别干预相对应的一种干预形式。在一个心理危机干预团体中,成员往往面临相似或相通的问题或障碍。心理危机干预工作者运用各种心理治疗理论和技术,借助团体形成的氛围和力量,指导团队成员对共同的问题进行商讨和解决。团体中的每个人(包括干预者)都会从团体中得到帮助,收获更多的感悟,实现度过危机、健全人格的目的。可以说,危机当事人既是接受干预的人,又同时是干预者。本章将对心理危机团体干预的基本特点、具体过程与方法进行简要介绍。

第一节 心理危机团体干预概述

心理危机团体干预是第二次世界大战期间应运而生的团体情境下的心理援助和干预形式,团体心理治疗是经济、简捷、高效,非常适合危机后的心理干预。本节我们从心理危机团体干预的概念分类、特点、功能、原则入手,对团体心理危机干预进行介绍。

一、心理危机团体干预的概念与分类

心理危机团体干预(group intervention in psychological crisis)是在团体情境下提供心理援助与指导的干预形式,心理危机干预工作者根据团体成员的相似性组成团体,通过商讨、训练和引导,解决成员相似或相通的心理问题或心理障碍。个体在团体内的人际交往中进行观察、学习和体验,认识自我、分析自我、接纳自我,学习新的态度与行为方式,增进适应能力,预防或解决问题并激发个体潜能,从而发展良好的生活适应。大量的理论和实践证明,心理危机团体干预是一种非常有效的心理危机干预方式。

美国内科医生普瑞特(Joseph Pratt)是人们公认的团体心理辅导与治疗之父。他于1905年组织了一个由20多位肺病患者组成的治疗小组,采用讲课、讨论、现身说法等形式开展集体心理治疗,取得了意想不到的辅助疗效。这

是心理危机团体干预小组的雏形,方法也被称为"情感再教育和劝导"。第二次世界大战期间,千百万人流离失所,大批士兵出现战争带来的心理创伤,心理危机团体干预得到了广泛的应用。

心理危机团体干预一般由1~2名干预者主持,称之为团体领导者,并配有1名助手,协助领导者开展活动。参加团体干预活动者,称之为团体成员。团体成员少则3~5人,多则几十人。也有更多人的团体,如罗杰斯曾领导过千人团体。

心理危机团体干预的目的并非只是为了时间经济,而主要是利用由众人形成的社会情境和团体成员的互动、互知、互信增进咨询和治疗效果。团体咨询和治疗的优越性在于咨询和治疗团体作为一个社会的缩影,为在现实生活中受到挫折、压抑的成员提供一个宽松的人际环境。在这个理解和支持的氛围中,参与者愿意尝试各种选择性的行为,探索自己与其他人相处的方式,学习有效的社会技巧;团体成员之间能讨论他们彼此之间的相互察觉,并获得其他成员在团体中对其察觉的反馈,使之经由别人的观点来审视自己。一个人在团体里面的关系会呈现出他与外在社会的人际模式。在团体里,通过团体治疗独特的疗效因子修复了与他人之间的关系模式,也就修复了他与外在社会的关系模式。

心理危机团体干预可以设计用来满足各种特殊群体的需要,是当代发展最快的心理干预形式之一。实践证明,团体心理治疗是经济、简捷、高效,非常适合危机后的心理干预。

至今为止,心理危机团体干预还没有统一的分类,从事心理干预的心理学工作者进行心理危机团体干预的分类方法也各不相同。依据理论根据的不同,可分为精神分析团体干预、行为主义团体干预、认知 - 行为团体干预和人本主义团体干预等;依据干预遵循的模式及目标的不同,可分为发展性团体干预、训练性团体干预和治疗性团体干预等;依据计划程度的不同,可分为结构式团体干预和非结构式团体干预;依据参加者的固定程度的不同,可分为开放式团体干预和封闭式团体干预;依据干预者在干预中作用大小的不同,可分为指导性团体干预和非指导性团体干预;依据团体成员的背景相似程度不同,可分为同质团体干预和异质团体干预等。

下面按照危机干预团体的作用指向,对常用的三种心理危机团体类型进行简单介绍:

1. 教育发展型危机干预团体 教育发展型心理危机团体干预是应用最为广泛的心理危机团体干预形式,主要目的是通过团体成员的主动参与表达自己,从而找到成员共同的兴趣与目标,干预的重点在于成员的自我成长与自我完善。危机事件发生后,当个体的基本生活已经安定下来,教育发展型危机干预团体就可以开展活动了。

教育发展型危机干预团体的成员是虽然经历了危机事件,但仍是正常的、健康的、无明显心理冲突、基本能适应环境的人。领导者通过心理健康教育帮助成员把危机中的应激反应正常化,正确认识危机后的心理反应,并指导成员合理看待危机带来的各种损失,增强个人的控制感和自我效能感,在团体中获得关心和支持。如"我的情绪我管理"团体辅导,团体领导者在活动中帮助成员识别哪些是积极的情绪,哪些是消极情绪,持续的消极情绪的害处有哪些,应该如何化解消极情绪,如何进行宣泄和放松训练,让成员们彼此交流改善情绪的办法和放松训练的方法。

教育发展型危机团体干预中,领导者要为成员提供不同主题的活动信息;在活动开展过程中,要从团体成员处不断获得反馈和评价;领导者要承担教育者的任务和引导成员进行讨论的任务。教育发展型团体一般干预一次,干预时间不固定,可长可短,大多控制在2~3小时。教育发展型危机团体干预一般放在危机过后人们的最基本生活得以保证后开展,可以帮助人们度过危机后的急性痛苦期。

2. 支持调适型危机干预团体 支持调适型危机干预团体是通过心理教育帮助团体成员把危机状态下的应激反应正常化,学会接受危机带来的困扰,增强个人的控制感,获得团体的关心和支持。来访求助者也是基本健康的,但在危机事件后有各种烦恼,有明显的心理矛盾和冲突。他们前来参加团体心理辅导的目的是排除心理困扰,减轻心理压力,增强适应能力。

对于广大的救援人员、志愿者、前方记者来说,每天身处危机事件发生的第一线,身心俱疲;其他远离危机事件现场,但通过大众传媒时刻关注危机事件的普通民众等,都会产生一些替代性心理问题。对他们进行交流谈心和经验分享,或有专门的心理工作者对其进行心理疏导,也属于支持调适型心理危机团体干预。如"危机后缓解紧张情绪"的团体辅导,团体领导者的职责是提供关于如何放松情绪的行为和认知训练,使团体成员掌握有效的放松方法和技巧。"充盈生命的能量,做生命的热爱者"的团体辅导,通过团体活动感受生命的成长,促进生命能量的充盈,以包容和接纳的良好心态去面对和处理生命成长中可能出现的各种困惑和问题,做生命的热爱者。

3. 治疗型危机干预团体 治疗型团体心理辅导是指通过团体特有的治疗因素,如团体所提供的支持、关心、感情宣泄等,改变成员的认知方式、行为模式,使他们达到心理康复的功能。团体成员可能包括地震中的居丧者、伤病员家属、救援工作者等,他们承受着丧失亲友、财产和健全身体的痛苦,还有作为幸存者的自责与愧疚,以及由危机事件导致的某些心理疾病,如神经症、人格障碍、适应障碍等。这些心理障碍已经影响了他们正常的学习、工作和生活,使他们苦不堪言,极少数人甚至表现出自杀意念和行为。

治疗型危机干预团体一般持续的时间较长,所处理的问题也较复杂,因此对团体领导者的要求要比其他类型的团体心理辅导更专业、更严格。治疗性心理危机团体干预中的领导者要具有丰富的心理学、社会学知识,同时具有敏锐的观察力和非凡的技巧。在干预过程中,要注意团体中的不同个体和他们存在的问题,并能引导个体把自己的问题表达出来,领导者要指导个体进行彼此的帮助。某些时候,领导者还需进行主控的角色扮演,指导团体干预的有效进行。如对危机事件后很长时间还对失去亲人痛苦不已并且丧失了某些社会功能的个体,要实施哀伤治疗。领导者可以采用各种心理治疗技术对成员进行干预,使他们尽快恢复健康。

二、心理危机团体干预的特点

心理危机团体干预与个体心理干预最大的区别在于求助者对自身问题的认识、解决是在团体中通过成员间的交流沟通、相互影响、相互作用来实现的。具体来说,有以下几方面的优势:

1. 心理危机团体干预感染力很强,影响广泛而深远 团体成员的互动促进了信息的传递和成员能动性的激发,能够形成一种团体动力。由于团体成员遭遇的问题类似,因而每个成员提出的问题都能引起其他成员的共鸣,压抑了许久的情感可以得到及时的释放,每个成员都可以成为其他成员的成长资源,并且能够齐心协力寻找解决问题的有效措施。这种特有的影响力是个体干预所达不到的。

2. 心理危机团体干预的效果容易巩固与迁移 团体创造了一个类似真实社会的生活情境,拉近了心理干预与现实生活的距离,成员能将团体中的生活经验应用于日常与他人的交往互动中,从而使得心理干预较易出现成果和较容易迁移到日常生活中,并在日常生活得到巩固与强化。

3. 心理危机团体干预效率很高,既省时又省力 相对于心理危机个体干预而言,团体解决问题的效率更高。而且,团体中的复杂性也更接近现实生活,这会给团体成员带来其他意外的收获和感悟。目前,我国受过专业训练的心理治疗师数量相对有限,尤其在危机事件中,有经验能够处理危机事件所带来的问题的心理治疗师数量则更少。团体辅导在一定程度上缓解了人员不足的矛盾,提高了辅导的效益。

三、心理危机团体干预的功能

1. 团体成员在倾诉中获得情感宣泄 团体治疗的功能之一就是创造出一个被保护的环境,参与者可以通过倾诉获得关心和安慰。在危机事件后的心理危机团体干预中，干预者会鼓励小组成员说出自己的困惑和痛苦。在治疗过程中，他们可以将许多无奈、压抑、痛苦、坎坷、曲折的人生经历和心路历程完全倾吐，无所不谈，而在情绪宣泄的同时也获得了他人的认同。领导者和团体成员对宣泄者的言行不进行任何评论和斥责，始终保持较好的人际氛围。在团体的环境中，大家有着几乎相近的创伤，进而使团体成员更加信任彼此、关心彼此，从中感受着来自彼此的温暖。

在危机事件发生的早期，团体成员进行情感宣泄时经常会采用哭泣、倾诉等方式表达自己的创伤。如果在团体中，成员能够比较坦然地表达出自己的情绪，尤其负性情绪，就会降低其创伤程度，同时能够挖掘其自我潜能，去面对和解决自己的问题。而且在团体中，如果成员能够在正确的引导下进行合理、有效的情绪宣泄，不断清楚自己的问题所在，那么在团体成员的帮助下和自己的努力下，其问题将会得到有效解决。

情绪宣泄有以下几个方面：①学习怎样表达情绪；②产生不让坏情绪积压内心的想法；③向团体成员表达自己的情绪；④向领导者表达自己的情绪；⑤说出自己的苦恼和困惑。

在团体干预中，当成员宣泄负性情绪，出现悲痛、哭泣的激动行为时，领导者要与成员共情，要与成员共流泪，并通过拍肩、握手等行为进行安慰，担当其"家长"的角色。

2. 使团体成员获得支持与理解　　心理危机团体干预的情境比较接近日常生活，有助于处理情绪困扰与心理偏差行为。在团体中，个人的问题或困扰可以借助一般化作用而勇敢面对，借助澄清与回馈获得了解，借助净化作用与洞察获得解决。

刚刚进入团体治疗的成员往往会忧心忡忡，感到孤苦伶仃、心情无所依托、把责任归咎于自己，或以为只有自己有此遭遇，因而加重心理负担。而在团体中，经过互相交换经验，很容易发现他人也经历过类似的事情，也有相似的自卑感和负疚感，经由这种共同性（universality）的发现而获得解脱。当他们看到别人在用相同的语言叙述同样的感受时，便会觉得自己产生了归属感。当看到有相同遭遇的其他成员凭借自己的力量站起来时，所有的成员都会受到鼓舞，进而获得解决问题的信心和决心。

此外，成功的心理危机团体干预会产生强烈的凝聚力，成员感受到团体的价值以及被其他成员无条件地接受与支持的温暖，有助于情绪的安抚与能量的恢复。

3. 使团体成员发现自身被忽视的价值　　团体成员不仅从相互给予到接受的过程中受惠，也从给予的行为本身有所获益。有的成员长期以来一直会认为自己是一个包袱，当他发现自己对别人很重要时，就会振作并感受到自尊，"原来我还是重要的，我不可以放弃"。

随着心理危机团体干预的进行，成员越来越愿意和能够关心他人、支持他人，愿意与他人分享，开始感受到自己存在的价值，自我效能感不断提高，有助于其心理的康复与个人的成长。

4. 使团体成员形成理性认知与适应行为　在心理危机团体干预中，团体成员各自有着不同的背景和经验，对问题也会有不同的观点和理解。这种多元化的团队构成无疑为成员提供了丰富的背景资料，再加之团体情境赋予的氛围和动力，对既有的惯常思维具有一定的冲击作用，有助于形成客观理性的认知方式。

此外，团体干预的过程是一个借助于成员之间的互动而获得自我发展的学习过程。团体成员不仅可以交换认知的经验，还可以直接观察和模仿别人的行为举止，成员可能会因为认同某些成员而随之建立新的行为方式。而且团队干预能够给成员提供接受多方面反馈的机会，比个别情境的反馈更有冲击力，有助于适应行为的建立和巩固。

四、心理危机团体干预的原则

1. 保密原则　遵循保密原则，是进行心理危机团体干预最基本的原则。在团体中，每个成员都是互相信任的，因而可能会暴露出不被其他人知道的隐私。如果领导者或其他成员议论隐私，不但是不道德的，而且会伤害团体成员，影响治疗效果。但保密并不是绝对的，当成员的隐私确实涉及治疗的问题，可通知有关人员，并向其说明是为了更好地保护当事人的利益。

2. 共同原则　心理危机团体干预是针对成员共同的问题进行的，因此干预过程中要注意成员共同的关注所在，保持共同的信念和目的。如果有成员非要实现自己的某个愿望或者要求，领导者要注意及时提醒。

3. 真诚原则　心理危机团体干预的基本任务是助人与自助，成员都需要真诚地面对自己及他人，只有这样才能有更多地收获。因此在活动中，领导者要引导大家都能真实地说出自己的想法和感受。

4. 尊重原则　首先，团体领导者要尊重每一位团体成员，并参与团体活动，与他人平等沟通，共同关心团体发展。其次，每位团体成员都有发表自己看法的权利，成员间要彼此尊重，建立安全的心理氛围。在其他人发表看法的时候，认真倾听，可以不同意他人的说法，但是不轻易打断或攻击。

5. 民主原则　在团体活动中，每个活动或规则都要根据成员而定，并不是领导者单独决定，领导者要尊重成员的意见，可随时调整活动方案。并且领导者说教过多会影响成员的积极性。

五、心理危机团体干预的局限性

1. 心理危机团体干预的负性动力 在心理危机团体干预中，如果出现了控制性很强的成员，他们会对其他成员形成很强烈的影响，严重的话可能会导致团体破裂。

2. 适用范围相对狭窄 心理危机团体干预并不一定适合每个人。尤其在危机事件中，由于个体的差异，每个人应对危机事件的能力不同，从而导致危机事件对个体的影响不同。在这种情况下，可能会导致情况较轻的成员受到影响，使得每个成员都难以获得好处，妨碍团体的发展。

3. 对成员的照顾难以周全 在团体中，领导者会尽量将时间与精力平均分配到每个成员身上，但可能会对一些积极表达的成员关注多些，积极的成员收获就会大一些，而被动的成员经干预后所获得的效果可能不是很明显。由于领导者和其他团体成员未能及时关注，可能会导致成员的自我暴露而带来更多伤害。

第二节 心理危机团体干预的基本过程

心理危机团体干预包括准备、运作、效果评估三个过程，本节将从这三个方面入手，对心理危机团体干预过程进行解释。

一、心理危机团体干预的准备

在团体心理辅导活动开始之前，团体领导者需要进行一系列的相关准备工作，只有准备工作做得充分、具体、全面，才能为团体活动的顺利进行提供前提和基础。

（一）培训心理危机团体干预的领导者和助手

心理危机团体干预通常由一至两名心理咨询师或治疗师来主持，一般称为团体的领导者。领导者是心理危机团体干预活动得以顺利开展的前提和基础，因此在心理危机团体干预开始之前，首先要对团体的领导者进行培训。一个优秀的团体领导者不仅要能悦纳自己，还要能与他人和睦相处；不仅要具备团体领导技能，而且要具备针对特定主题的专业知识。领导者的培训内容包括：知识学习（如危机事件的影响有哪些、怎样开展自信心训练）、技能技巧训练（如对他人的情感、反应、情绪、言语产生同感的能力）、自信、情绪稳定、善于表达情感、尊重他人、乐于助人、宽容、思维敏捷等。

（二）确定心理危机团体干预目标

心理危机团体干预开展之前，最重要的就是要选定一个合适的团体活动目标,因为今后的整个活动都要紧紧围绕着这个目标开展。团体目标应该具有导向性、聚焦性、激励性、评估性四个功能。目标从大的方面说有教育性目标、发展性目标和治疗性目标三类,但具体到一个实际的心理危机团体干预活动,目标必须明确、具体,具有可操作性,可以分为直接目标、间接目标、终极目标,也可以分为一般目标和特殊目标,这样目标实现的可能性就大,也为后续活动的设计奠定了良好的基础和开端。当活动目标确定后,还需要为活动想一个好听的名字,要具有独特性、可理解性,同时又富有吸引力,尤其考虑到未来成员的心理承受力,比如叫"挑战自我""人际交往小组"等名字,不必都写明"危机干预""心理危机团体干预"等字样。

(三)设计心理危机团体干预计划

合理、有效的团体干预计划是危机事件后心理危机团体干预活动开展的依据,也是取得预期效果的重要前提。计划内容包括:

1. 小组规模　心理危机团体干预是以小组(集体)形式开展的,活动计划首先就应该考虑到小组的规模,小组人数过少,小组成员会感到有压力、乏味、缺少热情;人数过多,组员间不易进行沟通、参与交往的机会受到制约。

一个团体的大小主要视以下几个因素来定:团体成员的年龄与背景、团体指导者的能力与相关经验、团体的类型和团体成员所存在问题的类型等。如从问题的类型看,主要取决于团体干预的目标。以治疗为目标的团体咨询人数一般以 6~10 人为宜;以训练为目标的团体咨询人数居中,一般为 10~12 人;以发展为目标的团体,参加者可以适当多一些,一般为 12~20 人。

2. 活动时间、次数及频率　团体小组的活动可分为持续式小组和集中式小组,持续式小组是定期的,一般 8~15 次为宜,每周 1~2 次;每次 1.5~2 小时,持续约 4~10 周,活动时间要考虑到小组成员的方便;集中式小组是将组员集中住宿,在几天时间内进行心理危机团体干预活动,一般以 3~5 天为宜,最长不要超过一周。对于青少年而言,针对他们注意力不容易集中,每次以 40 分钟左右为宜,活动次数可以适当增加。活动的时间一般放在组员相对比较集中和空闲时。

3. 活动场所　安静,有足够空间。

4. 经费预算　也需要在计划中考虑。

5. 团体小组活动前的准备工作　根据活动需要准备卡片、纸张、画笔、笔记本、收录机、笔、摄像机、电视机、DVD、照相机、音响等。

6. 团体小组成员的选择

(1)招募团体小组成员的途径:团体小组成员的招募应坚持自愿参加的原则。招募途径主要有三种:一是通过公开的宣传手段,成员自愿报名参加;二是团体咨询员依据平时的咨询和调查情况,建议某些人参加;三是由其他人转介或介绍而来。其中，宣传招募是最常用的，宣传方式也是多种多样的，如开讲座、利用大众传媒、张贴海报等，应该注意的是宣传活动要有吸引力，但又不能太夸张，对团体活动的时间、地点、方式、内容、经费、报名起止时间等都要说清楚，以便准备参加的成员进行选择。

（2）团体小组成员的筛选：对于初步选择的小组成员，为了保证心理危机团体干预的质量和效果，还要通过面谈、心理测验和书面报告等形式进行筛选，这样就容易形成具有同质性和凝聚力的团体。筛选可分为初筛与第二次筛选，初筛时一般用心理测量量表进行筛选，可以有针对性地选用一至两个合适的量表，筛选出组分较高的人然后进行第二次筛选。

第二次筛选可以同时运用几种方法：一是访谈法。首先团体领导者要做自我介绍，与报名者建立连接；之后请报名者介绍自己的情况和对团体小组的期待，调整到现实的期望。通过访谈，点燃报名者的希望，增加报名者对心理危机团体干预的信心；二是量表法。让报名者再填写一些能够反映团体活动目标的量表，为心理危机团体干预后的评估之用；三是请报名者写一份简单的自我情况报告，包括加入团体的目标、生活中重要的人和事等。经过第二次筛选基本可以确定最终的团体小组组员。

另外，还需要让组员们填写加入心理危机团体干预的申请书或者进行宣誓，以保证他们遵守团体小组规则，顺利完成各项团体活动。申请书和誓言的模式可参照以下两个例子。

申 请 书

1. 我自愿参加缓解紧张情绪的团体训练。

2. 我相信，参加缓解紧张情绪的团体训练后，我的紧张情绪将会缓解，我将会以轻松的心态投入生活和工作学习。

3. 我保证按时参加每一次的团体活动，有事提前向领导者请假。

4. 我自愿在小组活动中坦诚地谈论自己的一切。

5. 我保证对小组活动保守秘密。

6. 在小组活动中，我会与组员保持团结友爱的关系，不攻击、贬损任何组员。

7. 积极服从、配合小组领导者及其助手的安排。

8. 我保证认真完成小组领导者及其助手布置的每一项作业。如果有两次不完成作业的现象发生，愿意接受被小组开除的决定。

9. 希望参加训练后，得到＿＿＿＿＿＿＿＿＿＿＿。

申请人：

年　月　日

誓　　言

我自愿参加心理训练小组，在活动期间愿作如下保证：

1. 我一定准时参加所有的小组活动，因为我的缺席会对整个小组活动造成影响。

2. 对于小组成员在活动中所言所行我绝对保密。活动外我不做任何有损小组成员利益的事。

3. 小组活动时，我对其他成员持信任态度，愿对他们暴露自己，与之分享自己的情感和认识。对他人的表露，我愿提供反馈信息。

4. 小组活动时，我绝不会对他人进行人身攻击。

5. 我一定认真完成家庭作业。

6. 小组活动时，我不吃零食，不吸烟，不做任何与活动无关的事。

签名
年　月　日

二、心理危机团体干预的运作

从小组活动开始到活动结束可以分为几个不同的阶段，对怎样划分这些阶段不同的研究者持有不同的意见。部分学者认为可分为三个阶段，即导入、实施、终结；部分认为可分为四个阶段，还有一部分认为可分为十几个阶段。其实，无论怎样划分，其基本过程都是一样的。这里我们就以四个阶段为例来说明团体小组活动的运用过程。

（一）团体初期阶段

心理危机团体干预的初期阶段是团体探索和定向阶段，主要是经过热身活动后，进行团体成员的相识及相互熟悉，活跃团体气氛。领导者和团体成员进行自我介绍，讨论团体的目的、规则及成员参加团体的目标。通常可以按照以下方法进行开始阶段前的过渡：①让成员初步相互熟悉；②让成员简单说明参加团体要达到的目标；③让成员发表对之前活动的看法，或阐述之前活动中还没有解决的问题，领导者可以用几分钟回答成员的问题；④让成员对上次活动结束后获得的进步和遇到的困难发表看法。

初期阶段一般指小组的最初几次聚会，是一个定向与探索的时期，目的是确定团体的结构，让组员相互熟悉、相互了解，消除紧张不安。小组成员会关心他们是否被接受或排斥，他们开始确定自己在该小组中的位置；确定他们能信任谁、他们将在多大程度上进行自我袒露；这个小组给他的安全感有多大；学习尊重、同理、接受、关心、反应等基本态度。这些都有助于初步建立一种安全、信任的氛围，为今后的小组活动奠定一个良好的基础。

小组活动开始时,组员大都互不相识。一方面他们很想了解其他组员的背景、问题等,同时又有点畏惧、焦虑,担心不被其他组员接纳,又怕在其他组员面前出丑。还会有以下一些预期性顾虑:我会被迫说一些我不想说的内心痛苦吗?团体中所发生的事件会保密吗?其他成员会不会带给我坏的影响?所以这一阶段的活动一般是一些比较简单、容易的、互相认识的游戏活动。初期阶段的活动又称为热身运动、破冰运动,可大幅减轻成员的焦虑与困惑。

初期阶段的活动可以分为静态讨论、动态活动两类,前者适合于一些解决问题的小组,后者适合于各种类型的团体小组,尤其适合于青少年。

活动开始时,领导者可以先大致介绍一下团体心理辅导及小组的情况,然后宣布团体的纪律或规则(每个组员在这些规则面前都是平等的)。纪律的内容一般包括:保守团体内秘密;坦率真诚;活动期间不与外界接触,避免干扰;避免与少数人交流,积极参加团体活动。必要时要进行团体宣誓活动。之后可以采取一些活动,如轻柔体操,使组员紧张的情绪得以放松;接下来可以用做游戏的方式让组员进行自我介绍、介绍他人,如最佳拍档游戏、猜猜我是谁、征集签名等;然后可以让组员谈谈在小组中的感受;聚会结束时可以让组员回去记录在组中的感受及对以后活动有哪些期望、建议,等再次聚会时大家分享作业,以后每次聚会结束都有这种作业。当组员已经互相熟悉、能开放自己时,初期阶段便告结束,开始进入第二阶段。

(二)团体的实施阶段

实施阶段是心理危机团体干预当中最重要的阶段,也是成员们实现团体目标的阶段。在此阶段,成员们不断进行讨论、分享和处理问题及任务,在团体中获得较大的帮助。这个过程中,团体成员常常出现焦虑和各种形式的阻抗,形成了团体内冲突。领导者要不断识别成员的焦虑和阻抗,并指导成员进行宣泄和表达,告诉他们这些都是正常的,要接受并转变它,使成员们学会处理任何影响他们情绪问题的能力。

在团体干预的进程中,成员们会讨论团体中的各种问题,负性情绪和行为也将随着成员之间信任感的建立而逐渐消除。此阶段,成员们着眼于解决当下问题,更加明确自己的目标和关心的问题,并学会了承担责任。他们通过学习,开始转变自己不合理的认知和行为,不断建立理性的认知和行为。

这一阶段是团体心理辅导的关键阶段,活动的目标主要是在这一阶段完成的。这一阶段是在前一阶段组员之间形成相互信任、相互坦诚关系的基础上,运用成员间的相互影响,采用成员彼此谈论自己或别人的心理问题和成长经历经验,争取别人的支持、理解、指导;利用小组内的人际互动反应,发现自己的不足和弱点,努力加以纠正;把小组当成一个安全的实验场所,练习改善自己的心理与行为,以期能扩展到理想和现实生活中。

在实施阶段,小组表面和谐下的冲突、支配、对抗的暗流在涌动。"对领导者产生不满和敌意是团体发展中不可避免的现象,组员赋予领导者不切现实的神奇色彩,抱有无限的期望,以至于再能干的领导者也会让他们感到失望,继而,成员对领导者产生敌意,但随着治疗的进展,成员的现实感逐渐建立。"

实施阶段是团体成员认识到要对自己生活负责的时期,其典型特点是团体探讨重大问题和采取有效行动,以促使成员行为的改变。此阶段的具体特征包括:团体的凝聚力、亲密感、信任感提高;沟通更加自由流畅,能够对所体验的内容作出顺畅、准确的情感表达;团体成员愿意冒险袒露令人畏惧的隐私,使自己被他人了解,将自己想要讨论和更想了解的个人问题带到团体之中,摘掉面具,进行人与人最真实的交流;团体成员之间能够认识到彼此之间的矛盾冲突,并得到直接和有效的解决;较少的主观评价、真实的反馈和感受表达,使得成员的心理防卫明显减弱或消失;发起面质的成员会尽量避免给他人贴上批判性质的标签;成员已经开始尝试在其日常生活中行为的改变;团体成员能够感受到他人对自己所做的尝试性改变的支持,愿意继续冒险尝试新的有效行为模式;团体成员感到前途又充满希望,有无限可能,感受到只要愿意采取行动,就一定能改变自己,成员不再感到孤立无援。

在这个过程中,团体领导者的功能往往已经由团体成员分担,领导者不给组员过多的具体教导,而是带领大家更多地关注自己和其他组员的感受与体验,同时予以表达。没有深刻的情感体验,就无法达到真正的领悟与修通。

这一阶段采取的小组活动形式和技能,因团体目标、类型、对象的不同而有所侧重。有的小组采用讲座、讨论、谈体会、写日记等形式;有的小组采用自由讨论;有的小组主要采用行为训练、角色扮演和行为预演方法;其中以系列活动的形式居多。

这一阶段尽管各类心理危机团体干预所依据的理论基础不同,活动方式不同,实施技能各异,但过程是基本相同的。

(三)团体的巩固终结阶段

这是团体的结束阶段,是心理危机团体干预的最后一次或几次会谈。在团体结束阶段,成员会因为分别而产生焦虑和忧伤,领导者要帮助成员们处理好分别的情绪。在结束阶段,团体成员一般不再主动评价自己的表现和进步,领导者可以让成员评价自己的表现是否满意,同时还要指导成员对自我目标的实现和活动效果进行评价,成员们可以交流团体活动期间的心得体会。此时领导者要注意倾听,尤其是不爱讲话的成员,他们的意见也非常重要,只有这样,才能更好地掌握成员的感受。

巩固终结阶段一般是指小组的最后几次聚会,但不一定就是最后一次聚会,有付出后的收获,也会有即将离别的不舍与伤感。对于团体即将分离的事实,成员可能会产生一些退缩的行为,不再以高昂的热情参与团体;团体成员既有某种程度上的分离恐惧,也担心能否在日常生活中运用他们在团体中所体验到的、所学习到的感受和有效的行为模式;团体成员可能互相表达恐惧、希望和担忧,互相诉说他们的内心体验。

这一阶段的目标是巩固小组干预的成果,做好分别的心理准备,领导者应该充分把握时机,给小组活动划上一个完满的句号。终结阶段做得好,可以使成员深入掌握在小组中取得的经验,对小组留下美好的回忆,能把小组中的学习成果应用到正常生活中,达到真正的成长目标。协助成员处理他们可能对结束团体所产生的任何情绪;提供机会让团体成员表达和处理在团体中任何尚未解决的问题;强化团体成员已经作出的改变,保证成员了解到能够使他们作出进一步变化的可使用的资源;协助成员确定如何将特殊的技能运用于日常生活的各种情景;和团体共同努力,建立起特定的契约和家庭作业,以此作为促成改变的实用方法;协助成员建立一个概念架构,以理解、整合、巩固、记忆他们在团体中所学到的内容。让成员有机会能互相提供有建设性意义的回馈;再次强调在团体结束之后保守团体秘密的重要性。

成员要处理自己对分离和结束团体的情绪;成员要准备将自己在团体中的所学扩展到日常生活情景中去;成员要给他人一个比以前更好的形象;成员要完成任何尚未解决的问题,无论是自己带到团体中来的问题,还是与团体其他成员之间的问题;评价团体的影响作用;成员要针对自己想要作出的改变和如何实现这些变化,作出选择和计划以最终促成改变。

结束活动的方式可以分成三类:①回顾与反省。大家回想一起做了些什么,有哪些心得体会,有哪些意见;②祝福与道别。可以自制一些小礼物互相赠送,也可以说一些鼓励与祝福的话,维持并增进已建立的友谊;③计划与展望。讨论今后的打算,应该定什么计划,对未来有什么展望等。

在这一阶段,常采用联谊会、总结会、反省会、大团圆等活动形式。通过前两阶段的活动,原本陌生的人已成为朋友,团体气氛和谐亲密、心情舒畅、相互信任,在这种气氛下的离别多少难免会有些伤感,因此,需要安排好结束工作。活动结束后,也可在必要时再重新聚会,进一步交流,了解小组活动的保持效果情况。

(四)团体的追踪与评价阶段

追踪与评价阶段往往被许多心理危机团体干预过程所忽略,其实这一阶段也至关重要,否则难免虎头蛇尾。此阶段,离开团体的成员应该积极寻找能自我强化的途径和方法;持续记录自己所发生的改变过程和遇到的一些问题;参加个别会谈,以讨论如何更好地实现自己的目标,或者参加追踪访谈活动,向团体领导者或其他团体成员说明交流自己将团体经验应用于日常生活中的情况。

领导者可以为有需求的团体成员提供个别咨询；进行追踪观察，或为需要进一步咨询的团体成员寻找具体的资源；协助团体成员建立相互联络的渠道，以使成员能够在团体之外运用支持系统；依据科学的评价团体效果的方法评价心理危机团体干预的效果，以总结不足、积累宝贵经验。

每个人都有自己的人生蓝图，每个人都是自己人生的主角。危机事件后的心理危机团体干预所能做的是陪伴他们走过阴霾，看清阻止他们前行的障碍，最终使他们自己走出被困的漩涡，发现自己不知道的部分。团体领导者能做的就是放下自己，为大家创造成长的空间。团体治疗的效果——组员的改变，来自整个团体。

三、心理危机团体干预的效果评估

适用于团体心理辅导效果评估的方法很多，主要有以下几种方式：

1. 行为量化法　行为量化法是要求团体成员观察自身某些不良行为出现的频率并作出记录，或者请与团体成员有关的人（老师、家长、朋友等）观察及记录，以评估成员的不良行为是否有所改善。可以用来记录外显行为，也可以记录成员的思维和情绪。如团体成员参加团体聚会的次数、流失团体成员原因登记等。

2. 标准化心理测验　运用信度和效度较高的心理测试量表，可以反映出团体成员行为情绪的变化。

3. 自编调查问卷法　自编调查问卷是由团体领导者设计一系列有针对性的问题，让团体成员填写，搜集成员对团体咨询过程、内容、成员关系、团体气氛、团体目标的达成、领导者的态度及工作方式等方面的意见和建议。问卷内的问题可以是开放式的，也可以是封闭式的。

4. 主观报告法　主观报告法是通过团体成员的个人日记、自我报告、领导者的工作日志、观察记录等主观报告的方法来评估团体的发展和效果。主观报告法包括主观量表、开放式问卷、自我报告和他人报告。开放式问卷的优点是具有很高的弹性和自由空间，让成员表达出个人真正的想法，对问题有深入的了解，且真实性较高；缺点是资料的记录和数量化有一定难度。

第三节　心理危机团体干预的实施

在心理危机团体干预中，为了发挥心理危机团体干预的作用，完成心理危机团体干预的目标，领导者需要在每一次团体活动中都制定一个主题，以便达到更好的干预效果。

一、建立关系阶段

（一）常用技术

1. 开启技术 就是让团体成员能够相互尽快认识，减少陌生感，激发成员的参与感，以便取得较好的干预效果。

2. 建立信任感技术 在经过危机事件后，有的成员可能存在很大的负面情绪，参与性不高，在活动中处于被动，或者对领导者不信任。领导者就需要建立该类成员与自己的信任感，打破陌生感与距离感，不要强迫，要积极引导成员说出内心感受。

（二）活动参考

1. 填画胸卡 目的是通过给自己命名和成员之间的接触交流，建立信任，促进成员在以后的活动中放松心情、互相支持、协作。

道具准备：彩笔、挂牌、不干胶纸。

操作过程：

（1）请成员在不干胶纸上写上自己的姓名或昵称，这个称呼是在整个活动中使用的，是你最喜欢别人称呼你的。写好后，请将之贴于胸前。

（2）请成员寻找小组中的成员组成两人小组，互相握手并微笑，然后自我介绍，要求介绍中必须包括自己的称呼、来自哪里、平时最喜欢做什么。

（3）回到团体，向其他成员介绍自己的伙伴。

（4）指导语：刚刚我们认识了这个团体中的第一位伙伴，现在我们来轮流将自己的伙伴介绍给小组其他成员，在介绍的时候请按照这样的方式："我旁边这位是 ×××，她来自……平时最喜欢做的事情是……"介绍完毕，被介绍的成员再以同样的方式介绍自己的伙伴。依次完成。

2. 很高兴认识你 目的是让大家记住所有人的名字，并且思考怎样的自我介绍能让大家印象更深刻。

操作过程：

（1）将所有成员分成人数相等的两组，组织这两组成员站成前后两排。

（2）站在前排的成员全体向后转，即两组成员面对面站好。

（3）当领导者说"开始"的时候，面对面站着的成员开始自我介绍。当两组成员都互相介绍完毕时，前排的成员依次向后串动一个位置，再继续相互介绍，以便认识所有成员。

3. 微笑握手 目的是让所有成员都能够对其他成员露出真诚的微笑。

操作过程：大家围成一个大圈，让几个具有相同特征的人到圈里，按顺时针的方向和每一个的人握手，并且面带微笑，真诚地说一句"您好"。

4. 手语舞蹈《感恩的心》 目的是为了让团体成员能够从歌声中感受到

爱和感恩的力量。

操作过程：领导者可将歌词发给成员，随着音乐，带领成员一起舞动。

5. 你的变化　目的是培养团体成员细心观察的能力，更好地促进团体之间的关系。

操作过程：两人一组，先面对面观察对方1分钟，尽量仔细，然后背对背，在规定时间内（3分钟），在自己身上作出3种变化。再面对面，让对方寻找变化之处在哪。再次背对背，作出5种变化，让对方寻找。

6. 爱在指间　目的是通过团体成员的不同交友愿望，可帮助团体成员改善人际关系。

操作过程：

（1）将团员分成相等的两组，一组成员围成一个内圈，再让另外一组成员围成一个外圈，内圈成员背向圆心，外圈成员面向圆心。当指导者发出口令时，每个成员向对方伸出1~4个手指头。伸出一个手指头表示"我现在还不想认识你"；伸出两个手指头表示"我愿意初步认识你，并和你做个点头之交的朋友"；伸出三个手指头表示"我很高兴认识你，并想对你有进一步的了解，和你做个普通朋友"；伸出四个手指头表示"我很喜欢你，我很想和你做一个好朋友，与你一起分享快乐和痛苦"。

（2）根据两个人伸出的手指头作出以下动作：如果两个人伸出的手指头不一样，则站着不动；如果两个人都伸出了一个手指头则把自己的脸转到一边，并跺脚；如果两个人都伸出两个手指头则微笑点头；如果两个人都伸出三个手指头则握手；如果两个人都伸出四个手指头，则热情地拥抱一下对方。

（3）每做完一组手势，外圈的成员分别向右一步，和下一个成员相视而站，作出相应的手势和动作，以此类推。

（4）当结束时，请团体成员分享刚才当看到别人伸出的手指和你不一样时你心里的感受，从中你得到了什么启示。在人际交往中，我们都希望别人能承认自己的价值，喜欢自己，支持自己，接纳自己。但是任何人都不会无缘无故地喜欢我们，接纳我们。别人喜欢我们也是有前提的，那就是我们也要喜欢他们，接纳他们。

二、建立信任阶段

（一）常用技术

1. 解决防卫心理　团体成员可能会由于危机时间的影响而对事物缺乏安全感，而一旦感觉受到威胁或安全无法保障时，人的防卫心理就会出现。领导者要及时觉察到这种防卫心理的出现，并积极引导团体成员放下思想包袱，积极、及时表达自己的感受。

2. 应对冲突 在团体活动中，难免会出现意见不一致的成员，如果领导者控制不好的话，团体成员之间可能会发生冲突。领导者要适时的引导，引导团体成员从不同角度思考问题，让团体成员获得更大的收益。

3. 应对特殊成员 由于所处环境的不同以及大家参与团体活动的目的不同，从而导致了特殊成员的出现。例如，有的团体成员很沉默，有的团体成员很善于表达；有的团体成员不投入，有的团体成员很卖力。这些特殊成员都需要领导者及时观察并根据具体团体成员的不同情况及时解决，以免影响心理危机团体干预的效果。

（二）活动参考

1. 盲行 目的是通过肢体接触和换位思考感受团体成员间彼此的信任。

操作过程：全体团体成员分为两人一组。由领导者设计出一条安全的路线，最好在室外进行活动，由某处开始最后回到某处。每组中，一个成员戴眼罩，另外一个手牵手按照领导者制定的路线前进，途中遇到障碍时，两人只能用肢体交流不能用语言交流。到达终点后，双方再互换角色。

2. 突出重围 目的是考察团体成员之间的协作能力，促进成员个人的洞察。

操作过程：

（1）全体团体成员手拉手围成一个大圆圈，两名成员站在中间，用任何形式突围这个大圆圈。在突围过程中，两人要一起合作，必须两人都突围成功，才算活动结束。

（2）领导者带领团体成员讨论突围的经验。让团体成员感受到协作的力量，以及被困时和脱困时的心情。

3. 信任背摔 目的是探索团体成员间的信任程度。

操作过程：

（1）全体团体成员站成一路纵队。在纵队前方可放置一张桌子，请一位成员背对大家站在桌子上，站好后将身体慢慢后仰，直到后面的成员能接住。每一位成员都轮流上来体验。

（2）请团体成员分享当身体后仰时心中的感受，对别人越信任身体后仰的幅度越大，直到离开桌面被其他成员接住。

4. 同心协力（撕报纸） 目的是通过团体协作努力达到目标，培养创新思维。

操作过程：领导者将几张报纸铺在地上，所有团体成员都站在报纸上。领导者将报纸面积减半，同时要求所有团体成员必须还继续站在报纸上。可将报纸面积再减半，随着难度的增加，团体成员间也会越加努力，直到目标的达成。

5. 优点轰炸　目的是发现其他成员的优点,促进相互的信任。

操作过程:所有团体成员围圈坐好,请第一位成员起立,顺时针方向所有成员都说出该成员的优点。在说优点时,态度要真诚,不能吹捧;而被说到优点的成员要分享被人夸奖时的体验,思考怎样能同时发现别人的长处。

6. 大风吹　目的是让团体成员放松情绪,并可打破团体中的小团体,让团体成员有机会接触到其他成员。

操作过程:当领导者说"大风吹"时,成员问"吹什么",领导者说"吹……的人",那么所有……的人就必须离开自己的位子,重新寻找位子坐好。当领导者说"小风吹",则成员问"吹什么",治疗师说"吹……的人",那么所有……的人就保持不动,其他成员必须离开位子重新寻找自己的位子。可"吹"之资料包括:有耳朵的人、戴表的人、两只鼻子的人、没有指甲的人、穿X颜色衣服的人、戴戒指的人、打领带、擦口红的人、有太太的人等。

7. 手指的力量　目的是感受团体协作的精神。分享在想象中不可能的事情,如果齐心协力就会把不可能变为可能。

操作过程:让一个人平躺在桌子上,双手抱肩。再选 12~16 个人,每人伸出一个食指,分别放在他的头部、肩部、背部、臀部、大腿、小腿、脚,同时用力将他举起,可先从最轻的开始尝试。

三、情绪管理阶段

(一)常用技术

1. 积极引导　团体领导者必须引导每一位团体成员都要参与到团体活动中来,不剥夺积极成员的活动机会,也要及时观察到被动成员,积极引导被动成员也参与其中。

2. 解决问题　在团体活动中,任何问题都可能出现。而领导者要引导成员积极作出符合自我价值观的决定,减轻心理压力,从而使适应社会的能力增强。尤其是经过危机事件后心理比较脆弱的团体成员。

(二)活动参考

1. 心有千千结　目的是让成员思考在活动中自己处于什么样的位置,如果因为个人的失误而导致活动失败时的心理感受。

操作过程:请团体成员手拉手,围成一个大圈,每一个成员都要记清楚自己的左手和右手拉的分别是谁,然后放开手,在圈内自由走动,幅度越大越好。领导者在团体成员走动之后再说停,每个成员都不许动了,去找自己的左手和右手拉的那个人,把手重新拉起来,手拉上就不许分开。当所有的手都重新拉好以后,肯定有许多的结,这时候团体成员就一起把这个结解开,解开之后还能恢复成原来的一个大圈。要求一定记清楚自己的左手和右手拉的是谁,不要拉错了,否则解不开。

2. 小鸡变大鸡 目的是使成员能够挑战自我,增强应对挫折能力。

操作过程:所有的人都是鸡蛋,双手抱膝蹲在地上。鸡蛋之间互相"剪刀、石头、布",赢家变成小鸡,半蹲状,并且扇动翅膀;小鸡之间再定输赢,赢家变成大鸡,可以直立站在地上,扇动翅膀;大鸡之间再定输赢,赢家是仙人,可以到座位上坐好。必须是同类之间定输赢,输家要退回一级,直到没有同类可以定输赢,活动结束。

3. 放松训练 目的是在经过危机事件后,多数群众可能睡眠质量有所下降,放松训练是一种很好的改善睡眠的干预方法。而在训练中加入一些积极的暗示,效果更好。

操作过程:

指导语:首先,我们来做一下放松(最好加背景音乐,以放松舒缓为基调)。"好,现在请你闭上眼睛,当你的眼睛一闭起来,你的全身也跟着放松。你的思绪会像波浪在你的脑海中起伏,它们自然地出现,自然地消失。现在,请你把注意力放在我的声音上,我的声音说到哪里,你的注意力就集中到哪里,我的声音说到哪里,你的想象力就集中到哪里;其次,请你做一个深呼吸,深深地吸进一口去,再慢慢地把它呼出来,保持这样的呼吸,每一次当你呼气时,想象你体内所有的压力、焦虑、烦躁都随之呼出体外。你的身体慢慢地变得越来越松软,越来越松软,松软的就像要飘起来一样。注意你的呼吸,慢慢地吸气,慢慢地吐气,每一次吸气,感觉氧气经过你的咽喉、气管到达你的肺部,新的能量不断充满你每一个细胞,每一次吐气,感觉你体内所有的压力、焦虑、烦躁都随之排出体外。慢慢地吸气,慢慢地呼气,慢慢地吸气,慢慢地呼气,感觉你的身体慢慢地变得越来越松软,越来越松软,松软的就像要飘起来一样;接下来,你来到了一个美丽的沙滩上,蓝蓝的天空中飘浮着朵朵白云,白云的颜色非常的洁白,衬得蓝天特别的漂亮,明晃晃的太阳挂在天空中,有点刺眼,但是照得你非常的舒服。你的脚踩在沙子上,软软的沙子顽皮得钻到你的脚趾中,有点微微发麻,但是非常的舒适。海风轻轻地吹在你的脸上,带点淡淡的潮气,你似乎能闻到空气中海水的咸味。在不远的地方,海鸟正在海边飞翔,时而发出几声鸣叫,让人非常的舒服,非常的放松。你走累了,就地坐了下来,闭上眼睛,感受着海边的气息,晒着暖暖的太阳,你觉得非常的舒服,你的头脑很清醒,觉得全身上下都得到充分的休息,全身充满了力量,所有曾经困扰你的不安,疲惫,焦虑都离你远去,你的内心感到非常的平静,舒适。你会感觉一股前所未有的强大的感觉在你心中慢慢蔓延,在面对困难时,你会更勇敢。那些突发事件给你带来的伤害都伤不到你,因为你特别的坚强,特别的有力量。所有的伤痛都会随着事件的消逝而慢慢淡化。危机事件的出现正是考验你的时刻,你的能力、耐力、抵抗力都会帮助你度过此次难关。你要始终相信,你改变不了环境,但可以改变自己;改变不了过去,但能改变现在;不能预测明天,但可以把握今天。现在,你要慢慢起身离开美丽的沙滩,回到这间房子,也许有些不舍。但是这种感觉不会离开,带着这种感觉——平静、舒适、带着它们,慢慢回到这间房。你可以慢慢睁开你的眼睛,你感到非常的舒适而放松。

4. 我的五样　目的是使团体成员珍惜所拥有的,懂得适时放弃。

操作过程:

(1)给每位团体成员发一张白纸,要求他们在白纸上写下人生中什么最重要,但只能写下5样。

(2)要求团体成员逐一放弃,并思考为什么放弃的理由。在删除的过程中,可能有的团体成员会比较激动,领导者需要控制好场面,尤其是可能会引起团体成员对危机事件的回忆。

5. 我的自画像　目的是通过自画像将画者内心的反应通过非言语的形式表达出来,是一种自我探索,可以促进团体成员自我察觉。尤其是经历了危机事件后,成员可以将内心的恐惧与不安都通过画像表达出来。

操作程序:

(1)发给每位成员一张白纸,在白纸上画出自己,可以是形象的、抽象的,只要最能代表自己就行。

(2)请每位成员对自己的画像作出解释,其他成员可以提问,促进成员更深的思考。

6. 解密大行动　目的是帮助团体成员解决目前的困扰,可由领导者解决或成员间相互解决。

操作程序:每位成员都想一想目前最困扰自己的事情是什么,最想解决的问题是什么,写在纸上,不署名,然后统一交给指导者。全体写完以后,指导者随机抽出一张,念出纸上的内容,请成员共同思考,帮助提问题的人解决问题。讨论完一张纸上的内容,再讨论另外一张纸的内容,直到把所有的问题都逐一解决。最后成员可思考怎样从别人的经验中成长。

7. 天使在人间　目的是帮助成员寻找社会支持,让成员感受来自他人的问候和关爱。

操作程序:每位成员都在纸上写下一句祝福的话或期望,需要署名,然后领导者将纸条收齐。请每位成员随机抽取一张纸条,纸条上所写的人与抽取该纸条的成员互为守护天使。然后两两一组可以就最近发生的事情进行讨论、沟通。如果在彼此愿意的情况下,以后都可以进行随时的沟通,要相信守护天使能够带来好心情、好运气。

199

四、展望未来阶段

（一）常用技术

1. 经验分享　经过多次团体活动，每个团体成员都会有所收获。领导者要善于发现成员的收获并引导他们说出感受。因为团体成员都经过危机事件，成员彼此间会更加感同身受。

2. 团体回顾　心理危机团体干预与个体心理干预的不同就在于，心理危机团体干预是一种自助与助人结合的方式。每个成员在使自己成长的时候，提出自己的感受和意见也可供其他成员参考，为他人提供帮助。

（二）活动参考

1. 时光机　目的是让成员回顾自己的生命历程，找出曾被自己遗忘的愉快记忆。

操作过程：首先我们来做一下放松（最好加背景音乐，以放松舒缓为基调）：现在，请你闭上眼睛，选择一个你最舒服的姿势。好，现在深深地吸气，慢慢地呼气，再来一遍，深深地吸气，慢慢呼气，再来一遍，深深地吸气，慢慢地呼气。想象春天来了，一片鸟语花香的美丽景色，你静静地躺在床上，心情舒适而愉快地享受春天带给你的欢乐与愉悦，你觉得舒服极了。让我们乘着时光机，一同回到过去。还记得几十年前呱呱落地那一刻吗？那时的你是什么样子的？……到了 3 岁、4 岁，开始有了记忆，此时的你在做什么呢？……在玩耍、学习，还是做其他的事情呢？……7 岁、8 岁还记得第一次到小学报到的心情吗？……还记得你叫到的第一个朋友嘛？……接下来的小学阶段有没有哪些事情是让你印象深刻的？……哪些重要人物对你造成一些影响？……例如，老师或其他长辈？与同学间呢？还记得什么？快乐的还是伤心的？……接下来的初中和高中又发生了什么？……后来你成家了，孩子出生了，还记得孩子出生的那一刻吗？……再后来发生什么？……想象着这几十年的生活就像电影一样一幕幕的在你面前经过，……想一想，哪些人、事、物对你产生了影响，是好的还是不好的？……好，接下来我们要搭着时光机回到现在哦！数到三将你的眼睛张开来，一、二、三。

2. 生命线　目的是帮助成员寻找支持资源。

操作过程：请成员把纸横着对折，然后在折痕上描出横线。横线从左往右代表年龄从小到大。这条线标示了成员的一生，是他脚步的蓝图。告诉成员现在请找到你目前所在的那个点，标出来。比如说你现在 40 岁，就标出 40 岁的那个点。在这点的左边，代表着过去的岁月；右边，代表着未来。把过去对你有着重大影响的事件用笔标出来。比如你 27 岁有孩子，就找到和 27 岁对应的位置，填写孩子出生这件事。注意如果你觉得是快乐的事，就把点写在生命线的上方,点离开横线的距离代表快乐的程度。如果你觉得快乐非凡,你就把这件事的位置写得更高些。如果是感觉痛苦的事件,就把点画在生命线下方的相应的位置,同样,点离开横线的距离代表痛苦的程度。依此操作,你就记录了自己在今天之前的生命历程。然后请用曲线把各个点按照时间顺序连起来。看看是横线上面的事件多,还是横线下面的事件多。

3. 预测未来的水晶球　目的是引导团体成员看到积极的一面,忘记伤痛,展望未来。

操作过程:给团体成员发放一个水晶球,假定水晶球能预见未来。鼓励每位成员说出在水晶球中看见的自己的未来,领导者引导团体成员面对未来充满信心。

以上活动仅供参考,领导者可根据具体情况再制定不同的心理危机团体干预方式。

第四节　心理危机干预的团体辅导的应用

一、地震儿童的团体干预

干预对象:9~13 岁儿童,人数在 6~10 人。基本情况:经历此次大地震,有些孩子的家人在身边,但家园被毁;有些孩子的亲属中有因地震死亡或者至今联系不上、下落不明的。

辅导目的:缓解地震造成的心理伤害,建立团体信任感。

道具:帽子或布条、高低不同的椅子凳子、白色的纸、水彩笔、录音机、放松训练专用音乐。

辅导过程与步骤:

选择在周围干扰比较少的空地或者在比较大的空教室内,让小朋友手拉手围成一个圈,然后坐下来。

1. 名字串联　活动规则为让团体辅导者和所有的孩子(按照年龄大小)围成一个圆圈,最小的孩子先说出自己的名字,如"我叫张三",紧接着他右边的孩子就要说:"我是张三右边的李四",李四右边的孩子就要说"我是张三右边的李四右边的王五"……,以此类推。通过这个活动,促使辅导者和全体成员记住在座每个成员的名字。

2. 故事接龙　游戏规则为主讲人先提供一句话(最好是与地震情景相关的),然后从一名孩子开始,接着这句话往下讲一句话,下一个孩子再接下去讲一句,使这个故事不断扩大延伸。限时 10 分钟,最后要给这个故事设计一个结局。

这个游戏看似与主题无关,但其实是一个投射游戏,孩子们在讲故事的时候会把自己的部分经历投射进去。考虑到这个团辅的针对性,最好限定第一句话为与地震相关的情景,以免偏离主题,例如"那天我在教室里,突然,大地开始晃动",再由孩子们往下接。这个游戏一方面可以活跃团队气氛,另一方面能通过孩子的讲述和对他们的观察,发现需要重点辅导的儿童。

3. 谈谈你的故事

(1)在上一轮中发现需要重点关注的孩子,比如亲人丧失、目睹惨状、明显情绪不安等,请他们来发言,讲述自己的故事。

(2)对不善言辞的孩子,主讲人可以通过多提问来引导他说。对于亲人丧失的孩子,请他(她)回忆与亲人在一起时的美好时光。

(3)鼓励孩子们宣泄自己的情绪,给他们创造流泪的机会。如果说不出来,也不能流泪,可以使用绘画的方式来表达。

(4)说出自己的故事后,其他孩子要给予支持鼓励。

这一环节的目的在于让儿童进一步宣泄自己的情绪,在"故事接龙"的基础上,更深入地讲述自己的经历和感受。其中引导他说出与亲人在一起时的美好时光,目的在于重新建构他与亲人之间的心理联结。

4. 简单的放松训练和此时此地技术 进行放松的基本步骤是:播放放松训练的专用音乐,让他们选一个最舒服的姿势坐好,闭上眼睛,想象自己在一个鸟语花香的森林中,天上挂着美丽的彩虹,有阳光照在自己身上,小鸟在身边唱着歌,小松鼠在脚边睡着了,远处传来滴答滴答的水声……然后依次放松自己的头部、肩部、手臂、手指、背部、腰部、大腿、小腿、双脚,感觉自己越来越沉重,每一个部位都沉重下来,都放松下来。多重复几次。配合着有规律的呼吸,慢慢地吸气,吸满,腹部鼓起来,再全部呼出去……一起一伏,一起一伏(指导语和具体步骤可以查阅放松训练的相关专业资料)。

这个活动的意图在于控制孩子们的情绪不要过分外溢。在上面的环节中给予孩子们宣泄情感的机会,但是如果不加控制、过度宣泄,可能会造成二次创伤。通过使用放松的方法,让孩子们的情绪平复下来。然后主讲人进行引导,回到此时此地。大家一起讨论我们现在可以做些什么,如何帮助别人等。

5. 信任行走 游戏规则为先选择一条线路,然后使用高低不同的凳子椅子在路上设置障碍物,也可以让团队中的小朋友来扮演障碍物,他们可以作出各种姿势固定不动,也可以手拉手形成一扇小门或一座小桥。然后一个小朋友被布条或帽子蒙住眼睛,另一个小朋友扶着他跨越所有的障碍物,走完全程到达终点才算胜利。带路的小朋友只能用语言来引导,不能拉着他走。到达终点后,全体队员欢呼鼓掌以示鼓励。活动时要注意安全性,障碍难度不能设置太高。每一个孩子都要体验当"盲人"和"指路人"的感觉,游戏结束后请每个人谈一下感受。主讲人总结发言，强调"信任"的重要性，并希望团队中的小朋友能够成为朋友，在困难的时候互帮互助，互相支持鼓励。让他们相信在大家的共同努力下，一定可以度过生命中的每一次难关。

这个游戏的目的是培养信任感，增强团体凝聚力，在困难的时候能够相信别人的帮助和集体的力量，也愿意帮助他人，从而减少孤单感、无助感。

二、采用紧急事件晤谈法缓解应激反应团体辅导

背景：两天前，某一社会团体的领导者外出旅游时意外死亡。去世者是社会某一自发组织的领导者，带领其小组成员做一些公益助人的工作。与团体成员的关系非常好，大家有困难或有疑惑都会找他帮忙，他从不拒绝，热心地帮助组织中的每一位成员。有时他看到哪位成员有困难还会主动帮助，以致有的组织成员对他很依赖。所以，当成员们听到领导者意外死亡的消息时，内心受到巨大冲击，不能接受这一事实，不相信这是真的；后来成员们陷入了深深的悲痛中，出现了不同程度的失眠，食欲下降，还有的人出现走路时感觉去世者叫自己的名字等现象。

干预对象：晤谈共 8 人，均是逝者领导下的团体成员，其中男 2 人，女 6 人。

晤谈地点：某一心理咨询机构的团体心理辅导室。

晤谈的过程如下：

1. 介绍期　首先，干预者向团体成员进行自我介绍，然后介绍 CISD 的规则、程序、所用时间及此次晤谈的目的，详细解释保密原则。同时告诉他们，在晤谈的过程中，谈不谈、谈什么内容、谈多少完全自愿，不想谈时可以不谈。一个人说话时其他人要注意听，尊重每位说话的人，营造一个温馨、安全的晤谈气氛。当确定每位成员对如何进行晤谈没有异议时，请每个成员作自我介绍，随之进入到下一个时期。

2. 事实期　让团体成员自由谈论自己是怎么知道领导者死亡这一消息的，知道这一消息后的所见、所闻、所在和所为。干预者在这个时期的主要任务是引导和倾听，引导每位成员发言，但对不想说的人不勉强。目的是让小组成员在一个相对安全的支持性环境中公开表达自己所经历的事情，用这种方式整理每个人知道这件事的整个过程，让成员彼此验证、确认领导者已经去世的事实。为下一步成员能够表达自己在面对领导者离去时的情感奠定基础。在这个过程中，干预者要关注不想发言和比较沉默的成员，针对这一情况要进一步强调保密原则，使之增加对团体的信任，再引导其发言。但对还是不想说的成员不能勉强，更不能批评指责。

3. 感受期　在完成前两期的任务后，干预者开始引导成员表达在得知领

导者去世时和之后的感受。由于逝者是在旅游时突然意外死亡，给团体成员带来的心理冲击非常巨大，使这一阶段的晤谈遇到了阻力。部分成员开始沉默，还有部分成员已经泣不成声。干预者及时地表达对小组成员的理解，与他们共情。这时，一位成员说："我感觉好像天塌了，大树倒了，我们的工作刚进行了一半，也没有办法再做下去了（哭）……"大约过了2分钟，大家开始边哭边谈论着自己的感受。但是仍有一位女士不停地哭泣且一言不发，有的成员对这位女士表现出不满，说道："我们也难过，但是我们说出了自己的感受，他平时对你那么好，你怎么一句话都不说呢？"这位女士显然不高兴了，说："我和你们的感受都不一样，就是不想说，别逼我。"此时，干预者对大家说："她虽然没有用语言说出自己的感受，但是我们看到了她一直在哭，表明她内心很难过，处于悲痛当中。也许现在她还没准备好把内心的痛说出来，也许还需要我们的支持，所以我们尊重她的选择。"过了一会儿，这位女士终于开口说话："我也很想说出来，但不好意思说，怕大家笑话我，想想还是说出来心里才能轻松。"她接着说道："尽管我已经有男朋友了，但是在我心中，他才是我真正的情人，我崇拜他，敬仰他，以前凡事都要征求他的意见，就连找男朋友都征得他的同意。他是我一生中遇到的最关心、最体贴我的人，他就这样突然离开了，我接受不了，感觉被抛弃了，我的世界变空了，没有了支撑。感觉活不下去了……"说到这里，她又开始哭泣。这时的小组成员已经知道了她不愿意谈的原因，大家纷纷地给她支持。她平静了下来说："我想我会慢慢地接受这一事实，毕竟他希望我过得开心快乐。"

这一时期，小组成员的情绪变化比较大，实施者要敏锐地观察小组成员的关系，及时处理由于情绪失控引发的各种问题。在成员没有准备好时，允许保持沉默。充分发挥小组成员的力量，为其他成员提供心理支持。在成员们进行了充分的情绪宣泄和表达后，进入下一个阶段。

4. 症状描述期　这一阶段，干预者引导小组成员重点谈论自己在听到这个噩耗后的生理心理症状，如睡眠问题、饮食问题、工作状态、注意力、记忆力和情绪问题等。除此之外，也请组员们谈了听到这一消息后出现的不寻常体验，如有的成员就谈到，走路时听到逝者叫自己的名字，回头看时，根本没有人；还有的人谈到，在马路上把其他人误看成是逝者等。以上这些体验对他们的工作和生活造成了影响。

这一阶段的主要工作是，使小组成员能够将自己的变化与所遭遇的创伤性事件进行联系，不断修复组员认知、情感与行为之间的联系，修复组员由领导者意外死亡带来的心理创伤，使他们能够接受领导者已经去世的事实。小组成员还讨论了外出活动时怎样规避危险，怎样做一个负责任的人等问题。

5. 辅导期　实施者针对在上述晤谈中发现的问题给予指导。首先，请成员谈论参加这次晤谈的体会,从而获得一些反馈信息,对本次晤谈的效果有一个把握。所有成员都表达了对这种晤谈方式的肯定,最后从情感层面肯定了他们所谈到的所有感受,都是在得知领导者意外死亡的消息后产生的正常反应;从认知层面上他们也能接受"听到"这位领导者叫自己和"看错人"的现象,能将此看成是受到心理创伤的一种正常反应。成员们就平时接触中对这位领导者不知疲倦的工作态度进行了讨论,一致认为要珍爱生命,为自己负责,也要为家人和周围人负责。

6. 恢复期 经历了上述五个阶段,小组成员的情绪逐渐平静下来,并且也能正确认识自己及他人的反应,内心也有了成长。此时,实施者对整个晤谈过程进行了总结,回答了组员们提出的问题,与他们讨论了进一步的行动计划。他们说,找个时间大家一起举行一个与逝者的告别仪式,以表达自己内心的哀伤,同时也意味着他们的公益助人活动要揭开新的一页。最后,每个人说一句共勉的话,结束本次 CISD。

【本章小结】

心理危机团体干预感染性强、效果好、成本低的特点决定了它被广泛运用到突发事件的心理危机干预中去,本章从心理危机团体干预的概念、过程和具体实施三个方面入手,辅之以具体的心理危机团体干预中去,切入到具体案例的应用当中。心理工作者应该把握好心理危机团体干预的四个阶段,做好组织,计划和实施工作,根据不同的状况制定适合不同团体的心理危机干预方式。

（杨艳杰 王胜男）

第十三章

心理危机的自我干预

拿破仑·希尔(Napoleon Hill)曾说过:"一个人最大的生存痛苦不是饥饿,而是来自于各种心理危机的不断折磨。"而学会应对心理危机就成为一个人必须具有的生存本领。传统上将心理危机划分为发展性心理危机、情境性心理危机与存在性心理危机,心理危机干预主要针对处于心理危机状态的当事人并及时给予其以适当的心理援助,除此之外,挖掘当事人自身的内在力量,不断提高其心理危机的自我干预能力与水平也是应对心理危机的重要干预途径之一。

第一节 基于工作的自我干预

弗洛伊德指出:"心理健康的人,总是努力地工作及爱人,只要能做到这两件事,其他就没有什么困难的了。"因此,积极而富有成效的工作有助于提高心理健康水平,从而降低心理危机发生的可能性。但是,人们在工作中总是会面临阻碍与危机,而解决工作中的心理危机必须要提高心理危机的自我干预水平。

一、确立前进的目标

古人云:"凡事预则立,不预则废。"一个要改变生存危机的人,必然要寻找自己人生的指路明灯,点燃希望,防止迷失。在《爱丽丝漫游奇境记》中有这样一段描述:"'请你告诉我,我该走哪条路?''那要看你想去哪里?''去哪儿都无所谓。''那么,走哪条路也就无所谓了。'"天助自助者,要想克服危机,人生必不可缺少"指南针"。

只有确立前进的目标,才能开拓明朗的人生。其中,"前进"一词的内涵更是丰厚,前进的目标具有三个明显的特征。

1. 积极性 拿破仑·希尔曾说过:"生命的意义,不仅在于不断实现人生的目标,更在于不断提升人生的目标。"人们常说:"知足者常乐",那么降低标准是不是就会避免危机呢？很多人降低标准的目的只在于避免负性体验，而实际上，成长并不拒绝失败与痛苦。在追求目标的过程中，大多数人竭力去消除痛苦、避免失败。然而，痛苦与失败无处不在，人们无法彻底杜绝。一个人如果追求的是没有失败与痛苦的目标，那么只能离危机越来越近。从实现论的视角来看，人们只能在实现人生价值的过程中才能壮大自我、应对危机。

2. 适宜性　人生目标的设定应实际可行，既不应过低，也不能太高。如果无视自身的实力只是一味地降低标准，那么即使结果高于标准，人们也不会体验到积极情感；如果高估自身的现实只是一味地抬高标准，那么结果总会低于标准，人们根本没有机会感受到积极情感。一个人之所以能够持续成长与发展，是因为他的人生目标是明确合理的而且是螺旋上升的。

3. 内在性　一是指目标的精神性，"不可只为薪水而不为前途工作，工作只是个体用来塑造品性与人格的机会与条件"。在积极追求目标的过程中，每个人都要学会接受缓慢的改变速度，只有稳步积极式的改变才能将目标越拉越近，而急功近利式的改变只会将目标越推越远。二是指目标的内化，而非是外在强加的。基于自身发展的需求衍生出的目标更加具有蓬勃的生机，因为它是被个体所认同的。即便是外在强加的目标，只要被个体认同并逐渐内化，就会产生极强的推动力。在某些情况下，强迫自己去工作可能恰恰是克服生存危机的开始。

二、制订有效的计划

设立目标不等同于制订计划，设立目标是明确做什么，而制订计划是明确如何做，二者相辅相成，目标指导计划，计划反馈目标。一名保险销售员的目标是一年内赚 100 万，在制订计划时发现，根据提成比例，100 万的佣金大概需要 300 万的业绩。一年 300 万的业绩可分摊为每月 25 万的业绩，即每天需完成 8300 元的业绩，这就需要每天拜访 50 个客户。因职龄较短，故多是陌生拜访，每个客户的拜访时间至少需要 20 分钟，这样每天就要花费 16 个多小时与客户交谈（路途、等待的时间不计在内）。如此一来，明确的计划就为虚高的目标提供了有效的反馈。在依据计划奔向目标的过程中，前进的速度并非重中之重，危机克服者既要能够觉知情况发展的可能性，又要能够预见事件发展的阻碍。有效计划的制订并非一锤定音，它需要在反复实践中不断加以修正。

不能克服生存危机的人常常会出现"蜗牛行为"，在成功学中"蜗牛行为"指的是没有计划地行进，且速度慢得惊人，从而消耗了很多的精力和时间。计划的有效性影响着目标的达成，有效的计划需满足以下基本条件：

1. 合理安排时间　假设人的一生能活到 80 岁，那么大约有 3 万个日日夜夜,可折合 72 万个小时,扣除 1/3 的娱乐消遣与 1/3 的睡眠时间,一个人指向目标的时间也不过只有 24 万个小时。在这有限的时间里,分清轻重缓急、合理分配时间甚至可以超越时间本身所赋予的价值。"人生很贵,请别浪费。"

2. 高效利用时间　在每天的 1440 分钟内,有些人奋力创造着超越时间的价值,而有些人却无谓耗费着浑浑噩噩的生命,时间在不同人的眼中有着不一样的意义。

在富兰克林报社前的商店里,一位犹豫了近一个小时的顾客终于开口了:"这本书多少钱?"

"1 美元。"

"1 美元? 能不能便宜点?"

"它的价格就是 1 美元。"

见没有回旋的余地,顾客坚持让店员叫出了正在忙碌的富兰克林先生。"富兰克林先生,这本书你能出的最低价格是多少?"

"1 美元 25 分。"

"1 美元 25 分? 你的店员刚才还说 1 美元呢。"

"没错,但是我情愿倒找你 1 美元也不愿意离开我的工作。"

"好吧,那你说这本书最少要多少钱?"

"1 美元 50 分。"

"你刚才不是还说 1 美元 25 分吗?"

"对! 它现在的价格就是 1 美元 50 分。"

对于有志者,时间就是金钱。高效的时间管理既是一个人自我成长的关键,也是一个人获得比别人更多、活得比别人更长的一种非常有效的方式。

3. 落实目标分解　按阶段、有步骤地分解目标是克服危机的有效处方,如"五年计划""半年达标""本月目标"等。在追求目标的过程中,激励机制更有助于形成有效的推动力,当最终目标分解了,阶段目标达成了,激励效应也就显现了。日本马拉松运动员山田本一曾于 1984 年和 1987 年两次获得国际马拉松比赛的世界冠军。当记者问他是靠什么取得如此惊人的成绩时,他总是回答:"是智慧"。人们对他的所谓智慧迷惑不解,甚至觉得他在故弄玄虚。十年之后,这个谜底被揭开了。山田本一在自传中这样写道:

"每次比赛之前,我都要乘车把比赛的路线仔细看一遍,并把沿途比较醒目的标志画下来,比如第一个标志是银行;第二个标志是一颗特别的大树;第三个标志是一座红色的高楼……这样一直画到赛程的终点。比赛开始后,我会以百米的速度奋力向第一个目标冲去,到达第一个目标后,我又以同样的速度奋力向第二个目标冲去……40 多公里的赛程被我分解成几个小目标后,跑起来就轻松多了。开始我把目标定在终点线的旗帜上,结果当我跑到十几公里的时候就疲惫不堪了,因为我被前面遥远的赛道吓到了。"

很多危机的产生不是因为难度大,而是由于距离远。最终目标是宏大的,但激励也是遥远的;阶段目标是具体的,但激励却是可及的。

三、采取积极的行动

威斯敏斯特大教堂的一座墓碑上有这样一段描述:"年轻时,我梦想改变这个世界;长大后,我发现我无法改变这个世界,于是我决定改变我的国家;进入暮年后,我发现我无法改变我的国家,于是我最后的愿望仅仅是改变一下我的家庭。但是,这也不可能了。当我躺在床上行将就木时,我突然意识到,如果一开始我仅仅去改变我自己,也许作为榜样,我可以改变我的家庭;在家人的帮助和鼓励下,我可能为国家做些事;然后,也许我能改变这个世界。"谁知道呢? 但实际上什么也没有发生。只有梦想而不行动的人,永远也无法体会目标达成所带来的喜悦,反而会将自己置于更深的危机之中。即便在梦想寻求阶段,积极的行动依然可以带来某些意想不到的收获。拿破仑·希尔曾说过:"积极的心态来源于积极的思维,而积极的思维又是积极行动的结果。"

只有挑战惰性并积极行动,才有可能克服生存危机。积极的行动具有三大典型表现。

1. 心动不如行动　与其期待下雨,不如自己浇花。一个人老去的时候,最痛苦的事情不是失败,而是"我本可以"。一名艺术家很早就准备描绘一幅圣母玛利亚的画像,他把一切构思的姿势与配色都藏到了脑子里,但却一直没有行动。为了这幅画像,他几乎什么事情都搁置了。但是直到临死时,这幅"名画"也没有出现。"暂且搁置"与"说干就干"是两种不同的处事方式,前者是一种迟疑不决的危机表现,后者则是一种果敢行动的生存优势。美国某钢铁公司董事赫威尔曾说服董事长施行了一项公司规定:董事会一次只提一个问题,直到解决为止,绝不拖延。为了让问题真正得以解决,除非前一个问题得到处置,否则不讨论第二个问题,这一做法有效地解决了公司拖而不决的行事进度。

2. 晚动不如早动　等待只能滋养惰性。拿破仑·希尔曾说过:"不要等待,时机永远都不可能刚刚好。现在开始行动,利用身边所有能找到的工具,在行动的过程中你会找到更好的工具。"有一新闻记者名为琼斯,某一天上司让他去访问大法官布兰代斯,琼斯吃惊地叫道:"布兰代斯不认识我,他怎么可能接见我?"在场的一个记者当即拿起电话拨通了大法官的秘书:"您好! 我是某报的琼斯,我奉命访问法官,不知他今天能否接见我几分钟?"过了一会儿,他放下电话对琼斯说:"你的约会已经安排好了,一点十五分。"多年后,琼斯对这件事依然记忆犹新："做并不像想的那样困难。"早动，不给自己留有制造困难的机会。

3. 被动不如主动 每个人心里都有一片海，自己不扬帆，没人帮忙起航，只有拼出来的成功，没有等出来的辉煌。有一名青年，他在美国某石油公司的工作就是巡视并确认石油罐的盖子是否自动焊接无误。这项工作简单而机械，不久他就厌烦了。他想，要改变现状就必须有所突破，于是开始集中注意观察这项焊接工作。石油罐从输送带移至旋转台上，焊接剂便自动滴下，沿着盖子回旋一圈，他发现罐子每旋转一周，焊接剂会滴落39滴。"在这一连串的工作中，有没有可改善的地方呢？"他突然想到："如果能将焊接剂减少一两滴，不就可以节省成本吗？"于是他经过一番研究研制出了"37滴型"的焊接机，但是这种焊接机偶尔会漏油，并不实用。后来他又研制出了"38滴型"的焊接机，结果无懈可击。虽然新的焊接方式节省的只是1滴焊接剂，但却给整个公司带来了每年5亿美元的利润。这就是后来掌握全美制油业95%实权的石油大王约翰·洛克菲勒的事迹。无主动性参与的刻板行动可能恰恰是生存危机的巨大制造者，而打破常规、突破习惯也许正是反败为胜的关键所在。

第二节 基于个性的自我干预

良好的个性是心理健康的评判标准之一。埃里克森指出，在人生发展的每一阶段都会出现相应的心理危机或冲突，解决了核心危机后就会获得相应的个性特质，良好的个性有助于更好地应对后续的心理危机。

一、拥有基本的希望感

一个人的生存危机与希望感的丧失有着极其密切的关系，缺乏希望感就意味着丧失了积极前进的动力。如果一个人毫无发展需求与内在动力，那么外部再大的推动与激励都是无济于事的。只要有希望，就会有出路。

小约翰与父亲曾多次讨论过这样一个问题："世界上什么东西能够医治一切烦恼？"小约翰坚持认为，一切烦恼皆源于金钱，所以金钱才是万能的灵药。当小约翰决定出去闯荡的时候，父亲塞给他一个信封说："在你最烦恼的时候，它或许可以帮助你。"小约翰掂了掂信封，轻蔑地说："我宁愿这里面是一张支票。"小约翰在闯荡过程中经历了许许多多的烦恼，但归根结底都是因为金钱，这使他更加坚信自己的观点。几年之后，小约翰拥有了自己的公司，生活一度奢华无忧。后来，一个加盟的姑娘让他眼前一亮，随后他坠入了情网，把公司交给副总打理，整日谈情说爱。终于有一天，他的恋人不见了，一起消失的还有公司的副总,公司的账户也被洗劫一空。小约翰的世界仿佛颠倒了过来,一无所有的他在深深的烦恼之余忽然想起离家前父亲给他的信封。当他把那薄薄的信封拿在手里时,心中不停地默念:千万不要是支票! 因为现在给他再多的钱,他也不会快乐。他打开信封,里面只有一张纸,上面写有一句话:"幸好还有希望!"是啊,只要有希望,还怕什么烦恼? 他拨通了父亲的电话:"爸爸,您是对的,希望才是治愈一切烦恼的灵药!"

——摘自《人生必须解决的38个心理危机》

　　人生不能无希望,所有健康的人都生活在希望之中。只有心中充满希望,生活才会充满阳光。要想拥有希望感就必须具备三大特质。

　　1. 掌控感　对生活有适度掌控感的人更善于克服生存危机。美国心理学家赛里格曼曾进行过一项经典的实验,他把狗放进一个无法逃脱的笼子里,里面设有电击装置,蜂音器一响,就给狗施加电击,电击的强度能够引起狗的痛苦却不会伤害狗的身体。刚开始被电击时,狗会拼命挣扎,试图逃脱这个笼子却无果,多次实验后,狗挣扎的程度就逐渐降低了。随后,把狗放进另一个笼子里,这个笼子由两部分构成,中间用隔板隔开,一边有电击,另一边没有电击,狗可以轻易地跳过隔板,但实验发现,本可以主动逃避电击的狗并不逃跑而是绝望地等待着痛苦的来临。这种无望的态度与放弃的行为被称为"习得性无助"。如果一个人相信"努力无用论",那么他就容易习得无助感;如果一个人发现"努力必有得",那么他就会逐渐形成掌控感。

　　2. 进取心　个人进取心是克服生存危机必不可少的要素,它甚至可以创造更多的成长机会。日本松下电器公司总裁松下幸之助在年轻时到一家电器工厂去谋职,负责人看到他衣着肮脏、身材瘦小,就找了一个托辞:"我们暂时不缺人,你一个月后再来看看吧。"没想到,一个月后松下真的来了,负责人推说有事,过几天再说吧,隔了几天松下又来了。如此反复之后,负责人干脆说:"你这样脏兮兮的是进不了我们厂的。"于是家境贫寒的松下借钱买了一件整齐的衣服穿上又返了回来。负责人又说:"关于电器方面的知识你知道的太少了,我们不能要你。"两个月后,松下再次来到这家工厂,说道:"我已经学了不少电器方面的知识,您看我还有哪些差距,我一项一项来弥补。"最终松下以超常的努力与持续的进取获得了成功。

　　3. 抗挫力　有人说,挫折是一所无人报考的大学,但它却年年招生,能毕业的都是强者。的确,挫折是生命成长所必需的,如果一个人稍遇挫折就绝望,那么他必定会被生活所吞没。日本有一名牌大学毕业的青年,就业时正值松下电器公司招聘基层管理人员。经过一周的测试,10位优胜者从数百名报考者中脱颖而出。当松下会见录取者时,却发现有一位面试时给他留下深刻印象且特别出色的年轻人未列其中,复查的结果发现,这位年轻人的综合成绩名列第二,未列前十是因为公司的电子系统出现了故障。松下立即下令给这位年轻人补发录用通知书,但是却得到一个惊人的消息:年轻人因未被录取而跳楼自杀了。当众人惋惜之际,松下却并不这样认为,他反而庆幸没有录用对方。身处逆境的人,只要不失去希望就能打通一条出路。生命的花朵需要风雨的洗礼才能结出硕果。

二、培养坚韧的自制力

如果一个人善于控制自己的情绪,能够约束自己的言行,那么美好的人生就会在前方向其招手。罗伊·史密斯曾说过:"自制性宛若受到控制的火焰,正是它造就了天才。"14世纪,有一名为罗纳德三世的贵族,他是祖传封地的正统公爵,后被其弟弟推翻。弟弟需要摆脱他,但又不想杀死他,于是便想出了一个办法。罗纳德三世身高体胖,弟弟命人把其牢房的门改得更窄一些,并许诺,只要他能够自己走出牢门,不仅能获得自由,而且连爵位也可以恢复。可惜罗纳德三世无法抵挡弟弟每天派人送来的美食的诱惑,结果变得更胖了。一个没有自制性的人,就好比被关在铁栅栏里的囚犯,任人摆布。

"不以得为喜,不以失为忧"是情绪自制性的重要表现。美国鲍迈斯特(Roy Baumeister)曾说过:"坏比好要强大得多",人们对损失的负性情绪体验比同等大小的收益所带来的正性情绪体验更为强烈。换言之,负性情绪,如愤怒、忧虑、不满等,往往是情绪失控最常见的表现。有一勤劳耕种的单身汉,终日自食其力、家业日渐累积,但令他恼火的是草房里老鼠乱窜、不得安宁。一天,单身汉疲惫不堪,老鼠却泛滥成灾,他火冒三丈,一气之下把房子烧了个精光。老鼠没了,可家业也没了。情绪失控本身也许正是一个人的危机所在,有时候幸福只需要被提醒而已。一位妻子在家门上挂了一块木牌:"进门前,请脱去烦恼;回家时,带快乐回来。"她的家庭充盈着温馨与和谐,夫妻一团和气,孩子大方有礼。妻子说:"有一次,我在电梯镜子里看到了一张疲惫的脸,一副紧锁的眉头,一双忧愁的眼睛……我自己吓了一跳。于是,我开始思索,每天我的丈夫和孩子看到这副愁眉苦脸时是什么感觉?假如我面对的也是这副面孔,我又会是什么反应呢?当我回想丈夫的冷淡与孩子的沉默时,我突然发现,表象背后隐藏的真正原因竟是我。这块木牌提醒的不只是我自己,而是我们一家人……"坏情绪具有很强的传染性,"克己"能够更有效地预防"踢猫效应"的恶性循环。

"与其争高论低,不如避开争论"是言行自制性的重要表现。十之八九的争论结果会使双方比以前更加相信自己观点的正确性。林肯曾说过:"与其跟狗抢道,被它咬一口,不如让它先走。因为,就算宰了它,也治不好你的咬伤。"当决策讨论的时候,总会有人表示异议,这是常态,即便长久的夫妻也并非总是看法一致。当夫妻意见相左时，舒勒的"等级检查表"可以提供某些借鉴。当争论呼之欲出时，可利用下列由轻微到严重的十种等级测定双方意见相左的程度：①"我不感兴趣，如果你坚持要做的话，你自己做吧。"②"我不同意你的观点，但也许我是错的，所以你还是继续前进吧。"③"我不同意，我确定你是错的，但是我还能够忍受，你自己做吧。"④"我不同意，但是我会保持缄默，让你以你自己的方式进行。稍后我能够改变你的决定。"⑤"我不同意，而且我不能保持缄默。我爱你，但是我无法不表示反对的意见。如果你听到我发表相反的意见，请不要发怒。"⑥"我反对！我提议一直等到我们两人都能够冷静下来，重新考虑彼此的立场时，再采取行动。请多给我一些时间。"⑦"我强烈反对！这是一项错误！这项错误必须更正！我态度坚决。我无法同意你的看法。"⑧"我唯一的答案是'不'！如果你一意孤行，我会非常失望，我将无法控制我的反应。"⑨"不可以！如果你坚持己见，我必须告诉你我放弃了。我要离家出走！"⑩"'不'！'不'！'不'！我死都不同意！"当舒勒发现自己无法克制的时候，他会说："亲爱的，这是第六级。第六级的意思是我非常非常爱你，我害怕我的情绪会伤害你，让我们冷静后再来讨论看看。也许一两个月之后我会同意你的看法，但是今天我无论如何不能同意你的观点。请多给我一点时间，让我了解你的感觉和看法。"争论无赢家，只有一种能在争论中获胜的方式，那就是避免争论。

三、训练应变的思维

依据三段论的逻辑原则，人的各种情绪都来源于思维，一个人之所以能够控制自己的情绪，恰恰是因为他能够控制自己的思维。善于思考可以让人把控局面，避免盲目。16岁的福瑞迪暑期想自食其力而去应征工作，他比招聘启事上的要求提前了15分钟到达，但已有20个男孩正在排队等候，他只是队伍中的第21名。如何才能引起注意而竞争成功呢？福瑞迪想出了一个办法，他拿出纸，写上字，折好后交给秘书："请您马上把这张纸条转交给老板，这非常重要。"老板看了纸条后大笑起来，只见上面写着："先生，我排在队伍中第21位，在您没有看到我之前，请不要做决定。"结果不言而喻，应变的思维让福瑞迪战胜了处于有利地位的对手。有时，正确的思考孕育于取舍之间，它受制于一个人应变的思维力。有一年轻人到餐馆应征服务生，负责人问："在人群密集的餐厅里，如果你发现手上的托盘不稳，即将跌落，这时你该怎么办？"年轻人答："如果周围都是客人，那么我就会尽力把托盘倒向我自己。"最终年轻人获得了这一工作。在某些特定的时刻，只有敢于舍弃，才有机会获取。

古希腊哲学家柏拉图曾说过："思考的危机，决定了一个人一生的危机。"

人性中普遍存在的影响正确思考的绊脚石有三。

1. 轻信于人　归纳与演绎是一个人正确思考的重要方式,总结教训靠归纳,灵活运用靠演绎,而无凭无据的轻信则是人类生存的一大危机。一个猎人捕获了一只会说多种语言的小鸟。小鸟说道:"放了我,我将告诉你三条忠告。"猎人回答:"先告诉我,我发誓会放了你。"小鸟说道:"第一条忠告是做完事情别懊悔;第二条忠告是不可能之事别相信;第三条忠告是爬不上去别费力。"猎人依言放了小鸟。小鸟飞到一棵大树上对猎人大喊:"你放了我真是愚蠢,我的嘴里有一颗价值连城的大珍珠,正是它让我这样聪明。"猎人懊恼不已,想获得珍珠,便开始爬树,可是爬到一半时掉了下来,摔断了腿。如果不能掌握正确思考的方式,那么挫败在所难免。

2. 无知妄言　正确思考的人善于质疑,但合理质疑与否定新识的态度不可混为一谈,无凭无据地对不了解的事物加以鄙视,只会自我设限。当莱特兄弟宣布他们发明了一种会飞的机器时,没有记者接受他们的邀请;当马可尼宣布他发明了一种无线传递的方法时,亲人甚至怀疑他失去了理智。正确思考的目的在于帮助了解新观念或新创造,而不是故步自封。

3. 思维定势　智力可以对抗命运,但如果一个人进入了思维死角,那么智力就会处于常识之下。有这样一个故事:一个聋哑人到五金商店去买钉子,他左手做持钉状,右手做捶打状。售货员先递来一把锤子,顾客摇了摇头,指了指持钉状的左手,售货员接着拿来一盒钉子。这时候又来了一位盲人顾客,请问盲人如何用最简单的方法买到一把剪子?是伸出两个指头模仿剪刀状吗?其实,盲人只需开口说话即可。很多时候,人们囿于一隅,即便是受过良好教育的专业人士也容易发生思维禁闭。坐落于圣地亚哥的爱克德旅馆,历史悠久,颇负盛名。由于电梯超过负荷,需再增设一部电梯。当两位专家在大厅讨论工程计划时,一位正在拖地的清洁工说道:"你们会把整间旅馆弄得一团混乱。"忽然,他若有所思:"如果我是你们的话,我会把电梯装在户外。"两位专家面面相觑,结果建筑史上第一部被装置在户外的电梯诞生了。简言之,划地自限、自筑藩篱也是人类生存亟待克服的一大危机。

四、发展正确的自我认识

缺乏正确的自我认识是盲目者最为显著的特征。认识自我有两大主要途径:①自我反省。《论语·学而》言:"吾日三省吾身"、"见贤思齐,见不贤而内自省也"。美国财经界的领袖豪威尔坚持把每个周末的晚上作为自我反省的时段;美利坚开国三杰的富兰克林更是坚持把每天晚上作为自我省察的时间。自我分析的目的在于保持优势、吸取教训、调整目标、改进不足,更有助于从根本上解决危机。②他人反馈。古人云:"当局者迷,旁观者清"。普通人常因他人的批评而引发愤怒，而智慧者却常从他人的批评中挖掘财富。诗人惠特曼曾说过："你以为只能向喜欢你、仰慕你、赞同你的人学习吗？从反对你、批评你的人那儿，不是可以得到更多的教训吗？"只有胸襟宽阔的智者，才能从他人的批评中获得自身发展的巨大能量。

从心理学的角度来讲，个体差异谱主要聚焦于能力与性格两大心理特征。一个人对自我在能力差异谱上所处的位置认知往往存在两种偏差，即自视过高（自负）与自视过低（自卑）。自负者往往高估自己，自以为是，表现狂妄；而自卑者常常轻视自己，自我怀疑，表现盲从。自负与自卑皆是由不恰当的自我评价所致，是无知的表现，是自信的误区。

与能力特征相对应的是，一个人对自我在性格差异谱上所处的位置认知也存在两大误区，即片面追求个性与一味盲从他人。片面追求个性者往往特异独行，自以为是，表现狂妄。格尔在选择某家规模大且多元化的公司之前已换过三份工作了，接受这份工作还不到4个月，她就与多人发生了激烈的争吵。这种微妙而持续的冲突不仅发生在格尔与上司之间，也出现在格尔与其他同事之间。格尔在生活方面很乐意作出某些让步，但在工作方面绝不肯作出任何妥协。只要牵涉判断问题，格尔就会把自己的意见以强有力的方式加以呈现。她持有一种强烈的信念，即一个人若不能尽量把握机会表达个人意见，就称不上风格独特，她自认为自己是公司里难得的"有个性"的人。然而，12年里她升迁的速度却不及其他资历相当的人，很多人认为她有个性方面的问题。大多数情况下，格尔攻击的是他人意见，而非工作本身，也就是说，她习惯用强烈的反对意见作为凸显个性的手段，这就难免陷入片面追求个性的误区。一味盲从他人者常常轻视本色，效仿他人，表现盲从。加利福尼亚的欧蕾太太从小敏感害羞，婚后依旧如故，她常常觉得自己与众不同且不受欢迎。婆家是一个自信大方的家庭，她尽力效仿却不如人愿，甚至变得更加紧张封闭。为了隐藏自己，她在公众场合貌似十分活跃，但事后却感觉异常沮丧，生命的意义正在丧失，自杀的意念逐渐酝酿。但欧蕾太太并没有出现过激的行为，因为一段偶然的谈话改变了她的整个人生。当婆婆谈起自己养育孩子时，说道："无论发生任何事，我都坚持让他们秉持本色。""秉持本色"犹如一道闪电让欧蕾太太突然顿悟，原来自己一直都在效仿他人，反而丢了自己。任何人都是这个世上独一无二的，无须依从别人、约束自己，一味盲从他人也是导致人生失去自我的危机因素。

五、建立良好的关系网

美国某大铁路公司总裁史密斯说过："铁路的成分95%是人，5%是铁。"良好的关系意味着事业成功路程的85%与生活幸福路程的99%，它不仅可以避免团体工作的冲突，而且可以满足个体归属的需求。良好的关系能够提供有意义且持久的社会支持网络，而抵御生存危机的最好保护莫过于身边积极的社会关系网络。有报道称，不管地区，不论工种，2/3 的雇主是因员工不良的人际关系而将其解雇的。关系网的搭建是一门人生必修课，一个人的潜能再大都会受到人际关系的种种制约。

请别吝啬对于关系的心理投入，否则挫败的危机随时有可能发生。破坏关系网建立与维系的主要有三类心理阻碍。

1. 曲解他人的本意　误解是人与人之间最遥远的距离，而了解则是化解矛盾与冲突的不二法门。当一年轻女子抱怨丈夫的古怪多疑时，娘家人怒火中烧，一致同意采取行动；当娘家人被告知女子因盗窃癖无法控制自己的偷窃行为时，他们还会忿忿不平吗？当一失约客户打乱了守时商家的家庭计划时，商家气愤懊恼，准备将其列为"拒绝往来户"；当商家被告知客户在前来的途中发生严重意外时，他还会坚持选择不原谅吗？当一路边男孩砸中过路的车辆时，司机猛然刹车，盘算着如何要求他赔偿损失；当司机得知男孩是为躺在草坪上的弟弟呼救时，他还会愤怒指责吗？人与人之间的冲突与敌对，皆源自于彼此的互不了解。

2. 低估他人的价值　只有善意对待每一个人，才能积极预期每一次结果。一青年政治家在竞选演说前准备充分，信心满满，可是到了会场却发现只有一名听众。他对这名唯一的听众说道："我只是刚入门的政治家，您认为我是应该发表这个演说还是取消呢？"对方回答："先生，如果我把一车干草送到牧场，而那里却只有一头牛，我肯定是会喂这头牛的。"很多人盼望自己可以产生"一对众"的广泛影响力，却忽视了"一对一"这种深层次的影响力。

3. 忽视他人的需求　克服关系危机的法则是"你给别人需要的，他们也会给予你所需要的。"最好的关系是双方时常从对方得益的关系，可以是物质得益，也可以是精神得益。一位时尚的女士到鞋店买鞋，男店员态度极好，不厌其烦地帮其试鞋，但都找不到合适的尺码。无奈之下，他说："看来找不到合适的了，您的一只脚比另一只脚大。"女士既尴尬又生气，这时，经理走过来，不一会儿就卖出了一双鞋。面对同样的事实，经理说的是："您的一只脚比另一只脚小。"与人相处，了解并满足他人的需求是建立与维系任何一种人际关系的法宝。

良好关系的建立离不开顺畅的沟通。约瑟夫·康拉德说过："给我合适的字眼，合适的语气，我可以推动地球。"提供"字眼"的语言是免费的，但如何使用语言却是有代价的；提供"语气"的非语言是有效的（可以掌控人际关系的90%），但如何使用非语言却是有学问的。一位成功的交际家曾指出，说一百句话不如用力握手一次。如果现代人在人际交往中的倾听不是为了"回答"，而是为了"理解"，那么就有望移除关系网建立与维系道路上的三大绊脚石，有助于克服关系危机。

【本章小结】

学会应对心理危机是一个人必须具有的生存本领，以自我干预为中心，心理危机的应对分为工作取向与个性取向两个方面的自我干预，工作取向的自我干预包括确立前进的目标、制订有效的计划、采取积极的行动，个性取向的自我干预包括拥有基本的希望感、培养坚韧的自制力、训练应变的思维、发展正确的自我认识、建立良好的关系网。心理危机常常不可预期，通过自我干预的途径增强当事人应对心理危机的能力尤为重要，而且有助于进一步提高心理援助的成效。

（邹　敏）

第十四章

现代信息技术在心理危机干预中的应用

当今社会,现代信息技术迅猛发展,尤其是互联网的应用逐渐改变着人们的生活、学习和工作方式,影响着现代的教育模式,极大地拓展了教育的时空界限,丰富了心理健康教育和心理危机干预的载体。目前信息技术领域是研究最活跃、发展最迅速、影响最广泛的科学技术领域之一。大力发展现代信息技术,实现心理危机干预、心理健康教育与现代信息技术的整合是时代发展与进步的要求,其中以网络技术应用为核心的网络心理健康教育已成为心理危机相关宣教工作的主流和趋势之一。利用现代信息技术的优势为心理危机的健康教育服务是为心理危机相关群体提供心理健康教育新途径的重要措施之一,探索以现代信息技术为支撑的心理危机干预服务是心理健康教育的趋势。

第一节　信息与现代信息技术概述

当今社会是信息经济时代,也是网络信息时代。以计算机技术、网络通信技术和多媒体技术为主要标志的现代信息技术迅速发展,其应用已经渗透到社会经济的各行各业。心理学专业有着众多的发展方向和知识领域,现代信息技术能够有效拓展心理学的专业研究领域,因此掌握和应用现代信息技术是当代心理危机干预和心理健康教育不可缺少的技术手段之一。

一、信息的概念

信息(information)一词,古已有之。若作语素分析,"信"与"息"近义,"信"偏重于消息、征兆,"息"偏重于情况、音讯。据说清朝的康熙是第一个明确使用"信息"一词的皇帝,他曾命大学士派人外出,"唯以侦探信息奏闻为要",这里的"信息"是指某些特定方向、范围和内容的消息或情况。当今社会"信息"一词使用频繁,市场信息、教育信息、招生信息,医疗信息、科研信息、出版信息、交通信息……各种各样的信息随处可见,人们处在信息的包围之中,在日常生活交际中,人们也需要手势、眼神、表情、动作等传递信息以便交流。

二、信息的含义与特征

目前学术界对信息的解释众说纷纭,莫衷一是。美国数学家维纳(Wiener)认为信息、物质、能量是社会发展的三大要素,他在《控制论》中提到信息就是信息,既不是物质也不是能量。美国通讯工程师申农(Shannon)在《通讯的数理理论》中提出信息就是用来消除不定性的东西,他认为只有掌握了信息,人类才能消除不定性并作出正确决策以解决面临的新问题。信息这个概念虽然在理解和表述上不一致,甚至无法统一,但从科学研究的角度上看,说明其中可能蕴涵着值得人们进一步探讨的问题,研究工作可能由此而获得进一步的发展。此外,信息具有不同的属性特征,主要体现在以下几个方面:

1. 客观性 信息具有客观性,是对事物的状态、特征及其变化的客观反映,是不以人的意志为转移的客观存在。

2. 寄载性 寄载性又叫依附性,即信息与载体密不可分。人类社会中的各种信息必须借助于文字、图像、胶片、磁带、光盘、声波、电波、光波等物质形式的载体才能够存在和交流。文献、通讯网络、数据库等都是信息赖以生存和传输的载体和媒介。没有载体就没有信息,人类社会的信息化发展在很大程度上依赖于信息载体的进步。

3. 传递性 信息可以通过媒介进行时间和空间上的传递。信息的传递性意味着人们能够突破时空的界限,对不同时间、不同地域的信息加以选择、检索、存储和利用。

4. 转换性 同一信息可以同时采用语言、文字、数据、图像、光波电讯等多种不同形态的载体来承载,不同的信息也可以用同一载体形态来表现。信息的转换性说明人们可以通过各种媒介加工处理信息、传播信息,从而提高信息的可用性。

5. 时效性 信息具有很强的时效性,信息的效果与时间的早晚有密切的内在联系。信息的时效性要求信息工作者要善于把握时机,只有时机适宜甚至恰逢其时,信息才能发挥出最大的效益。

6. 共享性 信息可被多人甚至全社会同时掌握,实现共享。信息的可共享性能够使信息资源发挥出最大的效用,同时能够使信息资源生生不息。

7. 相对性 信息实现价值的大小取决于使用信息者的需求状态及其对信息的理解、认识和利用能力,因此,信息价值具有不同数值的相对性。

8. 可伪性 信息在传递过程中,由于传递的失误可能产生"传递伪信息";不同的人对同一信息会产生不同的理解,容易形成"认知伪信息";另外,也有人出于某种目的,故意采用篡改、捏造、欺骗、夸大、假冒等手段制造"人为伪信息"。鉴于信息的可伪性,使用者须善于鉴别信息的真伪,并负责任地使用信息。

三、信息的作用与层次

(一)信息的作用

信息推进了人类社会历史的进程,对人类的生存和发展具有至关重要的作用,主要体现在以下几个方面:

1. 信息是人类生存的基本手段 万物竞择,适者生存。人类要生存,就要适应外部的环境,既要适应自然环境,又要适应社会环境。适应环境,就是通过对信息的获取,把握环境的变化,实现与环境交换与互动,从而赢得生存权。例如获取了天冷的信息,就要采取御寒的措施,唯此才能生存。人类从对环境信息的接受到实现对环境的适应过程,也是一个信息接收、处理、输出、交换的过程。因此,无论从自然生存意义上还是从社会生存意义上看,信息都是人类生存的基本手段。

2. 信息是知识的来源和认识的媒介 人们为了生产、工作和学习,每天都需要接触很多事物、了解许多情况,以便决定自己的行为和行为方式,从而达到自己既定的目标。认识事物、了解情况,只有通过事物发出的信息才能实现,也只有通过对获取信息的综合分析,才能逐步认识事物的本质和属性。所以信息是人类认识事物的媒介,也是人类知识的来源。

3. 信息是思维的材料与结果 信息是人类思维的材料,思维活动也是一个复杂的信息处理过程。信息既是思维的材料,也是人类深度思维的结果。

4. 信息是文化交流的基本要素 人类在精神层面的交流主要是思想、情感、知识等方面,这些交流都是通过信息来实现的。文化信息是人类进行文化交流的工具,这种文化信息是由人类创造的一系列符号如语言、文字、图形等构成的,这些符号都有相应的载体形式,如纸张、胶片、光盘、磁带、电波等。因此,信息是人类文化交流的基本工具,没有信息就难以进行交流。

5. 信息是决策的依据和实践的指南 决策是在充分掌握信息的基础上,根据客观形势和自己的条件,权衡利弊,确定目标和实施方略的过程。信息贯穿于确定决策和实施决策的全过程,没有信息就没有决策,信息掌握不全,决策就会失误。决策是人类社会实践活动的第一步,没有决策,便没有具体的社会实践和社会行为。

6. 信息是管理的前提和控制的基础 管理过程实际上就是有效运用信息的控制过程,没有信息,便没有科学意义上的管理。现代管理是建立在信息基础之上的科学管理,是通过信息来计划、组织、协调、控制特定的社会活动和社会行为。当今世界,信息资源已成为国民经济的要素和社会发展的基础资源。信息产业正在国民经济发展中日益取得先导和主导性的地位,已成为社会发展的重要资源。

(二)信息的发展与层次

人类社会信息与人类社会实践活动密切相连。根据信息拥有者的人数、内容的深度和广度、信息载体形式及其传播规模和速度,信息的发展与层次可以分为以下几种:

1. 个体信息方式　个体信息方式是指人与人之间直接传递信息,靠人脑记录和储存信息的个体方式。信息的载体主要靠人的手势、眼神、表情、声音等肢体语言和口头语言,以及结绳、敲梆、烧篝火等固定的具体动作来进行。在基本信息方式中,信息内容单一,缺乏深度和广度,传递规模小、范围窄、速度慢。例如我国殷商时期的"烽火告警";英国海军创始的"旗语";古罗马人的"悬灯告事",古波斯人的"喊话站",这些信息的传递就属于个体基本信息方式。这种基本信息方式在当代社会也大量存在,如防空警报的拉响,交通路口的红灯停、绿灯行,学校的打钟、拉铃等,采用的都属于基本信息方式,这种方式虽然原始、单一,但直接明了,因此今后仍会被保留并大量存在。

2. 社会信息方式　社会信息方式是指人们通过报纸、期刊、信函、书籍等进行信息传递的方式。这种信息方式较之个体信息方式,信息内容丰富,不论深度和广度都有了大幅度的提高,信息传递的方式也由个体逐步转向社会化,出现了质的飞跃。

社会信息方式随着社会生产力的发展而发展,语言和文字的产生、印刷术的发明和运输载体的更新,逐步成为推进社会发展的巨大力量。信息交流开始打破时空界限,信息积累量空前增加。我国最早的报纸《邸报》,唐代初便已问世,宋朝开始定期发行报纸,明朝报纸发展为活字排版,到1978年报纸约为186种,总印数127.8亿份,1999年报纸增至2038种,总印数318.4亿份,信息量的增长十分迅猛。

社会信息方式较之个体基本信息方式在信息传递方式上也发生了重大变化。我国早在春秋、战国时期已普遍设立了传递书信的邮驿,到了宋元时期,各州县还广设"急递铺",专送紧急信件。18世纪,蒸汽机车诞生以后,各国相继设立了邮局、邮站,信息传递进入了"火车邮政"时代。此后不久,随着飞机的出现,信息传递又跃入了"飞机邮政"时代。

3. 现代信息方式　现代信息方式既包括个体信息方式,也包括社会信息方式,是指人们通过电报、电话、电台、电视台、卫星、光纤、数据网络等进行信息传递的方式。与社会信息方式比较,现代信息方式的数量增长尤为惊人,信息传输尤为快捷,信息处理更加高效。电话、电报、电台、电视台,尤其是计算机数据通信网络的广泛运用具有划时代的意义,从此人类进入了大规模现代信息阶段。举例来说,卫星通信实现的国际联机检索只用几分钟就可查阅世界各国数以万计的期刊中的有关文献,还可以查遍几年甚至几十年的有关资料。据介绍,利用光纤通信,一小时之内可把40000册图书的信息从美国东海岸传到西海岸,传输速度为5000万比特／秒,这样的传输速度可以在一秒钟内把一套《大英百科全书》的内容从美国的任何一个图书馆传到另一个图书馆。

四、现代信息技术

现代信息技术(modern information technology)是应用信息科学的原理和方法对信息进行获取、传输、处理和应用的技术,是能充分利用与扩展人类信息器官功能的各种方法、工具与技能的总和,是利用计算机、网络、图书、报刊、广播、电视等各种硬件设备及软件工具与科学方法,对图文声像等各种操作技术的总称。它覆盖了微电子技术、计算机技术、通信技术和传感技术等而成为一门综合技术。对信息技术的理解有广义与狭义之分。广义的信息技术是指人类获取、加工、存储、提取、传递和利用信息的技术。人类在认识和改造自然与社会的实践中,为了达到预期的目的,需要扩展人的信息器官功能,从而了解信息技术的产生和发展。狭义的信息技术特指计算机技术与通信技术的结合,即 C&C(computer and communication)技术,或计算机技术加通信技术加控制技术,即所谓的"3C"(computer-communication-control)技术。由于计算机具有强大的信息处理功能,所以基于计算机的信息处理技术和多媒体整合技术是当前信息技术的关键与重点内容。信息技术的内容十分广泛,不能简单地把信息技术等同于计算机技术。

(一)现代信息技术的分类

按照不同的分类标准可以把信息技术分成不同的种类,常见的分类方法主要有以下两种:

1. 从信息依附的载体和方法的角度分类,信息技术可以分为印刷技术、视听技术、基于计算机的信息处理技术和多媒体整合技术;

2. 从信息技术的信息功能的角度分类,信息技术可以分为感测技术、通信技术、智能技术和控制技术等。

(二)现代信息技术的特点

以计算机技术和网络技术为主要内容的现代信息技术具有如下特点:

1. 数字化　现代信息技术数字化特征具体表现为信息表示数字化、信息处理数字化、信息传输数字化。数字化信息具有保真度高、存储容量大、传递速度快等特点。数字化是现代信息技术的核心,信息化时代、信息化社会在某种意义上可以说是数字化时代、数字化社会。

2. 网络化 卫星通信、光缆通信等构成了由"天网""地网"交织而成的立体化信息传送网络。各种电子通讯网络的发展,卫星电视、国际互联网和全球信息高速公路的建设,使信息传播速度更快、范围更大,实现了全球信息传播的网络化、立体化。

3. 多媒体化 多媒体化计算机和超文本技术相结合,形成了集文本、图像、声音于一体的超媒体技术,再由网络技术把全球范围的多媒体信息按超文本形式链接起来,使信息传递更加方便、快捷与有效。

4. 智能化 信息技术与认知科学等学科的融合产生了人工智能,它用计算机来模拟、延伸和扩展人的智能,以实现机器思维或脑力劳动的自动化,如智能教学系统等。

5. 虚拟化 由计算机仿真生成虚拟的现实世界,可以给人一种身临其境的真实感觉,在虚拟现实中,人们仿佛进入了"真实"的世界之中,可以通过虚拟现实情境去感知客观世界、获取有关的知识和技能。

五、现代信息技术的社会特征

根据社会学家的分析和预测,在信息技术的推动下,未来的信息化社会具有以下特征:

1. 信息技术将代表最先进的生产力 在信息社会,信息技术将代表最先进的生产力,它的发展以科学技术的创造发明与应用为前提,可以带动整个高新技术的发展。更重要的是,信息技术的发展可以实现装备的微型化、自动化以及劳动的智能化,可以把人类从繁重的体力劳动中解放出来,大大提高劳动生产效率。

2. 产业结构、生产组织和生产方式等方面发生重大变革 在信息社会,产业结构、生产组织和生产方式等方面将发生重大变革。在产业结构上,以信息技术为核心的高新技术产业、咨询业、信息服务业将作为独立产业存在,并在整个产业结构中的比例上升;在组织形式上,为了获得最大利润,将打破地域的限制,实行全球范围内的最佳组合或联合模式,"跨国公司""全球经济"的运作方式将会普遍实行。

3. 信息的交换与创新,使知识量、信息量猛增 在信息社会,由于信息的交换与创新,使得知识量、信息量猛增。人类知识的更新速度会急剧加速,职业的转换也会更加频繁,人类社会将是一个学习化的社会。

4. 信息的传播不受时空限制,信息流通速度加快 在信息社会,信息的传播不受时空的限制,信息流通速度加快,这样就极大地改变了人类乃至整个世界的时空关系,人类的交往会更加频繁,偌大的地球将成为一个小小的"村庄"。

5. 信息技术为学习工作和生活带来便捷 在信息社会,信息技术极大地方便了人们的学习、工作和生活。随着计算机技术和互联网技术的普及与发展,信息流通的便利、物质生产的发达,将使人类的精神生活更加多样化,更加丰富多彩。文化熏陶精神享受随时随处可见,利用信息技术制作、生产、处理和传播的各种形式载体的信息,在需要的时候可以高品质地呈现在人们面前,例如精美的印刷书籍、即时的报刊文件、高质量音质的唱片、多声道高清电影、电视节目等。无论是视频、语音,还是图形、影像等多媒体技术,承载着更加完美的信息,快速展现在人们面前,提高了人们的精神文化生活品质。信息时代所衍生的文化是一种全新的文化形态,这种文化影响着人们的生活、学习、工作和就业。目前全球性高速率、多媒体信息网络技术正在不断建设发展中,信息技术人才在各领域中都有很大的需求,在现代心理学领域尤其紧缺,掌握计算机技术和信息技术以解决相关领域的实际问题是现代社会专业人才不可缺少的技能。

第二节 现代信息技术在心理危机预防中的应用

发展现代信息技术,传播心理健康知识,实现现代信息技术与心理危机干预的整合是时代发展与进步的要求。以网络技术应用为核心的网络心理健康教育已成为心理健康教育的主流和趋势之一。利用信息技术的优势为心理健康教育服务,是心理危机干预和心理健康教育实施途径的重要措施之一,在此基础上探索以现代信息技术为载体的心理危机干预服务也是心理健康教育的趋势。实现心理健康教育信息化,是新时代对心理危机干预提出的必然要求,也是推进心理危机干预和心理健康教育现代化的基础和条件。

一、现代信息技术在心理危机预防中的应用前景

(一)现代信息技术在心理危机预防中的作用

近年来,现代信息技术飞速发展,大数据的兴起逐渐改变着人类对世界的认识。国际信息可视化领域的专家认为:"大数据是人类挖掘到的一口新油田,数据内部蕴含的规律与联系将极大地影响着人类的自我认识与行为决策"。随着信息科学的兴起,应运而生的大数据在为人类生活带来巨大便利的同时也增加了人类的认知负荷,人们的学习、工作、社交方式、生活习惯已经倾向于过度依赖信息的支持,大量的信息逐渐将人类吞没,考验着人类的选择能力。人类并不缺少信息,而是缺少有效挖掘信息的能力。现代信息技术为心理危机预防带来了光明的应用前景,通过现代信息技术手段(如 APP、公众号、微博等渠道)普及心理健康知识,可以及时识别、发现、预警人们心理健

康状况，辨别心理高危人群并及时进行心理危机干预。政府部门应通过有效的机制、完善的心理咨询与危机干预体系、较强的心理救助与干预队伍等有效措施预防心理危机事件的发生，对人们进行有效的心理疏导与心理干预，避免给社会带来重大危害。

（二）现代信息技术在心理危机干预中的实践

目前，关于现代信息技术在心理危机干预实践中的探索与研究较少，文献也鲜有报道，笔者试从理论探索、模式建立、工具和平台的开发阐述现代信息技术在心理危机干预中的应用。

1. 理论探索与模式建立　在心理健康教育中，通过大数据分析的技术建立心理危机预警机制，主要包括心理危机预警平台和心理疏导与危机干预机制。建立的心理危机预警平台主要负责信息收集、处理与分析等网络预警功能，通过分析的数据建立科学的心理行为模型，有效预防心理危机事件的发生。

信息技术是开展心理健康管理实践的重要支撑条件，其支持系统应包括心理健康体检、心理健康评估、后续服务及网络信息化服务平台。网络信息化服务平台基于网络的心理健康相关行为及生活方式进行心理干预服务，服务对象以个人形式进入心理健康管理服务平台，通过平台查看心理健康检查结果，填写个人心理健康信息、心理健康日志等建立在线交流平台，组建网友、家人协助圈，为心理危机干预提供技术手段。

研究资料显示，5·12汶川地震发生后，武警四川总队医院迅速接受救援任务，在面临震后通信不畅、应急卫勤保障信息化装备缺乏、信息情报收集不全等不利的局面下，基于部队各类通信战备网络基础上，建立了全新抗震救灾信息技术保障应急平台，构建起了在应急情况下卫勤保障的信息技术保障。信息技术中心的建立有效地整合了卫星通信、局域网通信、互联网通信、网络视频等多信息保障，实现了信息保障效益最大化。通过"军字一号"、"军字二号"远程医疗信息系统对灾区情况进行现场报道，随时发布各类急救、防疫、心理干预等专题讲座，使官兵了解和掌握了应急救治、疾病预防及地震灾区的自我保护知识，为地震后开展医疗救援、疾病防治、伤员救治、灾区防疫等打下良好基础，也解决了灾害救援过程中各信息系统各自为政的局面，设计构建了基于部队现有的各类信息系统的综合信息保障体系。针对此次突如其来的重大灾害，在第一时间建立的信息技术中心把信息情报的收集、处理和判读贯穿于抗震救灾的始终，成为此次抗震救灾有效协调指挥的核心。在灾害救援过程中，信息技术中心联合运用网络视频、专题网站、互联网络、疾病谱分析筛查子系统等多种平台，及时发布一线救灾信息、各类急救、防疫、心理危机干预等专题，有效整合多种信息保障资源，成为高效完成救灾的有效保障。

2. 工具开发与平台构建　建立心理危机干预网络平台，对人们心理素质的提高能够起到积极的促进作用，统筹优化网络资源以构建心理健康教育网络平台，是心理健康教育的重要阵地，如"心教育""壹心理"等就是充分利用新媒体平台开展心理健康教育的典型范本。把握新媒体的特点，建立一种立体式、系统的网络心理健康教育机制是一项庞大的工程，不仅仅需要有科学教育理念的指导，更需要坚持形式多样和系统统筹相结合，在充分了解和把握现代人们心理发展特点和现状的前提下，从不同的角度、利用不同的形式，运用人们便于接受的载体进行积极地引导和教育，提高人们对新媒体的使用效果。

新媒体的魅力在于内容丰富、形象生动，心理健康教育工作者应发挥新媒体的优势，整合优质的心理教育资源，分享公共信息，增加互动平台。在形式上，针对当前人们的学习特点可以开发手机 APP 平台，与网站相结合，统筹新媒体资源；在内容上贴近人们的学习与生活，及时跟踪人们关注的热点和焦点问题，利用微媒体进行话题的设置、宣传与引导。

二、新媒体在心理危机干预中的运用

新媒体作为一种与传统媒体存在极大差异的新的重要的传播手段，已成为现代人日常进行信息传播、沟通与交流的主要媒介，逐渐改变着人们的学习、生活、工作甚至思维方式。新媒体的迅速发展，对于心理健康教育工作来说，既是机遇又是挑战。

（一）新媒体的概念

新媒体（new media）的概念最早在 1967 年提出，是由美国哥伦比亚广播公司（Columbia Broadcasting System）技术研究所所长 P. 高尔德马克（P. Goldmark）在一份商品开发计划中首次使用，新媒体是指不同于传统媒体的且基于电波和图像的广播、电影、电视等媒体。随着互联网信息技术的出现和发展，当代新媒体的含义也逐渐发生了变化。联合国教科文组织定义新媒体是"以数字技术为基础，以网络为载体进行信息传播的媒介"；也有学者认为新媒体已经不再是任何一种特殊意义上的媒体形式，它是一种实现"所有人对所有人传播"的信息流，是一种融合了大众传播和人际传播特点的信息呈现方式。

新媒体是随着科技的发展，在新的技术支撑体系下出现的媒体形态，依托数字技术、互联网技术、移动通信技术等新技术向大众提供信息服务的新兴媒体，如电子杂志、电子报纸、网络电视、互联网、触摸媒体等。新媒体有别于传统的四大媒体（报纸、广播、电视和杂志），有其自身的特点：

1. 空间的虚拟性　新媒体形态是无影无踪的，只是以图像、声音、文字等载体作为自身的表现形式，这也是新媒体最本质的特点。随着新媒体技术的不断发展和完善，新媒体环境已经可以无限接近现实环境，形成了一个另类的时空概念，不受时间和空间的约束。

2．信息的丰富性　随着新媒体技术的不断发展,信息化时代已经来临,新媒体的信息也按照几何级的速度不断增加,日新月异。大学生在新媒体环境下满足了自身的心理需求,也被新媒体环境下的信息优势所征服,他们能迅速、全面地获取各类信息。

3．资源的开放性与共享性　新媒体技术打破了传统媒体在时间和空间上的限制,省略了传统媒体中信息传播的环节,传播速度快,没有空间障碍,充分展现了新媒体环境下资源的开放性。在新媒体环境下,信息的网络传播方式使具有新媒体环境的群体都能实现互动;同时,构建的很多互动平台如微信公众平台、官方或个人微博等,能够使人们经济、便捷地获取信息和发布信息,允许信息资源以数字形式在新媒体环境中传播,实现了无线移动网、电视网、互联网等各个网络的连接和贯通。

（二）新媒体对公众生活和学习的影响

互联网信息技术和电子通信技术的飞速发展促进了新媒体的使用和普及,青少年的身心特征使其对新媒体产生极高的热情,也是使用新媒体技术最广泛、最活跃的群体。对当代大学生来说,新媒体已然成为他们学习、生活不可或缺的组成部分。大多数的人们认为新媒体充实了生活,令生活更加方便,但随着虚拟空间活动越来越多地影响青少年的日常生活,部分青少年形成了对网络的依赖,不仅影响了身体健康,心理健康问题也日益凸显出来。

1．新媒体提供更丰富的信息资源　新媒体环境是一个多元化的信息平台,新媒体借助于数字化的网络通讯技术丰富了文化的内容,随着多媒体技术的整合与发展,新媒体环境中的信息已不拘于文字,还包括图像、影音等生动直观的表现形式。新媒体丰富的信息资源、轻松自由的氛围、快捷的传播速度,都迎合了当代人的心理需求,激发了人们的求知欲和创造力。在新媒体环境下,人们的学习生活内容更为丰富,形式更加多样,在网络环境下获得更强的表现力和感染力,掌握更多的心理健康知识和心理危机预防性知识。通过网络搜索学习使人们能及时了解心理危机,及时与人沟通,并掌握解除心理危机的方法。

2．新媒体提高了自主学习的能力,改变了学习和思维方式　新媒体的使用逐渐成为学生群体中的一种时尚文化,逐渐改变人们的生活、学习和思维方式。新媒体一方面满足了人们的求知欲、好奇心、模仿心理,激发了他们对新技术的兴趣;另一方面也对人们心理产生了很大的影响。美国 Online 杂志将新媒体视为所有人面向所有人进行的传播,每个个体既是信息的接受者,更是信息的发布者。新媒体的出现,尤其是新媒体的特点,与学生思维求知活跃,对外界信息敏感的特点相吻合,它对人们的心理发展和认识外部世界具有积极的作用。人们在新媒体环境中,可以自主地选择信息、过滤信息,自主表达自己的思想和情感。人们时刻处于新媒体环境的影响下，充分利用新媒体开展教育学习工作，可以调动学习的积极性和主动性，改变传统的灌输式的教育方式。

当今社会是知识经济的社会，但更是信息经济的社会，信息已成为经济和社会发展不可或缺的链条和纽带。人们一旦拥有强大的自主学习能力，就能借助新媒体功能强大的信息资源平台，掌握和利用新媒体强大的信息传输功能、表达功能、互动功能，新媒体必将成为人生中的锐利武器，成为认知社会、发展自己、开拓未来的重要手段。

3. 新媒体的负面影响　新媒体在提供丰富信息资源的同时也考验人们筛选、判断、处理信息的能力，在多元、纷繁的信息面前，人们可能沉溺其中无法自拔，也可能缺乏理性思考而盲目从众，对信息的选择不当容易使人们被不良信息侵袭，直接影响其价值取向的建立，对心理健康或心理危机干预产生误解，治疗的及时性和有效性也会受到影响。

新媒体虚化了人们的人际交往。一方面，新媒体的平等性、交互性能够满足人们的情感需求，为人们提供了直接倾诉、宣泄的对象和场所；新媒体环境中拥有无数可供选择的角色和扮演对象，推动了人们个性的发展和角色认同，提高了他们的自我管理与学习能力。另一方面，新媒体是一个虚拟的空间环境，因其信息交互功能的便利极易使人们在虚拟的环境中与现实社会关系割裂开。现在的新媒体大多具有便利的交互功能，人们可以凭借 QQ、微信、网络社区、微博等平台，实现虚拟环境中的人际信息交互，这种交互关系突破了地域、身份、时间的限制。身份的匿名性、信息交互的自由性，使得人们相对自由、约束力下降，甚至表现为信息活动中的放任、肆意行为，这给人们带来极大的心理满足。但是我们应该合理使用新媒体，不应该迷恋虚拟，忘却现实生活，出现心理感触上忘记时空的现象，放弃社会实践活动，不愿进行现实人际交往，甚至出现心理闭锁，影响到人际关系、学习和生活，这样反而达不到预防心理危机的作用。因此我们要合理利用新媒体发挥在心理危机干预中的积极作用，避免其不良的影响。

（三）新媒体为心理危机干预带来新机遇

新媒体具有信息传播速度快、信息内容丰富、开放性强、参与广泛、互动性强等特点，其独特的共享性、自由性、便捷性使其被人们迅速接受。传统的心理健康教育方法依然具有不可替代的作用和优势，而新媒体环境给人们的心理健康教育和心理危机干预带来了新机遇。

1. 新媒体突破时空限制，为人们提供了更多身心发展、教育的机会　传统心理危机干预和心理健康教育途径多依靠面对面的形式，受时间、地点和人数等的限制，多为教师说教，其效率、覆盖面和信息容量都比较有限。而新媒体的产生恰恰填补了传统心理健康教育的不足，具有存储容量大、资源丰富、便捷及时、交互性强、辐射面广的优势。网络技术可以把心理健康资源整合成庞大的信息库，心理危机干预工作者可以利用丰富多样的心理健康教育资源实施心理危机干预和心理健康教育，提高心理健康教育的有效性。普通大众可以利用网络等新媒体手段，随时获取所需要的心理健康知识，自主接受心理健康和心理危机教育，突破时间和空间的限制。

新媒体环境下，人们更容易发泄不良情绪，缓解心理压力。当人们在现实中遇到的挫折或压力，不便与人诉说时，可以通过网络的虚拟环境（匿名性和开放性）及时宣泄苦恼，缓解现实人际交往的缺失和人际交往困难，使压抑的心理得到释放，避免心理疾病的产生；也可以通过新媒体的网络游戏、视频等休闲娱乐功能转移生活中的烦恼，缓解工作或生活压力，暂时地缓解心理痛苦。

2. 新媒体丰富了实施心理健康教育和心理危机干预的载体　　新媒体使心理健康教育和心理危机干预的载体更加丰富，为心理健康知识的传播提供了新思路。网络技术的迅猛发展使新媒体的形式也越来越丰富，集声音、图像、互动于一体的新媒体形式主要包括数字电视、数字广播；手机移动媒体三大类；网络媒体包括论坛、门户网站、视频网站等。新的传播载体以其方便、灵活、快捷的特点越来越多地受到人们的喜爱。通过使用新的教育载体，人们可以在较短的时间内，通过图片、文字、动漫等丰富的形式将心理健康教育的内容迅速传递给对方。这样灵活丰富的形式使学习过程变得更加生动有趣，能够充分激发学习者的参与热情。

此外，合理使用新媒体，将丰富的心理健康教育资源链接起来，实现网络资源的共享，能够提高心理健康知识的覆盖面，提高心理健康教育和心理危机干预的实效性，有利于心理宣传工作的普及，新媒体为开展心理危机干预和心理健康教育工作提供了崭新的方法和思路。

3. 新媒体技术能尽早识别心理问题，预防心理危机发生　　心理健康教育工作一方面是普及心理健康知识，提高人们的心理健康素质；另一方面是及时识别心理问题或心理疾病，预防心理危机的发生。传统的心理健康服务工作一般需要咨询师与来访者面对面地进行交流，人们可能因为偏见或顾虑，即使出现心理问题也不愿意当面与咨询师沟通，而是选择压抑自己的情绪，因此心理问题往往很难被觉察并进行及时的干预，错过了最佳的干预时机。而面对各类新媒体，网络的匿名性大大提高了人们交流的开放性，他们能及时表达自己的情绪和行为及其心理状态的变化，通过这些信息，心理健康工作者和相关人员能及时关注人们的心理动态，做到早识别、早发现、及时干预，防患于未然。对于出现心理危机的个体，也可通过技术手段迅速定位到当事人，直接给予干预与治疗，防止自杀等恶性事件的发生。

（四）信息技术环境下对心理危机干预的新要求

随着信息技术和网络技术的发展，新媒体环境对人们的影响越来越大，既有积极的作用也有消极的影响。公众的心理健康水平与心理危机的产生存在着密切的关系，利用新媒体提高公众的心理健康水平，对心理危机的干预具有积极意义。在新媒体环境下创新心理健康教育的途径，旨在合理规避新媒体环境的消极影响，发挥和完善新媒体对心理健康教育的积极意义。

1. 建立心理危机干预的网络平台，统筹优化网络资源　建立心理危机干预网络平台，对人们心理素质的提高能够起到积极的促进作用，统筹优化网络资源以构建心理健康教育网络平台，是心理健康教育的重要阵地。把握新媒体的特点，建立一种立体式、系统的网络心理健康教育机制是一项庞大的工程，不仅仅需要有科学教育理念的指导，更需要坚持形式多样和系统统筹相结合，在充分了解和把握现代人们心理发展特点和现状的前提下，从不同的角度，利用不同的形式，运用人们便于接受的载体进行积极地引导和教育，提高人们对新媒体的使用效果。

新媒体的魅力在于内容丰富、形象生动，心理健康教育工作者应发挥新媒体的优势，整合优质的心理教育资源，分享公共信息，增加互动平台。在形式上，针对当前人们的学习特点可以开发手机 APP 平台，与网站相结合，统筹新媒体资源；在内容上贴近人们的学习与生活，及时跟踪人们关注的热点和焦点问题，利用微媒体进行话题的设置、宣传与引导。

2. 利用新媒体开展心理咨询和心理测评　心理危机干预过程中，应重视并利用新媒体开展心理咨询和心理测评工作。心理咨询分为团体咨询和个体咨询，目的是为了解决人们普遍存在的心理困惑，解决共性问题或是解决个体存在的个性心理问题。但是传统的心理咨询面临着诸多问题：一是咨询时间、空间的限制难以满足社会的需求；二是部分人们可能不愿意走进心理咨询室，对心理咨询存在偏见或误解。新媒体的灵活性和隐蔽性的特点能弥补传统心理咨询的不足，人们可以通过邮件、公众平台、实时互动软件等方式与心理健康教育者及时沟通而获得心理援助。同时在新媒体环境下，可结合网络媒体对人们心理健康的不良影响，开展团体网络媒体知识的宣传教育，让人们对现代媒体有正确的认识，在享受新媒体给人们带来益处的同时也要警惕其不良影响。

此外，借助新媒体平台可以为人们提供科学、有效、丰富的心理测试。普通大众对心理测试有浓厚的兴趣，表现出渴望了解自我的内心世界，而互联网的心理测试往往提供的是机械的结果，缺乏科学的解释和合理的引导，容易产生误导。政府或者社会机构可以利用新媒体平台向人们开放部分心理测试，让其进行自我测评，了解自身的心理健康状况并在必要时寻求帮助。心理危机干预人员也可以通过心理测试平台观察人们的心理健康状况，起到监控和预防的作用。

3. 提高媒介素养水平，组建新媒体社会管理队伍　针对当前新媒体的形势，应提高心理危机干预人员的媒体意识、媒体素养，心理危机干预工作人员应掌握新的传播技术，建立平等的对话关系，对社会民众关注的话题进行引导，在新媒体环境中发挥不可或缺的作用。

目前政府或社会组织通过实名认证开通的微信公众号、微博等官方平台，将知识性和趣味性融为一体，切合人们的生活和需求，受到广大民众的追捧和信赖。因此公众号的管理需要组建一支合格的管理队伍，加强心理危机干预工作人员适应新媒体环境的素养建设，提高心理健康教师的职业素质，这是心理健康教育者迫切需要解决的问题。

4. 运用大数据技术，设计心理工作平台，引导网络舆论方向　传统的公众心理危机干预及心理健康教育工作只是局限于心理咨询室、现场团体干预等工作场所，由于时间和空间的限制，阻碍了心理健康教育的及时性、有效性和广泛性。但是随着大数据时代的发展，公众的生活、娱乐以及学习大多依赖网络，因此在心理危机干预和健康教育工作开展的过程中也要积极利用新技术，开拓新的网络工作平台，提高心理危机干预的时效性。

网络的开放性和虚拟性为虚假和不良信息的传播提供了条件，因此要强化舆论引导，加强舆论监督，完善网络舆论引导监督机制。设立网络监督巡查制度，配备人员加强网络监督管理，把握公众的思想动态和心理健康状况，对公众所存在的心理健康问题做到及时发现，从而有针对性地开展分析、引导和教育工作，为了保持网络环境的洁净，必须及时有效地控制不良信息的传播，以免误导公众，使公众保持正确的舆论导向。

【本章小结】

随着现代信息技术的迅猛发展，将现代信息技术整合到心理危机干预与心理健康教育工作中是时代发展的要求，也是未来发展的趋势。现代信息技术的数字化、智能化、网络化和虚拟化等特点使得心理资源的内容更加丰富，形式更加多样，传播速度更快，接收范围更广，且突破了时空的限制，使得心理资源传递的实效性更强，现代信心技术为心理危机干预和心理健康教育工作带来了广阔的应用前景。同时，也应注意对现代信息技术的过度依赖而对心理健康产生的不良影响。

（马长征）

第十五章

心 理 救 援

从瘟疫到地震，从战争到恐怖主义行为，这些令人猝不及防的灾害，给世界带来永远的伤痛，也对心理学提出了要求。灾害会结束，但灾害带来的创伤却不会随着灾害结束而消失。心理救援（psychological first aid）就是针对处于危机中的个体或群体，运用心理学的相关理论和方法，对其施加及时有效的影响，从而帮助他们重建心理平衡、顺利度过危机并增强其短期和长期适应能力而进行的一种危机干预形式。

灾后心理救援遵循以下基本原则——"先培训，后救援；重管理，保安全；防再伤，择语言；多倾听，播希望"。它强调干预工作者的专业知识与人文关怀相结合，这对于灾后心理救援具有普遍的指导意义。

第一节 心理救援的对象和工作者

一、心理救援的对象

心理救援的对象可以分为两类。一类是身处灾害直接后果中的儿童、青少年、成人及家庭，他们面对家园受到破坏、财产损失、亲人离世或者失踪、身体受伤或致残等各种状况，会出现各种各样的不良情绪和身体反应。另一类是从事灾害救援工作的军人、警察、医务工作者、志愿者等群体，他们作为一个特殊的群体，往往在灾后第一时间奔赴灾区实施援救行动，亲眼目睹许多灾害场面，也会受到危机事件的影响，出现不同程度的创伤，这种现象被称为"替代性创伤"（vicarious traumatization, VT）（见第二十五章）。

一切威胁生命的刺激都必然引起强烈的心理效应，促使生理节律发生紊乱，进而影响行为活动。据调查统计，在危及生命的灾害中死里逃生者，只有12%~15%的人可能表现出相对的"镇定冷静"，而75%以上的人表现出精神紊乱。面对被灾害摧毁的家园，面对突如其来的至爱亲朋的死亡，劫后余生者心碎了，精神支柱垮了，心理即将崩溃。所以，对当事人进行心理救援是必要的,以抚平他们心灵上的创伤,帮助他们从不能自拔的痛苦深渊中走出来。从而减少灾害带来的一系列心理甚至生理上的后遗症,以便他们能正视并适应严酷的现实,告别过去,憧憬未来,鼓足勇气开始新的生活。

(一)当事人可能的应激反应

一场严重的灾害过后,留给蒙受灾害者的是什么呢?与至爱亲朋生离死别、一生的劳动成果毁于一旦、面对残墙断垣和焦土废墟……灾害发生时的惨烈之状,盘踞在每个受灾人民的心头。当事人常常会产生一些身心反应。

这些情绪反应与躯体症状包括:①恐惧和担心、很担心地震会再次发生、害怕自己或亲人会再受到伤害。②无助。觉得自己是多么脆弱、不堪一击,不知道将来该怎么办。③悲伤。这是最常见的情绪反应,为亲人或其他人的死伤感到难过、悲痛;大多数人会以大声嚎哭或不断啜泣来宣泄或释放。④内疚。恨自己没有能力救出家人,希望死的人是自己而不是亲人。⑤因为比别人幸运而有罪恶感。⑥强迫性重复回忆。一直想着逝去的亲人,心里觉得很空虚,无法想别的事;灾害的画面在脑海中反复出现,一闭上眼就会看到最恐惧最悲伤的画面等。⑦躯体症状。易疲倦,发抖或抽筋,呼吸困难,喉咙及胸部感觉梗塞,记忆力减退,肌肉疼痛(包括头、颈、背痛)。

(二)针对当事人进行心理救援的具体要求

1. 中央政府和地方对灾区的关怀　包括设法让灾民维持基本生活、给予重建家园恢复生产方面的支持等。这些对于灾民无疑是莫大的慰藉,能使他们看到生活的希望和可憧憬的未来,同时感受到社会的温暖,从而导致他们的情绪较快平复,鼓起正视严酷现实,重建家园的勇气,树立起第二次创业的信心。

2. 灾区心理救援工作广泛开展　这项工作应从灾害发生后的第一时间就展开,一般应与外科抢救做好有机衔接,伤病员度过危险期后便可开始,并有必要维持一段相当长的时间。

对于当事人实施心理救援的基本模式有两种:一是个体心理干预,二是团体心理辅导。由于灾害涉及面一般较大,蒙受灾害者人数众多,而且有许多共同的心理问题,所以采取集体的心理资讯、辅导能够取得很好的效果。但是,集体辅导还应和有针对性的个别辅导相结合。因为团体干预中很难对个体差异照顾周全,个体深层次的问题不易暴露出来,所以应在团体辅导中筛查出重点人员,对他们进行个体心理干预。

专业的心理医师是心理救助工作的主角,应积极发挥他们的作用。在心理救援过程中特别要重视和鼓励灾民们畅所欲言、尽情宣泄,以排解积郁于心中的痛苦、忧伤、绝望等不良情绪。同时也有利于心理医生针对这些偏激不良情绪进行疏导,给予恰到好处的精神抚慰,以平复灾害造成的心灵创伤,从而有效防止、减缓创伤后应激障碍(posttraumatic stress disorder, PTSD)的发生。

3. 来自家庭的心理抚慰 在灾害面前,家人间的相互照顾十分重要,灾害致伤残者的最佳疗养场所是和睦温暖的家庭。因为家庭是一个具有浓烈感情色彩的群体,对于劫后余生的灾民而言,家庭在心中的地位愈加崇高,从家人那获得的心理抚慰,要比其他任何心理辅导更重要。所以,心理救援必须尽力发挥家庭的作用,使每一个灾民都融入到充满爱的家庭中去。

4. 适当的药物治疗 心理救援不排除药物治疗,但是药物治疗应该注意以下两点:首先是针对灾害不同时期的不同情况给予不同的药物。在灾害期中,一般给予地西泮、抗抑郁剂治疗;在灾害结束和重建家园期,针对具体对象给予抗精神障碍药物和心理治疗相结合。其次是,根据具体的精神障碍采用相应的药物。如焦虑、恐惧、抑郁者应选用抗抑郁剂;对一般心理紊乱者主要以地西泮治疗;对有较严重的精神病症状的对象用抗精神病药物。

二、心理救援工作者

(一)救灾前的心理准备

在决定是否参与救灾工作前,心理危机干预工作者首先应该做好从事这类工作的心理准备。

1. 个人因素评估 审视自己能否做到以下九点:①为体验着强烈痛苦并伴有尖叫、歇斯底里的哭泣、愤怒或退缩等极端反应的求助者工作;②在不同于平常的环境下工作;③在混乱的、不可预知的环境下工作;④接受非心理健康方面的工作(比如分配水、喂食、打扫地面);⑤在没有监管性的环境下工作;⑥为来自不同文化、民族、阶层、信仰的求助者提供帮助;⑦在危险、状况不明的环境下工作;⑧为不愿接受心理健康支持的个体工作;⑨与不同互动风格、不同工作方式的专业群体合作等。

2. 健康因素评估 评估自己当前的身心状况以及在灾害环境下可能影响你长期工作的一切情况:①近期是否安排有手术或是否有药物治疗;②近期是否有情绪或心理问题;③是否在过去6~12个月内曾经受人生的重大变化或丧失;④曾经受早期丧失或其他负性生活事件;⑤是否有可能阻碍你工作的饮食禁忌;⑥是否有保持长时间精力充沛并忍受身体疲倦的能力等。

3. 家庭因素评估 评估自己的家庭对你将提供灾区救援的应对能力:①你的家庭是否做好了与你分离几天或数周的准备;②你的家庭是否接受了你将在一个不可预知的危险环境下工作的事实;③当你离开并长时间工作的日子里,是否有家人或朋友承担你的家庭责任与义务;④是否有一些未解决的家庭或人际关系问题会影响你的救援工作;⑤在你完成救灾工作之后,是否会有一个良好的支持性环境欢迎你的归来等。

4. 救援的相关知识准备　除了干预工作者自身的身心健康状况、家庭与工作环境等都要提前进行考虑和安排之外,干预工作者还要具有足够的救灾相关知识,包括灾害的性质、目前的形势、需要救援的方式、可能的救援对象、可能遭遇的困难等。所以在奔赴灾区之前,干预工作者应接受有关救灾的专业培训,并了解救灾指挥系统的相关情况等。

综上所述,心理危机干预工作者在实施救援之前,除了热情和专业素质,还需要综合考虑多方面的实际问题,这是有效实施救援的前提。例如4·14玉树地震后,心理危机干预工作者首先需了解地震的性质,了解大致受灾情况,了解高原生存策略,其次需了解救灾总指挥部和青海省心理协会(总负责心理救援组织)的情况,及其他救助和支持服务(如政府武装部队、医疗救助队、民政物资供应队、当地宗教组织、志愿者团队、红十字组织等)的资源和方位;再要评估自己对高原的适应情况、个人物质供给、对当地宗教文化的了解接纳程度,还要了解自己目前工作的实际水平对救灾的现实意义。另外在玉树地震中,救援对象95%是藏民,救援时必须要有藏语翻译随行,必须了解当地宗教禁忌。特别注意要保持组织联系,根据青海省心理协会的实际需求和自我评估量力而行,切忌不可贸然前行。

（二）可能出现的应激反应

到达灾区现场之后,心理危机干预工作者将整日身处一个巨大的负性事件场当中,可能会发生一些常见的和极端的应激反应。对这一现象,干预工作者要做到能够及时识别出自己的不适,相关机构要努力减少干预工作者的极端应激反应,使其在工作中更好地照顾自己,实施有效的心理救援。

常见的应激反应有:①增加和减少活动的水平;②睡眠困难;③药物使用;④麻木;⑤易激惹、愤怒和挫折感;⑥以休克、恐惧、恐怖及无助形式的替代性创伤;⑦混乱、注意缺乏、决策困难;⑧身体反应(头痛、胃痛、易受惊吓);⑨抑郁或焦虑症状;⑩社交活动减少。

心理危机干预工作者可能会体验到更严重的极端应激反应,需要寻求专业的督导支持或心理帮助。这些极端应激反应包括:①同情的压力:无能为力、困惑、孤独;②同情疲劳:疲软、疏远、放弃;③直接或间接地,投入地或不由自主地再次体验创伤体验;④试图在专业领域或个人生活中超越控制;⑤撤回和隔离;⑥依靠物质预防情绪,变得过分投入工作或睡眠的急剧改变(避免睡觉或不想起床);⑦人际关系的严重困难;⑧伴随绝望的抑郁(有把个体置于高自杀风险的潜在可能);⑨冒不必要的风险。

（三）自我保护

在对灾区人群实施救援的过程中,干预工作者应同时对自己的心理状况

进行监控,并采取必要的措施降低可能的应激反应。心理危机干预工作者应该尽可能地努力做到:

1. 自我照顾 首先,干预工作者要对自己的需要保持觉知,辨识饥饿、生气、孤独或疲劳,尽量保持正常的饮食和作息习惯,为假期或逐渐融入正常生活列出时间表,并采取合适的自我照顾措施,保证自己获得足够的锻炼、营养和放松;其次,要注意保持边界,在特定的休息时期可以拒绝委派任务,避免与太多的当事人一起工作,尝试不做负责人或"专家";再次,注意限制咖啡因、烟草、酒精、药物等的使用;最后,为自己世界观的改变(可能不被自己生活中的人所关注)做好心理准备。

2. 压力管理 有规律的运用压力管理工具,如常规地拜访督导、分享观点、鉴别困难经验、制定问题解决策略;在工作日练习简短的放松技巧;增加积极的活动等。

3. 善用社会支持系统 例如,尽量与搭档或团队一起工作;寻求和提供社会支持,定期和督导、同事、家人、朋友联系,特别注重重启已经中断的人际关系;如果极端的压力持续超过两周,要开始接受正式的帮助;返回家中后感觉适应困难,也要注意及时求助。

4. 承认自己的局限 首先,干预工作者应接受自己不能改变每件事情的事实;其次,干预工作者应避免延长没有同事的单独工作或者昼夜不停地工作,尽量控制消极的自我暗示或者强化失败的事情。

5. 及时求助 有研究表明,救援人员在出现心理危机后,向专业机构求助、向他人倾诉的比例较低,久而久之强迫或焦虑等一些情绪就会转化为躯体化心理障碍出现。所以,当救援人员觉察到自己情绪出现很大波动,甚至影响日常作息及工作受时,应及时与其他成员沟通,必要时向专业机构求助。

(四)相关组织对心理危机干预工作者的干预

干预工作者所在的救灾组织可以通过提供适当的支持和措施降低干预工作者遭受极端压力的风险,以保障干预工作者的身心健康和援助力量的发展。可能的努力包括:①限制工作轮班不超过 12 个小时,鼓励工作中的休息;②干预工作者从最高水平暴露的作业向较低水平暴露的作业循环;③设置时间期限,为干预工作者预期一个假期,尤其鼓励那些经历了个人创伤或丧失的干预工作者休假;④鼓励同伴搭档和同伴咨询;⑤鼓励干预工作者在需要时寻求咨询,并提供相关资讯;⑥确定在管理、督导和支持等各个层面上有足够的干预工作者;⑦进行督导,帮助干预工作者处理他们的体验,包括如何就他们的工作与其家人进行沟通的信息;⑧进行案例讨论,共享联系信息或预定电话会议,便利干预工作者彼此沟通;⑨监控符合某种高风险标准的干预工作者;⑩进行压力管理训练;⑪提供工作方面的积极信息。

第二节　心理救援的措施

进行心理救援需要遵循一定的流程,或者说心理救援的措施存在一个基本顺序。不同的措施在不同的救援阶段,其预期目标不同,所起的效果也不一样。

一、接触与投入

接触与投入的目标在于回应当事人发出的需要接触的信息,或者以非侵入性、富有同情心以及乐于助人的态度主动接触当事人。

与当事人的第一次接触是非常重要的。如果以尊重且同情的方式去和当事人进行接触,将有助于建立有效的援助关系,并且增进当事人日后对心理救援的接受度。心理危机干预工作者应该优先接触主动求助的当事人。如果有许多人同时接近心理危机干预工作者的时候,在干预工作者力所能及的情况下,尽可能去接触更多的人。即使一个短暂而平静的关怀眼神,也能稳定与帮助那些感到孤独或情绪失控的人。

身体或人际接触的适当性可能随个体、文化与社会群体而异,例如与对方可以站得多近、眼神接触的时间多长或是否能碰触到某些人,尤其是异性。除非心理危机干预工作者熟悉当事人的文化,否则不适合太过亲密地接近。心理危机干预工作者需要找出一些能够透露出当事人所需“个人空间”的线索,并且从最了解当地习俗的相关人员处获得有关当地文化习俗的信息。

有些当事人可能不会主动寻求心理危机干预工作者的帮助,但仍可能从干预工作者提供的援助中获益。当干预工作者辨识这些个体时,时机是很重要的。干预工作者不能打断求助者的对话,也不要假定他们对于自己的外展服务会有立即的正向反应。一些当事人可能需要一段时间才能感觉到某种程度的安全、信心和信赖。如果个体婉拒心理危机干预工作者提供的帮助,则要尊重他(她)的决定,并且向他(她)表明之后在何时何地他们都能寻求心理援救。

1. 介绍自己并询问援助对象当前的需求　介绍自己的名字和头衔,并说明自己的角色。征询对方是否愿意与自己谈话。除非获得许可,否则以姓氏来称呼他们。邀请他们坐下,向其确保谈话内容的保密性,并完全专注在他们身上。和蔼平静地说话。避免环顾四周或是分心。找出是否有任何需要马上注意的紧迫问题,及时的医疗关注是需要最优先考虑的。

进行初步接触时,心理危机干预工作者可以这样说:“你好,我叫 ××,我和 ×× 一起工作。我正在确认大家的情况怎么样,并且看看有没有我可以帮忙的地方。我和你谈几分钟可以吗？可以请教你的名字吗？……在我们谈话前，你现在是不是需要什么东西，譬如水、食品或者毯子之类的？"

2. 恪守保密原则　恪守保密原则对心理危机干预工作者可能是个挑战，尤其在一些缺乏隐私的灾后场所。然而，心理救援工作者还是应该尽可能地对自己与当事人的对话进行保密。如果干预工作者是属于法律法规规定的有责任对某些状况进行申报的专业人员，也应该遵守国家规定的法律法规，避免滥用与疏忽有些信息。如果心理危机干预工作者对发布信息有疑问，应与当事人或对相关负责人讨论此事。与同事谈论有关灾后环境中工作的挑战性可能有所帮助，但是任何对此目的所进行的讨论，都需要严格保密。

二、提升安全与舒适

在与受灾人群成功接触并着手救援之后，接下来的目标是增强当事人此时此刻的和持续的安全感，使其得到身体上和情感上的舒适。

在灾后立即恢复一种安全的感觉是非常重要的。提升安全与舒适的感觉可以降低痛苦和担忧的程度。对于亲人失踪、死亡或者接到亲人死亡通知、辨认遗体等情境的当事人，给予情感上的舒适感和支持是最重要的救助内容之一。

舒适感和安全感可以以许多不同的方式提供，包括：①做一些积极的（相对于消极等待）、实用的（利用可获得的资源）和熟悉的（根据过去的经历）事情；②获得当前的、精确的、及时更新的信息，避免让当事人处于不准确的或者特别令人不安的信息中；③与可获取的切实可用的资源建立联系；④了解有关在救援人员的努力下正在变得越来越安全的信息；⑤与其他遭受同样灾害的人建立联系。

1. 在第一时间确保受灾人群的人身安全　保证当事人获得最大可能的人身安全。如果有必要，可重新组织协调以增加人身和情感的安全感的资源。例如：①寻找相关部门的协助，以解决超出心理危机干预工作者自身能力范围的安全顾虑，如威胁、武器等；②清除碎玻璃、尖锐的东西、家具、泄露的液体以及其他任何可能将人绊倒或滑倒的物体；③确定儿童都在安全的区域内玩耍，并有人看管；④帮助他们让环境更安全（例如提供充足的照明等）；⑤特别询问他们是否需要眼镜、助听器、轮椅、拐杖或者其他用具。确保他们获得了所有的必需帮助；⑥询问当事人是否需要与健康相关的或日常活动的帮助（例如穿衣、洗漱、吃饭等需要帮助者）；⑦了解当事人目前是否正在服药，询问他（她）是否有正在服用药物的单子，或者哪里可以得到这些药物的资料，并提示他（她）在灾后的一段时间内保存这些资料；⑧保存一份有特殊需要的受灾者名单，这样便于需要时及时查阅到；⑨尽可能联系到亲属，以进一步保证受灾者的安全、营养、药品和休息。确信上级部门已经知道某些日常需要还没有得到满足；⑩仔细观察是否有人可能伤害自己或者他人的迹象（例如：有人对自己或他人表达极度的愤怒），如果存在，应立即寻求药物治疗、医疗辅助或者安全小组协助；⑪ 如果存在需要手术的医疗情况，或需要立即用药，应联系相关的单位领导或医学专家。在获得必要的医疗救助之前要和她／他待在一起，或是找其他人帮忙照看。

2. 提供有关应对灾害的行动与服务的信息 帮助受灾者了解情况并安慰他们，提供的信息包括：目前所了解的事件真相和灾害后常见的应激反应有哪些；正在采取哪些行动来帮助他们，下一步做什么以及他们可以获得的服务；以及如何自助、照顾家人等。

心理危机干预工作者提供这些信息时要注意：①根据心理危机干预工作者自己的判断来决定是否提供以及何时提供相关信息，例如对能否理解干预工作者正在说什么，他是否已经可以听进所提供信息的内容。②先讲出当前需要的和担忧的事物以减轻恐惧，回答迫切需要解决的问题，并支持适应良好的应对方式。③使用清晰简洁的语言，避免使用术语。④询问幸存者对未来有什么疑问和担心，对他们能够预料到的事情给予简单准确的回答。同时，询问他们是否有什么特殊的需要可供上级了解并作出最好的处理。一定要询问他们对于目前的新环境有没有危险和安全方面的担忧，努力让受灾者了解所关心的信息。如果心理危机干预工作者并没有确切的信息，不要为了安慰他们而去猜测甚至虚构信息。⑤不要向人们保证他们是安全的，也不要向他们保证可以获得什么东西或服务（如玩具、食物、药物等），除非干预工作者有确切的、有事实根据的信息。

3. 注意给当事人提供舒适的身心环境 心理危机干预工作者需要寻找简单的方法使群众身心所处环境更为舒适。如有可能，可考虑温度、光线、空气质量、家具以及家具的安置等方面的因素。为了减少无助感和依赖感，鼓励当事人参与寻找改善条件所需的物品（例如，建议他和别人一起到供应区取东西，而不是直接帮他／她取回）。帮助当事人安慰自己及他们周围的人。

此外，还应考虑一些动物的安全。玉树地震时期，很多圈养的藏獒流窜在外，无人喂养状态处于极度惊慌中，很容易咬人，要小心处理，最好让专门机构去处理这些流窜动物，同时，还要尽量保护人及动物的安全。

4. 鼓励社交活动 鼓励当事人参加适当的小组或社交活动。一般来讲，接触那些能很好地应对环境的人可以使人更平静、更安心；但另一方面，接触那些表现得非常焦虑和不能控制情绪的人会让人心烦意乱。如果受灾者听到了令人不安的消息或者谣言，要帮助澄清和更正错误的信息。

如果合适的话，鼓励能够良好应对的人与感到痛苦或者应对不太好的人聊天。让他们知道与别人谈话，尤其是谈一些大家共有的话题（例如，来自邻近的地方、差不多年龄的孩子），能够对别人有帮助，这往往能够减轻双方的孤独感和无助感。

5. 避免更多的创伤体验和提示创伤的因素　除了保证当事人的身体安全之外，保护他们免受不必要的额外精神伤害以及痛苦回忆也同样重要，其中包括眼见、耳听、鼻闻可能引起恐惧的事物。保护他们的隐私，保护他们远离记者、其他媒体工作人员、旁观者以及律师。告诉青少年他们可以拒绝媒体采访，如果他们想要被采访的话，身边应该有一位可以信赖的成年人陪同。如果当事人已经接触媒体报道（例如电视或者电台广播），应向他们指出频繁地看这些报道会导致过度沮丧。指导家长监督他们的孩子，防止他们暴露于这些媒体面前。

6. 救助家人下落不明的当事人　承受自己心爱的人失踪的现实是非常困难的。幸存的家庭成员可能出现许多不同的感受：无法接受，担心，希望，愤怒，震惊或者愧疚。他们时而肯定家人还活着（即使在与之矛盾的证据面前），时而失去希望甚至绝望。他们会指责相关部门没有给他们答案，指责他们没有尽足够的努力或者指责他们行动的迟缓，对负责寻找他们失踪的家人或朋友的人产生报复心理。所以最重要的是对儿童再次保证：家人、警察以及搜救部队正在尽一切努力寻找他们失踪的家人。

帮助当事人获得关于失踪家人的最新消息，指导他们到能得到更新消息的地方，适当的时候告诉他们与家人联系或者重聚的方法，并且与其他的当事人分享这些消息。对于我们中国目前的情况来说，想方设法与救灾总指挥部联系会更及时有效。

心理危机干预工作者要特别花时间与那些担心失踪家人的幸存者待在一起，倾听他们的希望与恐惧，态度诚恳地提供信息和回答问题。如果他们要离开安全区域去寻找失踪的家人，干预工作者则应告诉他们当前搜寻区域的状况、什么时候得到更新的信息、具体的危险以及需要留心的地方等，并通知相关的部门。

7. 救助失去了至爱亲朋的当事人　对于死亡、葬礼的信念和态度，以及对悲伤的表达方式，深受家庭、文化、宗教信仰以及与悼念有关仪式的影响，可以在相关组织者的协助下了解当地的风俗习惯。即使在相同的文化和宗教群体中，人们的信仰和做法依然可能有很大的不同。不要假定接受帮助的所有成员都有同样的信仰或相同的行为。从每个家庭自身的传统、习惯和礼仪着手，对家庭成员间提供相互支持、寻求解脱、控制一系列情绪反应的程度、控制和死亡有关的逆境、向逝者表达敬意是很重要的。

急性的悲伤反应通常会很强烈，普遍发生在经受了至爱亲朋死亡的人身上。他们会对死亡感到沮丧和愤怒,会对无法阻止死亡的到来而有负罪感,后悔没有提供安抚,或者适当的临终关怀。他们会想念死去的人,希望可以重逢(包括在梦里再次见到死去的人)。虽然最初会经历痛苦,悲伤反应却是对死亡重视的健康反应。事后,悲伤反应开始包括更多愉快的想法和行为,例如讲述至爱亲朋的故事和一些令人舒服的想念他们的方式。需要指出的是对待悲伤的失去亲人的孩子和成年人要让他们感到有尊严,要尊重他们。人的强烈悲伤情绪,会有不同表现,没有唯一"正确的"悲伤表现方式。避免悲伤导致人们滥用无处方药品、吸烟过量、酗酒。

8. 慰藉当事人的精神需求　为了更好地帮助失去亲人的当事人得到精神上的慰藉,心理危机干预工作者应该熟知在救灾现场的社会工作人员以及他们的联系方式,以便于帮助当事人与之取得联系。有些当事人会依靠精神信仰或宗教仪式来寄托对遇难亲友的哀思,获得心灵慰藉。他们可能会用宗教语言来谈论这场灾害,或者想参加祈祷或其他宗教仪式。对于心理危机干预工作者来说,给予这种需求理解和支持并不意味着要具有相同的宗教背景。在大多数情况下,心理危机干预工作者所需做的仅仅是专注和倾听。当当事人在谈论自己的宗教信仰时,干预工作者不要反驳或者试图纠正他们。即使不同意他们的看法,甚至认为这种看法会使他们感到悲痛。不要试图回答如下形式的问题:"为什么上帝(佛陀/真主)允许这一切发生?"这类问题通常并不是在寻求问题的真正答案,而是在宣泄自己的情感。

9. 提供殡葬信息　当地的法律条例通常会对遗体的处理和下葬有相关的规定,有些情况下,对于少数民族成员规定会有所例外。在遗体严重损坏变形的情况下,心理危机干预工作者可以建议在棺木上放置死者生前的照片以供凭吊(请务必确认此行为不会违背死者家属的意愿)。

10. 应对创伤性哀伤　经历了惨痛的死亡,一些当事人可能会仍然停留在死亡的那刻情形,包括关注于死亡怎样是可以避免的,最后一刻情景如何,以及谁犯有过错。这些反应也许会和悲痛交织,使得当事人更难调整对死亡的态度。要让他知道找心理健康的专家或工作人员交谈也许很有帮助。

11. 安抚接到家人死亡通知的当事人　虽然心理危机干预工作者不太会被要求去告知个人其家人死亡的消息,你仍然需要帮助这些接到死亡通知的家庭成员。警察、公安部门、医院工作者或者灾害反应组织成员也可能要求你在这些死亡通知传达时在场。在获悉家人或挚友的死讯后,当事人可能会出现一些不同情形的心理和生理反应,从激动到昏厥都有可能。与此同时,他们依旧承受身处灾害环境中的压力,这样的压力是长期存在的。在提供帮助时,不要操之过急,努力理解他们的感受。对当事人一开始的强烈反应要有所准备,这些反应很可能会逐渐趋于缓和。如果当事人出现医疗需求,请从医务人员那里寻求协助。如果家庭成员处于伤害自己或他人的危险中,请向官方人员寻求帮助。

12. 安抚认领遗体的当事人 当挖掘出的遗体依然可辨,当事人被通知参与遗体认领时,有关单位可将他们安排到受灾现场以外的地方,例如停尸房进行尸体认领。心理危机干预工作者一般不参与认领过程,但在认领前后依然可以起到辅助安抚作用。有些人可能坚持,只有看到亲人的遗体才会相信他们的死讯。有些年龄稍大或进入青年期的子女也会要求参与认领过程。然而,在大多数情况下,应尽量拒绝孩子的这种要求。

三、稳定情绪

稳定情绪的目的是使情绪崩溃或精神紊乱的当事人平静和适应。但多数遭受过重大灾害的个体是不需要"特别"稳定的情绪的。强烈甚至无声的情绪表达(例如麻木、冷漠、精神恍惚或慌乱)都在意料之中,这并不需要超出正常的援助性接触之外的干预。强烈、麻木或焦虑的情绪是遭遇创伤性事件压力时所作出的正常、健康的反应,然而极高强度的唤醒状态、麻木或者高度焦虑都可能影响睡眠、饮食、决策、子女教育以及人生中的其他事件。对反应强烈、持久以至于严重影响实现正常功能的当事人,应考虑实施心理援助。

1. 情绪崩溃或精神紊乱的个体表现 ①目光呆滞、空洞且无方向感;②对语言提问或者要求无反应;③定向障碍(例如无目标、无组织的行为);④出现强烈的情绪反应、无法控制的哭喊、换气过度、精神动摇或退缩行为;⑤出现无法控制的生理反应(摇晃、颤抖);⑥出现狂乱的搜寻行为;⑦感到焦虑无法承受;⑧热衷于冒险行动。

2. 情绪的干预与适应 如果有人过于烦躁、激动、退缩、语言混乱,或表现出极度焦虑、恐惧、惊慌。首先,要了解此人独自生活还是有家人和朋友陪伴。得到答案后,将这些人列入需要安抚的名单。在心理危机干预工作者进行干预之前,给他几分钟时间准备。告诉他,如果需要,随时可以找你,或者几分钟之后你会再次联系他,了解他的情况,询问他是否需要帮助;然后,将他带到一个安静的地方,或者在他家人和朋友的陪护下与他轻声交谈,在交谈中了解此人目前的体验:他哭泣,惊恐吗?正在体验"往事重现",或是想象着某件事情正在重新发生?实施干预时,应针对此人最主要、最直接的顾虑或困难,而不是简单地说服此人"平静下来"或要其"感到安全"。

用下述要点帮助当事人理解自己的反应:①强烈的情感会呈波浪状产生

和消失；②骇人听闻的经历可能会引发身体内部强烈的通常是令人心烦意乱的"警报"反应，例如震惊；③有时恢复的最好的方法就是花一些时间进行平静的正常活动(例如散步、深呼吸、练习肌肉放松技巧)；④朋友以及家人是帮助你平静下来的很重要的支持。

3. 着陆技术的应用　若上述步骤似乎都不能使激动者稳定下来，可以采用"着陆(grounding)"技术。着陆的原理是把当事人的注意力从其内心思考转回到外部世界。

指导语：你经历了一次可怕的事件之后，你有时候会发现自己的情绪过于激动，或者不可抑制地回想或想象发生了什么。你可以用"着陆"方法来放松自己的情绪。接下来就是你要做的事情了。①以一个你觉得舒服的姿势坐着，不要交叉腿或胳膊。②慢慢地深呼吸。③看看你的周围，说出五个你能看到的让人不难过的物体，例如，你可以说："我看见了地板，我看见了一只鞋，我看见了一张桌子，我看见了一把椅子，我看见了一个人。"④慢慢地深呼吸。⑤接下来，说出五个你能听到的不让人悲伤的声音。例如："我听到一个女人在说话，我听到自己的呼吸声，我听到关门的声音，我听到打字声，我听到电话铃声。"⑥慢慢地深呼吸。⑦接下来，说出五件你能感觉到的不让人悲伤的事情，例如："我能用手感觉到这个木质的扶手，我能感觉到我鞋子里面的脚趾头，我能感觉到我的背靠在椅子上，我能感觉到在我手里的毛毯，我能感觉到我的双唇紧贴在一起。"

4. 药物治疗对稳定情绪的作用　大多数情况下，上述稳定当事人情绪的方法是行之有效的。不推荐用于急性创伤后应激反应的药物治疗作为达到心理援助目标的常规方法，只有在其他的帮助对个体都没有效果的时候才应该考虑使用药物。对当事人使用药物治疗时必须有明确的目标(例如，帮助睡眠或控制惊恐发作)，而且还应在时间上有所限制。必须注意受灾者以往用药情况和当前缺药情况的影响，一定要及时联系医疗帮助。若当事人过于悲伤或慌乱、无法准确报告时，心理危机干预工作者可以通过其家人和朋友获得关于目前药物治疗情况的更多信息。

四、收集信息

收集信息的目的在于识别当事人当下的需求与担忧，收集相关信息，制订个体化的心理救援干预措施。

在提供心理救援的时候要注意灵活性，应该根据不同的个体和他们的需求调整干预措施。应该收集足够多的信息以便你可以调整和优化干预措施以满足他们的需要。在救援的开始阶段和实施救援的整个过程中都要不断收集和确认信息。要知道在大多数救援场所，心理危机干预工作者收集信息的能力受到时间、当事人的需要和其优先顺序以及其他因素的限制。尽管此时要做一个正式的评估是不太适宜的,但心理危机干预工作者可以了解以下情况:①有无立刻转诊的需要;②有无提供另外服务的需要;③是否需要提供随后的会谈;④是否使用过心理救援措施。询问和澄清以下问题,可能会特别有用:

1. 灾害中创伤经历的性质和严重程度 要了解当事人的创伤经历,心理危机干预工作者可以提问诸如此类的问题:"你经历了很多艰难的事情,我能问问你到底发生了什么吗?""灾害发生的时候你在哪里?""你受伤了吗?""你看见有人受伤了吗?""当时你有多害怕?"等。

值得注意的是,自己或亲人经历过直接的生命威胁,或者亲眼看见事故或死亡发生的人,他们会比一般人经历更严重或更长时间的痛苦。所以,在澄清灾害性创伤经历的时候,要避免询问会引起更深伤痛的问题。在讨论所发生的事情的时候,要跟着当事人的思路走,不要迫使他们回忆任何创伤或丧失的细节。要设法为这些具有特殊经历的当事人提供灾后反应和应对信息,提供随后的会谈。为受伤的人安排适当的医疗会诊。

2. 亲人的去世 对于青少年或者成年人,询问灾害有没有导致你的亲人受伤或去世,都有哪些人。对有亲人去世的当事人,可以提供情感抚慰,告诉他们关于应对、社会支持、急性哀伤的信息,并进行随后的会谈。

3. 对灾害后当前处境和持续存在的威胁的担忧 当事人可能会高度关注当前的和持续的危险。所以心理援救者可以这样询问:"你想知道怎样更好地理解所发生的事情吗?""想知道如何保证自己和家人的安全吗?""想知道做些什么可以保护大家吗?"针对这类人群,要帮助他们获得关于安全和保护的信息。在汶川和玉树地震中,及时的安全信息和教育也是稳定化措施的重要部分。

4. 与亲人分离或担心亲人的安危 与亲人分离或者担心亲人的安危是当事人悲痛的另外一个来源。针对这样的人群,要提供实际的帮助使他们与信息来源和登记处保持联系,帮助他们找到家人,与家人团聚。

5. 身体疾病、心理状况和求治需求 原先的身体和心理疾病以及求治需求是灾后痛苦产生的另外一个来源。之前有过心理问题的人可能会有更严重的和更长时间的体验以及灾害后反应,所以要优先关注他们的身体和心理状况。针对这些有身体和心理疾病的人,可以给他们实际的帮助,以使他们得到药物治疗或身体上的帮助。

6. 丧失(家庭、学校、邻居、事业、个人财产、宠物) 如果当事人遭受很严重的财产损失和不幸,他们在恢复过程中就会出现抑郁、沮丧、无望感。针对这样的人群,可以为他们提供情感安慰,帮助他们获得可利用的资源以及有关应对方法和社会支持的信息。

7. 极度内疚和羞愧感　极度的负面情绪会使人感到痛苦、艰难和压力，尤其对于儿童和青少年来说，他们对于开口谈论他们的感受感到羞愧。要仔细倾听他们的谈话，发现内疚感和羞愧感的迹象。针对这些有内疚感和羞愧感的人，可以提供情绪安慰以及关于情绪应对的信息。这些内容可以在"应对信息"这部分中找到。

8. 伤害自己或他人的念头　首先要弄清楚一个人是否有伤害自己或他人的念头。针对有这样想法的人，要立刻给他们提供治疗或心理援助。如果当事人已经处于伤害自己或其他人的危险之中，在工作人员到场前或有妥善安排前不要离开他（她）。

9. 社会支持的可能性　家庭、朋友以及社会的支持能大大提高处理痛苦和灾后不幸的能力。对于缺乏足够社会支持的人群，要帮助他们取得可利用的资源和服务，为他们提供关于应对和社会支持的信息，并且提供随后的会谈。

10. 饮酒史或药物滥用史　经历创伤或灾害会增加个体药物滥用的几率，或者重新开始滥用，或者导致新的滥用。针对有潜在的物质滥用问题的人，提供给他们关于应对、社会支持、如何取得适当服务的信息，并且提供随后的会谈。对出现戒断症状的人，提供转诊治疗。

11. 创伤史或丧失史　曾经有过创伤经历或亲人死亡经历的个体可能在灾害后会有更严重的持续反应，需要更长的时间从哀伤中摆脱出来。收集关于创伤史的信息时，你可以问如下的问题："有时像这样的事件会使人想起过去糟糕的岁月，你以前经历过灾害性事件吗？""过去你经历过其他不好的事情吗？""有没有和你关系很亲密的人去世？"针对过去有创伤和丧失经历的人，要为他们提供有关灾害后反应、哀伤反应、应对和社会支持的信息，并安排随后的会谈。

12. 对于青少年、成人和家庭发展影响的特殊担忧　当灾害或它的结果影响到今后的生活，包括一些重要的发展性生活事件（生日、毕业、升学、结婚、工作）时，当事人就会非常不安。针对这些有持续担心的人群，需要给他们提供有关应对的信息，给他们一些实践策略上的帮助。如果当事人承认有很多担心的事情，那么你就对这些事情做个概括，找出哪些是最迫切需要解决的，和他们一起对其担忧的事情做一个优先顺序的排列。

五、提供实际帮助

提供实际帮助要求干预工作者在面对当事人的迫切需求和担心时，给予他们切实有效的帮助。在经历了灾害、恐怖事件和逆境后，人们常会有失去希望的感觉和情绪。提供人们所需的东西可以让他们增加信心、希望和恢复尊严。因此,协助当事人对付当前或预期的问题是心理救援的一个核心组成部分。在整个心理救援过程中应该随时讨论最迫切的需求,要尽可能多地满足当事人所认定的需求。因为当事人可能会更欢迎一个能解决问题的实际帮助。有效的帮助可以包含以下四个步骤:

1. 确认最紧急的需求　如果当事人已经确认了几个需求或所关注的事情,那么有必要确认最紧急的需求。对于某些需求,比如像需要吃东西、打电话让家人放心这样的事情,需要立即得到解决。而诸如查找失踪的亲人、索取已损失财产的保险费、获得家庭成员的赡养福利等事情将不会得到很快的解决。

2. 澄清证实需求　和当事人交谈,以便把问题具体化。如果问题得到理解和澄清,那将更容易确定能够采取的实际措施。

3. 讨论行动计划　讨论心理危机干预工作者可以做什么以便满足当事人的需求和所关心的事情。当事人可能说他(她)想完成什么事情,心理危机干预工作者应该知道什么样的事情是可行的。根据潜在的资源和支持系统、符合的条件、申请的程序,告诉当事人哪些是比较现实的期待。

4. 付诸行动,满足需求　帮助当事人采取行动。例如,帮助他(她)完成一个所需服务的联系或预约,或者是帮助他(她)完成文书工作。

六、联系社会支持系统

帮助受灾人群联系社会支持系统,也就是帮助当事人与主要支持人员或其他支持资源建立起短期的以及持续的联系,这些资源包括家人、朋友以及社区援助资源等。因为社会支持关系到人们在灾害和恐怖事件发生之后的情绪稳定和复原。社会关系较好的人更倾向于参与到灾害后复原性的支持活动中来(包括接受和给予支持)。值得注意的是,社会支持是以多种形式出现的,包括情感支持、社会联系、感到自己被需要、坚信自我价值以及获得人力、物力帮助等。

1. 加强与家庭成员等其他重要人物的联系　对大多数幸存者来说,即时的关切就是让他们与其关系最密切的人取得联系(如配偶/伴侣、孩子、父母、其他家人、好朋友、邻居等),帮助幸存者联系上这些人(亲自、电话、邮件、网络)。其他的社会支持可能还包括同事和俱乐部会员(如课余俱乐部、桥牌俱乐部、读书俱乐部或者复员退伍军人协会等)。有宗教组织的幸存者可能进入有价值的支持网络系统,这有助于他们的复原。

2. 鼓励利用即时可用的支持人员　如果个体不能与他们的支持系统取得联系,鼓励他们尽可能地利用即时可用的社会支持资源(例如自己、其他救济工作人员、其他幸存者），要尊重各人的喜好。提供阅读材料（例如杂志、报纸、情况说明书）也有一定的帮助，与他们一起讨论这些材料。当小组成员来自不同的领域或者团体，帮助他们相互介绍。小组讨论为后来的交谈和社会连通性创立了起点。

七、提供应对信息

灾害可能令人迷惑、慌乱、不知所措，让当事人难以胜任去处理他们所面临的问题。不同种类的信息能帮助当事人处理应激反应，并更加有效地减轻压力，促进援助对象的适应功能恢复。这样的信息包括：关于还在发展中的事件，目前所知的有什么；正在做什么以援助他们；在什么地方、什么时候、什么服务可用；灾害后的反应以及如何处理它们；自身保健、家庭保健和应对。

1. 提供关于应激反应的基本信息 如果适当的话，简要讨论当事人所体验到的一般应激反应。应激反应可能使人惊恐。一些人会被他们自身的反应吓到或感到惊恐；一些人可能会用消极方式看待他们的反应（如"我有什么毛病"或者"我很脆弱"）。心理援助者应当注意避免将当事人的反应病理化，不要使用像"症状"或"障碍"之类的术语。心理援助者也可能发现积极的反应，包括欣赏生活、家庭和朋友或精神信仰与社会联结的强化。避免提供"一揽子""应激反应会消失"的保证，这样的保证可能让人对恢复所需时间抱有不切实际的期待。

2. 讨论对创伤经历和丧失经历常见的心理反应 要对有创伤经历和丧失经历的当事人提供关于普通不适反应的基本心理教育。心理援助者可以回顾这些反应，强调它们可以理解，也可以预料到。告诉当事人，假如这些反应持续干扰他们适当发挥功能的能力超过一个月以上，就应可以考虑心理服务。常见的有三种类型的创伤后应激反应：①侵入性反应是创伤体验返回脑中的方式。这些反应包括令人苦恼的对事件的想法或精神意象（如刻画一个人看到的），或关于已发生事件的梦，也包括引起回忆体验的事物所产生的不安情绪或躯体反应。一些当事人会感觉他们最糟糕的体验正又一次全方位发生，这被称为"闪回"。②回避和退缩反应是人们用于保持远离侵入性反应，或针对侵入性反应作出保护的方式。这些反应包括：尽量回避交谈，思考关于创伤事件，回避可引起创伤事件回想的任何事情、地点及与所发生事件相联系的人。情绪可以变得受限，甚至麻木，以对不适作出保护。③躯体唤起反应是一些躯体改变，让身体作出反应仿佛危险仍旧存在一般。这些反应包括，持续"处在岗哨上"以防危险，容易受惊吓或惊跳，易激惹或有愤怒爆发，入睡或保持睡眠困难，集中或注意困难。

其他反应种类包括哀伤反应、创伤性哀伤、抑郁等。哀伤反应在那些于灾害中幸存却遭受多种丧失的人群中会很普遍,这些丧失包括爱人之死、家、财产、宠物、学校和社区的丧失。丧失可引起悲哀和愤怒的感受,对死亡的内疚或遗憾,想念或渴望已消失的人以及又见到此人的梦。创伤性哀伤反应,发生在当孩子和成人所经受所爱对象的创伤性死亡时。一些当事人会保持聚焦在死亡的境况,包括全神贯注于死亡如何能得到预防,最后时刻想什么,以及谁有错。这些反应会干扰哀伤,使得当事人随时间的推移而适应死亡更加困难。抑郁同延迟性哀伤反应相关联,并同灾害后不幸的累积牢固地联系在一起,包括持久的抑郁和易激惹心境、胃口丧失、睡眠紊乱、在活动中显著减少的兴趣或快感、疲乏或能量丧失、无价值感、内疚、无望感以及关于自杀的想法。

3. 提供应对方法的基本信息　心理危机干预工作者可提供多种方法以有效应对灾后反应和境遇。讨论积极与消极的应对方式的目的是帮助当事人考量不同的应对策略,鼓励当事人选择目标导向的应对方式。认识不适应的应对方式可能带来的消极后果。通过应对和调整,增强自我控制感。

适应性应对行为能帮助人们减轻焦虑、压抑,改善状况,度过难关。总而言之,有效的应对方式还包括:和他人共处、交流,寻求帮助和获知需要的信息;投入分散精力的活动,如运动、爱好、阅读、写日记;尽最大可能保持正常的作息规律,获得充足的休息、营养和锻炼;参加社会援助团体,参加一些令人愉快的活动,安抚宽慰自己的自我对话,学会各种放松方式和寻求专业咨询等。

4. 讲授简单的放松技巧　呼吸练习可以帮助减轻情绪的高唤起和身体上的紧张。如果经常练习,可以改善睡眠、饮食和身体功能。简单的呼吸练习非常容易教学,最佳时机是当事人平静下来、集中注意力的时候。家庭成员互相督促,有规律地练习也是十分有益的。

基本的放松技巧的具体做法是:用鼻子慢慢地吸气,每次都舒适自如地让气充满你的肺部并且达到你的腹部。轻轻地温柔地对自己说:"我的身体非常平静。"慢慢地用嘴呼气,每次都舒适自如地把你的肺部和你的腹部的气完全呼出去,对自己说:"我的身体正在释放张力。"慢慢地重复五次。

5. 适用于家庭的应对方法　灾后应尽最大可能重建家庭生活规律,这对于家庭来说非常重要。鼓励他们试着保持家庭生活规律,如按时起床、吃饭、睡觉、玩耍,以及留出时间来进行家庭活动。

由于每个人在灾害期间和灾害之后的经历不同,每个家庭成员的反应和恢复的过程都将有差异。这些差异很难处理,并且会导致家庭成员觉得不被理解,进而争吵,或者彼此不予支持。所以心理危机干预工作者应该鼓励家庭成员要谅解、耐心,容忍各自反应的差异,谈论是什么事情困扰着自己,以便其他家庭成员知道什么时候支持你、怎么支持你。家庭成员可以用多种方法互相帮助,比如,倾听和试着谅解其他成员、拥抱抚慰、做些体贴的事情,写个便条或者让对方用玩游戏的方式分散注意力等。家长更要特别关注孩子有什么样的反应和行为。

6. 对愤怒情绪的处理　高度应激的灾后状态可以使当事人变得焦躁易怒、难于处理自己的愤怒。可采用以下的做法:①向他们说明,愤怒和挫败感是灾后当事人常见的感受;②同他们讨论,愤怒会怎样影响他们的生活,比如发脾气就会影响与家人和朋友的关系;③与之讨论愤怒会怎样强化自己内在的冲突、把别人推开甚至转化为暴力,从而使愤怒的体验向正常转化;④帮助当事人认同或接受眼前的变化,使他们容易表达和释放出自己的愤怒;⑤对压抑愤怒会导致自我伤害,选择远离愤怒或转向建设性活动会对自己有益进行比较;⑥强调某些愤怒是正常的甚至是有帮助的,而过度愤怒会削弱他们的能力。如果心理援助者发现一个怒火中烧的人看来可能失控或者会有暴力行为,需立即寻求医疗或者精神科医生的帮助,并且联系安全部门。

7. 应对睡眠困难　灾害之后,睡眠困难是常见的现象。对不利环境和生活的巨变,人们会感到不安,容易在夜间警醒,导致入睡困难,以及经常惊醒。可采用一些方法:①每天定时睡觉,定时起床;②减少饮酒,因为酒精会造成睡眠失调;③下午和晚上不饮用含咖啡因的饮料;④增加定时的身体锻炼,但要注意错开睡觉前的一段时间;⑤睡觉前就开始有意让自己放松,可以听舒缓的音乐,冥想,或者祈祷;⑥限制白天小睡的时间不超过15分钟,并且不在下午4点以后小睡;⑦对于切身相关的事情的忧虑,而且这些忧虑每天都被不断地提起,使得人难以安睡。建议对这些忧虑加以讨论。如果能够讨论,并且可以从旁人那里得到支持,那么过了一段时间以后,睡眠就能改善。

8. 应对酒精和药物的过量使用　如果出现酒精和其他药物的过量使用,应引起注意。①向群众解释,包括青少年在内的许多人,在经历了应激事件之后,常会通过喝酒、药物和毒品来缓解他们的负性情绪;②让当事人指出使用酒精和药物来应对的好处和坏处;③讨论并且共同决定完全不使用或者安全使用酒精和药物的计划;④讨论行为上的改变会带来能被预期到的困难;⑤如果情况适宜并且经得个人同意,可以引荐药物滥用咨询或者戒酒戒毒服务;⑥如果灾区群众曾经接受过药物滥用治疗,鼓励其在未来的几个星期或一个月内再次寻求并接受药物滥用治疗。

八、联系协助性服务机构

灾害发生过后,当事人往往有各种方面的需要,联系服务机构的目的就是为他们当前或将来所需服务提供联系。

1. 提供与协助性服务机构之间的直接联系 在心理危机干预工作者提供咨询的同时,也要考虑到当事人的需要,包括目前的急需以及其他服务,保证按其所需为他们建立与这些服务之间的有效联系。例如,带他们到能够提供服务的机构代表那里;与当地社区代表预约一个可提供帮助的时间等。以下就是需要联系服务机构的情景:①需马上关照的急性医疗问题;②需要马上关照的急性心理卫生问题,包括存在伤害自己或他人的威胁,需要使用药物治疗来稳定等;③关注与饮酒和吸毒有关的问题;④当信仰宗教的个体渴望得到宗教辅导时;⑤一直存在应对的困难时(灾害四周以上);⑥儿童、青少年重要的发展问题;⑦当其开口要求其他帮助时,但干预工作者首先应判断其要求是否合理。

2. 促进协助关系持续稳定 大多数情况下,心理危机干预工作者不可能与当事人保持持续联络,因为他们将离开分检所或家庭救助中心,去到其他后续服务的地方。可是失去与灾害后第一救助人的联系可导致他们出现被抛弃和被拒绝的感觉。因此,帮助许多当事人与协助性服务机构保持稳定的联络显得十分重要。心理危机干预工作者可按以下方式行事:①告诉他们当地的公共卫生、公共心理卫生服务机构和人员的名字及联系方式,也包括当地经过认可的机构或人员,但要注意不能将当事人转到自己不认识的志愿人员那里;②给当事人介绍其他心理卫生、家庭服务或社会工作者,这样他们就能与许多其他干预工作者联系。

第三节 对灾区儿童的心理救援

灾害对儿童造成的影响,与灾害性质、灾害发生的强度,以及灾害对儿童以及他们周围人员的影响程度、儿童个性差异包括其年龄和发展水平非常相关。另外,儿童心理受到灾害的影响,不仅是因为事件本身引起的心理创伤,而且与父母在灾害中的恐惧和痛苦有关。因此,心理援助者需要为灾区儿童提供一些特别的帮助。本节将就儿童的心理救援进行简要介绍。缓解灾害对儿童成长造成的短期和长期影响。

本节中所指的儿童为来自灾区、身体或心理受到灾害直接或间接影响的14岁以下(包括14岁)的儿童。

一、识别灾害对儿童的影响

面对灾害,所有年龄层儿童的共同反应是害怕将来的灾害、对上学失去兴趣、行为退化、睡眠失调和畏惧夜晚,害怕与灾害有关的自然现象等。但不同年龄层儿童还是有其对灾害的典型反应。

学龄前儿童(1~5岁)通常缺乏处理紧急压力事件的语言和思考能力。他们不能确定灾害是否会再次来临,并因此感到无助和焦虑,常会表现为丧失先前已经获得的发展技能(退行行为)。具体表现有吮手指、尿床、害怕黑暗或动物、黏住父母、畏惧夜晚、大小便失禁、便秘、说话困难(例如口吃)、食欲减退或增加等。学龄前儿童因灾害破坏了他们以往所处的安全世界,会表现得特别脆弱,通常会急切的期望家人的帮助或安慰。

学龄儿童(5~10岁)的典型反应是退化行为,失去宠物或有价值的物品对他们而言是特别难处理的。具体表现为易怒、哭诉、黏人、在家或学校出现攻击行为、明显地与弟弟妹妹竞争父母的注意力、畏惧夜晚、做噩梦、害怕黑暗、逃避上学、在同伴中退缩、在学校失去兴趣或不能专心等。

除此之外,这个阶段的儿童可能会对灾害和死亡有着离奇的解释。比如,有些孩子会觉得是因为自己不乖,或者在地震发生前刚好做错了事,所以害得亲人罹难。心理学研究证实,如果孩子相信了这场灾害的原因是对他的惩罚,他可能就会相信自己犯下的是天大的错误而遭此重责。内疚的心情会导致他们至少数年之内都不敢尝试任何新的思维与行为。

青春期前(11~14岁)儿童的同侪活动特别明显,儿童需要觉得他的恐惧是适当的并与别人一样,反应以减轻紧张和焦虑及可能的罪恶感为目标。具体表现为睡眠失调、食欲缺乏、明显的逆反行为、不愿意做家事、失去与同侪社交活动的兴趣,或者可能成为学校里的问题儿童,常有打架、退缩、失去兴趣、寻求注意的行为等。同时他们的生理方面也可能出现诸多问题,例如:头痛、不明原因的痛、皮肤发疹、排泄问题等。

另外,儿童在灾害中失去亲人是最常见的压力,也是最急需处理的危机,大多数会出现以下反应:①不相信亲人已经永远离开;②身体不适;③觉得自己被抛弃;④对过世亲人生气;⑤对亲人的死亡自责;⑥模仿过世亲人的行为或特征;⑦变得容易紧张;⑧担心以后没人照顾他;⑨出现跟以前很不一样的举动,如特别乖或特别顽皮等。

二、对灾区儿童的心理救援

(一)接触与投入

当心理危机干预工作者和儿童接触时,一个很好的做法是和他们的父母或其他看护者建立关系,说明干预工作者的角色并且征求他们的同意。当干预工作者和一个父母不在身边的儿童谈话时,应找到他的父母或照料者,并尽可能地让他们知道你们的交谈内容。

心理危机干预工作者与儿童接触时,眼睛要处于儿童视线的高度,微笑并称呼儿童的名字,且说话时语调要柔和。例如:"你好啊! 莉莉,我是 ××,

我到这里来是要帮助你和你的家人。你现在有没有想要的东西呢？那边有一些水和果汁，在那些箱子里有一些毯子和玩具哦。"

（二）提升安全与舒适

父母或者照料者在儿童的安全感中扮演着重要角色。如果儿童与父母失散，最先要做的是帮助儿童与父母尽快取得联系。如果遇到一个无人陪伴的孩子，要询问重要信息（如他们的姓名、父母/照顾者和兄弟姐妹的名字、地址、学校等）并通报给相关领导。要用简单易懂的语言给孩子提供准确的信息，包括谁会指导他们下一步做什么。不要给他们作出你可能做不到的承诺，比如保证他们很快会见到自己的照料者。当正在寻找孩子的照料者、父母，或监护人情绪失控不宜接触孩子时，也要给他们提供支持。这种支持可以包括建立一个友好的、适合儿童的场所。

1. 帮助建立一个对儿童有好的场所，例如一个安全的角落或者房间，远离交通繁忙的区域，远离救援活动的区域。

2. 为这一场所安排有与不同年龄儿童相处技巧和经验的照料者。

3. 监视哪些人进入和离开儿童区域，保证儿童不与未经许可的人离开。

4. 将这一儿童空间放满适用于各年龄段儿童的物品，包括玩具、纸牌、棋类游戏、球、画纸、蜡笔、标记工具、书籍、安全剪刀、胶带以及胶水。

5. 进行稳定儿童情绪的活动，包括玩拼装玩具、积木或橡皮泥，学习剪纸，给填色本（含有中性景色的花、彩虹、树、小动物）进行调色画画。

6. 邀请年龄较大的儿童或青少年，适当地担任年龄较小的儿童的指导员或作为行动榜样，他们可以帮助你引导儿童玩游戏、朗读书本或是与儿童一起玩游戏。

7. 找个特殊时间与青少年们一起谈谈他们的忧虑，让他们参加适龄活动，如听音乐、玩游戏、化妆、讲故事或者制作剪贴簿。

对于儿童，给予像玩具熊之类他们可以拿着玩或看管的玩具，可以帮他们平静下来。但是，如果没有足够多的玩具给所有需要的孩子，就不要提供这样的玩具。你可以通过教小朋友照顾玩具的方式帮他们学会如何照顾好自己，例如："记住，它每天需要喝很多水，还要吃三顿饭，你也能做到哦。"

（三）避免创伤提示

对援助对象而言，持续观看媒体关于灾害的报道，也是一种高强度的负面刺激，尤其是儿童。鼓励家长监督他们的孩子，限制他们接触这些媒体，并且在他们看完报道之后要与他们讨论所有的忧虑。家长们要让他们的孩子知道他们正在跟踪那些信息报道，并且当信息更新后告知孩子，而不是让孩子看电视报道。提醒家长们在对孩子谈起那些事情的时候要小心谨慎，对于可能扰乱儿童当事人情绪的事情进行澄清。

（四）哀伤的表达

有些儿童无法用语言表达他们的悲痛，并拒绝与其他人交流他们的感受。有时，一些转移注意力的活动会比谈话更容易让人平静，如绘画、听音乐、阅读等。他们其中一些人可能希望独处，如果足够安全，请提供给他们一些不受干扰的独处空间。

心理危机干预工作者可以对儿童这样说：每个人都可能会以不同的方式表达自己的悲伤。有的人也许不会哭泣，而有的人可能号啕大哭。你不要为此觉得不好，或者觉得这些人到底出了什么毛病。最重要的是尊重每个人不同的感受，并在以后的日子里互相帮助。

（五）与孩子讨论身体和情绪上的反应

孩子认知突发事件与情绪的关联能力因人而异。给他们一些最基本的解释，说明灾害经历会引起身体和情绪上的不安反应，能使许多孩子从中受益。

1. 不要直接让孩子描述他们的情绪，如告诉你他们的悲伤、恐惧、疑惑或者愤怒。孩子们会因为寻找合适的词汇大费周折，应该问问他们身体上的反应。例如，你觉得身体里面是什么感觉？是不是你的肚子里像有只蝴蝶，或是一直觉得它紧缩着？心理危机干预工作者可以自己或是让孩子画一个人的轮廓，帮助孩子讨论他（她）的身体反应。

2. 如果孩子谈论情绪上的反应，帮助他们区分出哪一种，比如，问他现在是觉得悲伤、害怕、还是愤怒。不要问一些泛泛的问题，比如说你觉得怎么样。

（六）稳定情绪

面对情绪失控的儿童或青少年，要明确这个儿童或青少年是否与自己的父母在一起。如果是，需要确认父母的情绪是稳定的。要让他们能够在稳定孩子情绪上发挥作用。不要替代父母的角色，避免任何可能会降低父母威信和处理这种状况能力的评论。

心理危机干预工作者要让儿童知道自己会以任何他们认为有帮助的方式来提供援助。如果情绪崩溃的儿童或青少年与他们的父母分开了，或如果他们的父母不能够很好地应对，参考本章第二节稳定情绪部分。要特别警惕青少年可能在没有与父母或信任的成人商量的情况下作出一些冒险或冲动的事情。

（七）儿童睡眠改变

汶川与玉树地震后，孩子变得特别黏人，晚上都想和父母一起睡，这对孩子来说是应激寻求保护正常的反应。提醒父母，能够制订计划，和孩子协商，短暂的睡眠方式的改变没有问题，同时父母也应该和孩子商量好何时睡眠可以恢复到平常状态。

父母可以说："我们都对那些事情感到害怕。你可以在以后的两三个晚上待在我们的卧室。之后你就回你的床上睡，不过那时候在你睡觉的时候，我们还是在你的房间里陪你几分钟，直到你觉得安全。如果你那时候还会感到害怕，我们到时候再谈。"

（八）理解死亡

儿童对死亡的理解取决于他们的年龄及之前对死亡的经验，并在很大程度上受到家庭、宗教人士以及文化价值观的影响。

1. 学龄前儿童可能不理解死亡是永久的，并可能会认为只要他们愿意，逝者可以回来。需要帮助他们认识到：一个人的死亡，就是意味着他不再有呼吸，不再有任何活动或感觉，并且没有任何的疼痛或不适。他们可能会担心一些不好的事情会发生在另一个家庭成员身上。学龄前的儿童需要被持续地照顾，并尽快恢复常规生活。

2. 学龄儿童失去的不仅仅是他们的亲人，而且也失去了在正常情况下可以协助他们处理日常事务、随时提供帮助的人。他们可能已经明白死亡的含义，但这可能只是把死亡比拟成一个妖怪或一副骨架。因为渴望亲人的回归，他们可能会体验到他们丧失的亲人的鬼魂存在，让他们精神恍惚，但不告诉任何人。照料者须尽他们所能去担当起这些角色，尽量为他们提供更多的安抚。

3. 年纪稍大一些的儿童一般都理解死亡是不可逆的。丧失亲人或挚友会引起他们激动、暴躁和冲动性的决定，例如逃学、离家出走或滥用药物。这些问题都需要引起他们的家庭或学校的关注。对亲人的去世，青少年会体验到一种强烈的不公平感，并抗议死亡，他们可能不得不在他们的家庭中承担起更重要的角色和责任，并很愤恨无法像以前那样独立自由、像以前他们那样做事。照料者需要花更长的时间和他们讨论如何去平衡这些不同的需要。

很多时候儿童会因为亲友或挚友死亡而自己幸存而产生负罪感。他们有可能会认为自己在某种程度上是这场灾害的诱因。因此，照料者一定要帮助孩子彻底驱除这种心理阴影，使他们确信这场不幸并不是由他们引起的。

（九）儿童参加葬礼事宜

当死者家属犹豫是否应该让孩子参加葬礼或者告别仪式时，心理危机干预工作者可以帮助回答此类问题。回答时请记住以下几点：

1. 虽然在情感上是一个很大的考验，但让孩子参加葬礼是有其有利的一面的。葬礼可以帮助孩子接受死者离去的现实（这也是悲痛过程中必经的一个环节）。如果不能够参加葬礼，孩子可能会有被家庭摒除在重要事情之外的失落感。

2. 父母或者监护人应当让孩子自己选择是否要参加葬礼或者相关的仪

式。可以鼓励孩子参与，但是切忌给孩子压力。

在询问孩子是否要参加之前，告诉他们如果参加将会碰到的情形，比如，让他们知道会看到大人们很伤心甚至痛哭；让孩子有机会选择在仪式中坐在谁的身边，请务必确定坐在他们身边的人会照顾他们；在仪式过程中，孩子随时可能会觉得难以承受。请在安排时注意这一点，让孩子能够在任何时刻在他身边人的帮助下离开仪式现场（也许只是短暂的离开）；告诉孩子不去参加仪式的备选方案是什么，比如和某个邻居或者家人的朋友待在一起；如果孩子选择不去参加，可以问他们是否需要代他们在仪式上说什么话。

（十）提供实际帮助

和成人一样，儿童/青少年也能从认识自己的需求，制订可行的计划和付诸行动中获得益处，他们的这种能力是被慢慢开发出来的，比如好多儿童有能力参与解决问题的过程，但是需要成人或比他们大的孩子的帮助来一步一步地按计划走，直到成功。合适的情况下，让孩子的父母或者监护人参与进来，告诉他们你的计划或让他们参与制订计划，并帮助他们的孩子完成必要的心理恢复程序。

心理危机干预工作者可以提供艺术材料，彩色书籍或建筑材料，将年龄相仿的年幼儿童一起带进活动中来。可以建议他们唱已学过的歌和做一些在学校里做过的游戏。一些仅仅用到纸和笔就可以开展的活动有：①拼字游戏。②折纸游戏。③投球游戏：制作纸球并投进空废纸篓中。④气垫球游戏：将一张纸揉成团，让儿童试着将其从桌上吹至其他队的球门中（此活动可以用来练习深呼吸）。⑤小组绘画：让孩子坐成一个圈，第一个孩子开始画。10秒以后，孩子将纸传给右边的同伴，直到每个人都在纸上填上了自己的画；然后给他们看这个最后的图画；建议孩子画一些积极的（不是有关灾害的）和促进安全和保护感觉的东西。⑥涂鸦游戏：两人一组，一个人在纸上先画，另一个在画上继续涂鸦，使之变成一幅作品。⑦做一个纸玩偶链或者圈链，孩子写上他们支持系统中每个人的名字；如果是青少年，也可以询问他们从每个人那里获得的支持的形式（如情感支持、建议和信息、物质帮助等）。

（十一）联系协助性服务机构

心理危机干预工作者为灾区儿童推荐任何后续的服务，都需要其父母知情同意后才能进行。在联系后续服务之前，干预工作者应与儿童形成积极的、有支持性的关系，这有助于他们与后续的帮助者之间有一个积极的态度，同时要对儿童的调节能力有一个简短的评估。值得注意的是，孩子对于诉说和重诉创伤事件有特别的困难，所以心理危机干预工作者在帮助儿童的时候，要注意记录和总结自己收集到的基本信息，并将这些信息告诉接手的专业人员，这可最大可能地减少孩子重诉创伤事件和体验的次数。

第四节 心理救援案例

本节以三个地震后的心理救援案例为例，初步展示不同情况下心理救援工作的开展，以供读者参考。

一、二次创伤案例干预

×××是一名小学生，在汶川地震期间亲眼目睹了很多灾害场景，经常出现悲伤、焦虑、恐惧等情绪。后来，他又看到了媒体关于灾害现场的报道，情绪反应更加明显。显然出现了二次伤害。心理危机干预工作者见到他时，他正和父母待在一起。

心理救援工作者："你好啊，×××。我是×××，我来这里是要来帮助你和你的家人。你现在有没有想要的任何东西呢？"

儿童当事人："谢谢，我不需要。"

心理救援工作者："你现在是什么感觉呢？"

儿童当事人："我觉得很难过，也很害怕这种事情再次发生。"

心理救援工作者："别害怕，地震已经过去了，你现在在很安全的地方，你和你的爸爸妈妈都很安全。"

儿童当事人："我看了他们的报道，我们的家园被毁了，我们是不是无家可归了？"

心理救援工作者："家园被毁了还能重建，许多人都在一起努力拯救这里，所以你不用担心。接下来会发生的是：我会带你和你的爸爸妈妈去一个叫'救护所'的地方，那里是一个非常安全的地方，有食物、干净的衣服和休息的地方。"

儿童当事人：（点点头）

心理救援工作者："你已经经历了很多。在这样的事件之后，人们往往想看电视或者上网，但是看到现场报道会让你非常害怕，最好的办法就是远离这些现场报道，远离报道这些事件的电视或广播节目，好吗？"

儿童当事人："好的。"

心理救援工作者："叔叔再告诉你几句话，你一定要记住哦。第一，如果你看到某些困扰你的东西，或者觉得难过的时候一定要及时告诉你的爸爸妈妈，和他们聊聊天谈谈心；第二，救护所里有好多纸笔和玩具，还有很多和你同龄的小朋友，你平时要多和小伙伴们玩玩游戏。记住了吗？"

儿童当事人："记住了，谢谢叔叔。"

此外，心理救援工作者还应该鼓励他的父母监督儿童当事人，限制他接触这些媒体,并且让他在接触到令自己困扰的东西时及时与父母聊天,说出自己的忧虑。还需要告诉他的父母在孩子面前要保持镇定,不要流露出自己的负性情绪,因为成人的情绪对儿童当事人的影响非常大。另外,也应鼓励家长多陪陪孩子,使孩子的注意力转移,不再过多关注灾害。

二、一位重症患者焦虑情绪干预

玉树地震发生时,李某被坍塌的建筑物砸中,受伤严重,但因其妻子还下落不明,因此焦虑情绪明显,不肯好好配合治疗。心理救援工作者在医院见到了李某。

心理救援工作者:"你好,我叫 ×××,是北京来的专业的心理工作者。你有什么需要我们帮忙的吗? 我和你谈几分钟可以吗?"

李某无应答,且面无表情、神情呆滞,眼泪不间断地流淌。

心理危机干预工作者则无言陪伴在他的身边,给他递纸巾,擦去脸上的泪水。后来他才开始断断续续重复地向心理救援工作者哭诉:"我的妻子到现在还下落不明,怎么办啊? 我好担心她啊? 你们知不知道她的下落啊? 如果找不到她那我也不想活了……"十多分钟后他停止了哭泣。

心理救援工作者:"我们现在还没有你的妻子的具体消息。但是我们的搜救队正在努力地搜寻,一有消息就会立即通知你的,你别着急好吗?"

李某:"那有消息一定要第一时间告诉我。"

心理救援工作者:"一定会的。那把你妻子的信息给我好吗? 我待会儿拿去登记处那边,一有消息他们就会通知你的。我们对个人信息且今天的谈话都是保密的,你不用担心。"

李某:"好,谢谢。"

心理救援工作者:"好的。那么现在你的任务就是好好接受治疗,因为你自己受的伤很重。我想你妻子一定也希望你好好养伤,你说是吗?"

李某:"嗯,是的。可是我还是忍不住难过和担心。"

心理救援工作者:"嗯,我能理解你。这是每个人在遭遇这样的事后正常的心理反应,痛苦、悲伤、焦虑,这些你都不用刻意地去逃避它,要试着接受现实,转移自己的注意力,专心养伤,好吗?"

李某:"我尽量吧。"

心理救援工作者:"你经历了这次灾害之后,你有时候会发现自己的情绪过于焦虑,担心自己妻子的下落,或者不可抑制地回想或想象发生了什么,对吗?"

李某:"嗯,是的。"

心理救援工作者:"那你可以用'着陆'方法来放松自己的情绪。接下来就是你要做的了：以一个你觉得舒服的姿势坐着，不要交叉腿或胳膊，慢慢地深呼吸。然后看看你的周围，说出五个你能看到的让人不难过的物体。例如，你可以说：'我看见了地板，我看见了一只鞋，我看见了一张桌子，我看见了一把椅子，我看见了一个人。'"

李某："我看见了天花板，我看见了几盏灯，我看到了一扇门，我看到了几个人，我看到了一张桌子。"

心理救援工作者："很好，接下来你慢慢地深呼吸。然后说出五个你能听到的不让人悲伤的声音。"

李某："我听到你在说话，我听到自己的呼吸声，我听到关门的声音，我听到走路声，我听到手机铃声。"

心理救援工作者："非常好，再次慢慢地深呼吸，然后说出五个你能感觉到的不让人悲伤的事情，例如，你可以说自己身体的知觉。"

李某："我能用手感觉到扶手，我能感觉到我在被子里面的脚趾头，我能感觉到我的背贴在床上，我能感觉到我在看着你，我能感觉到我的双唇紧贴在一起。"

心理救援工作者："嗯，那么现在你感觉比刚才好点了吗？"

李某：（点头）"好点了，谢谢。"

心理救援工作者：下次出现无法控制的情绪波动时，你可以按照我刚才说的步骤做一遍。另外，你平常要多注意深呼吸，和这儿的患者多聊聊天，但是尽量避免聊灾害相关的话题，也可以打电话给自己的亲戚朋友，从他们那儿获得安慰和支持。"

李某："好的，谢谢。"

心理救援工作者："那你好好养伤。这是我／另外一个专业咨询师／心理咨询机构的联系方式，你如果有需要的话可以和我们联系。"

李某："好的。"

与亲人分离、担心亲人的安危是当事人焦虑的一个重要来源，针对李某这种情况，要注意稳定他们的情绪，缓解焦虑，并提供实际的支持，帮助他们早日能得到亲人的消息。

三、一位惊恐发作男孩的综合干预

玉树地震时，有个小男孩正在教室里上音乐课，突然大地震动山河摇晃，地震发生了。小男孩本能地往外跑，还没跑到空旷的场地，教室就坍塌了，他被压在了下面无法活动。四处一片黑暗，旁边只有其他同学哭喊的声音。他在大声地呼喊"爸爸救我"，"爸爸救我"，可是没有回音，当时他感到十分害怕。半个小时后他从废墟中被救出，无明显身体损害。但之后每隔一段时间就会

有强烈的不适感、心悸、出汗、颤抖等,表现为烦躁、发脾气、哭闹不止。诊断为灾后应激反应、惊恐发作。心理干预过程如下:

心理救援工作者:"你好,小朋友,我叫×××,是卫生部派来的心理专家。我正在确认大家的情况怎么样,并且看看有没有我可以帮忙的地方。我和你谈几分钟可以吗?"

小男孩:"好。"

心理救援工作者:"可以请教下你的名字吗?几岁啦?上几年级啦?"

小男孩:"我叫×××,13岁了,今年上初二。"

心理救援工作者:"你现在需要什么东西吗?比如水、食品或者毯子之类的。"

心理救援工作者:"可以跟我们讲讲当时地震时你在干什么吗?"

小男孩:(点点头)"当时在上音乐课,突然地震了就往外跑,没跑几步就被压倒了,四处很黑,只有一个小洞有点光。"

心理救援工作者:"你被压了多长时间?你害不害怕啊?"

小男孩:"怕!我感觉好像被压了好几个小时,一直在喊'爸爸救我,爸爸救我'。可是就是没有回应,真的好害怕。"

心理救援工作者:"现在想起当时的情景还会感到害怕吗?"

小男孩:"嗯,怕,尤其是余震发生的时候。"

心理救援工作者:"别怕,你现在已经安全了。这个地方是空旷地带,你爸爸妈妈都在你身边,我们的工作人员也会保护你们的安全的,不会再有之前的情况出现了,你别担心。而且地震会过去的,余震是在主震之后接连发生的小地震,其强度都比主震小,而且会越来越小直到消失。知道这些之后你就不会感到害怕了,是不是?"

小男孩:"嗯。"

心理救援工作者:"真是坚强的小少年!那你什么时候会感觉到身体或心里不舒服呢?"

小男孩:"想到地震的场景的时候。"(表情痛苦,烦躁不安)

心理救援工作者:"这种不适是灾后的正常反应,每个人都会感到不适,你不用担心它。感觉不舒服的时候你可以和爸爸妈妈聊聊天,也可以找小伙伴玩一玩,好吗?"

小男孩:"好。"(点头)

心理救援工作者:"现在你以一个自己觉得舒服的方式坐着,慢慢地深呼吸,然后看看你的周围,你能说出五种你看到的颜色吗?"

小男孩:"绿色、灰色、蓝色、红色和黄色。"

心理救援工作者:"看到鲜艳的颜色,心情是不是会好点?"

小男孩:"嗯! 好点了。"(微笑)

心理救援工作者:"记住我和你讲的这些,下次你再出现情绪激动的时候,你就可以将注意力放在你的周围。或者也可以试试唱支你最喜欢的歌,分散一下你的注意力。你最喜欢的歌星是谁? 唱一支他的歌给我们听好吗?"

小男孩:(做了鬼脸)

心理救援工作者:(继续鼓励)"你声音很好听,唱的歌也一定非常好听。我们非常想听!"

小男孩:"那好! 我唱一首《×××》。"

心理救援工作者:"看,你唱歌的时候疼的感觉小一点了对吗?"

小男孩:"嗯!"(微笑)

心理救援工作者:"我还有些话想告诉你,并且希望你能尽量地记住,好吗?"

小男孩:"好!"

心理救援工作者:"第一点,以后出现情绪无法控制的时候,多和爸爸妈妈聊聊天,多和小伙伴玩玩游戏,或者唱唱歌或听听音乐,因为这样做可以使你的思维(脑子)集中到这些事情上,情绪体验也就传不上来了;第二点,要经常告诉自己,我现在在很安全的地方了,爸爸妈妈都陪在我身边,我没有什么好担心的。如果这两条你都做好了,那么你会感觉好很多,记住这些好不好?"

小男孩:"好! 我会的。"

心理救援工作者:"好,就先这样,你先休息一会儿吧,我送你一些糖,再见!"

小男孩:"谢谢! 再见!"

除了对儿童进行干预之外,也要和其家长进行交谈。告诉成年人尽量不要在儿童面前表现出自己过度恐惧、焦虑等情绪和行为,及时处理好自己的压力和调整情绪。成年人稳定的情绪、坚强的信心、积极的生活态度会使儿童产生安全感。同时心理危机干预工作者也要教授家长简便易行的干预方法,以便适时地缓解孩子心理痛苦,做好心理保护。此外,还需告诉家长医院精神科或心理治疗机构的联系方式,以便开展后续的心理治疗,避免问题延续。

【本章小结】

由于灾害的突发性、危险性、恐惧性,以及身边人员的大量伤亡,当事人往往会出现严重的心理失衡,从而产生心理危机。心理救援是一场看不见的救灾,同样需要争分夺秒,在第一时间组织心理方面的专业救灾队伍,奔赴灾区第一线,通过各种途径对处于危机中的个体或群体实施有效的心理干预,帮助他们重建心理平衡、顺利度过危机,并增强短期和长期适应能力。本章重点介绍了心理救援的过程、措施,并根据救援对象的特殊性介绍了对灾区儿童的心理救援。同时,本章也列出了一些地震灾区的心理救援案例以供参考。

（冯正直　徐慧敏）

第十六章

自杀心理危机干预

目前，自杀已经成为全世界共同关注的公共卫生和社会问题。自杀是一种复杂的现象，是多种因素相互作用下形成的行为。自杀者在实施自杀行为前往往表现出一定的自杀线索与呼救信号，对这些线索与信号的及时识别能够有效预防自杀行为的发生，然而，当前仍然存在很多关于自杀认识的误区，需要临床心理学工作者进行广泛宣传并进一步澄清。在心理治疗和危机干预工作中，经常遇到有自杀想法的干预对象，以往对自杀的心理干预工作已经确立了一些基本的原则、策略和方法，并取得了一定的效果。在自杀的预防工作中，需要特别关注青少年和老年人两个自杀的高危群体，针对不同群体的特点设计不同的方案进行有效的自杀预防。

第一节　自　杀　概　述

自杀(suicide)是个体有意识地采取各种手段自愿结束自己生命的异常行为。"自杀"一词是源于拉丁语 suicidium，是 sui(本身的)和 cidium(杀)的结合，意为"杀掉自己"，从字面理解就是故意杀害自己的行为。自杀的定义有狭义和广义两种。其中，狭义的自杀就是指故意杀死自己的行为。例如，WHO 对自杀的定义是：一个人有意识地企图伤害自己的身体，以达到结束自己生命的行为。广义的自杀包括了所有与自杀相关的行为和思想，即一个完整意义上的自杀，应该包括从产生消极的死亡想法到完成自杀行为结束生命的全过程。这个过程主要由自杀意念(suicidal ideation)、自杀未遂(suicide attempt)、重复自杀行为(repetition of suicidal behavior)和自杀死亡(completed suicide)四部分组成。

一、自杀的普遍性和严重性

WHO(2004)的统计数据显示，每年有超过 80 万人死于自杀，也就是每 40 秒钟就有一个鲜活的生命因为自杀而陨灭。在一些国家，自杀是 15~44 岁人群死亡的首要原因和 10~24 岁人群死亡的第二大原因,这里的统计数字主要是自杀成功者,而有自杀意念者是这个数字的 10~20 倍。2004 年,世界范围内的自杀约占全球疾病总负担的 1.5%。自 2003 年起,WHO 将每年的 9 月 10 日定为世界预防自杀日,以引起公众对自杀的关注和重视,首个世界预防自杀日的口号为"自杀一个都太多"。

20 世纪以来,西方国家自杀率的变化出现过两次低落与两次高峰:在两次世界大战期间,自杀率明显较低,而在 1932~1933 年的经济萧条与高失业期,以及 20 世纪 50 年代末和 60 年代初均出现过自杀高峰。近一二十年来,自杀率又有轻度上升的趋势,尤以青壮年自杀率的增高更为明显。按照世界卫生组织制定的国际标准,每年自杀发生率每 10 万人中少于 10 人的,为低自杀率国家,每 10 万人中高于 20 人的,为高自杀率国家。

1999 年卫生部在 WHO- 北京精神卫生高层研讨会上首次正式对外公布了中国年自杀率为 22.2/10 万(1993 年)。自杀成为全部人口的第五大死因,自杀死亡者人数超过交通事故死亡者 3 倍,占意外死亡者首位,表明中国的自杀问题不容忽视,有必要引起全社会的关注和重视。2002 年以来,我国城市人群、农村人群、男性以及女性人群的自杀率均呈现下降趋势,其中,城市居民的自杀率下降幅度高于农村居民,而女性自杀率的下降幅度高于男性。农村和城市的育龄妇女自杀率呈明显下降趋势,近年来均已低于同年龄同地区男性的自杀率。2012 年至 2015 年的平均年自杀率为 6.75/10 万,农村高于城市,男性高于女性,老年人群高于年轻人群。

二、自杀的原因

自杀的原因是复杂的,目前尚未有学者可以完全对其进行解释。在欧洲和北美洲,以抑郁症和酒精滥用为代表的精神障碍是引起自杀的主要因素。而在亚洲国家,个人的冲动则起着重要作用。自杀与心理、社会、生物、文化和环境等众多复杂的因素相关。

(一) 心理因素

自杀者往往具有某些共同的心理特征。

1. 认知方式　许多学者对自杀者的思维和解决问题的方式进行研究发现:第一,自杀者一般认识范围比较狭窄,倾向于采取非此即彼和以偏概全的思维方式,以黑白、对错、好坏的简单二分方式来分析遇到的问题的,看不到解决问题的多种途径,在挫折和困难面前不能对自己和周围环境作出客观的评价;第二,在分析问题时,自杀者倾向于固执和被动,将自己遇到的问题归因于命运、运气和客观环境,相信问题是不能忍受的、无法解决的和不可避免的,即所谓的"三不";第三,面对困难时,要么缺乏解决问题的技巧,要么对自己解决问题的能力缺乏正确的估计,或者根本就不作任何的估计,其结果是经常选择了不适当的解决问题的方式,即问题解决能力缺乏;第四,自杀者倾向于缺乏耐心,不现实地期望在很短的时间内能获得成功,如果某一解决问题的方式没有取得直接的、即时的成功,很快就会将其抛弃,结果他们在解决问题方面很难取得真正的成功。更为重要的是,他们把自杀当做一种解决问题的手段。有研究表明,这一点与自杀意愿的强烈程度之间存在着高度的相关性;第五,倾向于从阴暗面看问题,对人、对己、对社会均是如此。表现为对全社会,特别是对周围人群抱有深刻的敌意,从思想上、感情上把自己与社会隔离开来。觉得自己没有前途,看不到个人和社会在将来可能发生的改变。这种悲观的心理可导致抑郁情绪,进而产生自杀念头;第六,缺乏决断力,即犹豫不决,没有主见,同时行为又具有冲动性。

2. 人格特点　人格特点自从 20 世纪 50 年代就被纳入自杀风险的考虑范围。神经质和外向性对自杀意念、自杀未遂、自杀死亡都有预测效力。另外,还有其他一些易感因素,如攻击性、冲动性、精神质、知觉偏差和社交能力等。冲动性在物质滥用、攻击行为、病理性赌博等精神疾病和病态行为中起重要作用。而国内外的研究一致发现,冲动性人格是自杀行为,包括自杀未遂和自杀死亡的危险因素。攻击性是和冲动性密切关联而又有所区别的另一种人格特质,在自杀行为的发生中也起着重要作用。研究表明,冲动性和攻击性与自杀之间的联系与精神障碍无关,而是独立地影响自杀行为,且在青少年自杀者中更为常见。有学者认为冲动性和攻击性可能是自杀行为家族遗传性的传递途径之一。在冲动性 / 攻击性人格特征的个体中,自杀的发生常常不伴有心境障碍。

3. 精神疾病　自杀者中有 90% 达到诊断标准的精神疾病,单看数目以抑郁症为最多。但是双相障碍患者的自杀比率要高得多,死亡率也高,有数据统计在双相障碍中自杀死亡率是 390/10 万。与没有心境障碍的人相比,重度抑郁患者企图自杀的风险要高 11 倍,而已经有过躁狂发作的患者企图自杀的风险要高差不多 30 倍。在自杀的人当中,有 55% 的人在作出致命的行为之前处于抑郁状态。

4. 无望感　无望感是抑郁症的核心症状之一,是一种稳定的心理特质。无望感可能独立于抑郁症之外,并且可以同时存在于多种精神障碍之中。这提示,对有自杀观念者除了进行精神疾病状况评估和治疗,还需要对其无望感进行独立的评估和处理。近年来,无望感越来越受到研究者们的重视。无望感同自杀观念、自杀企图和自杀行为密切相关,其相关程度甚至超过了抑郁症对自杀的影响,同时也是自杀的一个可预测因素。

（二）社会因素

社会因素与自杀行为的关系主要表现在社会关系的和谐程度、社会文化对自杀的态度、社会政治经济体系的稳定性等方面。

1. 应激事件 重大的负性生活事件是导致自杀的直接原因或诱因，自杀者在巨大的心理压力下，自信心受挫，自我遭到否定，容易产生消极观念。研究证明自杀者在自杀行动前的3个月内生活事件的发生频率明显高于正常人。例如，丧失性挫折（失业、失恋、离婚、事业受挫、财物损失等），人际关系挫折（与亲朋好友争吵分手、人际关系破裂、家庭成员关系紧张、家庭暴力、亲子关系淡漠、人际沟通障碍、独居、丧偶、社交孤立、社会支持度低），自信心挫折（事业失败、重大考试不及格、难以接受成绩下滑）等。

2. 婚姻问题 家庭是社会环境的一个重要组成部分，对个体的心理健康有着不可替代的作用。良好的婚姻状况可以对自杀起到保护作用。许多研究表明，已婚人群的自杀率低于单身、未婚及离异和分居的群体，其中，丧偶人群的自杀率最高。另外，在控制了年龄和社会经济因素后，婚姻状况依旧与自杀风险显著相关，且离异和分居的个体自杀风险显著增高。在流行病学和心理学的研究中也发现，离异个体在精神病患者中所占的比例更高，而临床上的抑郁症患者往往自杀风险较高，因此，心理健康状况不良可能是导致离异群体自杀风险高的原因之一。

3. 经济状况 当人们对生活的恐惧已经超过了对死亡的恐惧时，自杀的风险可能就会增高。有学者认为，经济压力可能对自杀存在影响，如贫困和失业，这些经济挫折可能会直接影响自杀行为，也有可能会通过其他一些途径间接地增加个体的自杀风险，例如，当个体承受较大的经济压力时，可能会出现酒精依赖或滥用行为，从而增加自杀风险。再者，失业者可能会背井离乡地去外地或外国寻找就业机会，这将可能导致其社会支持系统的削弱或缺失（如与家人和朋友分离）。因此，个体的经济状况也是影响自杀行为的一个重要因素。

4. 媒体报道 关于新闻媒体报道自杀事件是否会导致社会模仿的讨论已经持续多年。自杀模仿现象又称为"维特效应"（werther effect）。1774年，德国作家歌德创作了小说《少年维特之烦恼》，讲述了一个青年因失恋而自杀的故事。小说发表后，在欧洲产生了极大的轰动，不仅使歌德声名大噪，而且在许多欧洲国家出现了模仿维特自杀的风潮，"维特效应"因此得名，后来也被称为模仿效应（copycat effect）。这一现象的实例比比皆是，如对美国著名影星小丽莲·梦露自杀的新闻报道之后引发的自杀率上升，以及深圳"富士康"的连续跳楼事件等。

5. 社会文化 在一些文化背景中，自杀在特殊的情境下可以被道德接受。尽管一些西方宗教禁止自杀,但一些东方宗教还是更多地接受自杀。例如,和尚有时为了宗教的自我牺牲推崇自杀是高尚的;在印度,寡妇在丈夫的葬礼中焚烧自己也是被接受的,目的是为了和死去的丈夫永远在一起,一起进入伊甸园。正是因为这种文化背景下的信仰,才使自杀被看做是正常的能被接受的。另一些文化背景下,把自杀看作特殊情境下的可被接受的选择。如在日本,自杀是对耻辱的反应,在这种情况下,它是可被接受的一种文化。

（三）生物因素

先天的神经生物因素是导致自杀行为的重要因素之一。目前,有关自杀的神经生物因素研究有以下几方面:

1. 遗传因素　第一,研究表明,同卵双生子的自杀同病率比异卵双生子更高;第二,自杀者一级亲属自杀危险性是一般人群的10~15倍。自杀家族史使各类精神疾病患者的自杀危险性增高,即自杀可能有遗传倾向。

2. 5-HT功能低下　第一,重症抑郁患者的脑脊液中5-HT代谢产物5-羟基吲哚醋酸(5-HIAA)水平异常,而且在这些重症患者中,伴有自杀行为的患者中,5-HIAA水平越低的自杀致死率越高;第二,氯氟拉明释放催乳素(PRL)是经由5-HT对5-HT特殊受体的作用。氯氟拉明可引起5-HT的释放并诱发5-HT再摄取的抑制。在一般情况下,抑郁症患者对氯氟拉明引起的PRL反应是迟钝的。这种迟钝常用抑郁症以外的原因解释,其中包括高度致死性自杀未遂,是独立于精神疾病诊断之外的;第三,研究发现,与重度抑郁相比,只有自杀者的前额叶腹侧皮质处的5-HTT结合位点减少。

3. 下丘脑-垂体-肾上腺轴　许多研究表明,抑郁症存在下丘脑-垂体-肾上腺轴(HPA)活动过度。自杀行为作为抑郁症的一个重要症状,是否具有更明显的HPA功能异常,过去已有大量研究报道,但结果不一。检测HPA活性的方法是地塞米松抑制试验(DST),皮质醇脱抑制剂就表明HPA轴活动过度。有研究者报告在儿童精神病患者中口服地塞米松前和后的皮质醇水平与自杀行为有关。

4. 去甲肾上腺素　去甲肾上腺素对自杀素质的影响不如5-羟色胺那么恒定。去甲肾上腺素系统通常对急性应激作出反应,倾向于状态指标,而不是特质指标。去甲肾上腺素也是由基因判定的,但易受环境因素影响。早期研究显示,攻击/敌对者尿中的去甲肾上腺素与肾上腺素的比值高于正常人,而抑郁/自杀者的比值则低于正常人;这一比值也可见于暴力自杀未遂者。一些观察发现,自杀者的去甲肾上腺素活动过度,且应激反应过分活跃。

5. 血清胆固醇　非人类灵长目的研究表明,低血清胆固醇与自杀行为有关,尤其是与男性的冲动和自杀行为有密切关系。低胆固醇食物导致低5-HT

能活动和较多攻击行为。人类低胆固醇水平伴发高自杀率的机制可能与低5-HT能活动有关。

三、自杀人群的基本特征

1. 年龄　在大多数国家,自杀率最高的群体是老年人,特别是老年男性。然而,许多纵向研究表明,在世界范围内,出现了年轻群体自杀率显著上升的趋势。WHO(2004)的数据表明,1950年,在全球范围内,自杀者中5~44岁人群约占40%,到2000年,这一群体在自杀者中比例上升到55%。但是,在不同的国家和文化中,自杀的年龄特征表现并不完全一致,而这些不一致与其各自特有的社会文化因素有着密切的联系。

2. 性别　在大多数国家,男性自杀率高于女性。近年来,一些国家的男性自杀率开始上升,特别是在年轻男性群体中,相反,女性自杀率则有所下降或者保持相对稳定(特别是年轻女性)。在英国,男性自杀率总体呈上升趋势,女性自杀率则开始下滑。研究者认为,这可能是由于与性别角色有关的社会因素发生了改变,社会和经济地位的改变使女性可以选择离开不满意的婚姻关系,从而摆脱痛苦。

3. 地区　因环境、文化、宗教信仰、风俗习惯及政治制度不同,各国或地区的自杀率有差异。一般说来,发达国家自杀率超过发展中国家。欧洲高于美洲和大洋洲,非洲最低。城乡自杀率亦有差异,在西方国家,城市高于农村;在东方,日本城乡差别较小,20世纪前我国自杀率的城乡差异相当明显,有研究指出农村自杀率明显高于城市,为城市地区的3倍,老年人群自杀率更是高出城市地区的4~6.5倍,仅少数文献报道城市自杀率显著高于农村。这种城乡差异可能是由于农村在社会环境、经济文化水平、医疗条件、社会福利和社会保障等方面与城市还有着相当大的距离。

4. 职业　有一些职业有较高的自杀率。美国医生与牙医自杀率较高,内科医生自杀率高于一般人群,精神科医生自杀率高于其他内科医生,可能由于长期接触精神病人,思维及解决问题的方式不免受到潜移默化的影响,且自身遇到精神或情绪问题时,无人能帮助或者不愿去寻求帮助,情感障碍则会不断升级,最终导致自杀;我国农民或工人自杀率高,可能与社会地位低、经济状况差、文化层次低、遭遇的困难多、易产生消极情绪等因素有关。

四、常见的自杀人群

1. 精神疾病患者　精神疾病中的抑郁症与自杀关系最为密切。通过对自杀的研究表明,60%的自杀者可以诊断为情感性精神障碍。重性抑郁症患者的终身自杀致死率为10%~15%。重性抑郁症是最重要的自杀危险因素。

在重性抑郁症患者的一生中,25%的人有过自杀未遂,15%的人最终死于自杀。抑郁症中增加自杀危险性的因素主要包括妄想症状、高绝望感、自杀未遂史、家人或亲友中有自杀者、丧偶、独居等。总之,抑郁症患者是自杀的高危人群,是重要的干预对象。

2. **躯体疾病患者** 躯体疾病是一种应激,患者的心理压力很大,往往产生恐惧、忧虑、绝望和无助等抑郁情绪导致自杀。重症躯体疾病被确诊后(如癌症等),患者产生的抑郁情绪是一种反应性抑郁,但在对抑郁识别率不高的综合医院,躯体疾病患者的抑郁情绪易被忽视,从而丧失最佳的干预机会。脑血管病伴发抑郁症患者较多,占20%~40%,有些甚至导致自杀行为及自杀身亡。还有的患者是难以忍受躯体疾病带来的痛苦及疾病带来的经济负担,为此,一些患者常常通过自杀来解脱。国外流行病学资料显示,自杀最常见的躯体疾病是:癌症、艾滋病毒携带者及艾滋病患者、脑卒中及青年糖尿病等。

3. **青少年** 1990年WHO公布的30个国家自杀率表明,许多国家的青少年自杀率呈上升趋势,尤其是以15~24岁的男性为多。据我国卫生部门统计,在15~34岁的人群中,自杀列在全部死亡原因的第一位,占相应人群死亡总数的18.9%。随着年龄的增长,年龄越大,成功自杀率越高,18~20岁是青少年自杀的高峰阶段,主要因为在学业和求职过程中遭受挫折而出现的严重心理失衡状态,又不能得到及时帮助而采取"一死了之"的手段。

4. **老年人** 根据WHO欧洲综合研究中心的报告,目前65岁以上老年人的自杀率约为29/10万。美国65岁以上老年人口占总人口的12%,可自杀者却占美国总自杀人数的16%~25%。在中国(不包括台湾省),年龄超过55岁的自杀者,已占所有自杀人群的36%。老年人通常采取致死性高的方法自杀,因此自杀未遂率低。有研究显示,越是高龄,越倾向于采用致命的自杀方法。老年人自杀的原因多与社会孤独、人格特征、自杀家族史、应激事件、精神和躯体疾病有关。

第二节 自杀的识别与判断

大多数试图自杀者都表现出三方面的警示信号:危险因素、呼救信号和自杀线索,作为专业的心理危机干预人员应把工作的重点放在这三个方面。

一、危险因素

北京回龙观医院和中国疾病预防控制中心在全国23个有地理代表性的疾病监控点合作开展了自杀和其他伤害性死亡的原因的研究课题,共调查

895 例自杀死亡案例,比较自杀和意外死亡案例,发现了 10 个独立影响自杀的危险因素:①死前 2 周抑郁程度重;②有自杀未遂既往史;③负性生活事件导致死亡当时急性应激强度大;④死前 1 个月的生活质量低;⑤死前 1 年内负性生活事件产生的慢性心理压力大;⑥死前 2 天发生剧烈的人际冲突;⑦朋友或熟人曾有过自杀行为;⑧有血缘关系的人曾有过自杀行为;⑨失业或没有收入者;⑩死前 1 个月内的社会交往少。

个体暴露的危险因素越多,自杀的危险性就越高。多因素的联合效应而不是单因素的独特效应增加了自杀的危险性。

二、自杀线索

长期临床经验表明,精神疾病患者中,60%~80% 的自杀者事先都有明显的表达,也就是说,患者自杀前,常有不同程度的语言和行为表现,实际上是向人们发出求救信号。同样,在普通自杀人群中,自杀者在自杀前一般也会发出明显或不明显的求救信号。其实,这些信号有一定的相似性,如能及时破译,实施干预,自杀是能预防的。

(一)言语线索

人的内在心理活动主要通过言语形式表现出来。在自杀发生前,有自杀意念的人往往通过谈话的方式直接把自杀的想法告诉他人,有的也可能通过日志、遗书、短信、日记等方式间接地表达自杀的愿望。

1. 通过聊天、对话的方式表露自杀的愿望　这是比较常见的方式。有的面对面与人聊,有的通过电话、短信、网络等方式与人聊。聊天的对象往往是身边的人、亲近的人、熟悉的人,以室友、朋友、同学、父母居多。聊天的话题主要有:一是讨论有关死亡的话题。他们往往会在三五个人的场合与他人讨论人生的意义、人生的价值、来世与现世、死后是否有灵魂等古老的哲学问题,这实际上表明其对生存产生了某种程度的困惑,但内心冲突不大。二是流露厌世念头。有些是直接表达出来,如"我不想活了""我活着没什么意义""我找不出活在这个世界上的理由""死了算了"等偏激语言;有些是间接地表达,如"现在没人能帮得了我""我所有的问题马上就要结束了""我再也受不了了""我的生活一点意义也没有""我很累,想休息了""也许我不在了,别人(家人)会活得更好"、"我是家庭(集体)的累赘"等隐含性语言。这是有自杀意图的人发出的自杀信号,表明其正处于生与死的两难选择中,内心冲突很大。三是交待后事。一般情况下,自杀者会在自杀前与最亲近的人(一般是父母、朋友)联系,交待后事,如"感谢你们的养育之恩""今后一定要注意身体""我死了,谁也不想连累""死后简单处理"等。四是表达歉疚。"我对不起你们""我辜负了你们的期望""原谅我"等。五是谈论自杀方式。谈论自杀方

269

式的人往往已经做好了自杀准备,正在寻找自杀的方式,如哪种死法最快、哪种方式痛苦小、哪种方式致死后尸体不难看等,此时死的决心非常大。如果能及时通过这些信息发现其自杀意图并予以有效的帮助,很可能促使其放弃自杀。

2. 通过微信朋友圈、博客、日志等留下自杀的想法　随着智能手机、计算机与网络技术发展起来的记载信息、交流情感的微信朋友圈、博客、微博、日志等获得了追求时尚人们的热捧,他们愿意把个人学习经历、生活故事、心灵历程、人生感悟、闪现的灵感等及时记录下来,对外公布,与他人交流、分享。有自杀打算的人有时也会在微信朋友圈、博客、微博、日志等上发表他们厌世、打算自杀的想法。他们或是表露身份,或是隐藏身份,之所以这样公开表明自己的想法与打算,他们未必就抱着非死不可的决心,或许他们希望有人能帮助自己。

3. 通过遗书、遗言留下自杀的证据　遗书是自杀最重要、最客观的证据。一般来说,即使怀疑个体是否有自杀的动机、原因与行为,但只要看到遗书,大家都可得出一致的结论。写遗书者,通常自杀意念较坚决,研究表明大约30% 的青少年自杀者会留下遗书,而17% 的成年自杀者会留下遗书。

(二)行为线索

行为是内部心理活动的外在表现。当个体内部出现剧烈的心理震荡时,外在行为会出现相应的变化。自杀意念及自杀企图的出现随各种外部行为问题的增加而增高,这些外部行为可能是自杀意念出现的一个重要信号,也可能是影响自杀行为的重要因素。自杀者自杀前往往在行为上有一些异常,主要表现在以下几个方面。

1. 突然的、明显的改变　表现在行为、个性等方面的变化。积极活泼的性格变得消极退缩,安静内敛的人变得活跃且话语增多,谨慎的人变得爱冒险,节俭的人突然很破费,对生活麻木且冷漠的人突然变得敏感又热情,原本懒散的人变得非常勤快,学习认真刻苦的人变得懒散且缺乏上进心,不喜欢与人交往的人突然走亲访友,原本患有抑郁症的人睡眠不好、心情抑郁等症状毫无理由地消失,对以往仇恨嫉妒的人表现出理解与宽容,对亲人表现出格外的关照或疏远等。心理学研究表明,人的个性、行为一旦定型后都较为稳定,如果外部环境没有发生显著的变化,个体的个性与行为发生了较大变化,那可能是心理状态发生了激烈的变化,而且这种变化是朝消极方面发展的。

2. 对后事进行安排　对自杀经过深思熟虑的人往往在自杀前有条不紊地安排后事,如将原本杂乱无章的物品整理得井然有序,将自己珍爱的东西送予他人,向人道谢、告别,归还所借物品,赠送纪念品,收集与自杀方式有关的资料。也有的突然丢弃或是烧掉所拥有的物品，烧掉或撕掉日记本，删除手机、电脑中的信息等。如一名大学生自杀前一段时间不停地洗衣服，不论干净的还是不干净的，不论是否有清洗的必要，整天有事没事就是洗衣服，有时还逃课洗衣服，同学觉得不可理喻，有的甚至认为她有洁癖。

3. 使用成瘾物质　中国自杀者的成瘾物质主要是烟与酒。研究表明，抽烟量的增加与心理压力有密切关系。生活、学习中遇到不开心的事情，感觉紧张、焦虑、烦恼时，有人就选择抽烟，想"一抽解千愁"，借烟消愁。少量的抽烟可以暂时消除压力，淡化现实中的烦恼，达到短暂的心理平衡。但抽烟行为却传递着这样一个信号——个体压力大；抽烟量越大，个体内心压力就越大。酒精与自杀有着紧密的联系。有的人心理郁闷、沮丧时，想借助喝酒达到"一喝解千愁""一醉万事休"的目的。酒精具有一定的镇静作用，是中枢神经系统的抑制剂。刚喝酒时具有兴奋作用，感觉到一种安宁，会变得更加开朗，这是因为最开始的时间酒精抑制的是大脑中的"抑制中心"。在情绪失控下无节制地喝酒，当体内酒精达到一定的血液浓度，酒精抑制大脑更广泛的区域，会对整个中枢神经系统产生严重的抑制作用，对行为正常功能产生妨碍，如运动协调性功能受损（步履蹒跚，言语含混），皮层的意识清晰度降低，变得迷惑混乱，判断力、自我控制力下降；夸大困难，出现"举杯消愁愁更愁"，心情更加沮丧、绝望；行为更鲁莽、更冲动。也有的人为了缓解自杀过程中的疼痛感、恐怖感、不安感和抵触感也选择喝酒。

4. 反复出现危险行为　毫不犹豫立即采取自杀行为的有，这往往出现在冲动性自杀中，是受到某种强烈刺激导致的，但这种情况较少。大多数自杀者即使已经作出了自杀决定，但真正实施时，往往会有犹豫、有徘徊，反复出现危险行为。如选择割腕的，会对刀产生兴趣，不时拿出刀来看一看，挽起袖子瞧一瞧，用手在胳膊上比划比划；选择从高处坠落的人，会反复出现在高楼上，向远处凝视，朝楼下望望；有的一反常态，不顾危险乱穿马路。此外，这些人还会频繁出现一些意外事故，如摔破手机、水瓶、杯子、眼镜，撞伤身体等。因此，如果看到一个人对刀突然产生浓厚的兴趣，或是反反复复到楼顶好几趟，总是在大楼边缘徘徊的话，或是经常在江河湖泊边逗留、发呆，就可猜测此人有想自杀的举动，如果他正处在一些负面事件及情绪影响下，他自杀的可能性就更大。

三、自杀风险的评估

自杀风险的识别，也可以借助一些量表来实现，常用的量表有：

1. 贝克抑郁调查表　贝克抑郁调查表（Beck Depression Inventory- Ⅱ，BDI-Ⅱ）为自评问卷，分为躯体化-情感和认知两个因子，共包括21个条目，每个条目0-3级评分,量表总分为21个条目的评分总和,按照总分划分抑郁等级。对不同人群的研究发现,BDI得分与自杀意念存在相关关系。

2. 自杀意念量表 自杀意念指有自杀想法但并未付诸行动。自杀意念量表(Scale for Suicide Ideation, SSI)共19个条目,分为自杀意念(前5项)和自杀倾向(后14项)两个因子。每个条目有三个选项,依次计0、1、2分。得分越高,自杀意念越强烈,自杀风险越高。该量表既可作为自评量表,也可通过评估者晤谈使用。

3. 自杀意图客观强度量表 自杀意图客观强度量表(Objective Scale for Suicidal Intent, OSSI)属于他评量表,由童永胜等编制,主要从已实施的自杀行为的客观特征(事实行为的时间、地点、事先准备情况)评价自杀当事人的自杀意图强度。该量表包括自杀环境和自杀准备两个因子,共8个条目,内容包括实施自杀行为时有无他人亲眼看见,选择的自杀时间是否容易被别人发现,是否采取避免别人发现的措施,有无求助,有无事先准备后事,是否实现充分准备自杀行为,有无遗书,有无告诉别人想自杀等。每个条目均为3级评分,每个条目的每一级的评分标准均有清晰界定。

4. 贝克绝望量表 贝克绝望量表(Beck Hopelessness Scale, BHS)包括20项条目,是一个自评问卷,每一项目要求被检者回答真的或假的。BHS评定消极的程度或对今后所持的负性态度。项目中有"我以希望和热情期待未来""我可以牺牲自己,因我无事可做,也不能做得使我好些"。

正确评估是有效的预防措施。危险评估要准确、及时,评估的关键是要弄清问题的本质及后果严重的程度。对自杀进行危机评估时要得出倾向性结论,一般分为三级:高度危险、中度危险和低度危险。高度危险简称高危,即自杀意念强烈、持续时间长,脑海中经常浮现"不想活了""要自杀"的念头,已经做好了自杀时间、地点和方式等计划安排,这种人自杀的可能性极高,随时都有自杀的危险;中度危险即有较强的自杀意念,有一般的自杀计划存在,他们自控能力完整,"活下去"的愿望比较强烈,但存在一定的自杀危险因素;低度危险即有自杀想法的存在,暂时没有特定的或具体的计划,还不会威胁生命。对低度危险者,建议他们接受心理咨询或去医院心理门诊诊断和治疗;对危机症状表现明显者,必须在接受药物治疗的基础上,同时在校或在专业精神卫生机构接受心理治疗;对危险程度很高者,应立即将其送到专业精神卫生机构系统治疗。

四、对自杀的认识误区

社会上对自杀这种行为所持的态度和认识差异很大,其中存在一些比较普遍的错误观念,归结为以下七个方面。

误区一：自杀无规律可循。自杀事件常带有突发性，一旦发生，周围的人常感到诧异、意外。其实大部分自杀者之前都有过明显的直接或间接的求助信息，他们往往会在自杀前因为内心的痛苦和犹豫而发出种种信号。

误区二：与可能自杀的人讨论自杀将诱导其自杀。一般应该和可能自杀的人讨论自杀，因为与一个想自杀的人讨论自杀将可能使其产生信任的感觉，能够帮助他们正确处理一些重大问题，并缓解他们的压力，愿意花时间重新获得控制。

误区三：威胁别人说要自杀的人不会真正自杀。事实上，有这个误区的人较多。事实上大量的自杀身亡者曾经对他人公开过自己的想法。

误区四：自杀是一种不合理的行为。从自杀者的角度看，几乎所有采取自杀行动的人都有充足的理由。自杀干预者如果不能理解和接纳他们，那么信任的关系就难以建立，有效的干预就难以进行。

误区五：想要自杀的人是真的想死。实际上，很多人并不想死，他们只是想要逃离那个令人无法忍受的境遇，大部分曾经想过要自杀的人现在都很庆幸他们还活着。他们说当时他们并不想要结束自己的生命，他们只是想终止自己的痛苦。

误区六：想过一次自杀，就会总是想自杀。大部分人只是在他一生中的某个时候产生自杀企图，在这段时间里，他们要么克服这种想法，要么寻求帮助，要么死亡。如果他们自己能够从暂时的威胁中恢复过来，学会适应与控制，他们并不赞同自己当时的想法。

误区七：一个人自杀未遂后，自杀威胁可能结束。事实上，自杀最危险的时候可能就是情绪高涨期。当想自杀的人严重抑郁后或刚刚自杀未遂，变得情绪活跃起来的时候，自杀的危险最大。

第三节　自杀的心理危机干预

对自杀者进行有效的心理干预，有助于避免造成严重后果，帮助其顺利度过心理危机。以往对自杀的心理干预工作已经确立了一些基本的原则、策略，并取得了一定的效果。

一、自杀干预原则

1. 建立信任沟通的关系　危机工作者在面谈开始时必须马上建立起一种能够沟通以及可信赖的关系，以给求助者一种心理支柱。通过让成年求助者马上打开话匣子讲出自己现在的痛苦，以重建求助者的希望，同时减少他们的无助感也是非常重要的。

2. 澄清问题，理解内心冲突 危机干预工作的另一个重要方面就是帮助求助者发现他们自己的矛盾心理；他们有时候想自杀，有时还是想继续活下去的。危机工作者应帮助求助者澄清和理解他们的内心冲突，并且获得一种关于他们的难以决策的矛盾心理的新观点。

3. 保障求助者的安全 求助者的安全是最重要的。虽然保护自杀求助者的隐私很重要，但如果这个人生命处在危险状态时，这种机密性必须重新考虑。危机工作者必须考虑以下事情是否重要，如需要接触其他人以收集信息，获取社区支持，或者建立一个负责任的社会支持网络以保障自杀求助者的安全感。

4. 及时评估危机的进展状况 危机工作者可以用求助者过去的事件来评价他们的发展背景，以及现在的自杀危机是如何发展的。危机工作者也能够判断危机是境遇性的还是系统性的。

5. 重视自杀的复杂因素 危机工作者应该认识到自杀行为是生理、心理、社会因素相互作用的一种复杂症状。自杀求助者坚信他们的状况是没有希望的。危机工作者的一部分任务就是帮助自杀求助者重构他们的思维，使他们认识到他们是可做选择的。

6. 掌握当地的转诊资源 危机工作者必须准备提供简单的、清楚的、适当的转诊治疗资源。求助者可能需要获取危机转诊中心的电话号码，或者需要转到一个整晚有人观察的安全地方。

7. 保护自己 作为自杀危机的干预者要注意及时求助，任何事情都由自己一个人去处理是不明智的。如果干预对象最终还是选择了自杀，干预者不要过分自责，必要时及时寻求督导。

二、自杀干预策略

在对有自杀企图者的危机干预工作中，干预的目标是帮助当事人解决危机，恢复功能和平衡，构建生活的信心，重新掌握应变能力。干预的具体操作策略是：

1. 耐心倾听，给当事人以心理支持，稳定其情绪 在整个干预过程中，干预者要以真诚、耐心、温暖、理解、设身处地的态度接受当事人的倾诉，不评价、不指责。由于在获取相关信息时，干预者与当事人已经有过接触与沟通，对他的基本情况有些了解，此时干预者要注意引导当事人诉说在前一阶段未掌握的信息，或者澄清存在疑虑的信息；同时，干预者不仅要聚焦于当事人的无助感、无力感与不足之处，更要积极关注他的闪光点以及探寻生命中支持他活下去的力量，为后续干预找到一个突破口。

2. 帮助当事人探查非理性信念，明确问题的实质 一般来说，有自杀企图的人在认知上存在一些非理性信念、存在自我否定倾向,如他们认为当前遇到的困难是灾难性的,是无法逃避、无法忍受、永无止境的,自己没有办法解决。他们看到的是自己的不足,认为自己一无是处、人生彻底失败、没有前途没有希望等。正是由于这些非理性信念的存在导致他们往往夸大自己的问题,认为唯有一死才能摆脱目前的困境,因此有必要引导、鼓励当事人把自己对个人和事物的看法说出来,如遇到了什么困难让你痛苦得想到要自杀?这些困难具体是什么?你对这些问题具体的看法是什么?真正恐惧、担忧的是什么?当前危机的实质是什么?如有的人因找不到工作而想自杀,从表面上看自杀是由于就业问题导致的(当事人可能也这样认为),但这仅仅是表面现象,可能他真正担心的是女友与自己分手或家人对自己的失望等。干预者与当事人共同讨论对这些问题的看法,深入分析问题,寻找自杀的根本原因,让他们明白自己真正担心的是什么,明白任何一种危机其影响力是有限的,都有一个发生、发展、衰退的过程,不可能永无止境地影响一个人,使他们能够接受客观现实,学会包容和用新的理念对待困难。只有在思想上、价值取向上有了基本的改变,当事人才可能产生改变自己的态度和行动。在危机期间,切记不要随意干预个体的价值观念、思想和态度,干预者的态度是与当事人进行有效的探讨、干预,而不是随意的干预。

3. 与当事人探索他可以利用的解决问题的方式　当事人把自杀当做一种解决问题的方式,而不是目的,如果有解决目前挫折或处理目前危机的其他方法,大多数人会放弃"只有死路一条"的观点。此时探讨解决问题的方式显得尤为重要。有自杀企图的人在问题解决上往往较为被动,依赖性强,且缺乏灵活变通性。因此,干预者从了解导致他们产生自杀企图的原因入手,把他们引导到对问题的讨论和解决上,促使当事人积极地搜索可以获得的环境支持、应对方式。在以往生活中,经常有哪些人能关心自己?他们分别能提供哪方面的帮助?帮助的成效多大?帮助的态度如何?在当前遇到困难时,他们能否提供帮助?帮助的力度有多大?此次危机中自己利用了哪些环境资源,采取了哪些方式来化解危机?效果不好的原因是什么?还有哪些资源可以利用?还有哪些可以用来解决危机的方式可以尝试?这些方式的利弊及可行性如何?要帮助当事人认识到,自杀不是唯一的方式,还有许多变通的应对方式可供选择。如果能够从这些方面客观地评价各种变通的应对方式,危机干预工作就能够给处于绝望状态和走投无路的当事人以极大的支持,有助于打消自杀念头。虽然可以考虑有许多可变通的方式来应对当事人的危机,但只需要与当事人讨论其中的几种,因为处于危机中的求助者不需要太多的选择,他们需要的是能实现处理其境遇的适当选择。

4. 制订计划　在讨论相关解决问题方法的基础上,选择最可取的方法,考虑并计划具体的完成步骤或方案。有时候求助者身上存在多个需要解决的问题，而解决问题的次序很讲究，一般不宜同时展开，应充分考虑问题的轻重缓急。"急"应当放在第一位考虑；其次考虑问题的难与易，难解决的问题往往是重要问题，易解决的问题往往是次要问题。如果先着手解决重要问题后解决次要问题，这样咨询效率可能比较高，解决了主要问题，次要问题也就迎刃而解。问题是重要问题不是那么容易解决的，一旦失败或没有实质性进展，就容易影响当事人的信心。如果先着手解决次要问题再解决重要问题，可能耗时比较长，但容易看到效果。对于身陷自杀迷雾中的人来说，此时对自己的信心与解决问题的积极性比什么都重要，所以先易后难是不错的选择。

确定了需要解决哪些问题及解决的顺序后，还要考虑各问题的解决分别采取什么方式，具体时间怎么安排，有哪些可充分利用的合适资源（包括内部资源与外部资源）等，把行为的步骤、计划列出来。计划的制订应该与当事人充分合作，充分尊重其权利、自尊与独立性，确保当事人的参与性和自主性，让其感觉到这是他自己的计划，不是别人强加给他的。计划制订后就要付诸实践，按照计划认真执行，干预者要进行检查并评价。如果完成了这一阶段的任务，要注意肯定当事人，并选择下一阶段的任务继续进行。如果没有完成任务，咨询师要帮助当事人回顾各个环节，找出可能出现的原因，或出现的新问题以便能解决这一阶段问题。在整个干预过程中，要鼓励、强化当事人的独立性，减少依赖性，注意巩固和发展新学到的应对技巧和解决问题的方法，学会"举一反三"。

5. 建立契约　自杀企图容易反复。当你看到当事人的情况一天一天好转心中窃喜时，突然又出现了情绪低落、自杀企图加重的现象；或者在咨询时效果很好，回到现实生活后，原有的症状又出现了。因此，为了保证当事人的安全，有必要让他给出一个不自杀的承诺，如果他真的愿意承诺，他就会想到自己的承诺，可能会因为这个约定放弃自己的想法，所以自杀者的承诺很重要也很必要。如要求当事人口头作出承诺：当心里又产生自杀的欲望、害怕可能会失去控制而想自杀时，一定会打电话给干预者。也可以告诉当事人，当自己情绪低落、有想自杀的冲动时，要求当事人过 24 小时或 2 天、3 天后再看看，再难煎熬，咬咬牙坚持 24 小时、48 小时、72 小时……给自己一个选择的机会。

一般经过 4~6 周的心理危机干预，绝大多数当事人会度过危机，情绪症状得以缓和，此时应及时中断干预性治疗以减少依赖性。结束阶段应该注意强化新习得的应对技巧，鼓励当事人在今后面临或遭遇类似应激或挫折时要学会举一反三。

第四节　特殊人群的自杀预防

自杀心理危机应以预防为主,做到防患于未然,针对青少年与老年人两类自杀的高危群体,应根据其具体特点确立不同的预防策略,做到有的放矢。

一、青少年自杀预防策略

青少年自杀表面上是偶发事件,实际上存在一些相似的危险因素,可以从学校、家庭和医疗系统三个层面,开展对青少年自杀的预防工作。

(一)学校

1. 心理健康课程　课程的目标,不应是单纯地掌握心理学知识,而是针对学生的实际,通过具体的事例,对学生进行心理教育、情感教育、青春期教育、人际关系指导、健全人格培养和自我修养培养等,使学生懂得认识自我和发展自我,做到正视现实,情绪乐观;心胸开阔,善与人处;自尊自制,善于调控不适应行为;经得起欢乐和忧郁的考验;不断提高自我调节能力,达到优化心理素质的目的。向学生发放"自杀预防手册",使学生从中学得缓解心理压力、解决各种心理矛盾的方法,提高自我适应和自我调节的能力。

2. 技能训练　开展丰富多彩的活动,重视学生的主体参与。青少年学生一方面对未知的一切产生好奇,渴望探索未知的世界;另一方面,他们普遍对学校枯燥的道德灌输产生厌恶乃至逃避。学校可以采用短剧表演或角色扮演、价值澄清、两难推理等方式,创设情境,训练和提高学生抗挫折的能力。由于年龄小的学生心理素质更为脆弱,因此,对他们加强抗挫折能力的训练,就显得更为重要。通过上述形式的心理健康教育,就有利于学生的不良心理得到矫正,良好的心理得到发展,从而使学生向着"人格完整和谐的人"发展,这样,就能有效防范自杀事件的发生。

3. 筛查　以自我报告、个体访谈等为主要形式,发现自杀倾向青少年作为自杀预防的重点人群。内容应包括多阶段评价,此方法着重筛查青春期抑郁症、物质滥用、经常或最近有自杀意念、既往有自杀意图等因素。有学者提出,以学校为基础的自杀筛查方式有较高的灵敏度,但特异度较低;换言之,有自杀倾向者大部分能被筛出(假阴性低),但真正能被确诊者少(假阳性较高)。可通过第二步评价(系统临床评价)来减少筛查假阳性。自杀行为在一年的不同时期呈高低变化,只有采用多方法、多阶段筛查才能减少假阴性。筛查中应及时提供有效的干预治疗,没有干预的筛查没有实际意义。

4. 心理咨询　开展多种形式的心理咨询服务,比如,面谈咨询、信函咨询、热线咨询等,帮助学生解决一些特别的心理问题,如学习和升学压力、人际矛盾、失恋痛苦、择业受挫等,并对学生的发展提供某些建设性的指导;同时,也要对学生的心理疾病进行必要的治疗。

（二）家庭

1. **家庭关系**　国外研究资料表明,家庭有时是罪魁祸首同时又是牺牲品,大约50%的自杀是因为家庭破裂。随着社会的开放,观念的更新,我国的离婚率呈上升趋势。父母的离异或分居、关系不和对童年期的孩子影响很大,并有可能促成成年期的自杀行为。因此,父母在处理婚姻关系问题时,应多为孩子着想,尽量不要当着孩子的面争吵,给孩子创造一个幸福、安宁的生活环境。即使是完整无缺的家庭,当生活变得杂乱无章和缺乏交流时,它应有的功能也将消失殆尽。同时有自杀行为的父母,其子女自杀的可能性也大大增加。调查研究发现,体验过家庭成员自杀行为的青少年,其自杀的可能性将是同龄人的9倍。在当今的时代,社会竞争日渐激烈,下岗、失业现象较为普遍,成年人所要承受的心理压力越来越大。父母在遇到压力和挫折时,不能把孩子作为"出气筒",甚至虐待孩子,而应采取积极的办法进行自我调节和改善。心态健康、稳定的父母,会给予孩子一种安全感和支持,同时也是一个很好的榜样,使他们能战胜各种困难。父母婚姻的和睦、家庭的稳定是孩子健康成长的重要条件。

2. **家庭教育**　首先,家长在关心孩子是否认真完成学业的同时,应引导孩子树立正确的人生观、价值观;其次,家长在给予孩子稳定和谐、舒适的生活、学习环境的同时,不可以对其过分保护和溺爱。现在,每个家庭中的孩子基本上都是独生子女,在教育中过分溺爱多于严格管理,过分保护多于自立。有的家长则认为只要孩子学习好就行了。这样很容易使孩子养成自负、骄傲的习惯。所以家长一定不要过分保护和溺爱,以免适得其反;再次,家长要做孩子的朋友。当孩子在家庭、学校、社会上遇到某些事情,受到批评或不平等待遇,表现出自卑、冷漠、焦虑等时,家长要与孩子及时进行谈心、交心,把事情向积极方向引导,进行耐心解释、认真总结,要教育孩子面对现实,共同努力,战胜困难,摆脱挫折,减轻孩子的自我惩罚倾向,防止差生自杀行为的发生。

3. **沟通方式**　家长要摆正自己的位置,不可因我是家长,你是孩子,你就必须听我的。若以成人的想法去看待他们、要求他们,容易违背青少年的心理特征及其规律。要设身处地的从青少年的角度去思考。否则,孩子有什么事情、有什么问题也不会对家长讲,不会请家长来帮助解决,而是采取自己的方式来解决问题,这样就很容易走向极端,发生不应发生的事情。即便对初中生或高中生,由于他们的独立意识,表面上似乎不愿与父母多讲,但碰到重要事情还是愿意与父母一起商量,当子女有烦恼时,家长应抱着理解之心,伸出援助之手。在家庭成长环境中，经常被父母体罚、遭性虐待、监护人的改变、与父母的不安全依恋、父母酗酒或吸毒、父母有犯罪经历等都会导致青少年自杀意念发生率的提高。经常发火、老是训斥是达不到教育子女的良好目的的。特别是当子女犯有错误时，做父母的在情绪激动时不能用带"死"的语言去刺激他们，如"你这样的人是废物，不如死了算了""这样不要面子，还是死了干净"等表述，实质上是对孩子进行"赴死"的诱导，生活中不乏发生这种惨痛教训的实例。

（三）医疗卫生系统

许多研究表明，自杀者首先会求助于初级卫生保健机构或综合性医院，发展中国家的情况尤其如此。然而，大多数医务人员对自杀行为缺乏必要的了解，甚至对与自杀有关的精神疾病，如抑郁症等也缺乏认识，更谈不上进行危机干预和心理治疗了。对自杀未遂的处理模式，也是以躯体治疗为主，部分医务人员甚至在抢救和治疗自杀未遂者的过程中，用语言表示对自杀者及其自杀行为的厌恶和鄙视，成为医源性自杀的重要原因之一。由于我国心理咨询专业发展较晚，专业队伍结构不合理，许多实际上从事心理咨询工作的人员同样缺乏对自杀的必要知识，尤其是非医学专业出身的心理咨询者对与自杀有关的精神疾病缺乏必要的认识。因此，加强对相关医务工作者和心理咨询工作者的培训已成为预防自杀的当务之急。培训的对象应包括：急诊室、内科、外科等经常接触自杀患者的医务人员。

二、老年人自杀预防策略

老年人自杀的原因包括精神因素、躯体疾病因素、生活状况和生活事件以及生物因素。老年人常采用间接的自杀手段，如拒食、服用精神药物、酗酒等，对于老年人的自杀可以采取三级预防策略。

（一）一级预防

针对目前没有自杀想法的老年人，应努力提高老年人的生活质量，目的是减少将来可能产生的自杀倾向。在一级预防中，保护性因素发挥着极为重要的作用。重要的机构式干预应该是全社会范围的，最基本的措施包括改善老年人经济状况，提高老年人养老金，良好的医疗保险制度、提供可支付的住房等。马绍尔（Marshall）的研究表明，收入水平的降低（包括与年龄相关的失业和社会保障水平下降等）与美国白人的老年自杀率呈负相关。法伯（Farber）的研究显示，社会保障政策的实施、老年人经济负担的减轻，可以显著降低老年人的自杀发生率。

广泛性的一级预防需要社会改变或人群的行为模式转变，建立广泛深入的社会支持网络，不断改善、控制老年人社会心理卫生状况。涉及的干预规模较大、耗时较长。因此,人们选择改变一些间接因素,如实施针对退休人员的社会经济保障计划,系统监测老年人躯体健康(尤其是高龄人群),以及强化社会支持网络等。

（二）二级预防

在老年人自杀的二级预防方面,基本出发点是识别和处理影响自杀的因素,但针对老年人的自杀预防应当采用有区别的方式。

老年人可能不会与他人交流自己的自杀计划,或者刻意加以掩饰,或者只通过暗喻等方式表露出来。处于自杀危险中的老年人判断力受损,无法寻求适当的帮助。在寻求危机干预热线或危机处理机构帮助的个体中,仅有很少一部分是老年人,主要原因是这些服务对老年人特点的针对性不强,花费较大。

老年人普遍较为孤独和缺少社会支持,这导致他们较少有机会表达自己或交流自杀问题。因此,针对性预防策略之一就是鼓励和促进他们交流自己的情感和想法。

对年轻人非常有用的电话咨询等交流形式,对老年人不一定适合。为此,一些欧美国家正通过开发"远程帮助/远程检查服务"等系统来满足居家老人的需要。远程帮助设备是一种可携带的装置,使用者可以在必要时向已建立的救助或帮助网络传送呼叫信号。

在我国上海等地,自2005年以来建设的"安康通"助老呼叫服务系统,也有类似功能。据国外学者对2万名老年人引入这类服务后的11年追踪观察结果,自杀死亡案例呈持续性显著下降。

一些国家设立社区中心,能够为需要帮助的老人或者知情者提供24小时危机干预服务,以及转诊、信息等服务,持续对独居或受体能限制待在家中的老人提供居家访问和电话访问等服务。澳大利亚的"老人服务门卫项目"尤其具有特色。该项目通过与业务上需要经常接触老年人(尤其是独居老年人)的商业或其他团体合作,对经常接触老人的职员进行特殊培训,使他们能识别老年人自杀危机的有关征象和症状,并且介绍这些老年人去相关专业机构接受干预。

（三）三级预防

研究显示,大多数自杀者在自杀死亡前曾接触过基层全科医生。因此对全科医生进行相关教育培训,使其关注老年人自杀行为,帮助老年人改变一些错误认识,提供有关自杀风险因素的科学信息,提高识别自杀观念有关征象的能力,宣传并传授有关各种自毁行为的干预知识等。

医务工作者帮助老年人提高识别自杀观念的能力非常重要,还要帮助这些老人到相应的机构接受服务。预防老年人自杀的一个目标就是鼓励老年人使用精神卫生服务,在社区中开展这种专业干预可以有效降低自杀死亡率。

【本章小结】

作为全世界共同关注的公共卫生和社会问题,自杀的严重性和危害性应受到各国卫生机构的进一步重视。自杀是心理、社会和生物诸因素相互作用的结果,也是在风险因素和保护因素彼此消长的影响下个人素质与应激相互作用的产物。对自杀进行心理干预的基本原则包括建立信任沟通的关系、澄清问题理解内心冲突、保障求助者的安全、及时评估危机的进展状况、重视自杀的复杂因素、掌握当地的转诊资源、保护自己,主要策略是倾听与接纳、帮助解决问题、制订计划、获取承诺等,具体方法包括建立自杀干预中心、设立自杀干预热线等。对于青少年群体的自杀预防,应确立综合的学校、家庭和医疗系统干预体系。对于老年人的自杀预防,应根据其特点设立三级预防系统。

(姜能志)

第十七章

虐待性心理危机干预

社会生活中,人们可能会经历陌生人、熟人甚至亲人对其身体上或精神上的严重伤害,这些伤害可能会导致当事人的虐待性心理危机。本章将对虐待性心理危机的干预进行介绍。

第一节　虐待性心理危机概述

一、虐待性心理危机的定义及类型

虐待(abuse)是一种造成身体上的伤害和心理上的恐惧的行为,使别人不能做她/他想做的事,或强迫她/他以不情愿的方式去做事,包括使用人身暴力、威胁和恐吓、情感虐待和经济剥夺等。虐待可以分为身体虐待和精神虐待两种方式。身体虐待是指对他人的肉体摧残;而精神虐待则多发生在对老人、配偶和孩子身上,如过分冷漠、忽视,称为"隐形家庭暴力"。由以上虐待行为造成的心理危机称为虐待性心理危机。

主要的虐待性心理危机包括性暴力危机、儿童性虐待危机、家庭暴力危机等。经历虐待行为的受害人会表现出生理障碍和心理行为障碍,例如,婚姻暴力受害人会有肢体的伤残,伴随抑郁心境障碍和创伤后应激障碍等。

二、虐待性心理危机的影响因素

虐待性心理危机主要由受害人经历各式各样的虐待行为导致,但其形成还受到其他因素的影响,如受虐待性事件、当事人生理特点、心理特点等因素的影响。

第一,虐待性事件本身的性质和强度。不论是在数量上还是程度上,创伤的严重程度都会增加受害人表现出心理问题的可能性。遭遇轮奸、持续的儿童期虐待、集中营,这些要比受到父母的一次体罚、经历一次无人员伤亡的车祸更容易使个体处于罹患各种心理障碍的危险中。受害人之所以会表现出创伤后应激障碍（PTSD）的症状，是因为当个体持续处于超出个体负荷的压力状态时，神经传导、神经调节、体内化学物质以及处理此压力事件的大脑特异功能都会一直处于被激活的状态。强烈和持续的压力会导致脑部永久性的器质性病变。例如，经历过持续创伤的个体其大脑海马区功能显著减退，而海马区正是负责外显记忆编码和强化记忆的。

第二，当事人的生理因素。遗传因素也是危机产生的一个因素，有家族精神病史的人在重压之下比其他人更易出现精神问题。但要注意，没有哪个因素可以确定一个人比另一个人更易患某一心理障碍。在一定条件下，任何人都有可能出现某一心理障碍。

此外，虐待事件发生时当事人的系统环境因素和身心状况、个性特征、生活经历、精神状态、遭遇创伤时的年龄、创伤前后有无社会支持系统等也都会影响虐待事件对当事人的破坏力。

第二节　性暴力心理危机的干预

一、性暴力概述

性暴力（sexual violence）是指任何人在行为、言语和态度上对别人的身体作出有性意味的冒犯，令对方产生恐惧、受威胁或者羞辱等感觉的行为。尽管大多数的性暴力受害人为儿童或 30 岁以下的女性，但性暴力的受害人也包括男性、老人等，人群分布比较广泛。性暴力的共同特征是使用虐待、强制或暴力的手段控制受害人，或激起她们的恐惧，例如，向受害人露出阴部，拨打淫秽电话，更极端的形式例如强奸、殴打甚至是性谋杀。

广义的性暴力包含三类行为：①身体性接触。例如，强奸、非礼、不受欢迎的身体接触。②非身体性接触。例如，偷窥、露阴、目光、表情等。③言语性暴力。例如，猥亵言语等。狭义的性暴力只涉及有身体接触的行为，通常包括强奸、性攻击、乱伦、侮辱性的接触、猥亵等行为。

性暴力的受害者会表现出生理症状，比如食欲不振、睡眠问题、月经不调等，具有焦虑或抑郁情绪以及人际交往等心理问题。

二、强奸

（一）强奸的定义

强奸（rape）是以暴力、胁迫或者其他手段，违背受害人的意志，强行与其发生性交的行为。美国政府组织的国家犯罪受害人调查（U. S. Department of

Justise, 2003）估计在一年中女性遭遇过性侵犯的人为 225320 例, 其中包括 76850 例强奸和 62620 例强奸未遂; 男性中也有被强奸的, 调查发现有 6770 例男性受害人。出于担心招致更多的羞辱甚至犯罪者的报复等各种原因, 相当多的强奸没有被报告或起诉, 因此实际强奸案的发生数字要远远高于上述数字。

（二）强奸的类型

强奸类型主要包括陌生人强奸、熟人强奸、婚姻强奸、团伙强奸和男性强奸等。陌生人强奸是指强奸犯与受害人并不相识。陌生人强奸主要选择那些看起来易受攻击的目标——经常独来独往的或由于工作等原因走夜路等女性。

婚姻中的强奸比约会强奸更普遍, 因为在婚姻中彼此已经建立了性关系。有的丈夫会认为只要他想与自己妻子发生性关系, 任何时候妻子都必须满足他, 这是他的权利, 这些男性把性看成妻子应该尽到的义务。

（三）强奸行为成因

强奸是一个复杂的现象, 在此主要从个体和社会文化方面来分析该障碍行为的成因。

1. 社会文化因素　强奸被认为是男性社会中男性对女性的控制。传统意义上男性代表的是力量而女性代表的是柔弱, 男性是社会的控制者, 而女性是被控制者。从广义上讲, 强奸就是一种霸权。男性霸权的概念深深植根于我们的文化历史中。在许多国家里, 男性具有相同的权利, 即可以控制女性、儿童以及他人的身体, 并且要求屈从于他们。所以强奸可以被描述为一种对女性的严重威胁, 是广泛用于不断统治和支配女性的方法。所以有研究者说, 我们的社会通过将男人社会化为社会和性的主导角色来培养强奸者。男性自孩提时主要活动场所是球场而不是卧室。这些社会影响可能导致男人抵触温柔和同情这类可能阻止野心的"女性化"特征。

2. 个人心理因素　个人心理因素对男性而言影响他们暴力决定和暴力实现的方式, 而对女性则趋向于影响她们对强奸的反应以及恢复过程。

强奸者通过强奸来满足生理上和心理上的需要, 其主要的心理特点和需要有: 展示自己的强壮、有控制感和强大有力; 掩饰自身的软弱和不完美; 发泄自己对生活的不满和愤怒; 而有的是满足变态的心理需要。

在社会中存在一种普遍的荒谬的观点, 认为强奸是由于女性的不当行为引起的。此种观点认为受害人的着装、言行促成了强奸这一行为, 但有研究者认为这种说法像"女人想被强奸"一样是荒诞的。

（四）强奸给受害人带来的心理影响

强奸给受害人带来的心理影响是巨大的。几乎所有被强奸女性在第一个或第二个星期里都会表现出创伤后应激障碍的严重症状,在事件发生后的三个月里表现出该症状的女性比例逐渐下降,但是近半数女性三个月后仍然不能摆脱创伤后应激障碍的困扰。

强奸受害人会遭受许多生理和心理的问题。她们有可能会患上多种心理障碍,包括性功能失调和创伤后应激障碍。她们会有饮食问题、膀胱炎、头痛、易怒、情绪改变、焦虑、抑郁和月经不调,睡眠也会出现问题并且经常会哭。受害人可能会变得与世隔绝、闷闷不乐甚至愤恨和不信任别人,特别是男人,出现与人交往的困难,即使家人、朋友也变得难以与其沟通,因为她需要远离危险和窘迫。由于一些被强奸的女性会责怪自己,所以她们会产生内疚感和羞耻感,感到羞耻、下贱、堕落。被强奸后的前三个星期内情绪上的痛苦是一直上涨的,通常这种极度痛苦的情绪在下降前会持续大约一个月,但是很多受害人处在持续的痛苦之中。

女性强奸受害人中90%的害怕感染艾滋病,害怕伸张正义而遭受报复。而且许多报案的女性体验到开庭审理时,受害人感到受到审判的是她自己而不是罪犯。她的穿着方式、性经历、"名声"都会受到他人的怀疑,所以诉诸法律也会带来创伤。

(五)对强奸受害人的干预措施

1. 即时干预　对强奸受害人来说,此时最重要的是得到别人的认可和信任,需要的是安全和心理上的接纳和支持。她已经以极大的勇气做了为生存可做的一切,刚刚经历的惊心动魄的磨难,需要部分或全部的从失控中找回自己,不管她还有多少自制力,都是她今后长时间的恢复的基础。

在事件发生的早期阶段,对受害人应进行以下干预。

(1)为受害人找一个安全的地方休息和治疗,同时帮助受害人寻求社会支持系统的帮助——找一个可以信任和了解的人来陪伴她。

(2)向受害人提供医学、心理治疗、家庭接纳等方面的支持,尤其要给予受害人更多的心理支持。

一般情况下,早期的干预可能会遭到受害人的拒绝,原因可能是因为他们把事件看得太难,以至于难以处理;或者因为他们相信有良好素质的人应该自己有能力应付,而不需要外界的干预。这些观念会使一些受害人陷入延迟性应激性精神障碍。

以下是美国密歇根大学性侵犯预防和教育中心就遭受性侵犯给出的一些建议:①相信自己。不要责怪自己,照顾好自己;②告诉你信任的人。性侵犯令人恐惧和痛苦,独自承受会不堪重负。想一想有没有值得信赖的人——也许是一位朋友、亲戚或学校的员工。也可拨打24小时性侵犯受害人援助热线——电话簿里应该有登记;③接受身体检查。即使觉得自己并没有受伤,但是尽快检查可以让你了解是否引起内伤、妊娠和性传播疾病。而且,72 小时内进行身体检查是收集强奸证据的最佳时机。即使尚未决定起诉,持有证据也可以增加采取法律行动时的信心;④报案。是否报案是你的权利。不必马上决定是否需要控告他人性侵犯,当地的性侵犯咨询中心可以帮助你做一个客观的报告。如果立即报案,不要清洗身体或触摸案发现场的任何物品;⑤寻求其他支持性的指导。无论是否进行体检或报案,可能都需要他人的帮助来克服性侵犯产生的影响。从痛苦中解脱需要时间和专业指导。

2. 长期干预　受害人在创伤后的三个月可能持续存在着上面提到的心理问题,而且还会进一步表现为以下方面:①由性伤害导致的心理问题转移到工作中,对日常工作感到力不从心;②性伴侣的关系变得困难,需要性伴侣无条件的理解;③情绪突然失控或表现为出尔反尔,需要周围人的理解和接纳;④可能由情绪抑郁发展为自杀行为。

在这个阶段,可以实施以下干预措施:①继续理解和接纳受害人,认识到身体、特别心理恢复工作的长期性和艰巨性,但要充满信心。②对受害人表现出共鸣、关心、理解,而不是支配,用积极的方式对待她,不让其感到是自己促成了强奸或者让其感到自己太无能,要发现一些办法让她清楚她自己的真正价值,而且是受尊重的。③鼓励她积极地面对生活,而不是逃避(如更换工作或者搬家),鼓励家人、朋友和同事要开诚布公的对待她和强奸事件。④让其自由选择是否报案、是否起诉强奸者的决定,自由选择告诉她自己信任的人(但不要不经她同意而公布有关强奸的事),通过鼓励使她重新恢复控制能力,恢复生活,而不是强迫其做事情。⑤鼓励受害人的丈夫或未婚夫给予她充分的时间来恢复性生活,此之前一定要让她感到,他对她依然如故,依然有情欲。但是从前的性生活的恢复则要依据受害人的情况而定。此时同样需要丈夫或未婚夫对待她要开诚布公,毫无保留。

三、性暴力心理危机的干预策略

(一)性暴力心理危机干预的短期目标和策略

短期干预目标是对受害人身体和心理状况进行评估,稳定其情绪,尽快从创伤性事件中恢复过来。这就意味着要减轻对创伤事件的焦虑和生理反应,可以使用冥想、放松、催眠和生物反馈等方法。

1. 减轻焦虑　通过放松和冥想训练,危机干预者要教会受害人怎样放松躯体肌肉组织,并平静地集中于心理意象,这种意象能够放松躯体的紧张和缓解压力。通过训练使受害人学会怎样对众多的压力、焦虑和消极无力的心理反应进行自我控制。

仅仅学会放松就会对缓解当前的症状有所帮助,并使受害人重新获得对情感和行为的控制力。而且还会初步解决对 PTSD 的一系列典型问题:通过深度放松或催眠,受害人可能会回归到创伤事件的画面中。受害人这种形式的回归,对于把有关创伤事件的负性记忆和伴随他们的侵入性意象提高到意识中来很有必要。

2. 接纳 由于患者带着各种消极和矛盾的情感负担来寻求治疗,所以危机干预工作者建立一种可接纳的氛围至关重要,以便患者可以陈述并面对创伤。对于受害人来说,揭示创伤是很困难的,因为陈述发生的事情可能很可怕,也可能是社会所不能接受的。同时,对于危机干预工作者来说,坦然地接纳当事人的故事有时也是十分困难和矛盾的。但是,一旦治疗过程开始,就别无选择。

(二)性暴力心理危机干预的长期目标和策略

长期的干预目标是运用多重治疗方法(包括药物治疗和各种心理治疗,如认知疗法、行为主义疗法、心理动力学疗法与人本主义疗法等),逐步的消除各种症状,完成心理上的整合。

在危机干预过程中,运用最多的是行为疗法与认知疗法相结合的认知行为治疗(cognitive and behavioral therapy,CBT)。这种认知行为疗法相比与其他治疗方法,呈现出了更显著的治疗效果。在认知行为治疗领域内,结合了各种具体的治疗技术,来消除性暴力危机的不同症状。

1. 药物治疗 药物这一生物学因素对神经递质具有调节作用,对于减轻和缓解创伤障碍中的心理生理反应存在一定的帮助。

2. 认知技术 性暴力受害人会有许多不利于其恢复的想法,认知治疗师会质疑这些想法,试图使受害人摆脱这些想法,代替以利于其情绪和行为改变的想法。

3. 行为技术 运用到的行为技术主要有冲击和暴露疗法(flooding therapy)、思维停止疗法(thought-stopping techniques)等。

4. 格式塔技术 格式塔技术(gestalt techniques)是一种以现象学为指导的存在主义心理咨询技术。它提供了一种聚焦当下关系的方法,其核心信念为相信来访者知道调整其情境的最佳方式;聚焦此时此地;通过帮助来访者完成未完成事件,使其积极面对现实并健康成长。

5. 眼动脱敏 眼动脱敏(eye movement desensitization,EMD)具有八个基本的治疗环节:获取历史信息和制订治疗计划、准备、评估、脱敏、置入、躯体扫描、结束以及再评估。

第三节 儿童性虐待心理危机的干预

一、儿童性虐待概述

在美国的《儿童虐待防治法案》中，儿童性虐待（child sexual abuse）被定义为：雇佣、使用、说服、诱导、怂恿或胁迫儿童从事或者协助他人从事任何明确的或模仿性的性行为，以及以强奸、骚扰、卖淫或其他形式对儿童进行性攻击或剥削的行为，包括与儿童的乱伦。

儿童性虐待根据不同的实施对象可以划分为乱伦、熟人对儿童的性行为、陌生人对儿童的性行为。儿童因缺乏必要的知识和经验是不允许发生性关系的。因此，儿童性骚扰者涉及对儿童权利的侵犯，儿童会因此而受到严重的心理伤害。

儿童性骚扰者可能会在抚摸儿童的同时偷偷地或公然地进行手淫，会敲打儿童的生殖器，在儿童的大腿之间手淫，让儿童用手或嘴对他或她进行刺激，或者尝试进行性交。儿童性骚扰者会诱惑一群孩子参与到性活动中，让他们摆姿势拍色情照片，并且用压力来迫使他们严守秘密。

儿童性骚扰者具有下面的行为特征：①他们一般都有较好的社会关系和社会地位，有自己的婚姻和家庭；②他们通常是与受害人或他（她）的家人熟悉的人，甚至很多与受害人有亲戚关系；③他们通常不会使用身体暴力，而是以成年人的权威说服儿童顺从他的要求；④他们会反复在一个孩子身上实施这种恶行，有的甚至持续5到10年，直到被人发现或是突然中断；⑤他们通常会伴随有其他性欲倒错行为：如恋物癖、异性装扮癖、裸露癖、窥阴癖、摩擦癖等。在一个对500多例性欲倒错者的调查里，他们中大多数都有恋童癖，其中有一半人同时有四种或是更多的性欲倒错行为。

乱伦，即发生在家庭成员之间的性关系，在所有的人类社会中都是禁止的。乱伦之所以被禁止是因为近亲繁殖会使后代有遗传缺陷，所以鼓励家庭成员在更广泛的社会关系中寻找性伴侣。但乱伦行为没有因为社会的禁止而消失。而在所有的乱伦行为中，父—女乱伦对受害人所造成的心理影响最大，受害人受到的伤害比其他任何形式的虐待都要严重。在一个家庭中实施乱伦的父亲不一定是一个道德沦丧的人，一般他们的婚姻关系会存在问题，可能有婚姻暴力，妻子由于身体和心理的虚弱无法满足丈夫的需要，丈夫转而把性动机转向自己的女儿。

二、儿童性虐待对受害人的心理影响

受虐待的时间越早,虐待的时间持续越长,受害人与实施者之间的关系越密切,虐待过程更严重或具有暴力性,那么它所造成的消极心理影响会更严重。如果儿童当时是合作的,当他或她长大后意识到这种行为是禁止的,或者如果被发现以后父母对儿童很生气或进行责备的话,那么心理伤害就会更严重。

另外,创伤儿童的表现、行为、感受和想法可能导致他们受到二次刺激。传染性疾病、躯体形象的改变、社会隔离、记忆力受损、智力功能下降、内疚感和羞愧感等问题,都可能出现在创伤后。而这些问题都可能带来儿童在创伤前后社会功能、活动的巨大差异,并改变家庭、同伴和老师们对性虐待事件的看法。然后,这些负面反应会加重最初的创伤,并加重其适应过程中的心理负担。

(一)幼年时心理影响

性虐待的受害儿童所具有的明显的 PTSD 的特征要比躯体疾病或一般的住院精神病患者多得多。除此之外,这些儿童中还存在很多其他问题:①情绪异常。性伤害儿童要么使创伤内向化,表现为退缩和抑郁、焦虑和极端泛化的恐怖。要么使创伤外向化,表现为侵略和愤怒。②行为异常。睡眠和饮食障碍、注意力难以集中、活动过度、侵略性行为、社会退缩、躯体化症状(有一些与性密切相关的生理及躯体症状,如阴道出血)、过度依从、反社会倾向、行为退化、学业困难、药物滥用等。她们手里常突然有一些说不清来源的钱财或礼物等。他(她)常有自残行为,如割伤或烫伤自己。③自尊心降低,自责和自我厌恶,表现为体像障碍、自杀意念。④人际关系障碍。儿童性虐待受害人在社交生活中孤僻退缩或过度顺从,总是把自己关在房子里,或者把自己隐藏、封闭起来,以避免与攻击者接触。他(她)们一般很早到校,很晚离校,而且从不逃学。⑤不适龄的性活动和性行为。他(她)们也会不恰当地、不间断地和与他(她)们有相同遭遇的人一起参加性游戏。这些孩子会完全了解他(她)本不该懂得的性行为的细节,还会出现与过度性放纵相关的躯体症状。他(她)常表现出明显的性诱惑的身体姿势,如夸张地叉开双腿、抚摸生殖器部位、穿着性感等,可以无节制地或者强迫地当众进行手淫,以性感的方式挑逗成人,小孩子还可能与真的或玩具动物进行性活动,产生性反应。他(她)经常画一些与性有关的绘画、编造与性有关的故事且做梦的内容也常与性有关。而且也可能与其他成年男性发生性关系。十几岁的青少年可能还会离家出走,从事卖淫活动。⑥情感上,创伤儿童会冷漠且缺乏反应性,无视痛苦,缺乏同情心,不会定义或表达感情,绝对回避心理上的亲近。这种否认很彻底，以至于有些创伤儿童可能会完全忘记自己的童年。但是更为经常的是，这类儿童会产生对痛苦、性的麻木以及极端的情感疏离，这并不意味着他们不对发生的事情感到愤怒。这种愤怒的指向既包括向内对自己的自残，还包括向外对他人的谋杀。这种创伤产生的愤怒经常出现，以至于表现为一种习惯性的侵犯，而燃烧的怒火可能会随着他们的逐渐麻木而衰减。矛盾的是，这种攻击性可能由创伤时的完全被动所导致，也可能由对攻击者的内化和认同而造成。由此他（她）往往突然讨厌起某一个人，或是突然与某一个人如胶似漆而离不开他。

（二）成年后心理影响

儿童时期由性虐待造成的严重心理创伤一直会对其成年以后的生活产生巨大影响。

1. 在儿童时期经常遭到性侵犯的成年人会表现出抑郁、分离性障碍、自我毁灭性行为、感觉被人孤立和指责、不信任他人。遭遇持续的身体及性虐待的儿童，与躲避战争而远离家园的难民儿童一样，对所经历的创伤是坚决的否认和精神麻木。在他们成年后，这种坚决否认会转化为自我陶醉、反社会、边缘型人格及回避型人格障碍，其自我催眠和分裂会表现为成人后的精神分裂障碍（一般被看做各种人格障碍）。

2. 增加婚姻暴力和约会强奸的危险 儿童时期遭受过性虐待的女性在成年后比其他女性更容易受到丈夫或性伙伴对其身体的虐待。幼年时期的性伤害可能导致她们在成年再次遭受性暴力时表现出软弱的一面。儿童期性伤害对成年后在约会中的性活动增加和遭受性伤害都是一个潜在的危险因素。同时，性早熟、对性行为规范的认识不清、孤僻和我行我素等行为使他们更易过早或过频地进行性活动。这些反过来又可能成为约会强奸的危险因素。

3. 增加患多种精神障碍的可能 很多研究已经发现相当数量的女性精神病患者曾有儿童时期性伤害的经历。这些患者所表现出来的症状，除了强迫性的性活动、性的施虐-受虐幻想、性识别困难以及性欲丧失等问题外，女性受害人常常酗酒和使用药物麻醉自己，或者有自杀的意念和企图。男性受害人症状与女性类似，同时还可能伴有性意向模糊，对成年男性不信任等。受害人经常表现出来的精神障碍有抑郁障碍、惊恐障碍、边缘性人格障碍、分离性障碍、性功能障碍等，有时还会出现一些躯体疾病。

三、儿童性虐待心理危机的干预措施

（一）心理评估

对儿童性虐待危机的干预与其他类型的危机干预一样，首先是对创伤进行评估。创伤评估的目的包括：确定性虐待是否真的发生；对受虐儿童的安全状况作出评价，提出治疗方案；根据治疗情况对儿童的预后作出推测；确定是否请司法部门协助。早期评估对于确定儿童是否具有创伤隐患十分关键，并且应在创伤事件之后尽快进行。

目前在临床上根据儿童遭受性虐待后的行为表现及 PTSD 的一些症状特征，可以判断儿童遭受了性虐待事件。还可以借助一些特有的心理量表鉴定儿童性虐待，例如，儿童 PTSD 临床监测量表（Clinician Administered PTSD Scale for Children，CAPS-C）、儿童及青少年诊断访谈修订版（Diagnostic Interview for Children and Adolescents-Revised，DICA-R）及儿童 PTSD 症状量表（Child PTSD Symptom Scale）。这些量表有的测量儿童 PTSD 症状，确定社会和学校的影响，同时显示儿童对事件的处理情况；有的主要用于半结构化访谈，测量大量的创伤经历或评估儿童遭遇创伤的 PTSD 严重程度。此外，由于儿童的理解和表达能力有限，儿童心理危机干预工作者大多还需要掌握投射技术，例如通过儿童的画作、自编故事等发现可能的信息。

（二）法律援助

性受虐儿童经常会牵涉到法律纠纷。如果出现了这样的情况，儿童应被移交给精通法律诉讼的专职人员，如警察或儿童福利工作者。我国刑法中有"猥亵儿童罪"，但尚未突出性虐待儿童罪的特殊性，也没有相应的救助机构。

（三）儿童性虐待心理危机干预的具体技术

1. 游戏疗法　性伤害儿童不能使用冲击性技术，因为幼小的儿童其认知发育并不完整，通常用于成人的认知行为技术对儿童效果较差。然而，要减轻对性伤害事件和对施暴者的焦虑和恐惧，就必须使孩子重新暴露于创伤之中。这件工作最合适的方法就是使用游戏疗法（play therapy）。通过使用安全的游戏方法，采取温和的、直接的态度，鼓励对性问题的重新认识和讨论。儿童逐渐消除恐惧和焦虑，学会一些健康的心理感受和交流技能。

愤怒和悲伤是儿童性伤害的情绪变化的副产品，对这种情感发泄应给予鼓励，特别是当孩子感到身体不适而试图表达时。绘图、涂色、泥塑、推沙、写作以及使用语言表达情绪都是宣泄情感和表达失落的途径。还可以通过让孩子扮演游戏角色，使其表达出愤怒和悲伤，增加对生活的掌控力，获得新生的感觉，从而减轻长期的无助感。如运用拳击玩具或拿起玩具电话报警，可以让孩子们感到能够控制他们曾经无能为力的事态。随着孩子的放松和应激的减轻，游戏可用来教会他们在向同龄人或其他重要人物表达内心感受时如何控制自己。

在游戏的治疗过程中要进行指导，否则此恢复性游戏会变得更具破坏性，并且会增加焦虑。治疗师需要在考虑儿童的心理安全感的基础上确定进展速度。游戏疗法看起来会有所收效，因为它可以使治疗师在与儿童建立良好关系的情况下进入创伤情境，减小创伤的威胁，建立信任，并确定儿童现在解决和防御创伤的方式、方法。此外，如果以创伤为主题的游戏逐渐减少，而出现更多的社会适应游戏，这显示了治疗的进展和确定治疗取得的良好效果，是一种非常好的评估标准。

运用游戏治疗对性伤害的儿童进行治疗时，可能会面对她们心理发展的不成熟、对立、侵略、孤僻和被动、自我贬低和自我毁灭、高度戒备、性问题、人格分离等心理问题。

心理发展不成熟的性伤害儿童表现为学习能力减退；对立和侵略问题表现为儿童在游戏时攻击其他儿童或破坏玩具。如果孩子是充满敌意（敌对状态）的，那么表现为在游戏过程中对其他孩子进行身体上的伤害。具有孤僻和被动问题的儿童常常表现为自己孤身一人，害怕与他人接触，做事被动和注意力不集中。自我贬低和自我毁灭的儿童自尊缺失，总是在游戏中丑化自己或者表现为一些自毁行为。高度戒备问题表现受害儿童期望得到惩罚的象征，他们审视着周围环境，担心出现的危险。性问题在性伤害儿童中表现为游戏中出现更多的性行为或性活动，或者对性问题的特别关注。人格分离问题表现为性伤害儿童否定、回避他们所经历的创伤性事件，以免引起痛苦。对这些儿童进行游戏治疗，只能由受过特殊训练，而且能够选择安全、适当的治疗方法，并且深知对不同的受伤害儿童什么样的治疗方式是有效的专业人士开展。

2. 认知行为疗法　国际创伤压力研究协会认为 CBT 是治疗儿童创伤性障碍的首选。但是行为主义治疗中的爆破疗法中，确实不适合儿童的操作会加重症状。任何 CBT 都应该增强儿童的主动权和控制感。放松技术、认知重建、压力接种、情绪控制、脱敏以及其他的行为或认知行为技术，都应该与儿童的步调相一致，治疗师必须特别注意安全问题。要与儿童及其监护人讨论治疗中可能发生的问题，怎样逐渐使儿童获得掌控事情的力量，要有足够的时间用来调整治疗进程、宣泄情感以及进行随访，这些都是治疗方案的一部分。

3. 知识教育　需要对孩子进行性犯罪和性知识教育，这样能够使他们明白在自己身上到底发生了什么事情。需要告诉他们：①所发生的事情是由于成年人造成的，是成年人的错误，孩子没有错；②身体上的不舒服很快就会过去，不需要担心；③虽然发生了这样的事情，但他（她）与别人没有什么不一样；④如果性伤害已经使孩子的心理行为发生了改变，要告知哪些行为是社会提倡的，而哪些行为是社会禁止的；⑤教育孩子一些性和性暴力的知识，同时对孩子进行自信心训练，对伤害他们的行为勇敢地说"不"。

第四节 家庭暴力心理危机的干预

一、家庭暴力概述

家庭暴力(domestic violence)是指对家庭成员进行伤害、折磨、摧残和压迫等人身方面的强暴行为,其手段包括殴打、捆绑、残害、拘禁、折磨(限制衣食住行、超强度劳动)、凌辱人格、精神摧残、遗弃以及性虐待等。家庭暴力可以划分为言语辱骂、徒手殴打(表现为掌击、拳击、抓、推、踢、咬、掐脖子、扯头发等形式)、施暴者当面损毁家什等形式。家庭暴力中的身体虐待并不只局限在夫妻之间。事实上,单身、分居和离异的女性比已婚女性存在更大的被殴打的危险。另外,殴打也并不限于异性恋之间,还包括男女同性恋和双性恋。男性也常会遭到女性的殴打,还有暴力殴打父母的"不孝子孙"。因此,家庭暴力所讨论的概念,适用于各种形式的婚姻关系,包括当前或以前的同居关系。因为女性常常是严重家庭暴力的主要目标群体,因此,本节讨论的家庭暴力危机干预,主要集中在遭受家庭暴力的女性身上。

长期遭受家庭暴力的受害人多数在精神上处于惶恐、紧张和惊吓之中,在一定程度上丧失了自信和自尊,性格敏感,脆弱孤僻,有的精神恍惚、语无伦次,可能表现出许多创伤后压力障碍的症状。

二、家庭暴力发生的心理机制

(一)施暴者心理因素

1. 施暴者早期依恋关系不良 依恋理论认为,个体在幼年时与父母或养育者的关系与成年后的家庭虐待行为有关联。儿童早年生活中依恋关系的不良甚至破裂,没有形成安全感,将降低儿童在成年期建立相互信任关系的能力。婚姻暴力与施暴者经历分离和丧失事件的次数呈正相关,换言之,暴力行为与不稳定的成长环境具有一定关系。因此,如果一个男性的父母是不可靠的、行为不端、贫穷或没有能力抚养孩子,他就可能对被抛弃的恐惧非常敏感。每个人都有控制被抛弃的方法,其中有一种被经常使用的方法便是使用暴力。

2. 施暴者学习到了不良的社会文化观念和控制环境的行为 社会暴力起源理论认为个体学习到了合法使用暴力达到个人目标的思想,这一思想起源于"国家利益"。作为一个民族,我们鼓励和表扬合理使用暴力自卫,维持法律和国家利益。而军队是保持现有的社会结构的骨干力量。通过个人的学习,这一概念已扩散到家庭,并或多或少得到国家的默许。一个国家,其家庭是社会的基本约束机制——家庭超越个人，男优于女，成人优于孩子。控制是直接的、连续的、个性化的有效方法，它可以让国家和家庭的旧秩序正常运行。所以施虐者运用家庭暴力或暴力威胁将受害人击溃，制服了受害人自己的意志。持有这一观点是极其危险的。社会控制的手段，如警察，刑事诉讼等没有对他们实施惩罚，施暴者会继续折磨受害人。

社会文化使妇女扮演着被羞辱和顺从性别角色。女权主义者认为大众媒体宣扬的暴力浪漫主义，男性占主导地位可以享受施虐的权力差异，受害人和施虐者会学习这些概念并对心理和行为产生影响。

3. 施暴者的人格特点 实施暴力者可能表现出以下心理行为特征：①对配偶有依赖和占有欲（虽然他们不承认），对配偶和婚姻过于理想化；婚姻家庭中，缺乏情感表达和沟通技巧。②个体有更多的负面情绪，如嫉妒、愤怒和抑郁等。③有更多的消极行为，如否认（不能面对自身缺陷和现实）、冲动、自我否定（否定自己的经济能力、沟通能力）、要求过多，好斗，而且自我控制能力差。

根据心理和行为特征的不同可以把施虐者划分为四种人格特征类型：①家庭内部型的施虐者。其人格特征具有高度依赖性、容易被激惹、沟通能力差及原生家庭暴力。②烦躁不安/边缘型施虐者。童年有被父母抛弃和受虐的经历，有过犯罪行为、沟通和社交技能缺乏、具有暴力解决问题的观念、非常害怕被抛弃且很少感到懊悔。③低程度的反社会型施虐者。具有反社会的行为，且具有中等水平的家庭和家庭以外的暴力行为。④暴力/反社会型的施虐者。具有前述类型的所有特征，并且程度更为严重的，也被称恐怖主义施虐者。这种人具有极端的攻击性和冲动性，且无论在家庭内外，都视暴力为解决任何争端的途径。

此外，施暴者的精神病理和神经生理上的障碍也值得关注。例如，人格障碍、注意缺陷障碍、精神错乱、颅内创伤以及物质滥用等都可能是侵犯和愤怒反应的诱发因素。

综上，个体的家庭暴力行为受到社会文化背景、个体成长经历、个体生理心理特点等因素的影响。

（二）受害人心理因素

1. 习得性无助 社会学习理论认为，动物或个体如果长期处于无法逃脱的痛苦境地，从而会获得一种行为模式，就是处于这种痛苦境地而不再作出任何的努力，即使环境已经发生了改变，他们也不会有逃离困境的企图。

很多受虐者是因为童年期长期受到父母虐待或者长期目睹暴力行为，从而他们就获得了这种受虐者角色。而有的受虐者是成年以后长期处于受虐婚姻中，而无法摆脱这种困境。以下是被殴打者的行为心理特征：①对配偶过度依赖(心理和物质上同时存在),对婚姻关系理想化,认为能改变配偶,缺乏沟通技巧,特别是在双方冲突时;②个体缺乏自尊、自信和控制力,不能采取措施改变自己的婚姻生活;③成长中有被虐经历或者认同于传统的性别角色而无法反抗。

2. 心理迷失　受虐者觉得自己已经对婚姻关系投入了大量的时间、精力和情感等,所以不愿意离开暴力性质的婚姻关系;不去摆脱这种婚姻还可能因为受虐者不想被别人发现自己婚姻的不幸,以至于她们会想尽一切办法以避免被外界知晓;还可能是因为他们对暴力一方还存有幻想,希望对方能够像恋爱阶段一样回到没有暴力的、亲密的、感情深厚的关系中。

3. 斯德哥尔摩综合征　斯德哥尔摩综合征(Stockholm syndrome)认为家庭暴力的受害人类似被绑架的人质,她/他是完全孤立的,他(她)的生存完全取决于施暴者的冲动、要求或意图。因为他(她)和其他支持系统是完全脱离的,偶尔有点小恩小惠,会导致他(她)和施虐者之间强烈的情感的联结。

三、对家庭暴力受害人的心理危机干预措施

当前,家庭暴力蔓延的现状越发引起关注,社会各界对此投入了大量的财政和情感支持,在干预方面所作出的努力有了前所未有的增长,危机热线和庇护机构是两种较为常见的干预方式。

(一)危机热线

家庭暴力危机干预工作者需要仔细考虑各个方面,对所有相关信息和行动方案都仔细考虑,对各方面的情况需要做出快速的全面评估。危机工作者必须扮演多种不同的角色。干预者不仅应是一位良好的倾听者,而且也应该是支持者和促进者,关注当事人的安全,而且还必须是一个保护者的角色。

1. 首先要做的是倾听　积极的倾听和作出适当的反馈是非常关键的。危机干预工作者以一种不带有价值判断的、没有任何偏见的态度来接纳和理解受害人面临的困境。只有这样,受害人才能够安全、信任地倾诉自己的情境,同时干预者也需要做出恰当的情感反应和内容反应,让受害人感到被理解和接纳。

2. 其次鼓励当事人发泄情绪,支持其采取行动　由于受害人的家庭暴力经历可能已经多次反复了,其中积累了许多的愤怒、羞辱、伤痛和内疚等负面的情绪,这时要让这些负面情绪发泄出来,只有将这些负面的情绪宣泄出来,受害人才有精力理性地思考自己的选择,逐渐作出行动的决心,改变她饱受创伤的处境。此外,无论受害人的情况看起来有多糟,只有受害人本人才能决定何时采取行动。干预者不能代替受害人做出决定,这样就剥夺了受害人自主生活和心理成长的权利。所以干预者要避免扮演"拯救者"的角色,不要

单纯从外部去提供帮助。

3. 澄清受害人的感受，促进其作出决定 受害人对是否离开当前的处境犹豫不决，还是停留在对虐待情境的依赖的状态中，同时伴随着抑郁情绪。干预者要采用开放式提问的方式澄清受害人目前的处境和自己真实的感受，同时更清楚地理解受害人和其处境，以便于作出指导性干预策略。

4. 确保受害人不再受到更严重的伤害 干预者的首要任务是判断形势的严重性。如果受害人已身体多处受到伤害，或是他（她）的配偶威胁要回来杀死她／他，那么所有倾听、反应技术等工作就不是重点了。最紧急的工作就是评估形势的危急程度，确保受害人的安全。受害人需要医疗救助吗？需要进庇护机构吗？孩子有没有着落？在他（她）的配偶回来之前，他（她）能不能逃离？

所有的这些问题都要深思熟虑、仔细权衡，以避免加重受害人的恐慌。虽然处境可能十分危急，但是干预者绝对不能强迫受害人作出选择。当然干预者可以建议她这么做。如果此时受害人还在犹豫，危机干预者在认可受害人所经历的情感伤害和困惑的同时要努力让受害人明白遭受殴打的模式，从而让其作出离开或留下的决定，并引导其发展出不同的避免进一步遭到伤害的策略。

（二）庇护机构

1. 对还不确定是否离开虐待关系的受害人进行干预 这些受害人是干预者的重点工作对象，应该与他们保持不断的联系，并肯定他们下决心来庇护机构的勇气。

这些受害人在回去和留下来之间犹豫不决。他们待在庇护机构的时间越长，回到他们配偶身边的可能性就越大。干预者的工作是帮助他们面对离家而带来的恐惧、内疚或其他懦弱和忧心忡忡的情绪，使他们回复自尊并思考、转变和行动。当然还要关心受害人的一些生活问题：孩子是否安顿好，是否需要有人与受害人交流还是按照自己的意愿躺下来休息等。

在庇护机构环境下，受害人可以与其他有类似经历的受害人交流，从而增加他们面对生活的勇气，回复自尊，认识到暴力殴打不是他们自己的过错。但是这个环境也使当事人有其他的思想，如不同生活背景的受害人之间的摩擦、情感孤独、生活单调等。在这样的情况下，干预者重点要做的工作有：

（1）支持受害人，但要避免受害人对庇护机构工作人员的依赖。受害人会把在以往生活中对配偶的依赖转移到庇护机构工作人员身上，从而自己在心理上不能成长和独立的面对和解决自己的问题。所以工作人员要避免受害人形成这种依赖。

（2）体验受害人的悲伤并与受害人讨论婚姻丧失的悲伤。由于离开了自己的婚姻,受害人会体会到丧失感,虽然丧失的是带给是他(她)痛苦的婚姻。他们要经历一段痛苦的历程,体验悲伤、抑郁、内疚和自责,以及难以做决断。工作人员能够理解这种丧失,认识到受虐者体验的丧失是非常真实的,而且是他(她)应该有权对那种丧失感表达哀伤并加以体验,所以要积极地与受害人讨论这种丧失感。讨论这种丧失感使受害人更深切地体验婚姻关系的丧失带来的悲伤,提供将悲伤表达出来的机会,更可能面对这段婚姻关系的真相。从而避免回到配偶身边,或避免重新找一个与以前配偶类似的丈夫或妻子。

(3)理解受害人的抑郁情绪。受害人可能表现出多种情况的抑郁,看起来非常懒散,但是这可能是他们恢复心理能量的过程,干预者要帮助他们度过懒散阶段,但不要强迫他们或者让他们感到内疚。

(4)帮助他们面对恐惧。受害人可能会害怕他们的伙伴、害怕他们的困境、害怕与他们可理解的过去分离、害怕未知的将来,这些都可以引起受害人的恐惧。一些看似简单的事情可能会引发他们的惊恐发作。此种情感限制了他们的活动和新的自由。但干预者要帮助他们面对这些恐惧,鼓励他们看到自己的进步,真正的从庇护机构走出去,为自己的行为负责,面对自己的生活。

2. 对决定离开暴力婚姻的人进行干预　第二类来庇护机构的受害人经过了长期的努力,而且不准备再回到受虐的环境中去。对于这些将来庇护所作为过渡阶段的女性,干预者应立即给予明确的帮助,如寻找居住的地方、经济救助以及儿童护理。情感支持居次要地位,因为这些受害人非常忙,他们想要的是非常实用的忠告和帮助。这些受害人不同于经历过严重危机的受虐者,因为他们对改变自己的生活有较强的动力。与他们合作很容易,因为他们已经决定摆脱家庭压力的煎熬。

3. 回访　受虐者即使只经历过一次暴力殴打,但也会造成心理上的伤害。他们在离开暴力婚姻的过程中只是忙于采取行动,而情感上的伤害没有表现出来。但是在面对生活中的某种令其敏感的情境时,他们可能情感突然崩溃。所以干预者要提前告知受害人这些可能的心理反应。回访的目的是持续作为受害人的一个社会支持系统,对其进行支持和鼓励,不断增加他们的自尊,对生活的控制,降低生活中的压力,提供归属感和支持感。

【本章小结】

虐待是一种造成身体上的伤害和心理上的恐惧的行为,由虐待行为造成的心理危机称为虐待性心理危机。虐待性心理危机的影响因素包括虐待性事件本身的性质和强度、当事人的身心特点等。性暴力需要在长期干预目标和短期干预目标下分别采取不同的干预策略。儿童性虐待无论对其幼年还是成人后的心理状况都会造成严重的伤害，个体会表现出多方面的心理障碍，对受虐儿童的干预需要运用适合儿童的评估方法和工具对其进行心理评估，更多运用游戏的方式进行干预。家庭暴力危机干预需要理解施暴者和暴力受害人的不同心理机制，干预中应该考虑不同处境下的受害人，采用不同的方式和策略。

（王　健）

第十八章

成瘾心理危机干预

成瘾行为已经成为影响全球人类身心健康的重大危害。据世界卫生组织统计,全球每年大约有 10 万人死于吸毒,而由此丧失的劳动力有上千万之众。中国国家禁毒委员会办公室发布的《2017 中国禁毒报告》显示,截至 2016 年底,我国有吸毒人员 250.5 万名。我国是世界烟草消费大国,13 亿人口中约有 3.5 亿是烟民,每年因吸烟死亡的人数超过 100 万人。近年来,我国的酒业发展迅速,数据显示,2017 年中国人共喝掉 43304208 瓶酒,喝掉的酒连起来可以绕地球 129 圈。此外,随着移动互联网的普及,截至 2017 年 6 月,我国网民规模达到 7.51 亿,网络游戏用户规模达到 4.22 亿。有数据显示,我国青少年网络成瘾人数已经超过 2400 万。除此之外,还有相当数量的赌瘾者,其数量也迅速增长。由此可见,成瘾危机日趋严重,范围越来越大,有效地进行干预,对社会乃至全人类都是迫在眉睫的大事。

第一节 成瘾的定义、特征及分类

人类的成瘾问题源远流长,自从有了人类社会以后,成瘾问题就一直与人类的生活相伴随。《辞源》中将"瘾"解释为"癖也,嗜好久而成癖。"其言下之意,瘾注重表现为对喜好的内在欲求和依赖。瘾癖在汉语习惯中归于"病类",是因为它们是异样的、非正常的身心需求,具有过分热衷、不利于身心健康的特点。

现代医学已经注意到,致瘾源使用不当、滥用及由此形成的成瘾问题是涉及人类健康、幸福的医学与社会问题。成瘾还是一种与时俱进的行为,随着新物质或新生活方式的出现,总有一些人不可避免地患上与之对应的新症状,如手机瘾等。从这种意义上说,成瘾是具有时代性的疾患。

一、成瘾的定义

所谓成瘾(addiction),是指个体不可自制地反复渴求从事某种活动或滥用某种物质,虽然这样做会给自己带来各种不良后果,但仍然无法控制。

成瘾行为是一种额外的超乎寻常的嗜好和习惯性,这种嗜好和习惯性是通过刺激中枢神经造成兴奋或愉快感而形成的。成瘾行为是人们对精神应激的一种应付方式,是一种社会适应不良行为。一些嗜好不但对人体无害反而有益,如有人酷爱读书,在烦躁、头痛难耐的时候,一读书头就不疼了。然而某些有害嗜好,如吸毒、吸烟、酗酒、赌博、网络瘾及纵火瘾等却会导致严重的心理问题且危害社会,属于病态心理。

成瘾行为可以从广义和狭义两个范围来理解。广义的成瘾行为包括各种依赖、癖习和迷恋,即指"由于反复使用某种致瘾源或反复刺激中枢神经,在一定的人格基础和外界条件下所引起的一种周期性或慢性中毒状态以及发生的特有的嗜好和形成的难以舍弃的习性。"狭义的成瘾行为,则指对某一行为或物质的欲望影响到正常的心理、生理或社会功能,给个体带来痛苦后果的成瘾行为。

成瘾的共同特点是满足需要的强烈愿望,对物质和行为缺乏控制和节制,只想到物质的使用和行为的执行,而不考虑结果是否有利,或者明知有害也无法控制。从这个意义上来讲,成瘾行为也是一种自我伤害性疾病,伴有意志或道德缺陷。但到目前为止,世界精神病学界已经普遍认为成瘾性疾病是一种脑病,这就将成瘾问题的视角从道德转入医学。这一转换有助于对成瘾性疾病的进一步的研究以及如何正确对待患有成瘾性疾病的人群。

二、成瘾的共同特征

成瘾行为之所以反复发生,其核心特征是为了追求成瘾行为或物质所带来的特殊快感,或解除心理或生理上的痛苦及心理渴求。因此,心理渴求是所有成瘾者的共同特征。成瘾的特征一般包括:一种不可抗拒的力量强制性地驱使人们使用该致瘾源,并不择手段去获得它;有加大剂量或频率的趋势;对该致瘾源的效应产生依赖,这种依赖分为身体依赖和心理依赖;对个人和社会都产生危害。具体来说,各种成瘾均表现出如下六个共同特征:

1. 身体依赖　身体依赖(physical dependence)也称生理依赖或躯体依赖,是由于反复使用致瘾源所造成的一种病理性的适应状态,主要表现为耐受性增加和停药、停止某种行为或减药、减少某行为后的戒断症状。

2. 心理依赖　心理依赖(psychological dependence)又称精神依赖,主要表现为强烈的觅药渴求或特有的嗜好和习性,产生一种愉快、满足和欣快、宁静,乃至销魂状态的感觉,驱使使用者为寻求这种感觉反复使用致瘾源。

3. 耐受性　耐受性(tolerance)指随着反复使用成瘾药物或出现某种行为,机体对原有剂量的成瘾药物或行为变得不敏感,此时为了追求快感不得不增加剂量或改变使用途径,这一现象被称为耐受性。如对吸毒者而言,需要不断增加吸毒量才能维持获得欣快或"飘"的感觉;对于赌博者而言,需要不断增加筹码才能获得满足。药物耐受性是可逆的,停止用药后,耐受性将逐渐消失,机体对药物的反应又恢复到原来的敏感程度。大多数滥用药物均可产生耐受性。此外,某种物质还能够抑制另一种或另一类物质的撤药反应,从而维持躯体的成瘾状态。也就是说,当某人已对一种物质成瘾时,就可能对相关物质也成瘾。如在酒精或巴比妥成瘾的患者中,容易发生苯二氮䓬类药物成瘾。这种特性被称之为药物的交叉性依赖或交叉成瘾。现在盛行的药物替代性治疗,其理论基础就是建立在相近药物具备交叉依赖的特性之上的。

4. 戒断综合征　戒断综合征(abstinence syndrome)是指成瘾者一旦停止原来的成瘾行为,就会出现的特殊的心理生理症状群,如停止使用药物或减少使用药物后或使用拮抗剂占据受体后所出现的一系列的症状。吸食海洛因的成瘾者停药 8~12 小时即可出现戒断症状,最初表现为打哈欠、流泪、流涕、出汗等类似感冒的症状,随后陆续出现瞳孔扩大(怕光)、打喷嚏、起鸡皮疙瘩、寒战、厌食、恶心、呕吐、腹绞痛、腹泻、全身骨和肌肉酸痛及肌肉抽动等表现。网络成瘾者初期的症状为担心电子邮件是否已送达而睡不着觉,日常的不快通过网友来发泄,一上网就废寝忘食等。随后陆续出现下网之后不安、焦虑、烦躁、失眠或心情不佳,常因上网而影响家庭关系或其他重要的人际关系,进而影响工作、学习。戒断综合征是由于长期用药或行使某种行为后突然停止,引起的适应性、反跳性反应。不同的药物或行为所致的戒断症状因其机制特性不同而异,一般戒断症状表现与药物或行为的急性激动作用相反。例如,中枢神经系统抑制剂依赖戒断后出现兴奋、不眠,甚至癫痫样发作。

5. 明知故犯　明知故犯(knowingly violate)虽然明知这一行为已经产生生理或心理方面的不良后果,如由于从事这一行为的患者食欲缺乏、行为失控、情绪恶劣,不得不停止或大大减少正常的社会交往、职业或娱乐活动,需要花费大量的时间为这一行为做准备或从事这一行为,或者要花费大量的时间从这一行为的后果中恢复过来,但患者仍然我行我素,明知山有虎,偏向虎山行。往往多次试图戒除或控制这一行为,但却无能为力,屡屡不成功。

6. 稽延性戒断综合征　许多药物成瘾者在急性戒断综合征消退之后,仍有各种各样的不适主诉,常见者为浑身无力、感觉过敏、失眠、食欲低下、胸闷、易激惹、情绪恶劣等,且可持续数月甚至数年之久,这些症状就是所谓的稽延性戒断综合征(prolonged withdrawal symptoms)或迁延性戒断症状。稽延性戒断症状的存在,不仅影响药物成瘾者的功能恢复,更有相当一部分人因此而故态复萌,最终复发。

成瘾虽然会给成瘾者带来各种不良后果,但不同的成瘾行为及不同的人后果并不相同。成瘾初期的危害往往不太明显，随着时间的推移，其危害会越来越突出。

成瘾行为之所以是一种医学问题，主要原因在于：不论成瘾者所处的国家、文化背景如何，也不论他们属于哪一种族、处于什么样的社会经济状况，一旦成瘾，表现出的症状、特征都非常相似；即使在戒断很长时间之后，仍然有较高复发率；一旦成瘾，则成瘾者往往存在对致瘾源的强烈渴求，导致他们不顾各种后果继续滥用致瘾源；较长时间滥用致瘾源后，身体会出现一些有特征性的病理生理改变。同时，成瘾行为也是一个偏常行为，即违反现有社会规范的行为。所以，成瘾者尤其是毒品依赖者，绝不能等同于一般的患者。

三、成瘾的分类

传统上人们往往把"药物依赖"与"药物成瘾"看做是同义词，其实"成瘾"作为术语，使用范围很广，在药物成瘾领域曾经引起了许多歧义。现实生活中并非所有的人都会成瘾，行为学家认为：性格是成瘾的基础，缺乏独立性、抑郁内向、意志薄弱、外强中干等人格特征的人，极易对致瘾源产生依赖，但最终到底能染上哪一种瘾，则视外界的具体条件而定。其实，目前不仅物质成瘾已经成为一种严重的公共卫生问题，而且精神成瘾也成为突出的社会问题。

（一）依据现象学和致瘾源分类

从现象学上说，成瘾可分为物质成瘾和精神成瘾，或药瘾和非药理学的成瘾。物质成瘾和精神成瘾问题有许多共同之处，即表现出一种强烈的追求致瘾源的愿望，对致瘾源的心理渴求，其目的在于获得一定程度的特殊心理体验，或者心理上的满足。除了体验成瘾行为或药物带来的愉快体验之外，许多人这么做是为了逃避生活中的难题，排遣情绪中的烦恼。

任何成瘾现象都有致瘾源。致瘾源是一种能使易成瘾者产生强烈的欣快感和满足感的物质或行为，致瘾源分为：①物质致瘾源，如鸦片、酒精、尼古丁等精神活性物质是通过人体生理基础而作用的物质致瘾源。精神活性物质是指来自体外、可影响精神活动并可导致成瘾的物质；②精神致瘾源，又称非物质致瘾源，如刺激性小说、武打电影、电子游戏、网络和赌博等。如网络成瘾具有特征性的临床表现，常伴有躯体和精神症状。

（二）依据成瘾的程度分类

按照程度的相对轻重，可将成瘾从重到轻依次分为瘾、癖、迷。其中，瘾是由于神经中枢经常接受某种刺激而形成的习惯性，如药瘾、酒瘾、烟瘾、网络瘾等。癖是对某种事物特别爱好而难以舍弃，如纵火癖、偷窃癖、恋物癖、洁癖等。迷是对某人或某事物发生特别爱好而沉醉，如足球迷、武侠迷、影迷等。

瘾、癖、迷的共同点是欲望和渴求,使用致瘾源者表现出一种强烈的追求致瘾源的愿望,不顾一切地、不间断地寻求致瘾源,即"强迫性地使用致瘾源"。三者追求致瘾源愿望的程度:瘾最为严重,癖居中,迷较轻,这是相对的划分。这里提到的瘾是指广义的瘾,包括瘾、癖、迷。现实中的瘾、癖、迷之间无严格界线,如赌博既称为赌博瘾,又称为赌博癖,也有人称为赌博迷。

(三)依据药理学分类

物质致瘾源根据成瘾物质的药理特性,将之分为以下几种:

1. 中枢神经系统抑制剂　中枢神经系统抑制剂是指具有镇静、催眠、治疗焦虑、解除肌肉痉挛、控制癫痫发作的一类药物,久用可产生躯体依赖和耐受性。如巴比妥类、苯二氮䓬类。

2. 中枢神经系统兴奋剂　中枢神经系统兴奋剂具有中枢兴奋作用,使用后可引起高度警觉、注意力集中、活动增加、睡眠减少等,如咖啡因、苯丙胺、可卡因等。

3. 大麻　大麻的主要心理效应是感知功能增强,对声音和颜色的感受能力增强,精神松弛。适量吸入或食用,可使人欣快,增加剂量可使人进入梦幻,陷入深沉而爽快的睡眠之中,主要有效成分为四氢大麻酚。

4. 致幻剂　致幻剂也称迷幻药,能改变意识状态或知觉感受,如麦角酸二乙酰胺、仙人掌毒素、苯环己哌啶等。滥用后可产生幻觉、错觉、空间定向障碍、情感反应强烈、活动增多、记忆力减退、自我评价能力受损、被害妄想和冲动伤人行为。目前我国尚未见此类药物滥用的报告。

5. 阿片类　阿片类具有镇痛、镇静和致欣快作用,反复使用既可引起躯体依赖,又可引起精神依赖和很高的耐受性,一旦成瘾治疗非常困难。包括天然、人工合成或半合成的阿片类物质,如海洛因、吗啡、鸦片、哌替啶、可待因、盐酸二氢埃托菲、美沙酮等。

6. 挥发性溶剂　滥用挥发性溶剂可引起欣快感、话多、夸大、幻觉、言语不清、共济失调、恶心和呕吐,如胶水、汽油、涂改液、丙酮等。

7. 烟草　烟草主要有效成分是尼古丁。尼古丁可使吸烟者自觉喜悦、敏捷、脑力增强、减轻焦虑和抑制食欲,引起躯体依赖。

8. 酒类　少量摄入酒精时,饮酒者自觉轻松、愉快、言语轻度增多,过量就会出现口齿不清、自控力下降、行为轻浮、冲动、好斗和攻击行为,甚至嗜睡、昏迷、死亡。

(四)根据使用环境分类

物质致瘾源根据使用环境分为:①社交性成瘾物质。社交性成瘾物质主要在社交场合使用,可以在商店里随便买到,如香烟、酒类等;②医用性成瘾物质。医用性成瘾物质主要指可以在医院或药店里买到的处方用药,如哌替啶、司可巴比妥、三唑仑等。③非法成瘾物质。非法成瘾物质指在任何场合下都禁用的药物，如海洛因、鸦片等。因为此类物质的成瘾性大，对使用者的心理、身体损害很大，故又称为毒品。

第二节　成瘾的原因

成瘾行为也是一种习惯，犹如其他习惯一样，成瘾行为也是一种后天学到的行为。成瘾行为的形成有尝试与试验、初尝甜头、将成瘾行为作为处理困境的手段、用成瘾行为维持正常生活这几个阶段。

成瘾的形成是多因素所致，社会因素、心理因素、生物因素都与成瘾有关。这里只提出它们与成瘾有关，是因为一方面它们之中任何一种因素的存在，都可以使成瘾的发生率显著增加，但它们之间任何一种因素存在，并不一定都导致成瘾。是否成瘾还受其他因素的影响，下面介绍一下成瘾的各种因素。

一、成瘾的社会文化因素

在成瘾的形成过程中，社会文化扮演着一个非常重要的角色。致瘾源可能是群体识别的一部分，也可能是日常社会和文化交往的一部分。某种程度上，正是由于成瘾的这种社会文化属性促进了成瘾行为的开始和维持。

1. 家庭因素　学习早期形式之一是模仿，模仿学习的最早对象往往是家庭成员，儿童、青少年首先看到父母、兄长使用药物，并从他们那里得到使用成瘾物的知识。此外，家庭矛盾，单亲家庭过分保护、放纵、虐待等都是滥用成瘾物质的危险因素。

2. 同伴影响、社会压力　个体开始使用药物的年龄往往发生在心理发育过程中的易感期，即青少年期。他们在同伴的压力下，加上缺乏自信，自控能力较低，很容易成为成瘾者。

3. 文化背景、社会环境　不同的时代，不同的文化背景，对不同成瘾物的滥用有着不同的看法和标准。如信奉伊斯兰教的民族对饮酒持强烈的厌恶态度，这些国家的饮酒当然不会成为严重的社会问题。法国人不仅赞许饮酒行为，而且不认为醉酒是件令人难堪的事情，所以法国的饮酒习惯十分普遍，乙醇中毒率较高。中国人吸烟在世界上首屈一指，其中一个原因是中国人把吸烟作为社交手段之一。

4. 致瘾源的可获得性　无论药物的成瘾性多强，如果难以获得，那么滥用的机会就少。很多国家对青少年禁售烟酒并提高烟酒税，被证实是控制成瘾行为发生的行之有效的措施。

二、成瘾的生物学因素

（一）药物成瘾的几种主要理论

1. 内稳态理论　此理论试图用经典内稳态理论来解释躯体依赖的成因。西梅尔斯巴赫（Himmelsbach）提出，吗啡直接作用于下丘脑，启动其对吗啡存在的代偿反应，并使其随着用药的继续而加强。这种长期适应导致机体对吗啡的需求并产生内生性适应反应以保持内稳态的平衡。

2. 受体理论　早在脑内阿片受体发现之前，就有人提出受体模型的推测。他们认为耐受性的产生是由于阿片受体数目和亲和力的改变。但长期给予阿片类药物后，阿片受体的数目就会减少，于是需要更大剂量药物达到原有的作用。它有三种解释：去敏假说认为，耐受性的发生缘于阿片受体亲和力下降；下调假说认为，阿片受体数目减少是耐受性发生的原因；上调假说认为，耐受性是由阿片数目增多引起的。但实验表明，虽然发现脑组织中及其他简单对象中有阿片受体数目改变，但却未发现与耐受性和依赖性密切相关的变化。

3. 综合理论　Smith & Luo 将内稳态理论和受体理论综合起来提出，长期被阿片类药物处理的动物会合成一种抑制分子，该分子能与阿片类受体可逆性地结合，进而防止其与受体激动剂结合。此时，就需要更高剂量的药物去结合受体以达到原有作用。这种抑制分子就是内源性阿片肽，它可能通过竞争性地与阿片受体结合点结合并与阿片受体的其他部位结合改变其对阿片受体激动剂的亲和力。

（二）致瘾因素的药理作用

1. 脑内蓝斑区的作用　近年来，蓝斑核在阿片依赖形成中的地位受到越来越多的关注。蓝斑核位于大脑第四脑室背部前方，它含有 $\alpha2$ 肾上腺素的受体，是脑内单胺类神经元最集中的区域，有保持警醒状态、影响情绪和产生欣快感的作用。

众所周知，人体是一架高度精密、井然有序的机器，有一套自身的反馈机制。面对吗啡这样的天然模仿者，吸毒成瘾者抑制了 F 肽的生产，毒品逐渐渗透到他们的脑和脊髓里。一旦停用毒品，吸毒成瘾者的神经失去毒的控制，毒瘾就会发作，就会狂躁起来，陷入前所未有的恐慌之中。

2. 缩宫神经元的作用　缩宫神经元是一种垂体神经肽，它参与痛觉调制和加强阿片类物质的镇痛作用，并可影响药物成瘾性和学习记忆过程。近年的研究表明，缩宫素神经元，尤其是视上核缩宫素神经元，在吗啡依赖过程中发挥重要作用。

3. 多巴胺的作用　多巴胺（dopamine, DA）这种大脑化学物质就是让人们感到快感和兴奋的原始物质。虽然仅凭一种大脑化学物质的经常性分泌，并不足以让人上瘾，但是，当大脑无法制造出足够的 DA 以应付压力，而此时"碰巧"又有机会吸毒时，快感产生，随之上瘾。研究发现，瘾君子脑内 DA 确实少于正常人。而毒品或是其他被人滥用的药物和行为却正好有提高大脑 DA 水平的作用。

4. 苯二氮䓬受体的作用　激活 γ- 氨基丁酸受体引起神经细胞膜上的氯离子通道开放频率增加或开放时间延长而增加氯离子的跨膜流动，出现神经元膜的超强化而降低神经元的兴奋性，造成中枢神经抑制。长期连续应用镇静催眠药，使中枢神经细胞产生适应性，一旦断药，神经细胞的代谢活动改变，功能发生变化，显著提高中枢神经兴奋性，大大增加对外界刺激的敏感性，出现一系列与镇静催眠药经典药理效应相反的戒断反应。

（三）阿片依赖与神经改变的关系

个体使用阿片后之所以能成瘾，停药后产生戒断综合征，脱瘾后易复发，主要就在于体内正常存在的 DA、阿片肽系统兴奋能够使机体体验到用药后的效应，使用药物后极具吸引力的刺激。如果说用药之初个体尚可自控，那么一旦成瘾，体内的生物学改变以及伴随心理改变，促使个体的行为唯有指向觅药、用药这一目的。渴求行为是药物依赖和戒断后复吸最主要的致病因素。在渴求行为的神经生化机制中，DA 系统功能占有主导地位，尤其是中脑边缘 DA 系统几乎参加了所有药物依赖的奖赏效应。

（四）阿片成瘾的分子机制

阿片受体和 DA 受体在心理渴求中起着重要作用，尤其是与高级神经系统中的学习和记忆功能有关。其理由是：成瘾本身是一种特殊记忆，能够长时间保持，是后来发生心理渴求的基础；阿片类物质影响了另一种记忆过程，如对环境和药物刺激无关的记忆下降，而对药物成瘾的记忆更为鲜明而生动。

耐受性的发生机制是细胞的适应反应，与 Ca^{2+} 内流、AC 抑制、蛋白磷酸化有关的第二信号系统改变有关。阿片滥用期间，对受体抑制作用使其在戒断后出现高敏性，而对受体的兴奋作用，戒断时表现为低敏性。戒断症状表现为其作用相反的效应。

（五）基因研究

患者的觅药渴求、戒断症状等都有相应的神经解剖学和分子生物学基础。分子生物学研究结果提示，药物滥用与人体基因有对应关系，如成瘾者在一定的基因区出现明显变异，其基因标志的频率要比对照值明显偏高。科研人员通过长期的调查发现，在共同的生活背景下，只有部分人尝试吸毒，而在尝试者中又只有部分人成瘾，吸毒成瘾者中有部分人能够戒除，另一部分人则戒而复吸。相关的动物模型显示，有些动物确实存在先天性地对药物敏感，而这种嗜药特征可以稳定遗传。

对于不同的个体，产生依赖和耐受性的物质剂量有很大的差异，有些人很快成瘾，另一些人却对药物不十分敏感。

三、成瘾的心理学解释

1. 个体研究　现实生活中并非所有的人都会成瘾，行为学家认为性格是成瘾的基础。人格发展越完善，就越能对自我作出正确的评价，在压力面前对自我态度、自我行为的调节能力就越强。一般来说，缺乏独立性、外控、抑郁内向、意志薄弱、外强中干、缺乏有效的防御机制等人格特征的人，容易对致瘾源产生依赖，但最终到底能染上其中哪一种瘾，则视外界的具体条件而定。

2. 药物的心理强化作用　行为学习理论认为，人们首次使用成瘾物质后，由于体验到所带来的欣快感、缓解焦虑、去除戒断反应成为一种阳性的强化因素，通过奖励机制促使人们再次重复使用行为，直至成瘾；而停用成瘾物质所引起的戒断症状又是一种阴性强化因素或负性强化作用，在这种负强化的作用机制下，成瘾者继续使用成瘾物质。除了成瘾物质的强化作用外，社会因素也有强化作用，如参加吸毒团伙，臭味相投，取得了情感上的交流，合谋干违法勾当，取得的经济效益、吸毒的环境和工具等都会强化成瘾行为。

3. 成瘾的自动加工　认知主义的研究者认为，大多数关于渴求的理论直接或间接地指出药物渴求的三种成分：①个体感到需要药物的主观体验；②伴随寻求药物及预期注射药物而产生的与享乐联系在一起的情绪状态；③来自于个体引发寻药行为体验的动机。由此可见，成瘾是由储存在长时记忆中的自动化行为图式控制。操作程序不需要注意（即自动）就可完成，并且显示出完整性和协调。也就是说，当环境刺激足够强时，某些行为就会不由自主地发生，一旦某种行为开始了，就几乎很难停止。

对于药物滥用者而言，觅药行为与用药行为已经被反复重复，这就形成了一种自动操作。因此，成瘾可能是一种可以预见行为后果的由环境线索、不遗余力的觅药过程及躯体和自主神经适应所组成的混合体。

总之，成瘾是各种因素相互作用的结果，致瘾源的存在及其药理特性是成瘾的必要条件，但是否成为"瘾君子"还与个体人格特征、生物易感性有关，而社会文化因素在成瘾中起到了诱发或阻抑的作用。

第三节　成瘾的心理危机干预

几乎每个人都知道，成瘾对人不好。那些深受其苦的人可能对这点最为了解，因为他们有亲身体验。尽管如此，他们依然沉溺于瘾癖中。这看起来有些奇怪,但瘾癖肯定有它的特别的用处。而事实上,这种用处必须非常大,使它胜过戒瘾带来的好处,胜过婚姻、家庭、朋友和健康,胜过自己深爱的职业,甚至能使人不惜去伤害自己心爱的人。

一、成瘾的危害

瘾已经成为医学、心理学、社会学等学科关注的问题,每个领域都在寻找着成瘾的根源与治疗办法。其实,成瘾行为是人类加在自己身上的枷锁,可以说所有的成瘾行为都是成瘾者自己造成的,因为无论是何种成瘾行为,其最初的目的都是为了获得一定程度的特殊心理体验。当成瘾者意识到其危害,欲解除加在自己身上的"枷锁"时,"枷锁"反而会收得越紧。

成瘾初期的危害往往不太明显,随着时间的推移,其危害会越来越突出,成瘾者逐渐会把自己推到一个非常困难、非常苦恼的境地。因为成瘾行为对成瘾者的生理、心理、社会功能方面均带来非常大的危害,成瘾者不能正常工作、生活,甚至是家破人亡。虽然一些人意识到成瘾给自己带来的种种危害以后,产生了强烈要戒除它的欲望。但是一旦成瘾,想彻底戒除可以说是比登天还难。因为,戒除反应会让他苦不堪言、望而却步。对于一些成瘾很深的人而言,会体验到所谓"求生无门,求死不能"的感觉。

二、成瘾的心理危机干预

成瘾的类型很多,我们在这里只选择酒瘾、烟瘾、药物成瘾和网瘾为例进行干预的探讨。

(一)酒瘾的干预

1. 防止酒精的滥用 全世界关心公共健康的个人和团体尝试用多种不同的方法来防止饮酒成瘾。最常用的方法主要有以下三种形式:公共政策和法律方法,健康促进与教育,早期干预方法。

(1)公共政策与法律方法:目的是通过设置饮酒的障碍来减少人均饮酒量。例如限制酒精饮料销售处的数量和销售的次数,但这似乎对减少饮酒并不太有效。另一个更有效的方法是禁止未成年人购买或使用酒精饮料,这种方法降低了酒精的消费量,并能降低青少年后期和成年早期出现的与饮酒有关的交通事故的频率。最有效的降低酒精的人均消费量和防止酒精滥用的方法之一,是通过加税来提高含有酒精成分的饮料价格。

(2)健康促进与教育方法:提供信息并帮助人们避免过量饮酒。其中的大多数计划是针对学校的儿童和青少年的。

(3)早期干预方法:通过识别有酒精滥用高危因素的人,提供信息使之改变饮酒方式。高危饮酒者是通过近期的饮酒方式而出现问题,比如因醉酒开车而遭拘留、拘役及罚款等。如果饮酒问题能被早期识别，只需要简单地提供信息和建议就能达到成功的干预，饮酒者也会调整其饮酒方式以达到适宜的程度。近年，其他更具建构性的方法也被应用于干预。比如，想控制饮酒行为并寻求帮助的人会收到一个计算机软件计划，提供类似社会影响和生活技能训练的交互式的干预方法。这种干预能实质性地降低饮酒量，在12个月后的评估中仍能维持现实的效果。

2. 酒瘾治疗

（1）顿悟疗法：顿悟疗法的关键并非行为改变，而在于帮助当事人获得顿悟，以实现对其问题根源的理解。顿悟疗法认为，对动机的认知可以获得控制行为和情绪的更大的能力。

顿悟治疗方法包括提供给问题性饮酒者某些形式的咨询，以及特定目标的共享。这些目标包括使饮酒者认识到他们需要帮助，明确导致他们酗酒的因素并有效地应对这些因素等。顿悟疗法可以对个别来访者或者群体实施，对饮酒问题的治疗有确切的疗效。

（2）行为和认知疗法：厌恶疗法即应用不良刺激来减少酒瘾行为的发生。其中一个方法是把饮酒和电击结合在一起，但这种方法在解决饮酒问题上并不太有效，更有效的一种厌恶疗法是在人们饮酒时给予催吐药。在典型的半小时治疗过程中，先给人们注射催吐剂，然后让他们反复饮酒精型饮料，每次喝完后不久就会恶心和呕吐。特别是对住院的人，可以多次实施这样的治疗，出院后再定期给予加强治疗。对上百例接受催吐剂治疗的问题性饮酒者进行研究，发现63%的人在治疗后1个月就不饮酒。其他催吐剂治疗的研究也显示出很高的成功率。

自我管理疗法对戒酒也有帮助。成功的治疗计划有：①自我监控方法——帮助问题性饮酒者识别进行和维持饮酒行为的环境；②刺激控制方法——改变或消除环境中促进饮酒的刺激物，比如，经常与不饮酒的人交往；③反应替代——比如在失落时找人聊天，而不是去饮酒；④行为契约法——能够忍住不饮酒时给予奖励（可以采用一系列的小奖品），忍不住饮酒时给予惩罚。酗酒者的家人在自我管理方法中可起到很大的作用。研究发现对酗酒者的家人尤其是对其配偶进行训练，所学的技巧可以帮助酗酒者增强自我管理。

另外两种方法对帮助人们戒酒也有作用。一个是教给酗酒者应激管理技巧。因为人们往往在感到焦虑或压力增大时会增加其饮酒行为，所以这种方法是有一定作用的。另外一个方法称为线索暴露法，用来抵消长期形成的经典条件反射：由刺激物联想到饮酒，如看见酒瓶产生内部条件反射就像看到人在饮酒一样。为了减少这些条件刺激导致的内部反应，治疗师让酗酒者反复地暴露于酒精的相关刺激中，比如让他们拿着啤酒瓶不允许他们喝。这种方法单独应用以及与其他行为疗法联合应用都有一定的效果。

（3）药物治疗：酗酒者每日服用催吐药如戒酒硫等，它除了使人们在饮酒时产生呕吐外，还导致睡意、血压升高，对患有心脏病和肝病的人会产生不利的副作用。一般而言，使用这种治疗方法是很有效的，但要使人们长期服用催吐药却并不容易。

（4）支持性团体：支持性团体是最有效的康复计划之一。成瘾者每周参加1次或多次团体活动，持续时间在3~6个月，或者也可能无限继续下去。这种持续的联系提醒团体成员他们不必独自一人与酒瘾作斗争，从中获得支持与理论。持续参与团体使他们有机会继续解决自己的问题，并且可以学习更多的人际应对技巧。

（二）烟瘾的干预

1. 预防吸烟　怎样做才能防止人们吸烟呢？有效的公共健康方法是通过加税提升香烟的价格，限制香烟广告的传播和香烟的购买途径，如不向未成年人出售香烟。其他的方法则试图帮助人们避免尝试吸烟。做到这一点，需要考虑两个重要的因素：人们在什么时候开始吸烟和为什么会开始吸烟。第一个因素很直接也很容易被考虑进我们的预防措施中去。因为人们大多在高中的高年级时开始吸烟，成年后开始很少，所以预防措施应在早期展开。

基于上述认知，从心理社会角度出发，研究者发展出以下两种预防吸烟的计划：

（1）社会影响途径：目的是帮助人们提高抵制促使吸烟的社会压力的能力。包括：①通过讨论和播放影片的方法，使人们认识到同龄人、家庭成员和媒体是怎样影响青少年的吸烟行为的；②用模仿和角色扮演的方法训练特殊的拒绝技巧，比如可以说"不，谢谢，我不吸烟"；③要求每个学生作出是否要吸烟的决定，并把这项决定公开给同学。

（2）生活技巧训练途径：强调普遍的社会认知和应对技巧，因为很多人开始吸烟时似乎缺乏这些技巧。这种途径着重提高：①个人能力，包括作决定的批判性思维能力、应对焦虑的技巧、改变他们自身行为的基本原则；②一般的社交技巧，包括怎样能自信果断以及怎样进行谈话等。

实证研究表明，上述心理社会计划对预防吸烟行为的发生具有实际的促进作用，同时还在实践中提出了改善该计划的方法：第一，计划应该对导致每个孩子吸烟的心理社会特征进行评估。比如，对已经开始经常吸烟的孩子给予特殊关照，因为他们极有可能发展成烟瘾者。第二，计划应该在小学五年级之前开始，并要关注吸烟者的态度。研究发现孩子到了五年级时就已经产生了对吸烟者的正性态度，这些态度会导致其在初中（或九年级）前开始吸烟。第三，让家长参与到计划中来可能会更有效。比如，如果家长吸烟而且能戒掉的话,他的孩子开始吸烟的可能性就小得多,特别是在孩子九岁前家长能把烟戒掉,效果会更好。心理社会计划的成功,提示这些计划应该在学校里广泛实施,以预防吸烟行为的发生。

2. 戒烟治疗

(1)厌恶疗法:厌恶疗法包括运用不良刺激来挫败吸烟行为的发生。治疗时采用三种主要的不良刺激:电击、想象负面情景、吸烟行为自身。电击的水平从较低水平开始,然后增至感觉不舒服或者产生疼痛的水平,此后电击和吸烟环境结合起来使用。想象负面情景,包括吸烟者想象事件的后果,比如准备吸烟时却感到恶心和呕吐。吸烟行为本身也可以通过多种方法作不良刺激。一种方法是过量吸烟,也就是让其吸平时烟量的 2~3 倍。使用吸烟作为不良刺激似乎比想象负面情景和电击更有效。对一些吸烟者来说,厌恶疗法在戒烟治疗的初期可能有效。

(2)自我监控:自我监控是人们记录有关其问题行为的信息,比如吸烟的频率及每次吸烟的环境、地点、时间。为加强自我监控方法的实施,可以把铅笔、纸张和香烟放在一起。这项技术本身可以暂时性地减少吸烟量,但主要目的是收集信息以利于其他技术的应用。

(3)刺激控制:主要针对前因,重视导致人们产生问题行为的环境中的刺激因素。很多烟民报告说在特定场合需要(或"必须")吸烟,比如饭后和喝咖啡、饮酒、打电话或者坐在沙发上看喜爱的电视节目时。可以通过多种方法来改变这些触发情境,比如拿走烟灰缸、限制看电视的时间或坐下吃饭的时间等。刺激控制方法本身对于减少吸烟很有效,当与其他方法合用时效果更好。

(4)反应代替:反应代替是用其他选择性的行为来代替问题行为,特别是与问题行为不相容或在同一时间不能同时进行的。比如,吸烟者"必须在早饭后喝着咖啡吸支烟",那就让他不喝咖啡,早饭后立即去洗澡,因为人们不可能在洗澡的时候也吸烟。

(5)行为契约:行为契约是把与问题行为有关的特定环境和后果写在契约上。这份契约表明了问题行为可能或不可能发生的条件,并指出是什么在什么时候增强了这种行为及其惩罚性的后果。戒烟契约常常要让吸烟者存一定数目的钱,如果他能完成特定的目标就把钱取出来给他。这项技术似乎对戒烟有一定的作用,但只在偶尔事件发生时才会起作用。

(三)药物成瘾的干预

1. 家庭治疗　家庭治疗对于药物成瘾者治疗有很大的帮助。通过家庭的力量使成瘾者感到家庭对自己的支持,坚定治疗的信心和决心,可增大干预成功的几率;对成瘾者的亲属来说,除了改变对成瘾者的态度,提高了照顾、关心成瘾者的水平外,还减少了由于遭受社会偏见造成的隔离感和无助感,有利于该人群的心理健康。

目前,我国已有采用开放式家庭联谊会的方式对吸毒者进行家庭治疗的报道。家庭联谊会的基本方法是"加力"和"减压"。"加力"即发掘家庭内部潜藏的资源和增加外来的支援;"减压"即是通过其他相关的社会系统的影响,减轻家庭所承受的压力。

2. 群体治疗 群体治疗使成瘾者有机会发现他们之间共同的问题、促进相互理解和自我认知、学习如何表达自己的情感和意愿。群体治疗给成瘾者提供讨论和修改其治疗方案的场所,也可以在治疗期间监测他们的行为,制订切实可行的治疗方案,促进他们与治疗师保持接触,有助于预防复发、促进康复。

3. 认知行为治疗

第一,帮助当事人建立认知性干预渴求的措施。认知行为治疗是根据认知过程影响行为的理论,通过认知和行为技术首先改变患者的不良认知,从而矫正不良行为的一种心理治疗。例如改变关于渴求再吸毒的思想,和回忆欣快体验作斗争,多思考只顾一时快感会引起多种恶果,思索不再吸毒后的许多良性后果,背诵一些戒毒康复机构设计的警句口号等。

第二,建立行为上的干预渴求的措施。行为治疗是通过心理干预达到减轻或改善患者的症状与不良行为的目的。例如,避开或改变促发和加剧心理渴求的场景,引导走向获得愉快的新的生活方式(即取代性的取乐措施),从与渴求斗争取得收益的人交朋友并得到帮助,参加戒毒互助组织,接受康复辅助药物(纳曲酮)治疗。

第三,对负性情绪的克服。各种成瘾性障碍与负性情绪状态有关,其中最常见的负性情绪为焦虑或抑郁。有研究者总结出四种情况——饥饿、愤怒、寂寞与疲劳最具有实际促发意义。

对负性情绪的干预常取决于情绪的具体表现与其后果,应根据条件而定。比如,由于吸毒过后造成个人现实生活全部毁灭而引起不同严重程度的抑郁状态,最重者能达到重症抑郁症的水平,干预措施也会随之改变。经常感到无聊、空虚或缺乏乐趣,这样的情绪状态者的干预应引导他们逐渐澄清应当如何度过空闲时间,以及从不滥用化学品的其他渠道获得乐趣。

最重要的是引导成瘾者逐步建立各自新的价值观。这往往要从开发新的活动内容、建立新的人际关系来发掘生存的意义。如引导他们改变旧的乐趣观和兴奋观,建立起新的信念和对生活的态度。帮助成瘾者理解复发作为一个过程,避免固然最好,发生也不应慌乱沮丧,要学会吸取教训,总结正确处理方法。

4.药物替代疗法　美沙酮作为致瘾源的替代治疗药物,可采取3种方式干预。

第一种是正性刺激法。允许滥用药物尿检阴性的患者携带一日剂量的美沙酮回家服药,可明显减少治疗过程中尿检的阳性率。也可以给予表现优秀者奖励,或改变美沙酮治疗剂量。这样既可以延缓戒瘾过程中的复发,也可以减少治疗过程中其他替代药物的滥用。但这种方法只对滥用药物程度较轻的患者有用,故还须进一步加强研究。

第二种是负性刺激法。与患者签订"终结治疗合同",规定尿检阳性的患者要履行合同,不再供给美沙酮。这种方法对严重药物滥用者疗效不明显,有时也可能将有继续治疗愿望的患者拒之门外。

第三种是配合条件刺激的药物滥用咨询。干预双方讨论他们的药物使用情况和生活问题的处理方法,只有同时有工作和药检阴性标准才能带药回家,而药检阳性者每周咨询次数会增加。还有职业化药物滥用咨询法,加强患者对药物滥用危害的认识。通过技巧培训,教会戒瘾者避免复发的技巧。通过指导求职,改善患者出院后的生活质量。

(四)网络成瘾的干预

网络成瘾是指由于过度使用网络而导致明显的社会、心理损害的一种现象,其主要特征是:无节制地花费大量时间上网,必须增加上网时间才能获得满足感,不能上网时出现异常情绪体验,学业失败、工作绩效变差或现实人际关系恶化,向他人说谎以隐瞒自己对网络的迷恋程度、症状反复发作等。

网络成瘾的发生机制较复杂,干预效果的评价工具也各异。总体而言,国内外网络成瘾的干预方法主要包括心理干预和药物干预。

1.代币管制法　代币管制法是一种利用强化原理促进更多的适应性行为出现、减少或消除不适应行为出现的方法。代币是指可以在某一范围内兑换物品的证券,其形式有小卡片、铁牌等。当事人可以用这些证券换取自己所需要或非常喜爱的物品。例如,一位网络成瘾者每天都上网三个多小时,如果第一周每天减少上网时间半小时,那么每天可奖励他一张小奖励卡片,每周5天以上,可得一张大奖励卡片,每张大奖励卡片可以换取当事人所喜爱的物品。以此类推,可使当事人逐渐减少上网的时间,直至不再上网为止。这种由于战胜自我所得到的奖品可以使他产生愉悦感、自豪感,增强他的自信心,这就如同滚雪球一样越滚越大,好的行为越来越多,不良行为越来越少,激励他不断战胜自我,超越自我,从而以崭新的姿态出现。

2.厌恶干预法　厌恶干预指将某种不愉快的刺激与当事人对他有吸引力的但不受社会欢迎的行为活动联系起来,使得行为者最终因感到生理或心理上的厌恶而放弃这种行为。橡皮圈疗法是最简便易行常用的方法之一。具体做法是：网络成瘾者在自己的手腕上套上橡皮圈，当他有上网的想法或冲动时，弹拉橡皮圈，产生疼痛感，边拉边记数，目的是通过这种厌恶刺激转移注意力，逐渐减少抑制上网欲望所需弹拉橡皮圈的次数，直到恢复正常为止。

3. 自我警示法 玛丽·麦克默伦在《成瘾心理学》一书中指出："成瘾之后个体陷入的程度取决于当时的情形和他的应付能力"。当个体发现自己被互联网"俘获"并意识到问题的严重性后，就会想办法将其摆脱。对此可以让网络成瘾者分别用两张卡片列出网络成瘾给我们的学习、生活都带来哪些危害和摆脱网络成瘾带来的好处。然后让成瘾者随身携带这两张卡片，时时处处提醒自己，约束自己的行为。

4. 团体辅导法 团体辅导法是在团体情景下提供心理帮助与指导的咨询形式。即咨询员根据当事人问题的相似性组成课题小组，通过团体内的人际交互作用，运用团体动力和适当的心理咨询技术，协助个体认识自我，调整改善与他人的关系，学习新的态度与方式，从而促进自我发展和自我实现的过程。此法在网络成瘾的干预中起着重要的作用。因为有相同问题的青少年学生们在一起，同伴间的相互支持远比成人的支持效果好，通过团体成员间的互动，使学生注意到自己的能力，看到自身的优势，增强自信心和安全感。加之成员们共同签署契约，借助团体的监督和支持作用，以及强烈的约束作用，迫使每个成员都遵守和维护自己的诺言，从而使成瘾行为的改变得到长期的坚持和巩固。

5. 药物治疗 在网络特殊使用阶段，挑战性的网络刺激使脑内的"奖赏系统"——多巴胺、乙酰胆碱等神经递质的含量增加，令使用者处于极度兴奋状态。使用抑制多巴胺等递质生成的莨菪类药物，可能通过破坏"奖赏系统"，降低使用时的兴奋性，从而减缓对网络的依赖。杨国栋等尝试"先破后立"的方法，先用一定剂量的东莨菪碱，达到"破"网瘾的目的，然后采用心理疏导、中医耳针、中药调理、外出参观旅游等手段达到"立"积极人生观、戒断网瘾的目的，可采用临床观察、患者自述对网络的依赖程度及焦虑自评量表、忧郁自评量表判断疗效，经过对患者治疗前后前述项目的比较及不定期回访，评估治疗效果。

6. 家庭治疗 家庭是影响青少年网络成瘾的重要因素，而家庭治疗直接针对家庭环境、家庭结构和家庭功能等方面进行改善，可以发挥其他干预方法不能发挥的作用。家庭治疗有多种模型，常用于青少年网瘾治疗的有结构模型、萨提亚模型和家庭团体治疗。

网络成瘾的成因很复杂，是个体问题，也是家庭问题和社会问题。若仅从某个角度介入，干预效果是有限的。因此，对于青少年网络成瘾的干预，要从个体、家庭、社会三个层面同时介入，才能预期更好的效果。

【本章小结】

成瘾作为具有时代性的疾患,是指个体不可自制地反复渴求从事某种活动或滥用某种药物。成瘾行为是通过刺激中枢神经造成兴奋或愉快感而形成的一种社会适应不良行为。其以为了追求成瘾行为或药物所带来的特殊快感,或解除心理或生理上的痛苦及心理渴求为核心特征,并表现为身体依赖、心理依赖、耐受性、戒断综合征、明知故犯、稽延性戒断综合征六个共同特征。成瘾涉及范围很广,该领域根据现象学和致瘾源、程度、药理学、使用环境等相关特征对成瘾进行了分类。成瘾行为作为一种习得性行为是由多因素所致,社会因素、心理因素、生物因素都与成瘾有关。比如,致瘾源的存在及其药理特性,个体人格特征、生物易感性,社会文化因素的诱发或阻抑等各因素相互作用,危害人体。依据成瘾的类型,对酒瘾、烟瘾、药物成瘾、网瘾的具体干预方法进行重点介绍。通过对成瘾性危机的心理干预,经过重新认识和调整,助人建立新的平衡,度过危机。

(孙 琳)

第十九章

临危心理危机干预

临危一般是指在采取积极性、治愈性或姑息性的治疗后,患者的病情依然难以改善和控制即将面临生命的结束。关于临危的时间范围,各国家的界定标准不同,尚无统一定论。美国将其界定为无治疗意义,存活时间在 1 月以内者;日本以 2~6 个月存活期为临危阶段;英国将临危期界定为预后 1 年之内。在我国,大部分学者认为,当患者无法治愈,死亡在 2~3 个月内发生时属临危阶段。在整个临危阶段,无论是患者还是患者家属都承受着巨大的身心压力。临危患者的心理干预是在为临危患者提供医疗服务的同时,运用心理学的方法和技术对从精神和心理上帮助他们减轻临危阶段出现的各种不良情绪反应和心理痛苦,维持人格尊严,提高临危阶段的生命质量。

第一节　临危患者心理概述

心理干预的实施是以临危患者的心理表现为实施依据的。生活的意外和不幸可能会发生在任何一个家庭成员身上,为提高当事人生存质量,保证干预效果,心理干预人员应该充分了解不同年龄群体面临死亡时的心理特征、情绪及认知性反应以此采取针对性的心理干预。

一、临危患者的心理表现

1. 儿童临危患者的心理表现　忧虑和恐惧是罹患恶性疾病的儿童最明显的情绪表现。突然改变的生活环境,忧心忡忡的父母,治疗和化验检查的痛苦,医护人员和周围人员的表现等都会让他们感到恐惧和不安。怕疼痛、怕与父母分离、怕受惩罚、怕进入孤独的黑夜、怕童话中的魔鬼和灵魂,或许还有其他各种各样的恐惧,他们会在噩梦和幻想交织中受到折磨。

幼年临危病儿因为没有明确的时间概念,对死不会感到不安,但害怕离开父母亲人,此时父母应守在患儿身边或在患儿身边放些他最心爱的东西。学龄前儿童对死有恐惧心理,医护人员和心理干预人员尽量不要在孩子面前提及无法医治或与死亡有关的问题,患儿的父母也应保持冷静的态度。学龄期儿童在临危时则会考虑将来和死后的事情及对父母、兄弟姐妹、好友的留恋等,但不愿表现出来。

2. 青少年临危患者的心理表现　青少年临危患者往往视疾病为挫折,情绪极不稳定,一旦病情加重濒临死亡时就容易表现出焦虑、恐惧、绝望的心理特点。随着对美好未来幻想的破灭和对生命的绝望,他们最初可能会处于极度忧郁与孤独的心理状态,最后则会在无能为力的情况下平静地接受死亡的事实。也有很多青少年患者直到死亡仍处于压抑与绝望的状态,无法接受自己即将离世的现实。有的青少年则会有强烈的与命运抗争的精神,尽管知道死亡不可避免但是仍然依靠顽强的意志与死神搏斗。

3. 中年临危患者的心理表现　中年人肩负着社会和家庭责任,他们会感觉自己还有很多未尽之事,会为自己家人未来的生活忧心忡忡,所以中年期的临危患者常会出现精神危机,心理状态以焦虑、忧郁为主,并表现出强烈的求生欲望。性格外向的中年人在临危前多会出现烦躁、愤怒、挑剔的不稳定情绪。性格内向的中年人在临危前则多表现为少言寡语的忧郁心理,特别当认识到自己真的要辞别人世时,表现得更为忧郁、终日无语、痛苦万分。

4. 老年临危患者的心理表现　老年人的生理功能逐渐衰退,心理上感知反应迟钝,病情常常比较复杂并易于恶化。老年人的主要死因常常是心脑血管疾病、恶性肿瘤及呼吸系统疾病,这些疾病一般表现为明显的慢性渐进性功能衰竭。大多数老年人已经对死亡有所准备,但是处于临危阶段时他们仍然不能坦然接受,对生命的反思与懊悔,害怕孤独与被抛弃,担心自己生理功能和卫生习惯丧失,女性老年患者对此尤为敏感。此外,高额的医疗费用、子女的长期照顾又常使其内心充满矛盾与内疚,并常伴有自杀意念的出现。

二、临危患者的情绪性及认知性反应

心理是人脑的机能,是客观现实在人脑中的反映,人患病之后,只要意识清醒,心理活动也同样在头脑中时时刻刻进行着。但患者与健康人的心理活动存在不同之处,例如健康人的心理活动多指向于外界客观环境,而患者的反应则更多地指向于自身与疾病;与健康人相比,患病者常伴有焦虑、恐惧、无能为力、绝望、主体感觉异常、被动依赖、敏感、疑虑、孤独等负性情绪和表现。这里主要介绍焦虑与恐惧、无能为力和绝望等负性情绪反应。

(一)焦虑与恐惧

1. 焦虑　焦虑是人类的基本情绪之一(Bloch, s., Lemeignan.M & Aguilera. T, N.1991)。它既包括人在预感到潜在威胁时,主观上感到的紧张、忧虑、烦恼等心理,也包括自主神经系统活动同时出现的亢进现象(Etkin, A. 2010)。适度的焦虑对动物和人类的生存有重要的意义,但过度、不当的焦虑则会严重影响人的身心健康。

苏宝珠等采用"交谈法"对 280 例住院当事人进行了随机调查,结果 80% 以上的被调查者均不同程度地表现出各种焦虑性心理反应。焦虑既可能来自对本身患病的不安,也可能来自疾病本身的临床表现。由于缺乏相关的病理知识,又受周围人的影响,面对疾病如同面临巨大威胁,迈入了生死关头。精神上十分紧张,怕痛、怕开刀、怕留后遗病症、怕死亡,整天提心吊胆。甚至看到相关的事物,如洁白的大衣,雪白的墙,也会产生一种肃穆、死寂的感觉。他们希望对疾病作检查,而又害怕检查;他们希望知道诊断结果,又不敢去看诊断结果,心理上矛盾重重。他们有的反复询问病情;有的闭口不谈,实则也是忧心忡忡。

患者的焦虑反应一般表现为,常感到难以言说的紧张,混合着忧虑着急、坐立不安、害怕惶恐等成分,好像灾难即将降临,伴发自主神经症状与运动性不安,如眩晕、心悸、多汗、肌肉紧张、震颤、恶心和大小便频繁、内分泌失常等,并可有交感神经系统亢进的体征,如血压升高、心率加快、面色潮红或发白、多汗、皮肤发冷、面部及其他部位肌肉紧张等。严重者伴有睡眠障碍,多表现为睡眠困难,失眠多梦,早醒等。

焦虑可能会导致性格改变,如总是责怪别人、责怪医生未精心治疗,埋怨家庭未尽心照料等,故意挑剔和常因小事勃然大怒。他们对躯体方面的微小变化颇为敏感,常提出过高的治疗或照顾要求,因此导致医患关系及家庭内人际关系紧张或恶化。

克服焦虑症状主要采用心理治疗,但辅助药物治疗也具有重要的作用,可以控制焦虑,心理治疗除一般的支持性措施外,行为疗法如松弛集中性塑造、脱敏疗法等有很好的疗效。常用的药物有地西泮、丙咪嗪、阿米替林和多虑平等。

2. 恐惧　当事人在预感自己的生命即将终结,或医护人员告知当事人有生命即将丧失的危险,或从家属悲戚的神情中揣测自己的生命之火即将熄灭时,常体验到对死亡的恐惧,这也是人类在面临死亡时的一种最普遍的情绪反应。精神病学家 Patty Hudson 指出,临危患者将会产生七种恐惧。①对未知物的恐惧。毕竟死亡是任何人都没有经验的事物,人们不知死是什么滋味,也不知死及死后会发生什么状况。②孤独的恐惧。失去与他人的接触,就将很快分裂以至丧失自我的完整性,死亡是将人彻底地孤独起来,临危之人对这一前景实在是恐惧万分。③失去家人和朋友的恐惧。死是一种永远的分离,特别是与至亲好友的分别,这当然引发临危者的极大恐惧。④失去自我身体的恐惧。⑤失去自我控制的恐惧。⑥失去同一性的恐惧。⑦回归的恐惧。克服恐惧症状，主要采用心理治疗，如认知集中性塑造、系统脱敏等。

（二）无能为力

这种情绪状态临危患者身上经常出现，是由于心理应激的失控、自我价值感的丧失、自信心的降低造成的，是一种消极的心理。塞利格曼（Martin E. P. Seligman，1967）认为，无能为力的核心是"不可控制感"，当一个人认为他对情境没有控制力，并因此无力改变它的时候，就会产生无能为力感。他认为无能为力的表现与抑郁症状是一致的，即都表现为认知缺失、动机缺失和消极的情绪反应。认知效能下降表现为注意力不能高度集中，看事物有一种暗淡之感，思维变得不积极活跃；动力缺失即患者对事物的兴趣下降，萎靡不振，常感到精力不足，对什么都打不起精神，没有热情；消极的情感反应包括心情不畅，消沉，悲观沮丧，自我评价下降，自卑，对于前途悲观失望，有时自罪自责，偶有自杀念头。常采用心理支持技术、认知改变等改变无能为力状态。

（三）绝望

由于长期患病、持续疼痛、虚弱、机体功能障碍（进食、排便、走路），身体衰竭或病情恶化等原因临危患者极易出现绝望情绪。主要表现为情绪变化大，情感脆弱，易激动，常为小事而发火，易哭泣，莫名的愤怒，怨恨命运，责怪自己。情绪异常悲观低落、绝望，对外界事物不感兴趣，言语减少，不愿与人交往，不思饮食，哭泣不语或叫苦连天，退缩，丧失信心，有时自暴自弃，放弃治疗，严重者出现自杀观念或行为。对于世界感到绝望，认为自己被抛弃。毫无希望。患者往往出现自卑自怜的情绪，经常会说我为什么偏偏生这种病""老天爷为什么和我过不去"等。患者出于绝望，有时无缘无故地大发脾气，有时表现情绪木僵，麻木不仁，好像大难来临似的，有的总是照镜子与自我告别，回首往事，留恋人生。对于存在绝望情绪的病患，要求家属给予情感上的支持，鼓励继续治疗的保证等。

第二节　临危患者的心理干预

临危患者的心理干预也称作支持性关怀，其主要任务是根据临危患者的心理特征，运用心理学的技术和方法最大可能的为其提供支持系统，以帮助患者在死亡之前都尽可能地以积极性和创造性的方式活着。

一、临危患者心理干预的特点

1. 积极的支持性心理治疗结合药物治疗　临危患者的当事人一般处于

各种疾病的晚期,他们承受着巨大心理压力和痛苦的同时还要经受病痛的折磨,此时无论是药物治疗还是心理干预都不能单独起作用,唯有将两者相结合才能最大程度减轻患者的身心痛苦,提高其临危阶段的生命质量。因此,选用药物时应考虑疾病的性质、所引起的问题,以及患者的抑郁、焦虑症状。以癌症为例,可用吗啡缓解疼痛,用抗抑郁药缓解抑郁,用抗焦虑药处理焦虑。对于情绪及认知反应,如焦虑、恐惧、无能为力、绝望等,可心理支持与心理治疗措施并用。

2. 尊重临危患者的尊严和权利 无条件的接纳与尊重是心理干预顺利进行的前提和保障。特别是临危患者正处于人生中最大的危机时期,非常容易产生消极的甚至不合情理的想法。心理危机干预工作者要充分的理解和尊重他们的想法,做到耐心倾听不随意插话、反驳、打断和否定,必要时可以给予眼神和肢体上的支持和安慰,使其不良情绪得以宣泄。切不可一味地说服教育让其接受死亡,要让当事人感觉到充分的尊重和接纳。

3. 提高生命质量,尽可能减轻痛苦和满足需求 对临危患者的心理干预其根本目的不是通过治疗来延长生命期限而是通过有效的干预提高生命的质量,通过心理干预缓解临危患者心理和精神上的压力和痛苦,减轻、消除其失落感或自我丧失的恐惧,建立适当的心理适应能力,能自然、平静地接受死亡,安详地走完人生的旅途。

4. 干预形式多样化、本土化 英国对临危患者的干预和照顾是以医院为中心展开,美国对临危患者的关怀是以社区为单位进行的。我国的国情和文化具有其自身的特殊性,因而心理干预工作者有义务也有能力走出一条具有我国特色的临危患者干预模式,同时在临危患者心理干预的实践中注重与我国文化相结合,实现具有民族化特点的临危患者心理干预。

二、临危患者心理干预技术

心理学本身在心理障碍和心理治疗方面积累了很多的方法和技术,这些技术也比较容易被应用到临危关怀中。这里主要介绍适用于临危患者心理干预的几种方法。

(一)支持性心理疗法

支持性心理治疗,也称一般性心理疗法,是其他各种心理疗法的基础。支持性心理疗法的特点是指对当事人进行以支持为主的心理治疗,基本方法是支持、鼓励与保证,倾听与共情。心理危机干预工作者的目标是维护或提升当事人的自尊感,尽可能减少或防止症状的反复,以及最大限度地提高当事人的适应能力。这种方法不触及当事人的隐私,不揭露当事人内心的矛盾冲突,特别适用于经历了严重心理创伤、精神崩溃、需要他人的支持和帮助的人,因而这种方法非常适用于临危患者的基础心理干预。

支持性心理疗法开始之前先要收集当事人的资料,经过心理危机干预工作者对当事人的询问、观察和心理检查,对当事人的基本情况有一个初步的了解,包括当事人的情绪、生活状态、身体情况以及所面临的压力和处境。与当事人建立良好的关系之后就可以通过支持性疗法的基本方法对当事人进行干预。

在支持性心理治疗中,作为专业人员的心理危机干预工作者要有对当事人的尊重和充分的关注、诚信和努力,心理危机干预工作者运用专业知识与技能完成设定的目标。与心理危机干预工作者积极的治疗关系使得心理危机干预工作者在指导当事人获得改善时,会直接减轻当事人的无助感。在支持性心理治疗中,通常会支持或者忽略为潜意识目标服务的防御,以保护焦虑或有其他不愉快情绪的当事人。

(二)放松疗法

临危患者基本都存在焦虑、恐惧不安等负性情绪,此时利用放松疗法可以缓解甚至消除临危患者的焦虑、紧张等情绪反应。放松疗法是通过一定的程式训练学会精神上及躯体上(骨骼肌)放松的一种行为治疗方法。其核心的理论认为放松所导致的心理改变的维持对应激所引起的心理改变是一种对抗力量。

放松训练的种类很多,其中主要包括:渐进性放松、自生训练、瑜伽、超觉静默、放松反应、意向控制放松、生物反馈训练等,虽然放松训练的原理及程序不一样,但有着共同的目的,就是降低交感神经系统的活动水平、减低骨骼肌的紧张及减轻焦虑与紧张的主观状态。Benson 在 1977 年提出在所有的放松技术中几乎都存在的以下四个基本成分。①精神专一,即要求自己集中注意于身体感觉、思想或想象。默默地或出声地重复一个音、词、句子或想象,以促进逻辑的继发性过程性思维转变为较少现实依据的原发性过程性思维。②被动态度,也就是当思维或想象发生分心时,教导自己不理睬无关刺激而重新集中注意力于精神专一。③减低肌肉能力,使当事人处于一种安适的姿势,减低肌肉紧张。④安静的环境,宁静的环境可减少外来感觉的传入,闭目养神以减少分心。

Benson 还提出在他们实验室里所应用的放松方法以引起松弛反应。①安静舒适的姿势;②闭目养神;③尽量放松全身肌肉,从脚开始逐渐进行到面部,完全放松;④用鼻呼吸,使能意识到自己的呼吸。当呼气时默诵"一……",吸气时默诵"二……";⑤持续几分钟,可以睁开眼睛核对时间,但不能用报警器。结束时首先闭眼而后睁开眼睛,安静地坐几分钟。

对于当事人进行放松训练时,心理危机干预工作者应注意以下几点。

（1）第一次进行放松训练时，心理危机干预工作者要作示范，这样可以减轻当事人的羞涩感，也可以为当事人提供模仿对象。事先得告诉当事人，如果不明白指示语的要求，可以先观察一下心理危机干预工作者的动作，再闭上眼睛继续练。

（2）会谈时进行的放松训练，心理危机干预工作者最好用口头指示，以便在遇上问题时，能及时停下来。心理危机干预工作者还可以根据情况，主动控制训练的进程，或者有意重复某些放松环节。

（3）在放松过程中，为了帮助当事人体验其身体感受，心理危机干预工作者可以在步与步的间隔时，指示当事人，如"注意放松状态的沉重、温暖和轻松的感觉"，"感到你身上的肌肉放松"，或者"注意肌肉放松时与紧张的感觉差异"等。

大量实践表明，松弛训练可以使机体产生生理、生化和心理方面的变化，不但对于一般的精神紧张、神经症有显著的疗效，而且对某些与应激有关的心身疾患也有一定的疗效。

（三）表达性艺术治疗

表达性艺术治疗是一种特殊的心理咨询与治疗技术，主要强调视觉符号或意象是人类经验最自然的交流形式。它通过游戏、活动、绘画、音乐、舞蹈、戏剧等艺术媒介，以一种非口语的沟通技巧来介入，能够通过艺术欣赏、艺术创作甚至是简单的书写表达过程来释放被言语所压抑的精神压力，处理当事人情绪上的困扰，帮助当事人对自己有更深刻的对不同刺激的正确反应，重新接纳和整合外界刺激，达到心理干预的目的。

表达性艺术治疗的魅力在于其是一种心象思考，这种心象思考的历程常常能启发更多的想象及灵感，促进创造力及洞察力的产生，同时也可以减少防卫，让人在不知不觉、无预期的情境中把内心的真实状况表达出来。受传统社会文化的影响，我们在面临与死亡有关的话题时常常以沉默和逃避的方式来应对。特别是临危患者考虑到社会影响和舆论的压力，在情感表达上比较内敛和压抑负性情绪得不到宣泄。在这个时候表达性艺术治疗就成为了临危患者干预的首选方式，而且已有很多研究证实即使是简单的书写表达也可以帮助临危患者宣泄不良情绪，提高其临危的生活质量和幸福感。

（四）护理干预和照护

护理干预除了对临危患者进行直接的生理护理和疼痛控制之外，还有一个重要的任务，即把护理重点放在促进当事人与他的重要他人之间的交流上。这就要求护理人员在日常护理中加强观察和关心患者，建立良好的护患关系。谈话时，要注意态度和蔼，耐心倾听，严密观察患者的情绪反应，适当满足其合理需要，做好心理护理的评估、诊断、计划和实施。以下是给护理人员，包括临危患者的朋友、家人和护士的建议：①注意临危当事人说的每件事情，记录他的动作、谈话和异常的语句。讨论记录的内容并确定这些线索的意义；②即便是含糊不清或是断断续续的表达，也要警惕其中的重要信息；③保持良好的目光接触和平静友好的接纳方式；④注意非语言性沟通，尊重当事人的人格，防止不良因素给当事人造成困扰；⑤用柔和的请求语气询问自己不理解的地方："你能告诉我发生了什么吗？"；⑥认真倾听，接受并认同临危患者的话；⑦不要加以评论，不要反驳，不要不懂装懂，不要强求。让当事人自己控制谈话的深度和广度；⑧不要向临危患者传达挫败感，即便当事人说话含糊，断断续续，也要对当事人的努力表达表示感谢，鼓励他继续表达；⑨不知道说什么，那就不要说，有时候安静的陪伴也是很好的支持和沟通。

　　所有心理危机干预工作者和重要他人都应意识到，临危患者表达的意思可以依据死亡体验、安静死去的需要以及时间选择分为不同的类型。临危患者将安静死亡以及死亡时限表达为踌躇不前的事物。一旦把当事人表达的意思弄清楚了，心理危机干预工作者就把这种理解告知当事人，让他知道心理危机干预工作者正在努力。

三、临危患者的分期心理干预

　　库布勒·罗斯（Elisabeth Kubler-Ross）经过大量的临床实践研究将人的临危心理表现划分为五个应对反应阶段，称为哀伤过程，我们根据不同反应阶段的心理特征采取不同的干预措施。

　　1. 否认期　临危患者得知自己濒临死亡时，最初的反应往往都是"不，那不是我"。这一阶段他们伴有对躯体病症以及治疗过程的恐惧，对痛苦和死亡的恐慌。他们会怀疑医学诊断有误，担心误诊、医疗差错或意外发生在自己身上。这种短期的否认是抵御严重精神创伤的一种自我保护，是临危患者及其家属所使用的心理防卫机制。不要揭穿当事人的防卫，但也不要对他撒谎，和他谈话要尽量用他的语言，保持诚实、坦率、关心的态度，仔细倾听当事人讲他所知道的，要热心、支持和理解，使之维持适当的希望感。在此期间不要急于转变患者的态度，允许当事人自己寻找帮助，对减少其极端行为是有用的。既不能促进和鼓励否认，又不能盲目地克服否认，理解和接受临危者的所有反应并提供一个开放性的讨论环境是此刻最重要的心理护理，但是言行上不要强化其否认。

　　2. 愤怒期　随着病情的发展，当事人的否认将会被现实情境所打破，取而代之的是妒忌和愤怒。他们会对于诊断结果表示愤怒，怨天尤人，责怪老天不公，认为百分之几、千分之几的不幸降落到自己身上，认为自己倒霉，不争气，埋怨周围的人对自己照顾关注不够，治疗成功的几率不高。这种愤怒的表现形式是多种多样的，比较常见的形式是对家属的责备、对当事人的冷漠和对医护人员的恶劣态度等。这一时期的愤怒表现不是针对于具体对象的，而是当事人内心世界与死亡抗争的外在表现，也是一种正常的适应性反应，具有一定的心理学意义。当事人发怒时，寻找原因，别试着劝他不要生气，那样只能让他更生气。如果处理掉愤怒背后的恐惧和无助，那么愤怒可能就减轻甚至消失了。不要把当事人的攻击、脾气看成是针对自己，不能用你的愤怒或回避去反击他，不要斥责当事人"不应该这样做"、"不应该那样说"，而应该充分的表达共情。家属、医务人员和心理服务人员对当事人的愤怒及其表现若理解不够，就有可能恶化与当事人的关系。这一时期有效的干预是认真倾听，将当事人的愤怒看做有益于健康的行为，尽可能地为当事人提供表达和发泄内心情感的适宜环境，并做好当事人家属和朋友的工作，给予当事人理解、关爱和支持。

3. 讨价还价　当患者认识到"否认"和"愤怒"并不能改变濒死的事实时，临危者会试图进行"讨价还价"，尽可能延迟死亡的到来。他们会提出一些期许"再给我几年的时间该多好，我还没有好好陪伴家人，还有好多事情没有做"等。但这种讨价还价基本都是私下进行的，而且讨价还价的对象是老天，照护者常难以觉察。当事人的这些要求对生命有重要意义，为了实现这种讨价还价的目的，他们通常会积极配合治疗，照护者主动地关心和指导当事人，满足当事人的心理需求，鼓励当事人说出内心的感受，尊重其个人信仰并积极教育和引导。

4. 沮丧期　当患者意识到自己的讨价还价无效之后，就会进入沮丧期。这一阶段的患者深刻地意识到自己将不久于人世，因而更加虚弱和痛苦。他们对于未来丧失信心，看不到希望，悲观失望，沉默寡言，社会兴趣减少，自我价值感和控制感降低，情绪低落，沮丧，抑郁。如果仅仅安慰当事人"别把事情看得太坏，你的病会治好的，不要急"等，其实都是无济于事的，因为此时当事人非常重要的一件事就是向他人宣泄悲伤、绝望的情绪。此时若无视其情感，一味地鼓励他振作起来，无疑是强人所难，徒增当事人的愤怒与焦虑。恰当的做法是允许当事人哀悼、痛苦和发泄，鼓励他表达自己的情感，用非语言形式表达关怀和支持。并应注意男性和女性在悲伤和哀痛表达方式上的不同。

5. 接受期　这一阶段的患者表现出超脱现实的宁静，他们已经认清现实，接受现实并适应现实，他们已经准备好接纳死亡的到来，对周围的人、事物兴趣下降并开始为后事做准备。他们往往希望悄悄地离开世界，因此常不欢迎探视者，甚至以各种方式拒绝治疗。一般而言，老年人、文化程度较高的人相对容易接受死亡；病前比较富有、比较受人尊重、惯于发号施令者较难接受死亡。这一阶段主要的照护方式是帮助当事人了却未完成的心愿，给予关心和支持，尊重当事人的个人意愿不要强迫与其交谈，加强当事人的基础护理使当事人平静、安详、有尊严地离开人世。

这五个阶段的心理变化并非依次出现，是以变化的、重叠的方式起伏波动。接受诊断现实、适应疾病以及为濒临死亡做好准备等与死亡有关的任务都加剧了濒死反应。每一个任务确实都可以使个体产生危机感。否认可以用来保护个人免受强烈的痛苦的折磨，是一种有益的应对策略。恐惧、无助和怨恨常常是愤怒的源头，亲人、朋友、护理提供者、组织机构都有可能激怒当事人。讨价还价使拖延不可避免的死亡成为可能。沮丧是悲伤的一种常见反应。濒临死亡的过程中会有很多丧失。疾病、死亡本身、人际关系以及整个未来都会导致丧失。丧失引起的沮丧是悲伤过程的一部分。接受死亡不一定会发生，但如果发生了，也是发生在濒临死亡的时候。接受死亡表现为平静的顺从以及远离尘世。心理干预工作者应该注意辨别和区分这几个阶段的不同特点有针对性的采取干预措施。

第三节　临危患者家属的心理干预

家属是临危患者强有力的社会支持，临危患者的家属能否以良好的心态照顾和面对当事人，对临危患者是至关重要的。临危患者的家属不仅要承受亲人即将离世的精神打击还可能面临个人需求的推迟或放弃、家庭中角色与职务的调整与再适应、社会性互动减少、重大经济负担等家庭变故。正如库布勒·罗斯所说："家属往往比患者本身更难以接受即将死亡的事实"。通过干预帮助患者家属适应患者病情的变化、接受亲人即将离去的现实、适应家庭变化是心理干预工作者十分重要的任务。

一、临危患者家属的心理变化

临危阶段是对家属持续的精神折磨，作为家属在得知亲人即将离世的消息后一般会经历震惊与不知所措、否认、愤怒与接受、内疚与自责、接受、解脱与重组的多个心理过程，正常情况下可在1年内逐渐恢复常态。幼年、青年或中年期的死亡、猝死、配偶死亡往往带来的精神创伤更大、持续时间更长。

1. 震惊与不知所措　这一般是家属最初得知患者病情时的心理反应。当得知自己的亲人患绝症或病情已无法医治时，家属往往难以接受这一残忍的现实，好像突然被宣判了死刑，想到美满幸福的家庭即将破碎，悲痛欲绝，甚至想要与患者共赴死亡。这种震惊也会发生在患者逝去后的最初阶段。他们的言谈举止可能会有一些反常,如说话语无伦次、行为上自控能力低、不想承认眼前发生的一切等。震惊之后,会出现不知所措的反应,表现思维混乱、无主见、依赖性增强、无法作出理性选择等。

2. 否认 经过一段时间的治疗,当患者的病情暂时有些缓解时,家属可能会怀疑误诊并幻想患者的病会很快痊愈,抱有一线希望而四处求医问药,试图否定医生的诊断与预测。这段时间患者家属抱有很大希望,求医的信心很足。

3. 愤怒与接受 当经过长期治疗,患者的病情不仅未见明显好转,反而日益加重时,患者家属意识到医治无效、求生无望时,就会产生愤怒、怨恨、嫉妒情绪,认为命运不公平,为什么让自己的亲属得了不治之症。同时开始接受患者不能治愈,即将逝去的事实,表现出求生无望的悲痛心理。

4. 内疚与自责 自得知患者不能治愈到当事人死亡后一年甚至更长时间内。家属往往会背负着沉重的负罪感,觉得当事人生前自己没有好好照顾,甚至觉得自己对死者的死亡要负责任,认为如果我做得更好一些,患者是不是还有一线生机,或者如果自己怎么做,患者就不会得这种病。总之,对亲人的思念化做对自己的自责和负罪感。同时由于逝者的离开,家属生活和心理上都会产生失落感与孤独感。逝者留下的任何遗言、遗物都会引起他们的悲伤。

5. 接受、解脱与重组 认清逝者已逝,痛苦和折磨已成过去,尤其是长期照顾一个临终患者以后,家属在患者逝后最初的哀伤后,可能会有解脱的感觉,这种解脱不仅是对患者的解脱,也是对家属的一种解脱。家属开始慢慢适应亲人离世后的感觉,开始重新安排自己的生活,寻找新的生活方向。重组生活时间的长短与家属与逝者的关系、死亡过程的情境及家属本身的性格、社会适应能力有关。

在国内大多数家属得知患者病情恶化,已处于治疗无望的阶段时,心情极其痛苦,却又将痛苦抑制在心中而不表露出来,在患者面前强做笑容。有的亲属则由于震惊、痛苦、无法控制自己的感情,在亲人面前不由自主地流泪、满面愁容,因而给患者带来更沉重的心理压力,促使患者产生尽快与亲人诀别的念头。

以上所述临危患者家属的心理中各种情绪反应并非必然发生、也不一定按顺序发展。随着临危过程的进展,多数亲人在经历了震惊、否认期后,逐渐变得冷静,能够尽力克制自己的悲痛,对患者的照料在态度和行动上都是积极的、主动的配合治疗。而有少数的家属由于长时期照顾陪伴患者,自身疲惫不堪,正常的生活和工作秩序被打乱或出现一些经济、财产等难以应付的问题,则会产生悲观、厌烦、冷漠的心理。

二、影响临危患者家属心理变化的因素

1. 家属与患者关系的亲密度　家属与临危患者关系越亲近、感情越深，家属的心理变化越明显。一般来说，父母、配偶的心理变化最深刻；除配偶外，血缘关系越近，感受越深；未成年子女较成年子女感受深。

2. 临危抛物线　临危抛物线是指当事人临危到死亡的时间和形式。因为这个曲线长短快慢和形式决定临危的历程，有的当事人病情很快恶化或突然死亡，也有的当事人病情发展缓慢从临危到死亡的时间很长，起伏波动，时好时坏，很难预测。这段时间的长短与形式的不同直接导致家属心理反应的差异。

如果死亡适时到来，当事人从临危到死亡的时间有一年左右，家属有预期心理准备，也竭尽全力给予治疗、照顾，家属的心情比较平静。这种类型的家属相对来说心理问题比较少。如果死亡一再拖延，当事人从临危到死亡的时间有一年以上，病情起伏波动较大，家属哀伤过久，会产生挫折、焦虑、矛盾、愤怒等情绪反应，有时欲其生、有时欲其死。欲其死的心理会使家属产生强烈的内疚和罪恶感，一旦亲人死去，家属因为无力应对强烈的内疚、罪恶感而产生心理问题。如果临危至死亡时间过短，当事人从临危到死亡的时间在半年以内，特别是猝死的当事人，家属心理突然失衡，在短时间内无力应对巨大的应激而产生怀疑、愤怒、反复无常的情绪，甚至丧失理智、出现冲动行为。

3. 临危患者的年龄　年长者去世，家属长会认为是自然规律，心理波动相对较低，可接受度较高；中年人、儿童去世，其配偶、父母往往会悲痛欲绝，比较容易出现心理问题。

4. 临危患者家属的受教育程度　受教育程度高的家属，对疾病、死亡易于理解，能面对死亡现实，特别是医务人员家属，几乎没有否认期。但由于职业的特殊性，医务人员家属会认为自己无能，不能挽救自己亲人的生命，恨自己的技术水平低，所以他们比常人会有更深的自责和负罪感。

5. 临危患者家属的气质类型　多血质的家属情绪发生快，变化也快，易于产生情感，但体验不深，在遭遇丧失亲人的威胁和事实时，往往发生注意转移，把关注的重点放在解决挫折问题上，虽然会产生焦虑、愤怒等情绪反应，但心理反应不持久。一般不会影响其社会角色。胆汁质的家属情绪兴奋性高，自控力差，在遭遇挫折情境时，只关注危机情境的表象，容易出现焦虑、愤怒甚至情感爆发产生冲动的外显行为；同时，因为注意稳定集中不易转移，导致了心理反应持久，难以完成的社会角色转换。粘液质的家属情感稳定，反应性低，缺乏灵活性。他们的情绪不易外露，在遭遇亲人离世等危机事件时缺乏变通，容易过度使用否认、退缩、抑制等消极心理防卫机制，导致强迫、偏

执等适应障碍和社会功能损害。抑郁质的家属有较高的感受性。情感容易产生，而且体验相当深刻，隐藏而不外露。在受到挫折时，过度关注挫折和有关的负性影响，多愁善感，怨天尤人，多运用退缩、幻想等缓解丧失亲人的悲痛，具有明显的内倾性，易导致抑郁、躯体化症状。

此外，家属的宗教信仰、地域文化、风俗习惯也对其心理反应有很大影响。

三、临危患者家属的心理干预

1. 满足家属照顾患者的需要　1986 年费尔斯特和霍克（Ferszt & Houck）提出临危患者家属有七大需求：①了解患者病情、照顾等相关问题的发展；②了解临危关怀小组中，哪些人会照顾患者；③参与患者的日常照顾；④知道患者受到临危关怀医疗小组良好照顾；⑤被关怀与支持；⑥了解患者死亡后相关事宜（处理后事）；⑦了解有关资源：经济补助、社会资源、义工团体等。

2. 了解家属的心理体验，设置干预目标　临危患者的家属得知当事人将不久于人世一般会表现出不同程度的情感宣泄，此时心理危机干预工作者必须接受当事人，接受他所体验到的悲伤，让当事人知道自己已经接受并愿意帮助他满足需要。在初始阶段，当事人经常处于一种情感高度唤醒或高度贫乏的状态。对唤醒状态下的当事人进行干预，要引导当事人调动自身的资源，增强控制感。干预应该增强当事人的自我价值感和对未来的希望，获得控制感以及应对紧张性刺激的力量。依靠个体保持健康的内驱力，设置较成熟的干预目标。对于贫乏状态下的当事人，心理危机干预工作者有必要提供生理、心理和情感三方面的综合性支持。如果贫乏状态没有好转，就要及时将当事人转介给专家。

3. 鼓励家属表达感情　临危患者家属承受着亲人罹患重病即将离世的重大打击和长期照护的物质、精神压力，负面情绪的积压已经达到极致。不论患者的病情进展如何，应不时提供机会帮助家属表达积压的负性能量，特别是罪恶感的抒发和压力的缓解。一般性的保证和安慰，未必能支持家属，心理危机干预工作者可倾听、回应、反映家属的情绪，若家属提出对患者负向的感受和情绪时，干预者可不必表示任何语言，仅仅倾听和提供抒发的机会。

4. 重视家属的预感性悲伤　有家属会说："一想起来他 / 她（患者）过几天就要离开我，说没就没了，心里就难受。"这就是预感性悲伤。预感性悲伤是指个人感知到有可能失去对自己有意义有价值的人或事物时，在改变自我概念过程中所出现的理智和情感的反应和行为。实际上，这种悲伤从患者被诊断为患有不能治愈的疾病时就已经开始了，只是到了患者临危阶段表现得尤为严重。在这一阶段，及时评估家属的悲伤程度，鼓励家属倾诉，适时提供关于疾病的治疗和转归，以及持续的病情变化信息，并及时提供心理支持，对于预防和减轻丧亲后的悲伤，顺利度过悲伤期非常重要。

5. 给予时间去过渡　悲伤和接受悲伤是需要时间的，这是一个割断绳索的过程，而且这个过程是渐进的。心理干预需让临危患者的家属了解适应失落和其他牵连的事件是需要花费时间。从得知自己的亲人罹患重疾到接受当事人即将离世，对于当事人家属来说是一段非常艰难的心理路程，这一阶段要鼓励当事人家属表达和发泄哀伤情绪，并告知家属正常的悲伤情绪是必要的也是不可避免并且需要时间的。鼓励当事人调动可利用的一切资源，如支持性的家庭或重要他人。心理危机干预工作者要为当事人提供一个可以用语言或行为自由表达情感的环境，然后积极倾听并反馈，以表明自己可以接受当事人，理解他表达的情感。

6. 相信当事人自己的心理力量　当事人愿意体验痛苦时，记住，让当事人调整自己的观念，这一点很重要。一个心理危机干预工作者不能为当事人调整观念，也不能迫使他们改变自己的想法。对当事人的观念进行反映时，不要逃避现实，要以让当事人感到，心理危机干预工作者在认真倾听自己，了解自己，这种安全感促使当事人探索另一种观念，最终调整自己的观念。心理危机干预工作者与当事人建立信任的关系，提供安全的空间以帮助当事人探索和体验各种感觉，鼓励当事人反复讲自己的故事，帮助当事人确定并运用有效机制，传达希望、爱和控制感。

7. 与家属保持连续性沟通　与患者及家属建立友好信任的关系是有效沟通的前提。患者进入临危阶段时，协助医生给家属提供准确的病情信息，与家属保持连续性的沟通，帮助家属面对患者即将到来的死亡。评估此时家属对患者的死亡存在的顾虑和担忧，对家属提出的具体问题应避免粗略回答或应付了事的态度。

8. 全面评估患者及其家属的文化背景和信仰　患者进入临危，全面评估患者及其家属的文化背景及有无信仰，可以帮助心理危机干预工作者理解他们对死亡的态度和应对方式。帮助患者完成心愿，安详地离开，有助于减轻家属丧亲后的悲伤。

9. 提供持续性的支持　临危阶段是一个持续性的过程，心理危机干预工作者提供的心理干预也应该是一个持续性的过程，一般来说在应该在失落发生后1年内的每一个关键时刻都为临危者及其家属提供支持。

【本章小结】

临危患者的心理干预是提高其生存质量的重要手段，对临危患者的心理干预主要是以各年龄群体临危阶段的心理特征、情绪及认知性反应为基础，采用心理学应用比较成熟的技术和方法加以干预。目前比较常用的干预方法主要有支持性心理疗法、放松疗法、表达性艺术治疗和护理干预及照护等，在实际干预中需要根据当事人不同反应阶段的心理特征灵活采取干预措施。对临危患者家属的干预基础是其在震惊与不知所措、否认、愤怒与接受、内疚与自责、接受、解脱与重组五个阶段的心理反应特征和影响其心理反应变化的因素，干预的手段主要是在九大原则基础之上灵活运用已经相对成熟的心理危机干预技术和方法。

（卢国华）

第二十章

居丧心理危机干预

　　丧失是人生旅程中不可避免的经历。较大的、突如其来的丧失可能会给个体带来严重的心理危机，引起个体情绪、思维、行为等各方面的改变，包括人际关系和社会功能方面的改变，有时还迁延成慢性状态，给个体、家庭、社会带来不可估量的损失。因此，及时有效的居丧心理危机干预十分必要和重要。

第一节　居 丧 概 述

一、居丧的界定

　　居丧（bereavement）常常与丧亲、悲恸几个词交替使用，但意义有所区别。居丧是指自愿的行为表达和仪式，是被社会认可的对丧亲的反应，其在不同的社会和不同的宗教团体中有不同的形式或持续时间。与居丧相比，丧亲更强调因所爱的人死亡而造成的丧失，悲恸则是因丧亲而不由自主产生的情绪或行为反应。

　　居丧常常与丧失联系紧密。人生中经历的丧失可归为三类：成长性丧失、创伤性丧失和预期性丧失。成长性丧失来自于成长过程中的一些分离体验，如弟妹诞生、结婚离家等；创伤性丧失则来源于灾难、战争等突发和不可预测事件；预期性丧失则是指尚未真正发生，却在人的预期之内的丧失，常见于被诊断为不治之症的患者及其家属之中。有学者认为悲恸和丧失概念正包含更多的动力学理论内容，正在由医疗或病理学理论向相互影响的模式过度，心理生理、情感及认知行为因素，例如死亡模式、与死者的关系、以前的丧失经历等，都影响个人对亲人死亡的体验和感受。

二、居丧的类型

1. 丧偶

因为丈夫因车祸不幸去世，45 岁的王女士现在整天以泪洗面，内心非常痛苦。王女士的丈夫是一位货车司机，经常跑长途，一家收入不算高，但生活比较稳定，14 岁的儿子正在上中学，一家三口的生活过得平淡却很踏实。她2014 年 6 月 11 日中午，丈夫开车去南京，路上出了车祸，受伤很严重，后被送到医院因失血过多而死亡。王女士平常有中午给丈夫打电话的习惯。可是，恰巧出事这天王女士有事忙，觉得忙完了再给丈夫电话。丈夫去世后，王女士非常内疚，觉得如果自己打了电话，丈夫就不会因失血过多而去世，认为丈夫的去世都是自己的错。开始时，晚上经常做噩梦，梦见自己的丈夫浑身血淋淋的，不停地向自己求助。一个月后，她的精神状态出现了异常表现，情绪低落、神情呆滞，不愿意走出家门，避免与他人交往，经常丢三落四，人也变得异常虚弱和憔悴。

配偶离世是严重的情感刺激与打击，这种亲密关系的剥夺让人在生理和心理上承受着巨大压力。丧偶者必须独自面对许多问题和整个居丧过程。除了承受巨大的创伤和悲痛外，许多居丧者还要面对严重的个人、情感、经济、社会、职业、家庭等许多问题。丧偶者焦躁的情绪、症状和行为从丧偶开始可能一直持续到丧偶后 4 年甚至更长时间跨度，而老年丧偶者的悲伤反应比预期的反应和时间要严重、长久，并且在丧偶后的第一年病态悲伤的发生率非常高，导致老年人较高的居丧风险。

舒克特（S.Shucter）提出了配偶悲伤过程的六个维度：①丧失表现出的情感和精神反应，如震惊、愤怒和悲伤；②应对居丧痛苦的各种方法；③与死者继续保持一种关系的各种方法；④居丧者在社会、生活以及工作上的改变；⑤与家庭、朋友关系的改变；⑥居丧者身份的改变。

2. 丧子

哀痛击垮了丁女士，她整天以泪洗面，痛苦异常，感到生不如死。一天傍晚，丁女士熬了一锅鸡汤，叫女儿给她姥姥送些过去，姥姥家住在马路对面的楼上，去一趟只有十几分钟路程。女儿说："等我把作业写完再去吧？"丁女士说："天快下雨了，你赶快送过去，回来就吃晚饭。"谁知，女儿这一去，就再没有回来。一场车祸夺去了女儿的生命。听到车祸的噩耗后，丁女士非常震惊，难以置信，陷入麻木，感到脑子一片空白……丁女士非常悲伤难过，经常望着女儿的照片发呆，晚上常常不能入睡，她认为是自己害死了女儿，感到深深的自责、内疚、悔恨，反复说"要是我不让女儿送鸡汤，就不会有这场灾难了。"

孩子死亡对父母来说是一个重大的生活危机。由于父母的家庭环境、人格、应对方式、人际关系、社会支持系统等都不相同，因此丧子家庭的父母感受均不同。但无论是意外还是病故死亡，也无论子女的年龄大小，孩子的死亡对父母来说都是巨大的创伤。兰多表明"父母的悲伤是特别严重的，而且是复杂持久的，一直伴有较大的、平行的症状波动"。

3. 儿童居丧　无论是亲历还是间接知晓,所有形式的灾难都会影响到儿童,其身体的生长发育和心理的发展过程很容易受到各类灾难的影响和破坏。当有亲人遇难时,会使儿童青少年感到孤独、无助和迷茫。还有些可能会误认为自己对灾难有责任等产生自责、内疚,进而回避他人。

父母和家里的其他亲人,是孩子安全感的主要来源,失去他们,就像天塌地陷那样使孩子没有了支持和依靠。丧亲的孩子,较之在灾难中经历房屋倒塌或身体受伤的孩子,其内心的被抛弃感和无助感更为严重。因此,他们更需要老师、亲友、志愿者和社区工作者的陪伴和关照,才能获得生活下去的勇气和力量。

儿童处理哀伤时,多会保存逝者遗物、常常提及和想起逝者、感到逝者常在或梦见逝者、在想象中与逝者保持互动的关系,并视自己为父母的活遗产。经历父母或兄妹死亡的儿童可能表现出居丧的典型反应,但也有压抑、隐匿的悲痛,以致照顾者认为他们没有受到丧失的影响。研究表明,学龄前儿童和学龄儿童之间出现的行为和心理问题是不同的。年龄较大的儿童有死亡的永久性概念并且能够描述他们自己的问题,他们比年龄较小的儿童表现出更多的焦虑、抑郁和躯体症状,这一阶段儿童常通过游戏和绘画来解决复杂的心理困难,以表达他们对灾难的理解或体验。这种理解和体验既反映现实的情况,也包括幻想的成分。年龄较小的儿童对丧失有明显的反应,并且可能表现出悲伤、恼怒、哭闹、自责和内疚感、躯体化以及分离性焦虑症状,往往不能全面描述自己所经历的灾难事件。他们往往不能识别和描述对自己造成影响的灾难事件,或者回忆灾难事件时只能描述与自己有关的部分。心理危机干预工作者要尽早为儿童提供熟悉的生活环境和生活方式。

4. 青少年居丧　青少年也可能遭受死亡和丧失,这对青少年和他们的照顾者来说,都是一种挑战。一般家庭成员可能会错误地认为,青少年对事件的理解与成人是相同的。实际上青少年往往在面对丧失、死亡事件时,可能并不知道如何表达他们的情感。因此不仅应该理解悲痛之中的青少年,更应该让他们知道信息,并给予他们独处的时间,给他们参与讨论、计划、哀悼、葬礼以及纪念活动的机会,接受现实、寄托哀思,使他们找到继续存活下去的信心和动力。心理危机干预工作者常常借助情感性的话语来达到此目的。

我想说:孩子,好好活着并且记住:谁能忘记自己至亲至爱的父母？永远不会！亲人虽然远去,亲人的爱还在,亲人永远活在你的心里,生活的点点滴滴常常勾起对亲人的思念；母亲去了,父亲还在,侄子侄女还在,生活仍然要继续。试着给母亲写信,就像她去远行,给母亲说说自己的思念、自己的生活。母亲那么爱你，她一定希望自己最亲爱的女儿好好活着，她也一定相信你能帮她照顾好你的父亲。你的父亲一定悲伤至极，失去儿子又失去妻子，忍着伤痛，笨拙地做饭，料理家务，这会让他更加思念亲人，让他伤心，但是他不能倒下，他是一家之主啊！他需要你的帮助，你是他的精神支柱！

——引自吴佩贞. 伤痛着你的伤痛——哀伤事件的心理辅导.

中小学心理健康教育，2007,（2): 89-90

5. 分居与离婚　有分居经历的夫妻双方最普遍的体验是强烈的恐惧和情感混乱。研究表明，经历婚姻破裂的男女中普遍存在严重的抑郁，且男性更为严重，而且值得注意的是，分居和离婚不仅对成人是一种伤害，对儿童也同样是一种伤害。分居和离婚危机常常把儿童置于无依无靠的境地，他们会出现迷茫、不安全、害怕、内疚、恼怒等情感反应。

6. 宠物死亡　宠物在很多宠物主人家里都占据着重要的地位，当这种深厚的感情纽带因为宠物的死去而被隔断后，宠物主人将经受负面情绪和心理的困扰。当宠物死亡或遗失时，拥有者可能出现悲痛、内疚以及其他类似于人类家庭成员死亡时的情感反应。但是不管在失去宠物后哀伤可能会有多强烈，也不管和失去心爱的亲友有多相似，失去宠物的哀伤和失去亲友的哀伤还是有差别的。

台湾嘉义大学家庭教育研究所的袁翠苹为了探究饲主经历宠物死亡的生活经验，了解人们经历宠物死亡的生活经验历程与生活样貌，经过主题分析的理解诠释后，提取出五个诠释经历宠物死亡的生活经验主题：①宠物相伴似如亲，意义非凡情意重；②当它缺席撒手去，震撼荡漾留心头；③失去宠物成伤痛，旁人难解之体验；④忆及过往种种事，时而欢乐时而愁；⑤昨日已远渐转换，转念领悟满祝福。

南华大学的刘子绮采用质性研究中的叙事研究方法，深入访谈五位曾经饲养过宠物或现在正在饲养宠物，且曾经历过宠物死亡的成人，结果发现，在心理调适上，宠物的"意义"与亲密关系的断裂是影响悲伤情绪的主要原因，最主要的调适方法大概分为五种：①一个人独自面对；②朋友陪伴；③与家人共度悲伤期；④注意力的转移；⑤寻找相同的"他"。在调适过程中，通常不会只单独使用一种应对方法来面对失落，大部分是所有方法交互运用，从而消除悲伤情绪。

即使宠物的死亡不构成一种毁灭性事件，也会出现一个需要在情感上冷静的时期。对成人来说，宠物的死亡可能是给儿童引入死亡和临终概念的一个自然的机会。

7. 自杀后的居丧

25岁的李女士,心情抑郁,难以入睡,经常被噩梦惊醒,感到生活没有意义。十年前,她的父亲跳河自杀了。那时,李女士正值青春期,学习成绩也非常不好,经常逃学。父亲非常生气,为此多次发火。有一天晚上,她又出去玩,父亲找到她,让她去上学,她很叛逆,反而对父亲大发脾气,埋怨父亲多管闲事,说自己已经长大,不需要他操心,自己的事情不用他管。父亲非常生气,说如果不回去,自己就去死。第二天早上,李女士回家看到了父亲的遗体,内心悔恨不已。

人们因为整个或部分创伤事件而责怪自己是非常普遍的。他们常常把创伤归结为自己的责任,认为如果在创伤发生的时刻自己的行为有所不同的话,创伤可能根本就不会发生。从而感到内疚。自杀伴有大量的负面文化信息,并给家庭和朋友带来重大的影响。丧失亲人的人常常因此而自责,这种自责往往比其他形式丧失带来的影响更为严重因为除了死亡本身的情感刺激外,还必须处理各种负担,如社会歧视、内疚和责备等。

8. 老年人居丧

67岁的黄女士,丈夫因患癌症于年初撒手归西,4个儿子出海捕鱼时,老大、老二和老三不幸遭遇"桑美"台风而在沙埕罹难,仅有30岁的老四落海被救,死里逃生。除老大的遗体被打捞认领外,老二、老三至今还生不见人、死不见尸,赖以生存的渔船至今也还沉没在沙埕海底,全家十几口人四代同堂,悲伤欲绝。尤其是黄女士及三位儿媳妇,半个多月以来一直以泪洗面,几乎不吃不喝,不愿说话,夜里常常被噩梦惊醒,对未来生活感到绝望。

——引自陈美英,张仁川.《桑美"台风心理应激反应调查与居丧心理危机干预.福建医药杂志,2007,29(3):142-144

老年人一般会经历更多的丧失,如亲朋的死亡、失去工作、地位的改变以及收入的减少、身体功能的丧失等。居丧的老年人一般会出现感觉功能降低,健康状况下降以及能动性降低。他们获得的收入和支持比年轻时少得多,这些改变也可能对他们有较大的影响。

老年人处理丧失的方法,可分成以下三类:①对死亡没有任何准备,很少谈论死亡话题。这类老年人试图通过忽略死亡问题来避免消极的情感,他们采用否定作为防御机制。当他们遭受疾病、危机或灾难时,常常由于没有任何准备而受到打击。②过度考虑死亡和临终问题。这些人对自己的衰老、死亡以及葬礼的每一个细节都仔细地作出计划。③介于完全忽略和过度考虑自己死亡问题之间的一种类型。他们与整个丧失发展的复杂性是相适应的,他们进行适当的计划和决定,并且继续过他们的正常生活。

三、居丧反应

居丧反应分为两种：正常的反应即悲恸，异常的反应包括病理性的悲恸和精神障碍。

1. 正常居丧反应　正常的居丧反应即悲恸。林德曼的急性悲伤症状报告指出，正常的悲伤现象包括：某种形式的身心症状或生理不适；逝者的音容笑貌总在脑海中挥之不去；对逝者或者死亡发生当时情境感到愧疚；敌意反应；失去遭遇失落前的生活功能；发展出逝者曾有的行为特质。

悲恸一般分为三个阶段：第一阶段可持续数小时到数天，此阶段的丧亲者有否认反应，表现为缺乏相应的情绪反应（麻木），常常还伴有非现实感，不能完全接受亲人已逝的事实。第二阶段常持续几周到 6 个月，有时可能更长。此阶段的丧亲者可能感到极端悲哀、哭泣、孤独，心中充满了对亡亲的思念。焦虑症状也很常见，他们显得焦灼不安、睡眠不好、缺乏食欲，有的还可出现惊恐发作。许多丧亲者因为觉得自己为死者做得太少而深感内疚，还有的丧亲者感到愤怒（内疚感的投射），责怪医生或其他人员未能为患者提供最好的照料。居丧者常会出现逝去的人存在的鲜明体验，约有 10% 的人出现短暂的幻觉。居丧者常常侵入到对逝者的回忆之中，有时是以映像闯入的形式，比如闪回。甚至，部分居丧者会出现躯体不适症状。在第三阶段，上述症状可逐渐缓解，日常活动也可恢复。丧亲者逐渐接受亲人已逝的现实，并通过回忆与其相处时的美好时光来缅怀死者。不过，在死者的周年忌日丧亲者的症状会暂时再现。

正常的悲恸反应主要表现在以下四个层面：①生理表现。丧亲之后，悲伤者会感到持续 20~60 分钟的身体痛苦的感觉：喉咙发紧、胸闷、肚子饥饿、气短、肌无力、嘴干、心跳异常、浑身没劲、对噪声过度敏感以及失去自我感，还有筋骨疼痛，四肢疼痛等。帕克斯（M. E. Parkes）在 1972 年又加上了啜泣和嚎哭，并称这些身体的痛苦感觉为"剧痛群"，这种感觉常常在丧亲后不久发生，并可能持续到 2 周。有调查表明，丧亲之后的 6 个月内，悲伤者的生理方面的症状较多，如抑郁、神经质、持续恐惧、头疼、失眠、味觉丧失、消化不良、内脏变化、体重下降等。②情绪表现。丧失亲人后的情绪表现包括麻木、悲伤、空虚、孤独、怀念、恐惧和焦虑、罪恶与羞耻、自责、愤怒、悲伤绝望、无助、无望、低自尊、疲倦、躯体化等，也表现为害怕被抛弃、分离焦虑以及对未来的恐惧。③认知表现。早期悲恸的思维范式是质疑、否认、困惑、注意力不集中等。失去亲人的初期或者之后的一段时间，个体认为死者仍在自己身边，无法释怀。短暂的幻视和幻听是正常的，尤其是在丧失后的第一周。④行为表现。正常的悲恸反应也会出现以下行为：睡眠障碍、食欲障碍（明显增加或减少）、分神、社会退缩、对外界事物的兴趣丧失、梦见死者、避开能想起死者或其他丧失的物品、拜访有死者记忆的地方或携带能想起死者的东西、珍惜死者的东西、寻找死者或大喊他的名字、叹气、过度活动、哭泣等。

2. 异常居丧反应　如果悲恸过分强烈、持续时间长、有延迟，或者是抑制或扭曲，就被认为是异常的，可能表现为急性应激障碍、创伤性应激障碍、抑郁、焦虑、物质滥用，甚至自伤和自杀。调查表明，在其配偶或其他近亲离世后一段时间，丧亲者的死亡率会增高。

异常或病理性悲恸又可分为异常强烈的悲恸、延长悲恸、延迟悲恸、抑制或扭曲性悲恸几种情况。延长悲恸完全恢复可能需要花费更长的时间，可能与抑郁性障碍有关，也可单独出现；延迟悲恸是指在亲人去世后2周左右丧亲者才出现第一阶段时的表现，常见于突然、外伤性或意外亲人亡故的丧亲者。也就是说，在丧失时没有表现出足够的悲伤导致拖延的悲伤行为（也叫压抑的悲伤行为）。当随后的丧失或者是他人的丧失出现时，出现未解决的悲伤；抑制性悲恸是指缺乏正常表现的悲恸；而扭曲的悲恸则是指表现异常（抑郁症状除外），如过度活动，极端的社会退缩等，有时表现为躯体症状和适应不良的行为，个体并不知道这些躯体症状和适应不良与丧失之间的关联。

Aaron Lazare（1979）认为不正常的悲伤体验主要包括：①谈到逝者就感到无可抑制的强烈及鲜明的悲伤；②看似无关之小事引发强烈的悲伤反应；③会谈出现失落的主题；④不愿意搬动遗物；⑤检查病史时，发现患者会产生类似逝者曾有的生理病症；⑥亲人死亡，生活有重大改变；⑦长期的忧郁，特别是持续的愧疚感及低落的自我价值；⑧有模仿逝者的行动；⑨自毁的行动；⑩每年于固定的某段时间内会感到非常悲伤；⑪ 对疾病及死亡的恐怖；⑫ 了解死亡的过程。

造成异常悲恸的一般原因有：死亡突然发生，出乎预料；丧亲者与死者之间存在非常密切，或依赖，或矛盾的情感联系；幸存者生活无保障、在表达感受上存在困难或以往罹患精神疾患；幸存者需要照料孩子而不能随意地显示自己的悲恸之情。

第二节　居丧的理论学说

有关居丧反应的模式很多，其中最有代表性的是心理动力学派的库布勒-罗斯模式和施耐德模式。心理动力学认为，居丧心理危机干预的焦点在于割断生者与逝者的关系连接。生者的情感会随着投入重温与逝者有关的回忆，并持续发现逝者不再存在这一现实而发生波动与抽离，从而将精力逐渐转移到新的对象上，开始新的生活。如果这一过程遇到异常的外在或内在干扰，例如,个体仍停留在某种矛盾或内疚支配的关系下,可能形成延迟、夸大或病态的悲伤,就需要特别的关注和处理。

一、库布勒-罗斯模式

1964年,库布勒-罗斯出版了《论死亡和濒死》,引起学术界的高度关注。后来,库布勒-罗斯又发表了《死亡:成长的最后阶段》,提出了濒死和死亡为人的成长提供了最后机遇的理论观点。库布勒-罗斯模式(Kubler-Ross model)主要是描述人们面对即将到来的死亡时经历的各种情绪反应,后来也被广泛应用到遭受丧失亲人的悲伤情绪研究。该模型将人们经历丧失亲人后的情绪分为五个阶段。

第一阶段:否定与分离期。当人们听到自己或家人患上绝症或得到死亡消息时,首先会感到震惊和麻木,甚至出现木僵状态,不敢正视和接纳事实,不接受临近死亡的事实,心理上会极力否认所接收到信息的真实性。在这个阶段,个体可能产生一种暂时的保护性的否定系统,可能变得更有精力去收集证据,以证明死亡不会发生。

第二阶段:愤怒期。以"为什么是我呢?"为特征。坏消息被证实,否认难以维持,求生愿望无法满足,出现不满、愤怒等心理反应,甚至有攻击行为。个体会变得非常愤怒,向周边的人发脾气,并将原因归咎到自己或其他人身上。

第三阶段:讨价还价期。这段时期,个体进入自欺欺人时期,希望有机会弥补过去没有完成的事情,会想方设法、讨价还价以换取或延长生命和减轻痛苦。

第四阶段:抑郁期。这一阶段,死亡逐渐临近,发生抑郁是正常现象。个体主要有两种抑郁倾向:反应性抑郁和准备性抑郁,前者是一种不可消除的情绪反应,后者是放弃一切事情的内部情感准备,应给予爱与关怀。

第五阶段:接受期。经历整个哀伤过程后,个体开始接受现状,接纳死亡,等待着与亲人最终的离别,表现为安宁、平静和理智地面对即将发生的死亡事实。这是一个非常哀伤的阶段,应及时给予爱与支持。

二、施耐德模式

施耐德模式(Schneider model)中的"丧失"概念包括了"内部事件、信仰系统、生长和衰老的过程以及显而易见的各种丧失,如死亡和离婚。"综合了当事人对丧失的生理、认知、情感、行为以及心理反应,是一个综合性的八阶段模式。

第一阶段:最初得知丧失。丧失最初带来的影响涉及生理、行为、情感、认知以及心理等维度。震惊、混乱、麻木、迷惑、分离及否认等只是个体可能经历的各种行为、情绪或感受的集中反应，是个体认识到丧失已经发生而采取的正常反应。

第二阶段：试图通过坚持来限制丧失。将注意力和情感体验集中在丧失的积极面上，放在任何能够利用的内部资源和希望上，以延缓丧失带来的负面影响。此阶段通常表现为睡眠困难、内疚、讨价还价、沉思、渴求。

第三阶段：试图通过放弃来限制丧失。施耐德认为在这个阶段中，人们从依赖或对某个失去的人或物体的依恋中解脱自己，为将来适当的行为或态度铺平道路。在放弃的过程中，可能出现抑郁、焦虑、拒绝、厌世、悲观、自杀意念、遗忘以及享乐等反应。在此阶段人们放弃他们以前抱有的理想、信念以及价值观。

第四阶段：意识到丧失的影响。施耐德指出，这个阶段是遭受丧失经历最痛苦、最孤独、最无助绝望的阶段。个体可能感觉到强烈的剥夺感、极度的悲哀，并且在应对丧失现实情况时可能感到没有任何抵御能力。其典型的行为表现是极度疲倦、痛苦、沉默、孤独、寂寞、绝望、空虚和无助。

第五阶段：获得有关丧失的观点。这一阶段个体进入了接受期，表现为忍耐、接受、原谅、回忆、恢复以及平静等情感反应。

第六阶段：解决丧失。这是一个自我谅解、恢复、许诺、为行为和信念承担责任、完成事业以及进行告别的时期。这一阶段的特征为自我关心、谅解以及对他人的谅解、果断以及平静等反应。

第七阶段：在发展的背景下重构丧失。施耐德认为重构丧失是悲痛解决的一个过程。当人们面临悲痛、体验悲痛直到解决时，这个过程可能提醒人们"他们的精力和生命是有限的"，从而推动个体心理发展。这一阶段的特点是有耐心、果断、有好奇心并且忍耐力增强。

第八阶段：把丧失转化为依恋。这是一个人在较高水平上接受丧失。这个过程能使人们产生更大的发展能量，更愿意为创造新生活而努力。这一阶段的特点表现为无条件的爱、创造力、深深的同情等。

第三节　居丧心理危机干预策略

居丧心理危机干预的目标是帮助当事人平稳度过哀伤反应过程，使他们能够正视痛苦，表达对死者的感情，找到新的生活目标。威廉·华尔顿（1991）确定了居丧心理危机干预的4个任务——接受丧失的事实、经验悲伤的痛苦、重新适应一个逝者不存在的新环境、将情绪的活力重新投注在其他关系上。

一、居丧心理危机干预的原则

1. 个体化原则　不同的居丧类型、不同的人格特点、不同的家庭环境，居丧者的反应各不相同。因此从居丧心理危机干预的角度，注意具体问题具体分析，从居丧者的独特立场出发进行干预。

2. 尊重原则　尊重居丧者独特的感受及表达方式。在与居丧者交流的过程中，干预者要帮助居丧者发现、表达和接受各种复杂的感情，注意不打断对方的谈话、不随意转换主题、不回避问题、不说教、不评判。另外，干预者要相信，居丧者在准备好之后，能够自己作出最恰当的决定，避免直接给予建议。

3. 真诚原则　要使居丧者明白，悲伤是一种正常的反应，悲伤的反应在不同的阶段有不同的表现，悲伤将影响生活的各个方面。干预者避免无济于事的安慰和不真实的承诺。

4. 理解原则　干预者要充分理解居丧者的悲伤，以及由此可能引发的居丧者指向干预者的不满和敌意，例如强烈情感暴发和愤怒等。

二、居丧心理危机干预的模式

过去的学者、心理咨询师或心理治疗师，经常从现象学角度，采用叙述模式，从阶段和任务的划分入手来认识和描述居丧的经验。后现代的学者则强调居丧经验的独特、个别和主观性以及哀伤进程的循环重叠性、液态及钟摆化。心理危机干预工作者对居丧的理解影响着其对哀伤正常与否的界定以及相应的干预模式。

1. 阶段模式　香港学者陈维樑（2006）针对生者在丧亲后哀伤表现，将哀伤历程整合为三个阶段，但也适用于人生中任何重大丧失后的反应。

第一阶段：震惊与逃避。持续数小时至数周，甚至数月，视其死讯来的突然程度以及生者与逝者关系的亲密程度而定。个体出现肌肉紧张、失眠、对声音敏感等生理反应，认知上否认、不能接受死讯，情感麻木，甚至失去感受的能力，无法履行生活责任等反应。干预者需要给予支持性陪伴或实际的帮助。

第二阶段：面对与瓦解。该阶段始于在认知和情感上确认逝者已逝的事实，直至生者有力量重新组织、投入新生活，可持续数月至两年。视生者与逝者的关系亲密程度及其与逝者死亡原因的相关度而定。个体出现疲倦、肠胃不适，或出现与逝者相似的病症，不断追忆往事，把逝者理想化，感到内疚、愤怒、恐慌绝望，行为退缩，或潜意识的模仿逝者的动静或生活习惯，寻找逝者的身影或与逝者对话等反应。干预者要鼓励思想与感情的表达，给予稳定的、安慰性的陪伴。

第三阶段：接纳与重整。该阶段可持续数月、数年，甚至一生。个体睡眠和饮食逐渐恢复正常，注意力从内在伤痛转向外在世界，重拾自信，积极建立新关系，重新投入工作，有些人会延续逝者的兴趣或未完成的梦想。干预者要给予支持性鼓励，给予了解对方而乐于相助的陪伴。

2. 任务模式　该模式由 Rando 提出，尝试通过叙述和强调生者在经历哀伤过程中的任务来认识处理哀伤。相对于被动的阶段论，"任务"表示哀悼者需要有所行动，让哀伤者觉得尚有希望去努力。

第一项任务：体认失落。这是 Rando "6R"模式中的第一个 R(Recognize，承认)。这项工作包括在认知和情感层面承认死者已矣的事实，放下可与死者重聚的幻想。一般人对丧失的否定只是对现实轻微的扭曲，少数人会严重到妄想的程度，如认为死者仍然在世、继续为死者摆放碗筷等。干预者要协助居丧者增加丧失的现实感。

第二项任务：体会哀痛。这是 Rando "6R"模式中的第二个 R(React，回应)、第三个 R(Recollect，回忆)。通过回顾、追忆去再经验与逝者的关系，体验失落与分离带来的痛苦。有些人会将逝者理想化，或避免接触可能想起逝者的事物。干预者要协助居丧者处理已表达的或潜在的情感，阐明哀伤是正常的行为。

第三项任务：体现新生。这是 Rando "6R"模式中的第四、五、六个 R。第四个 R(Relinguish，舍弃)是指放下与逝者旧有的依附，和对这个世界的一些假设。第五个 R(Readjusting，再调整)则指适应一个新世界而不用忘却旧的。第六个 R(Reinvesting，再投资)的意思是将个人内在资源，例如时间、心力、情感等再投入于另一些对象或关系里。干预者要鼓励居丧者向逝者告别，以健康的方式，坦然地重新将情感投注在新的关系里，探寻及建立新的人际及情感支持网络，克服失落后再适应过程中的障碍。

3. 双过程模式　W.Stroebe 和 H.Schut(1998)基于丧偶经验提出了一种不同于阶段模式和任务模式的叙述哀伤现象的新模式——双过程模式(dual-process model)。"接近与逃避"以及"来回摆动"是双过程模式的两个主要概念。他们发现，丧偶者往往有一种既接近又逃避哀伤的倾向，来回摆动于"失丧主导"和"复元主导"的经验之间，男性倾向于复元主导，而女性则倾向于失丧主导。同时，哀伤初期多倾向失丧主导，随着时间的流逝则渐渐倾向于复元主导。

双过程模式认为接近与逃避的来回摆动具有调节性，并因重复面对而产生自然遗忘。如果没有摆动的发生或摆动期间有非自愿的外在干扰，就可能导致病态悲伤。比如强迫自己停留在失丧主导的经验里而不能自拔。

4. 自我机能模式　自我机能模式(self functioning model)的理论假设是：

大部分人能够在他们的悲伤过程中自行作出调适，而丧失的经验会被纳入生命，成为生命的一部分。自我技能模式是一个工具，可以帮助心理危机干预工作者了解行为、情绪、认知三个个人机能的层面如何被丧失经验影响。该模式有三大主要假设：①评估的焦点在行为、情感和认知三方面可观察的功能。三方面的机能也受社会文化、家庭文化、心理文化力量的影响；②人的运作乃是一个有机系统，经常尝试保持均衡状态；③每个人均内置了自我调和或自我调整的机制，大部分人能够运用内在资源去调整并达到均衡，有些人则需要外在资源补足缺欠。

当不同层面的自我机能未能作出调适，则需要特别的照顾或介入，以恢复正常的运作。

三、居丧心理危机干预措施

每个人居丧的表现都是独特的，干预者要避免为居丧者的哀伤预设太多标准或常模，"不领导、不随从、只陪伴"。正如，迦密斯（A. Camus）所言，"不要走在我前头，因为我会跟不上；不要走在我后边，因为我不一定能领路；只要走在我身旁，做我的朋友"。在居丧心理危机干预时，干预者的介入须以居丧者独特的需要为核心。

1. 帮助居丧者顺利度过悲哀过程　居丧心理危机干预的开始阶段，干预者应把目标放在建立关系上。耐心聆听和陪伴是对居丧者最基本的支持。与居丧者保持温暖的目光接触与适当的身体接触，使其知道有人支持、理解他。

常用的干预措施包括：①帮助居丧者体认失落。鼓励居丧者谈论逝者，拜访墓地等，有助于增加居丧者对亲人亡故的现实感。②鼓励居丧者用言语表达内心感受及对死者的回忆。告知居丧者遇到丧亲事件时发生的情感反应，如哭泣、无助感甚至麻木感都是正常的表现。鼓励居丧者的情感表达，告知当事人压抑情感反而会使这种情感随着事件的延长而变得越来越强烈和具有破坏性。允许并鼓励居丧者反复地哭泣、诉说、回忆，以减轻内心的巨大悲痛。正常居丧反应中涉及一个概念——"痛苦工作"（grief work）。没有经历痛苦工作的居丧者将出现严重的精神病理现象。痛苦工作包括：正常的悲痛反应、从丧失亲人的不幸中体验到痛苦、接受丧失亲人的现实、适应没有亲人存在的生活。鼓励当事人经历正常悲痛过程，可以预防丧亲危机所致的负性后果。③提供具体的帮助。暂时接替居丧者的日常事务，如代为照看孩子、料理家务，必要时还需提醒居丧者的饮食起居，保证他们得到充分的休息。在提供帮助时，无论是居丧者的亲友还是施治者，都应作好被拒绝的准备。居丧者可能在人际关系中暂时表现出退缩行为，或者难以对人们的关心帮助作出适当的反应，干预者要尊重和理解这些正常现象。

2. 提供积极的应对方法　加强居丧者独立生活的能力，阐明正常的居丧行为。理解、支持、安慰，给予希望和传递乐观精神，可促使居丧者以健康的方法解决悲哀，有效应对心理危机。强制休息、鼓励积极参与各种体育活动，帮助居丧者发现生活中有意义并且能够给予积极回报的事情，可有效地转移注意力，给当事人提供宣泄机会，有助于疏导当事人自我毁灭的强烈情感和负性情感的压抑。

干预时必须正视困境和问题，切忌不现实地要求对方"往好处想"或淡化事情。要积极促进被干预者以健康的方法解决悲哀，使当事人认识到回避问题、借酒浇愁、暴力、自杀等都是不健康的行为。

3. 建立和维持社会支持系统　面对各种突发灾害事件，受害者如得不到足够的社会支持，会增加创伤后应激障碍的发生几率；相反，个体对社会支持的满意度越高，创伤后应激障碍发生的危险性越小。对居丧者来说，从家庭亲友的关心与支持、心理工作者的早期介入、社会各界的热心援助到政府全面推动灾后重建措施，这些都能成为有力的社会支持，可极大缓解他们的心理压力，使其产生被理解感和被支持感。特别强调的一点是，干预者持续的支持是非常必要的，并在预计有潜在需要与危机的情况下作出适当的介入与支持。

4. 辅以药物治疗　居丧心理危机干预工作者需要了解自己经验和能力的限制，在遇到病态或复杂哀伤而自己不适宜继续处理时，就需要寻求督导或转介至精神卫生机构。药物治疗是心理危机干预的辅助方法，多数情况下并不需要药物治疗，但对反复出现有创伤性内容的噩梦、失眠、侵入性闪回、难以集中注意力、易发脾气、易受惊吓等过度警觉、焦虑、心烦不安者，可短时间内选用镇静催眠和抗焦虑药物。目前，主要使用选择性 5- 羟色胺，再摄取抑制剂类抗抑郁药物，它能够明显缓解抑郁、焦虑症状，改善睡眠质量，减少回避症状。躯体症状的改善可以影响到个体情绪的改变。因此，应针对个体的躯体症状及时给予药物对症治疗。在采取药物辅助治疗时，要积极辅以心理治疗和心理社会康复治疗。

居丧心理危机干预不等于精神病学意义上的早期干预。首先要帮助居丧者适应，应对创伤事件，帮助居丧者提高自己控制情感的能力。提供放松的、能使居丧者康复的环境，提高其生活质量，只有出现明显的精神症状时才应实施精神病学意义上的干预。

四、居丧心理危机干预常见问题的处理

1. 悲伤　一般认为，悲伤是由分离、丧失和失败引起的情绪反应。持续的悲伤会对个体的身体和心理产生不良影响，因此必须采取有效的策略调节

和应对悲伤。

在异常的悲伤反应中，个体体验到极度的悲伤，采取适应不良的行为，没有顺利走出悲伤的过程。在干预时，干预者不是促使生者放弃与逝者的关系，而是协助他们在情感生命中为逝者找到一个适宜的地方，使他们能在世上继续有效的生活。同时，要为居丧者树立正确的观念：悲伤的正常解决并不意味着对逝者的背叛。居丧者不应放弃他们原有的生活目标，尽管因居丧的经历会有些许改变。目标的确认或重建是走向康复的重要步骤，在这个过程中也可将对死者的纪念和哀悼融合到今后的生活目标中。保持与逝者的健康关系意味着：他（她）曾是我们中的一员，但现在已离去，只存在于我们的记忆中，这说明居丧者能够有效的处理他所面临的丧失了。

此外还要注意：①悲伤反应因人而异，没有单一的正确的悲伤过程；②处理悲伤的时机很重要，过早的处理可能造成伤害；③发现复杂性悲伤或合并抑郁、自杀等严重精神、躯体疾病者要及时就诊；④进行风险评估，防止自杀等高风险行为；⑤悲伤处理是一种割断依附关系的渐进过程，需要时间和持续的支持。

2. 内疚 内疚感起源于居丧者感到自己有些事做得不尽如人意，比如想说而没能说的话，想做而未能做成的事，从而愧对逝者。在干预中，要让居丧者表达出内疚感和引起这种内疚感的想法、行为、事件，可帮助他们分析，是否已尽了最大努力，同时要就他们对自己的要求是否恰当、是否现实加以分析和讨论，鼓励他们表达出来，让居丧者大声说出这些未尽之言、未了之事，对他们大有帮助。

3. 终极性问题 有时候，心理危机干预工作者会接触到一些"为什么灾难会落到我身上？"等终极性问题。此时，干预的重点是指导居丧者接受无从回答的问题和无从了解的事情，并鼓励他"既然不幸已经发生，我们能够做些什么"。

4. 何时鼓励居丧者投入新的生活 这是心理危机干预工作者经常面临的一项考验。这取决于居丧者的个人特点、丧失的性质以及干预的进展是否顺利，但必须在适当的时候迈出这一步。危机干预者要及时地从"此时此地"的具体情境出发，在居丧者体认失落、表达哀伤之后，植入正性情绪体验，鼓励居丧者开始面对新的生活。

五、居丧心理危机干预案例

小 A，男，17 岁，初三学生，长相帅气，性格开朗，人际关系良好。成绩在班级里属于中下游，各方面表现良好，无行为问题。小 A 家境贫寒，家里主要劳动力是父亲，母亲残疾。父亲在某次矿难中遇难，家中的顶梁柱瞬间倒塌。

此后小 A 不但成绩直线下降，行为上还出现诸多问题，如上课睡觉，与老师顶嘴，无心学习，不交作业，考试交白卷，时常逃课等。据一些同学反映，小 A 在校外结交各种朋友，还有抽烟打架等不良行为。

经初次接触，了解到目前小 A 还存在以下问题：第一，不相信父亲真的走了。父亲的突然去世，让他一时无法接受。他说："我觉得爸爸还在我身边，我不敢相信爸爸已经离开了。"他害怕独处，害怕一个人时会疯狂地想念爸爸，这也是他到社会上拉帮结派的原因之一。另一个原因是他希望通过让自己变坏，也许爸爸就会突然出来管教他了；第二，他对未来没了方向和目标，没有了学习、生活的动力，不想读书了。爸爸生前是家里的经济支撑，也是在学业上给他最大鼓励和支持的人。爸爸的离开，带来了太多现实问题——没有足够的钱来支付他的学费，成绩又不理想，就算考上大学也没有经济来源可以提供给他继续深造。所以他开始自暴自弃，以麻木自己对父亲的想念和对未来的思考；第三，来自亲戚、邻居等各方面的过度"怜悯"，让他想要逃。由于家庭发生的不幸，小 A 的亲人、邻居只能把更多的怜悯和同情给予这个孩子。这时的小 A 已经有强烈的自我意识，他宁可独自疗伤也不愿将自己的悲伤暴露出来，这也是为什么从爸爸去世到葬礼结束他都没有哭的原因。针对这种情况，干预者制定并实施了下面的干预过程：

第一阶段：帮助求助者体认失落，表达情感，肯定悲伤反应。

这个阶段主要通过无条件积极关注，耐心倾听，理解他，并且尊重他，并不给予"过度关心"，建立信任的关系。他开始慢慢地敞开心扉，逐渐地说到了父亲去世的事情，尽管从他的眼神中可以看出他有些逃避，但他还是再现了听到噩耗时的情境，当时泪流满面。此时，告诉他这一切情绪都是正常的，是人在丧失亲人时的一种自然反应。当这些情绪再次出现时，不要回避它，要面对，更要懂得宣泄。

回忆父亲生前留给他的印象最深刻的片段和画面（冥想回忆策略）。在父亲去世的这段日子里，他害怕回忆，更怕想起爸爸，他把自己的情感压抑着无处宣泄。因此，干预者引领他在舒缓的音乐里做了简单放松训练，让他伴着音乐做冥想回忆，回忆他和爸爸之间发生的故事。他断断续续地说着，其间多次哽咽无法继续，这时再次引领他进行放松训练，鼓励他继续去面对爸爸，并在肢体上给予安慰和勇气，比如握着他的手，并视情形拍拍他的肩膀。

告别（空椅子技术）。"告别仪式"可以帮助他更快地走出情绪的困扰，也能帮助他更快地接受爸爸已经离去的事实。由于父亲离开时他不在身边，亲戚为了保护他，也没有让他为父亲单独守灵，只是见了最后一面，对于小 A 来说，这样的告别是仓促的，因此内心一直自责不已。从心理学的角度来讲，要使人积极地面对现实、健康成长的一个重要手段，就是帮助他完成内心中的

"未完成事件"。

通过使用空椅子技术以及冥想技术，创设一个虚拟的场景，让小A敞开心扉。首先让他进入冥想状态。在他面前摆着一把空椅子——"小A，现在想象爸爸就在你对面的椅子上，他对你微笑，很和蔼很亲切，他向你挥手，但他似乎要慢慢地远去，你想跟爸爸说什么？"

这时，冥想状态中的他已泣不成声。在我的鼓励下，他哭着说："爸爸，你别走，别离开我，爸爸，我需要你，爸爸，请再爱我一次。"终于把他多日以来的所有悲伤宣泄了出来。

我继续引导他、鼓励他跟爸爸告别，告诉他："小A，爸爸已经离开人世，他要走了，你不能再逃避了，但他的爱还在，并且将会永远留在你心里，记住爸爸的这份爱，小A，让爸爸安心地走吧。"他在沉默，在流泪，我耐心等待，给他时间，等他开口。过了好久，他终于开口说："爸，再见！你放心地走吧，我会好好地活下去。"

小A的话很少，但可以看得出他的内心斗争是激烈的，最后的告别是成功的。用他的话说"老师，我一下子轻松了很多"。面谈结束时，他已经筋疲力尽，需要休息和自我调整。这次面谈也是哀伤辅导里最重要的一步，在完成后还给他布置了一个任务——每当他想起爸爸时，就把感受写下来，并且把每天自己发生的变化以日记的方式写下来，下次面谈时带过来。

第二阶段：加强独立生活的能力，构建应对方式。

在这个阶段，进行了三次面谈，运用了认知疗法，让他清楚自己的困境，并且找到正确的应对方法，加强独立生活的能力。

罗列出由于爸爸的离开给他的生活带来的变化。他思路很清晰，能够做到清楚描述。如没了经济来源，带走了自己的希望等。

让他回忆这段时间自己都是如何应对这些变化的。他开始叙述自己这段时间的不良表现，他总结自己是倾向于放弃自己。在这里开始具体运用心理疗法，让他意识到自己认知上的偏差，引导他面对现实，不再使用自我放弃的方式去应对，帮助他面对痛苦和回忆，学会控制和宣泄情绪。

构建应对方式，制订计划，获得承诺。在与他商量后，根据具体情景分别列出正确的应对方式，并且制订一套可行的计划，帮助他更快地回归到学习生活的轨道上，这一计划获得了他的承诺。

第三阶段：树立自信，给予持续的支持。

这阶段又进行了一次面谈，借着学校举办现场作画比赛的机会，鼓励他积极参与其中。他同意了并高兴地告诉我："现在不管做什么，我都可以感受到爸爸对我的爱，感受到他在天堂对我微笑，我不想让他失望。"最后他的经济问题也得到了解决，由几位亲戚共同资助他完成学业。

心理危机干预的一个重要原则是——必须有家人或朋友参与。保持与小A亲人的联系，让他们了解他的表现，观察他的情绪，多进行情感交流，从一定程度上可以弥补他失去父爱的伤痛。干预者也特别跟他的母亲进行了多次沟通，给他持续的支持，也要注意避免补偿心态，避免过度"关心"。

【本章小结】

居丧心理干预是割断依附关系的渐进过程。人们需要通过表达悲恸，哀悼丧失，接纳分离，重新建立新的关系。本章介绍了居丧的几种类型，略述了库布勒-罗斯和施耐德的有关居丧的动力学理论观点，讨论了危机干预者在干预工作中采取的策略和注意事项。在居丧心理危机干预中，应该鼓励居丧者充分利用他们的资源，利用共情、倾听、支持等技巧，结合不同的心理危机干预技术，如格式塔的空椅子技术、保险箱技术等帮助居丧者处理他们的丧失，给予建设性的帮助，使他们更好地适应自己生活情境的变化。

（高新义）

第二十一章

自然灾害中的心理危机干预

第一节 自然灾害概述

人类社会发展到今天,经历了无数自然灾害,如地震、海啸、龙卷风、暴雨、洪水、疫情、大火、严寒、飓风、泥石流、塌方等自然灾害不仅给人类带来身体上、物质上的损失,更会带来心理上、精神上的创伤。

一、自然灾害的定义

自然灾害是指给人类生存带来危害或损害人类生活环境的自然现象。地球上的自然变异,包括人类活动诱发的自然变异,无时无地不在发生,当这种变异给人类社会带来危害时,即构成自然灾害。自然灾害是人与自然矛盾的一种表现形式,具有自然和社会两重属性,是人类过去、现在、将来所面对的最严峻的挑战之一。

自然灾害系统是由孕灾环境、致灾因子和承灾体共同组成的地球表层变异系统,灾情是这个系统中各子系统相互作用的结果。"自然灾害"是人类依赖的自然界中所发生的异常现象,且对人类社会造成了的危害的现象或事件。它们之中既有地震、火山爆发、泥石流、海啸、台风、龙卷风、洪水等突发性灾害;也有地面塌陷、地面沉降、土地沙漠化、干旱、海岸线变化等在较长时间中才能逐渐显现的渐变性灾害;还有臭氧层变化、水体污染、水土流失、酸雨等人类活动导致的环境灾害。自然灾害的形成必须具备两个条件:一要有自然异变作为诱因,二是要有受到损害的人、财产、资源作为承受灾害的客体。

二、自然灾害的特点

从自然灾害的定义中可以看到,自然灾害不同于其他事件而具有其特异性,也正是由于这些特异性使人们在应对自然灾害时有一定的难度,会为此付出身心的代价。

1. 广泛性与区域性 一方面,自然灾害的分布范围很广。不管是海洋还是陆地、城市还是农村、平原、丘陵还是山地、高原，只要有人类活动，自然灾害就有可能发生；另一方面，自然地理环境的区域性又决定了自然灾害的区域性。

2. 频繁性和不确定性 全世界每年发生的大大小小的自然灾害非常多。近几十年来，自然灾害的发生次数还呈现出增加的趋势，而自然灾害的发生时间、地点和规模等的不确定性，又在很大程度上增加了人们抵御自然灾害的难度。

3. 周期性和不重复性 主要自然灾害中，无论是地震还是干旱、洪水，它们的发生都呈现出一定的周期性。人们常说的某种自然灾害"十年一遇、百年一遇"实际上就是对自然灾害周期性的一种通俗描述，自然灾害的不重复性主要是指灾害过程、损害结果的不可重复性。

4. 不可避免性和可减轻性 由于人与自然之间始终充满着矛盾，只要地球在运动、物质在变化，只要有人类存在，自然灾害就不可能消失，从这一点看，自然灾害是不可避免的。然而，充满智慧的人类，可以在越来越广阔的范围内进行防灾减灾，通过采取避害趋利、除害兴利、化害为利、害中求利等措施，最大限度地减轻灾害损失，从这一点看，自然灾害又是可以减轻的。

5. 突发性 自然灾害往往是突如其来、不期而至、让人措手不及的。有的自然灾害有先兆，可以预测、预报；但有的灾害，人们至今不知道其先兆是什么，难以预测，甚至无法预测。

6. 破坏性 自然灾害带来的强烈破坏不仅使人们的生命和财产遭到危害、破坏，乃至毁灭，甚至也令人类的生存环境遭到危害、破坏，乃至毁灭。

7. 联系性 自然灾害的联系性表现在两个方面。一方面是区域之间具有联系性。例如，南美洲西海岸发生"厄尔尼诺"现象，有可能导致全球气象紊乱；美国排放的工业废气，常常在加拿大境内形成酸雨；另一方面是灾害之间具有联系性。也就是说，某些自然灾害可以互为条件，形成灾害群或灾害链。例如，火山活动就是一个灾害群或灾害链，火山活动可以导致火山爆发、冰雪融化、泥石流、大气污染等一系列灾害。

8. 恐怖性 由于自然灾害突如其来，具有破坏性和毁灭性，使人面临着死亡的威胁，故在心理上会产生极度的恐惧，而且这种恐惧还会很快地在人群中传播、互相影响和强化。

三、自然灾害的分类

自然灾害形成的过程有长有短，有急有缓。有些自然灾害，当致灾因素的变化超过一定强度时，就会在几天、几小时甚至几分、几秒钟内表现为灾害行为，如火山爆发、地震、洪水、飓风、风暴潮、冰雹、雪灾、暴雨等，这类灾害称为突发性自然灾害。旱灾、农作物和森林的病、虫、草害等，虽然一般要在几个月的时间内成灾，但灾害的形成和结束仍然比较快速、明显，所以也把它们列入突发性自然灾害。另外还有一些自然灾害是在致灾因素长期发展的情况下，逐渐显现成灾的，如土地沙漠化、水土流失、环境恶化等，这类灾害通常要几年或更长时间的发展，则称之为缓发性自然灾害。

许多自然灾害，特别是等级高、强度大的自然灾害发生以后，常常诱发出一连串的其他灾害接连发生，这种现象叫灾害链。灾害链中最早发生的起作用的灾害称为原生灾害；而由原生灾害所诱导出来的灾害则称为次生灾害。自然灾害发生之后，破坏了人类生存的和谐条件，由此还可以引发其他一系列的灾害，这些灾害泛称为衍生灾害。如大旱之后，地表与浅部淡水极度匮乏，迫使人们饮用深层含氟量较高的地下水，从而导致了氟病，这些都称为衍生灾害。

当然，自然灾害的过程往往是很复杂的，有时候一种灾害可由几种灾因引起，或者一种灾因会同时引起好几种不同的灾害。这时，灾害类型的确定就要根据起主导作用的灾因和其主要表现形式而定。

四、常见的自然灾害

1. 地震　在自然灾害之中，地震灾害的威力很大。地震是由于地球内动力运动引起地壳的现代活动而产生的。我国由于地处环太平洋构造带与地中海喜马拉雅构造带交汇部位，地壳现代活动剧烈，故我国是世界范围内地震的高发地区。从猝发性、广泛性以及对人类生命财产造成的破坏性来说，地震可谓群害之首。强烈的地震可以在瞬间摧毁美丽家园，导致大量人员伤亡和心理伤害。地震不仅直接威胁着人类的生存，还会引发海啸、山崩、泥石流、火灾等次生灾害，这些次生灾害所造成的损失和破坏也是非常巨大的，有时甚至超过地震灾害本身所造成的危害。

2. 洪水　洪水是河、湖、海等所含的水体上涨，超过常规水位的水流现象。洪水自古以来就被视为自然灾害的元凶。自人类出现以来，洪水就如影随形，从中国的大禹治水到西方的诺亚方舟，许多古老的传说和文献中都反映了这个永恒的主题。无论是不屈不挠地与自然抗争，还是诚惶诚恐地等待着上天的拯救，都从一个侧面向我们展现了早期人类在洪水的阴影下寻求发展的苦难历程。时至今日洪水仍威胁沿河、滨湖、近海地区的安全，甚至造成淹没灾害。

3. 海啸　海啸是一种具有强大破坏力的海浪。当地震发生于海底，因震波的动力而引起海水剧烈的起伏，形成强大的波浪，将沿海地带一一淹没的灾害，称之为海啸。全球有记载的破坏性海啸大约有 260 次，平均约六七年发生一次。世界上海啸发生次数最多、海啸灾害最严重的区域是太平洋地区，约占80%。日本是全球发生地震海啸最多并且受害最深的国家。

4. 风暴　风暴泛指强烈天气系统过境时出现的天气过程，特指伴有强风或强降水的天气系统，例如雷暴、龙卷风（海上的称为龙吸水）、台风、热带风暴等。其中对人类危害最大的是台风，被认为是风灾的元凶。全球每年共有50多个国家受到台风的直接威胁。一次强台风往往行程数千里，横扫若干个国家，动辄造成数十亿美元的损失，还常常导致大量人员伤亡。另外，由台风所引发的其他灾害也很多，如风暴潮、巨浪、暴雨、洪涝，甚至触发泥石流和滑坡，均可进一步加重人员的伤亡和经济的损失。

5. 滑坡、崩塌、泥石流　滑坡是指斜坡上的土体或者岩体，受河流冲刷、地下水活动、地震及人工切坡等因素影响，在重力作用下整体或分散地顺坡向下滑动的自然现象。俗称"走山""垮山""地滑""土溜"等。与滑坡比较类似的一种地质灾害是崩塌。崩塌（又称崩落、垮塌或塌方）是从较陡斜坡上的岩、土体在重力作用下突然脱离山体崩落、滚动，堆积在坡脚（或沟谷）的地质现象。泥石流是山区沟谷中，由暴雨、冰雪融水等水源激发的，含有大量的泥沙、石块的特殊洪流。其特征多呈突然爆发，浑浊的流体沿着陡峻的山沟前推后拥，奔腾而下，常常给人类生命财产造成重大危害。泥石流常常兼有崩塌、滑坡和洪水破坏的双重作用，其危害程度比单一的崩塌、滑坡和洪水的危害更为广泛和严重。

五、自然灾害的影响

自然灾害对人类及人类社会的影响主要表现在，导致人员的损害和死亡，物质财富的损失以及引起社会功能的失调。

1. 危害人类生命和健康　人是社会的主体，也是最容易受到伤害的成员。灾难无论是以何种方式发生，总是首先危害人的生命和健康，进而造成精神打击，影响身心健康。比较重大的自然灾害一般都会造成人员伤亡。有的人员伤亡是由自然灾害直接造成的，如地震、洪水、瘟疫所造成的人员伤亡。有的则是由自然灾害间接造成的，如大旱灾并未直接导致人员伤亡，但旱灾所造成的大饥荒却会使数百万人甚至上千万人挨饿以致丧生。自然灾害除了威胁生命安全，更会给人的心理健康带来重大影响，甚至产生一系列的灾难心理问题。

2. 造成物质财富的损失　任何自然灾害都必然在不同程度上毁坏一定的物质财富。一是各种建筑设施，如地震毁坏的各种建筑；二是各种生产成品，如洪水冲没的粮食、布匹、机器设备等；三是各种中间产品，如冰雹打毁正在生长的庄稼、树木等；四是正待开发的各种资源，如火灾烧毁的即将开发的原始森林等。

3. 引起社会功能的失调　任何自然灾害都会给相应地区人们的经济生活和社会生活带来不利影响，使人们已经熟悉、适应的生存环境发生破坏性改变，从而使人们正常的物质生产活动和社会生活受到妨碍与破坏。自然灾害中环境的破坏改变大致可分为：气候改变，如旱、涝、暴雨、洪水、大风、冰雹、霜冻等；地壳改变，如地震、滑坡、地陷、火山爆发、泥石流、海啸等；生态改变，如各种病虫害、瘟疫、森林的消失、沙漠化等。自然灾害轻则会造成一定的破坏性影响，重则使人们的正常生活完全终止。物质财富损失和社会功能失调，都会使相应地区人们的正常社会生活受到影响，轻则降低生活质量，重则危及生存，以致酿成社会骚乱甚至政权更替。

第二节　自然灾害中的心理行为表现

在自然灾害面前，人们会表现出种种心理与行为反应。有的人惊恐万分、不知所措；有的人焦虑、沮丧，甚至自杀；有的人行为异常，作出令人无法理解的事，给自己和亲人带来无尽的痛苦，给社会造成无法挽回的损失。由于自然灾害具有突发性、不确定性、破坏性、恐怖性等特点，自然灾害对于每个人来说都是一种应激，都会导致每个人产生不同程度的情绪、生理、认知、行为异常等应激反应。强烈精神应激不仅会导致个体出现短时的心理障碍，如急性应激障碍，还会导致长期的心理创伤，如创伤后应激障碍。

不过由于每个人的性别、受灾程度、灾害经历、知识能力、个人应付以及所受的教育、灾害事件中所处角色等因素的不同，所承受的心理创伤的程度是不同的，另外由于社会支持等原因，致使相同的灾害破坏程度也能造成不同的心理伤害。

一、自然灾害造成的应激反应

自然灾害造成的应激反应表现为：情绪变化、生理反应、认知障碍及行为异常等。其中，情绪反应主要有悲痛、愤怒、恐惧、忧郁、紧张、沮丧、悲观、焦虑不安等变化；生理反应主要有如疲乏、头痛、头晕、失眠、噩梦、心慌、气喘、恶心、胃肠道功能紊乱、肌肉抽搐等症状；认知障碍主要有感知异常、记忆力下降、精神不易集中、思考与理解困难、判断失误、对工作和生活失去兴趣等；并出现下意识动作、坐立不安、强迫、回避、举止僵硬、拒食或暴饮暴食、酗酒等异常行为；严重的甚至导致精神崩溃，出现自伤、自杀等行为异常。

自然灾害往往是始料不及的，灾害发生之后由于民众的伤情及承受能力等均存在较大差异，致使民众产生的心理行为反应程度有所不同，而产生的一系列心理行为反应却基本相同，主要包括：

1. 恐惧和担心　担心灾害会再次发生；害怕自己或亲人会受到伤害；害怕自己崩溃或无法控制自己；不敢进屋子里睡觉；地震之后对震动的过度敏感，如坐马桶时都觉得又地震了，慌乱地冲出来。

2. 无助　觉得自己是多么脆弱、不堪一击；不知道将来该怎么办，感觉前途渺茫；觉得世界末日到了；一切转眼成空，面对毁损的家园，无法预期何时恢复。

3. 悲伤　为亲人或其他人的死伤感到很难过、很悲痛。大多数人会以大声嚎哭或不断啜泣来宣泄或疏解；少数人以麻木、冷漠无表情来表达。

4. 内疚　因为比别人幸运而感觉罪恶；感到自己做错了什么，或者没有做应该做的事情来避免亲人的伤亡。当情绪的对象是针对自己、尤其是对自己生气时，很容易出现罪恶感。

5. 愤怒　怨天尤人，觉得上天对自己不公平；救灾行动为何那样缓慢；别人根本不知道自己的需要，不理解自己的痛苦，甚至对保护、协助自己的志愿者发脾气。

6. 强迫性重复回忆　一直想着逝去的亲人，心里觉得很空虚，无法想别的事；灾难的经验会在睡梦中重复出来，也会在白天清醒的时候重复出现。灾难的画面在脑海中反复出现，一闭上眼就会看到最恐惧最悲伤的画面。

7. 否认　将自己与本次灾难刺激隔离开来，这是生物性的本能保护措施。心理上的隔离现象有两类：一类是心理上的休克，或对外在环境注意范围的狭窄化。如吓呆了、愣住了、呆滞的表情；行动单一，不易做选择；另一类是过度理智化的表现，冷静、专注、有效率地处理灾后的事情，而深藏自己的感情，大约维持6~7天后，才逐渐将个人的情绪宣泄出来。

8. 失望和思念及过度反应　不断地期待奇迹出现，却一次一次地失望；一种爱的失落感；对死亡亲人的怀念常有心如针扎般的感受。如对与地震相关的声音，图像，气味等感觉过敏、反应过度；感到没有安全感、易焦虑；失眠、做噩梦，易从噩梦中惊醒。

9. 基本信念的冲击　没有经历过大灾难的人，通常对他的"世界"拥有一些基本的信念，如：生活的世界是有秩序的、安全的，这种信念受到灾难的冲击会转变成：生活的世界是没有秩序的、不安全的。这种转变也强化了对外界的怀疑、不信任，甚至猜疑救助者的动机。

总之，面对重大自然灾害，任何反应都是正常的。即使是用无所顾忌的呐喊来释放积压在内心的痛苦，也都是发自内心的感受与体验。对于大部分人来说，这些反应都不会带来生活上永久或极端的影响。只要有亲友间的体谅和支持,他们都能随着时间的推移恢复对现状和生活的信心。但是,对一部分人来说,还需要通过心理援助来抚平心理创伤。

二、自然灾害造成的心理应激障碍

自然灾害的发生具有突发性、破坏性和不可预测性,对每一个人来说都是一种应激,会导致每个人不同程度的情绪、生理、认知、行为异常等应激反应。心理应激不是病理性的疾病症状,而是个体在遇到重大突发事件时,机体对各种紧张刺激产生的适应性反应。如果个体的情绪、生理、认知以及行为出现了严重的不适应症状,则形成了各种应激相关障碍。所以根据CCMD-3 的诊断标准,把心理应激障碍分为急性应激障碍、适应性障碍及创伤后应激障碍。

1. **急性应激障碍**　急性应激障碍以急剧、严重的精神打击作为直接原因,在受刺激后几分钟至几小时发病,病程短暂,一般持续数小时至 1 周,通常在 1 个月内缓解。症状表现为强烈恐惧体验的精神运动性兴奋,行为有一定的盲目性;或有情感迟钝的精神运动性抑制(如反应性木僵),可有意识模糊。

2. **适应性障碍**　适应性障碍是由于长期明显的生活环境改变或应激事件后适应期间,主观上产生的痛苦和情绪变化,并常伴有社会功能受损的一种状态。病程在 1 个月至 6 个月之间。主要症状有:①以情绪失调为主的临床表现。具体表现为紧张、担心、烦恼、心神不安、胆小、抑郁、易激惹等。②常伴有生理功能障碍。如头晕头痛、腹部不适、失眠、食欲不振、便秘或腹泻等。③社会功能受损。表现为人际关系不良、沉默寡言、悲观厌世、不讲卫生、生活作息无规律、不能正常学习和工作,儿童可能伴随有退行现象,青少年可能出现攻击行为。

3. **创伤后应激障碍**　创伤后应激障碍是指对创伤等严重应激因素的一种异常精神反应,又称延迟性心因反应,常于突发事件发生后的数月或数年后发生,是指受灾人由于经历紧急的、威胁生命的或对身心健康有危险的,导致受灾者在创伤之后出现长期的焦虑与激动情绪。根据美国精神障碍诊断与统计手册的诊断标准(DSM-V),创伤后应激障碍个体必须经历过严重的、危及生命的创伤性应激源;症状表现为持续性的重现创伤体验,反复痛苦回忆、噩梦、幻想以及相应的生理反应;个体有持续性的回避与整体感情反应麻木;有持续性的警觉性增高,如情绪烦躁、入睡困难等;且以上症状持续至少 1 个月,并导致个体明显的主观痛苦及社会功能受损。

三、自然灾害造成群体的心理行为反应

1. **对幸存者造成的心理行为影响**　经历过生死浩劫后,余悸犹存是他们

普遍的反应。幸存者通常会经历这样几个阶段:首先他们会产生一种不真实感,不相信眼前发生的一切是真的,认为这只是一场噩梦;在意识到残酷的现实之后,人们会经历一段消沉期,对周围的一切都变得麻木不仁,这时的精神状态远没有恢复到可以重建正常生活的水平;一旦他们认识到这些悲剧是真实的,便会产生严重的心理问题如急性应激障碍,如果得不到及时、有效疏导,有可能造成长期的,甚至永久的心理创伤,逐步蔓延成创伤后应激障碍。还有的幸存者因无法接受现实而产生自杀倾向。

2. 对罹难者家属造成的心理行为影响 当自己的亲人遇难时,遇难者的亲属会陷入无比悲痛中,不同程度地出现情绪、生理异常反应、认知障碍、异常行为,甚至出现精神崩溃、自伤、自杀的倾向。尤其是与遇难者关系越亲近的家属其症状越明显。遇难者家属经常会把责任归咎到自己身上,认为全是自己的过失,而产生内疚、自责心理。还有资料表明,灾害造成的强烈应激或长期应激状态损害健康,甚至造成组织损伤,引发疾病。目前国内外关于灾害对罹难者家属造成的心理行为影响的研究报道相对较少,有待进一步开展。

3. 对救援人员造成的心理行为影响 自然灾害发生后,医务人员、救援人员会立刻投入抢救工作中去,由于他们工作环境的特殊性,面对惨重的伤亡情况以及他们在灾难中所担任的角色,伤害暴露的程度和范围的不同,使他们产生一系列的心理应激,如恐惧、焦虑、无助、挫败感。灾难事件对救援人员的心理影响并不是短时间就能消除的。甚至在救灾结束后很长时间,逐渐出现类似创伤后压力症候群的后遗症,这种后遗症会延续很长时间,严重影响救援人员的身心健康。

4. 对一般公众造成的心理行为影响 一场重大的自然灾害不仅会给幸存者、遇难者家属、救援人员留下严重的心理创伤,也会对全社会造成潜在的心理损伤,使得知事件信息的普通群众内心蒙上阴影,同时还会导致公众行为的变化。引起公众焦虑、恐慌,少数人会发生精神障碍,因此灾害对一般公众造成的心理行为的影响也需要及时有效的心理行为干预。

第三节 自然灾害中的心理危机干预

自然灾害是人类的影子,无论人类在文明的进程上走了多远,自然灾害总是如影随形。在灾后救助中,人们想到的大多是抢险、物资救援等物质层面的工作,而对于自然灾害给人们精神所带来的创伤问题的救治却往往被忽视。随着社会的发展与进步,自然灾害中的心理危机干预正越来越成为人们关注的焦点。因此,建立和完善心理危机干预机制,越来越成为现代社会的迫切需要。在对许多重大灾难提供心理社会服务的过程中,如2004年印度洋海啸、2008 年 5·12 汶川特大地震等,逐渐形成和发展起来一系列的心理危机干预理论,并且日趋完善。

一、自然灾害的心理危机干预

突发自然灾害会使当事人产生严重的心理影响,如果不及时采取一定的措施,将会引发各种精神障碍和行为问题,极端者可能会自杀。这种影响也是长期的,如果当事人不能及时地走出危机,很可能发展成创伤后应激障碍,长期影响人们的正常生活,甚至产生终生的心理创伤。因此,必须及时采取一定的手段对当事人的心理进行干预,使其能尽快走出危机,开始新的生活。诸多研究和实例证明,在突发灾难时,心理干预可起到缓解痛苦、调节情绪、塑造社会认知、调整社会关系、整合人际系统、鼓舞士气、引导正确态度、矫正社会行为等作用。

1. 时间和对象　自然灾害心理危机干预的时间,一般在灾害发生后的数小时、数天或数周。根据人们遭受灾难事件影响的方式,可将受灾人群大致分为以下几类进行干预。一级受害者:灾难事件的直接受害者,或死难者家属;二级受害者现场目击者或幸存者;三级受害者:参与营救与救护的人员,主要包括救援人员、心理卫生人员、应急服务人员、志愿者,以及遇难者的同事、朋友等;四级受害者:指灾难事件区域的其他人员,如居民、记者、官员等;五级受害者:指通过媒体间接了解灾难事件的人群,尤其是老人、儿童等易感人群。

2. 步骤　①心理干预人员接到任务后,按时间到达指定地点,接受当地救灾指挥部指挥,确定工作目标人群和场所。②按照心理危机干预方案开展干预工作。③分成若干小组到需要干预的场所开展干预活动。在医院,建议采用线索调查和跟随各科医师查房的方法发现心理创伤较重者;在灾民转移集中安置点,建议采用线索调查和现场巡查的方式发现需要干预的对象,同时发放心理救援宣传资料;在灾难发生的现场,在抢救生命的过程中发现心理创伤较重者并随时干预。④对灾区各类人群心理危机情况进行评估,筛选出测试结果阳性人员及时进行心理访谈,确定重点人群;对心理应激反应较重的人员及时进行初步心理干预。⑤对重点人群安排个别或集体心理干预。⑥在有条件的地方,要对救灾工作的组织者、社区干部及救援人员采取集体讲座、个体辅导等措施,教会他们简单的沟通技巧、自身心理保健方法等。⑦及时总结经验,并对工作方案进行调整,同时进行团队内的相互支持。⑧将干预结果及时向当地救灾指挥部汇报,提出对重点人群的干预指导性意见。

3. 干预方法

(1)早期救助:包括切断应激源、尽快脱离现场、不要过多目击现场、不要过多询问受害人经历、提供物质帮助和安全的场所等。

（2）沟通和建立良好关系：建立和保持双方良好的沟通和相互信任，保持心理稳定，改善人际关系。

（3）提供必要的心理支持：应用倾听、解释、暗示、鼓励、保证、疏泄和改善环境等，必要时可酌情使用镇静药物或考虑短期住院治疗。

4. 建立社会支持系统　灾难发生后，人们平时依赖的人际支持系统已不足以抵御灾害，此时如能获得来自政府和社会各界的救助显得非常重要。

5. 认知干预　帮助心理危机者正确认识所发生的事件，接受当前不利的处境，客观、现实地分析和判断危机事件的性质和后果，纠正不合理思维，建立比较积极、重新获得安全感和信赖感的认知。

6. 放松技术　自然灾害后的心理危机干预所使用的放松技术主要用于减轻受害者们的恐惧和焦虑，通常有渐进性肌肉松弛法、腹式呼吸法、注意集中训练法和行为放松训练法。紧张并松弛肌肉可以使它们保持比先前更松弛的状态，达到放松的目的。

7. 心理宣泄　这里所谈的心理宣泄，专指干预者主动倾听地震灾民心中积郁的苦闷或思想矛盾，鼓励当事者将自己的内心情感表达出来，以此减轻或消除其心理压力，避免引起更严重的后果，并能较好地适应社会环境。在进行宣泄时，干预者要对经历自然灾害的个体采取关怀、耐心的态度，让他们畅所欲言而无所顾忌，使他们的不良情绪得到宣泄，感到由衷的舒畅，进而强化他们战胜自然灾害的信心和勇气。需要指出的是，经历自然灾害的个体，他们的心理宣泄内容不一定与灾害有关，只要能够达到心理宣泄的目的，内容不是我们重点关注的问题。同时，心理危机干预者要保证保守秘密，并在心理宣泄的过程中及时给予正确的指导。

8. 严重事件晤谈　严重事件晤谈是一种通过系统地交谈来减轻压力的方法。严格来说，它并不是一种正式的心理治疗，而是一种心理服务，服务的对象大部分是正常人。严重事件是任何使人体验异常强烈情绪反应的情境，可潜在影响人的正常功能。严重事件造成应激是因为事故处理者的应对能力因该事件而受损，个体出现适应性不良，如紧张、焦虑、恐惧甚至冷漠、敌对等。严重事件晤谈的目标是通过公开讨论内心感受，接纳自己的情绪，并通过观察和讨论他人及自己的反应，帮助当事人在心理上消化创伤体验，获得应对危机的方法。需要注意的是，处在极度悲伤期的地震受害者不适宜晤谈严重事件，晤谈时机不好，可能会干扰其认知过程，引发精神错乱。

9. 眼动脱敏再加工技术　眼动脱敏再加工技术是一种可以在短短数次晤谈之后，便可在不用药物的情形下，有效减轻心理创伤程度及重建希望和信心的治疗方法。关于眼动脱敏再加工技术的运用，邱永峥等报道了解放军工程兵指挥学院心理专家在都江堰灾区,通过眼动脱敏再加工技术帮助参加抗震救灾的战士们消除心理压力,效果较好。

10. 加强信息管理　在重大自然灾害面前,公众大多缺少理性分析和分辨能力,消除恐慌和传言最有效的方法就是信息公开,可减低焦虑或恐慌程度。面对自然灾害,政府的权威信息传播的越早、越多、越准确,就越有利于维护社会稳定和缓解个体的不良情绪。

11. 提供积极的应对策略　针对存在的困难和问题提出各种解决方法,选择积极的应对策略,学会心理防御及应对方式;教授其一些有效的应对技巧,如自我放松、强制休息、强制娱乐等;提供疏泄机会,鼓励当事者将内心情感表达出来。

12. 配合药物治疗　合理选用抗焦虑、抗抑郁及抗精神病药物进行对症治疗。

13. 对救援人员的心理干预　主要方法包括满足物质需要,进行心理支持、关心、小组干预,定时轮班换岗,伙伴协同工作;定时评估心理状态;及时撤离现场等。

二、针对不同群体的心理危机干预措施

自然灾害对不同群体的心理行为影响是不同的,心理伤害程度最大的,首先是直接的灾害幸存者及受害者的亲人;其次是直接参与救援的医护人员、战士、消防员、警察、志愿者等,还有深入灾区报道的新闻记者;此外,许多通过大众传媒得到灾害相关信息的人,心理和情绪上也会受到不同程度的影响。所以,针对不同群体进行合理而科学的心理危机干预措施很有必要。我们应该针对不同群体进行心理危机干预,具体的干预方法应有其差异性和独特性。

（一）对幸存者的心理危机干预

在自然灾害中,幸存者亲身经历了死里逃生的惊险一幕,心理上产生巨大的恐慌,灾难对于幸存者来说产生了巨大的心理冲击,因此,此群体也成为灾后心理危机干预的重点人群。

在进行心理危机干预时,首先应使幸存者远离灾害现场,为其营造一个安全舒适的环境,使其有安全感;其次主动帮助幸存者联系家人,为幸存者提供情感支持和心理援助。具体的措施包括:安排心理咨询师或受过专业训练的志愿者倾听他们的陈述,让他们宣泄心中的恐惧和痛苦,并给予积极的心理暗示,告诉他们灾难已经过去,现在已经安全了;帮助其纠正错误认知,引导并采用积极的应对策略和技巧;着手帮助他们解决一些实际性的问题,为他们提供食品、药物、医疗服务等生存必需的保障,提供一定的物质援助,帮助他们重新树立起开始新生活的信心以及面对困难的勇气。

（二）对罹难家属的心理危机干预

失去亲人是人生最大的悲痛，特别是在诸如地震等突发性重大自然灾害中痛失亲人，更是万分悲痛的事情。关注罹难家属这一特殊群体，特别是同时也经历了灾难的幸存者，他们面对的是自然灾害和痛失亲人的双重打击，因此，更要对这一人群的心理状况进行关注并给予及时有效的心理干预。

心理咨询人员必须帮助罹难者家属正确的认识、积极勇敢地面对并接受丧失亲人这一残酷事实。在得知亲人离世的噩耗之初为"休克期"，人们多处于麻木状态，此时治疗者应与罹难者家属之间建立支持关系，给予情感上的理解和支持。罹难者家属往往会出现否认现实、回避痛苦的倾向。为了让其接受丧失亲友这一事实，应鼓励罹难家属表达自己内心的痛苦感受以及对逝者的回忆，允许并鼓励其哭泣、诉说、回忆，宣泄内心的消极情绪以达到减轻内心悲痛的效果。罹难者家属在经受了难以承受的打击之后，往往会采取消极回避的态度，情感淡漠、消极厌世、失去对生活的积极性和兴趣，不愿主动与人接触，因此必须尽可能多的动员其亲友提供情感支持和社会帮助，保证其饮食起居的作息规律，使其得到充分的休息，帮助其冷静地面对失去亲人的痛苦并逐渐从痛苦中走出来，找到新生活的目标。这一过程会因个体的人格特征、受创伤严重程度、社会支持等的不同，时间的长短也各异。因此，心理干预应做到及时、有效、长期关注、定期排查，这样才能真正帮助受灾群众从灾难的阴霾中走出来。

（三）对救援人员的心理危机干预

在灾难现场进行抢险救援的医疗救护人员和军人、警察、消防员、志愿者等救援人员以及深入一线的新闻工作者们，他们不可避免的第一时间见证各种惨绝人寰的悲剧现场，加之救援工作强度大，饮食起居不能保证，有时也会因无力救助受灾群众而深感痛苦，灾害对于这一群体心理冲击同样巨大，会产生不同程度的身心问题，如恐惧、自责、强迫、焦虑、抑郁、失眠、没有食欲、恶心、无法进食等，所以对其群体的心理干预也是至关重要的。

对医疗救护、救援人员以及新闻工作者进行心理危机干预。首先，应制订一定的组织计划，明确任务，在接受任务前，告知在执行过程中可能会出现的各种危机状况，做好救灾心理预警，以便在真正执行任务时避免心理冲击过大，产生强烈的心理不适应；其次，在执行任务阶段，合理安排饮食休息与工作时间，做好前线救助调度工作；同时，保证救援人员内部以及与家人之间的交流，充分利用社会支持和情感支持；应利用各种缓解压力的技术帮助救援人员适时减轻心理压力，如合理安排休息和放松、进行不良情绪的宣泄，诉说痛苦，以舒缓内心的压力和恐惧；此外，还可以适时安排团体心理辅导，建立情感支持，理解互信，以增强自我抵御危机的能力。

三、自然灾害心理危机干预需注意的问题

1. 媒体报道和社会宣传一定要谨慎，不要过于放大　并不是所有的人经历过大灾难之后，都一定会留下心理阴影。有些人心理承受能力和调节能力比较强，随着时间的推移，他慢慢地就能自己渡过难关。事实上大部分人都具有这种自我调节的能力，能够恢复自己内心的平静和平衡。对于一些受心理创伤比较严重，没有办法完全自我恢复的人，我们应该给予更多的关注和支持，帮助他们走出心理困境。因此，媒体报道一定要谨慎，不要过于渲染，增加他们的心理阴影。

2. 参与救助和救援的人，应该是受过训练的专业人员　有些人满腔热情，却没有专业的心理辅导技术和足够的心理准备，匆匆忙忙就到第一线去了。结果因为无法承受巨大灾害带来的压力，成了"二次创伤"的受害者。因此，做心理应急干预的人，应该至少具备以下条件：接受过专业的心理危机干预、较强的心理承受能力（能够面对真实的灾难场景、血腥环境）、此刻自我心理健康（没有类似的心理创伤经验），最好是受助者身边的人。

3. 心理危机干预需要时间和过程　根据灾难发生之后的时间推移，心理危机干预分为 3 天、7 天、一个月等不同的阶段，各个阶段有不同的工作和辅导内容，心理干预工作要有一个长远的打算和详尽的计划。心理治愈绝对不是一蹴而就的，需要在日常生活中给予受灾者具体的指导和关心，给他们鼓励，接纳并处理他们出现的一些烦躁和反社会的行为，要建立心理档案，定期与不定期的与受助对象谈心与咨询，这些都是需要救援者事先做好准备的。

4. 心理危机干预需要全社会的力量参与和完成　每一个经历过、感受过自然灾害的人都应该得到心理危机干预的帮助。但自然灾害引发的创伤后心理应激反应是普遍存在的，不仅灾区有，灾区以外的人们也可能出现。每个人都经历了悲伤、震惊等心理挫伤，从这一点上，心理干预需要全社会的力量参与并完成。

第四节　灾后心理重建

世界卫生组织的调查显示，自然灾害之后，约 20%~40% 的受灾人群会出现轻度的心理失调，这些人不需要特别的心理干预，他们的症状会在几天至几周内得到缓解；30%~50% 的人会出现中至重度的心理失调，及时的心理干预和事后支持会帮助症状得到缓解。而在灾难发生一年之后，20% 的人可能出现严重心理疾病，他们需要长期的心理干预。有数据显示，在阪神大地震后的十年内，因孤独而死在临时住宅的老人达 560 人。1996 年唐山地震 20 周

年时,唐山开滦精神卫生中心的调查显示:在接受调查的1813人中,有402人患有延迟性应激障碍,占22.1%。2008年5月12日发生的汶川大地震,伤亡惨重,波及广泛。据专家估计,灾区心理受灾人群达1849余万人。可见,在灾后重建过程中,开展灾区群众的心理重建至关重要。

一、受灾群众的心理特征分析

(一)灾后心理援助的关注对象

汶川地震这类重大自然灾害,破坏性特别大,波及范围广,灾后需要接受心理援助的受灾群众也特别多。面对如此多的援助对象,需要对其进行一定的分类,以便按照不同的特点来开展灾后重建中的心理援助工作。

1. 需撤离的人群及异地分散就业者　因延续性灾害而撤离的人群,以及异地分散的就业者,需要暂时或者永远告别自己生活多年的故土,家对他们而言,绝不仅仅是地理位置和舍弃财产的问题,更是心灵的一种联系。因此,在转移过程中,一方面,这些群众可能担心自己的家园能否被保留下来,会出现特别严重的思乡情结;另一方面,很难短时间内适应新居住地的生活和工作环境。基于这些原因,容易出现生理、心理上的不适应,需要及时的自我心理调节或者接受心理援助人员的辅导。

2. 返乡群众及农村互助组织　灾后返乡的外地务工人员以及留守的村民,由于生活环境遭到严重破坏,社会支持降低,若对于家园的重建信息了解较少,就会出现自我效能感较低,甚至自暴自弃状态,"等""靠""要"的依赖思想十分严重。因此,关注这些返乡群众,做好他们的心理辅导工作,并及时建立农村互助组织,使他们在灾后相互鼓励,共同面对灾难,具有非常重要的意义。

3. 孤老、孤儿及伤残病员　孤老、孤儿在灾害中失去了自己的亲人,失去了对于他们生存极其关键的社会支持,身心遭到重创,亟须专业的心理辅导;伤残病员一方面自己的身体受到伤害,工作能力下降,导致重建的效能感降低;另一方面,可能会遭到灾后PTSD的干扰。因此,对于这些人员的心理关注显得十分必要。

4. 学校的教职工和学生　学生是灾区的未来和希望,灾后学生可能会受到各种干扰,需要得到必要的心理辅导。而培育他们的教育工作者一方面需要努力做好自己的本职工作,承受较大的工作压力;另一方面,他们自身也承受着巨大的心理压力。因此学校教职工和学生也是灾后心理重建的重要关注对象。

5. 受灾企业的员工　企业员工在灾后重建中发挥着非常重要的作用。他们在灾难后可能会遇到各种心理问题,如工作与家庭冲突、创伤后应激障碍等,需要及时进行自我心理调节或得到专业的心理辅导,才能帮助他们正常投入工作。

(二)受灾群众的心理特征

由于受灾群众的家园不同程度地遭到破坏,甚至完全摧毁,面对巨大的自然破坏,受灾群众很容易表现出在重建中自我效能感低下。所谓自我效能感是指个体对自己是否有能力完成某一活动而进行的推测与判断。自我效能感低下的受灾群众很可能产生自暴自弃的情绪,对政府和社区产生依赖思想,消极对待重建工作。汶川大地震的一些现实情况也印证了受灾群众的这一心理行为特征。例如,一些受灾群众领了救灾款,并不是用于开展生产自救,而是用于打麻将;在灾区医院,有些伤病员的日常护理工作往往由志愿者去做,而某些伤病员家属则坦然观望和指挥志愿者。灾后重建缺的不是资金,缺的是主体精神,怕的是广大群众觉得灾后重建就是国家的事。

二、心理干预与“心理干扰”

在汶川地震发生之后,许多心理工作者赶赴受灾现场开展心理救援工作,然而,灾区老百姓却流传着一句口头禅:“一怕余震,二怕堰塞湖,三怕心理医生。”在一些群众眼里,心理干预工作似乎成了“心理干扰”。这种现象的产生有着复杂的原因。首先,由于历史和文化的原因,不少人觉得看心理医生会很丢脸,被别人笑话,心理咨询还不为人们接受;其次,灾区的心理援助工作没有统一的组织和计划,援助工作会出现混乱无序的情况,甚至出现一个人在一天中接受多个心理工作者咨询的现象,这自然让受灾群众无法接受;再次,部分心理工作者没有深入了解受灾群众的需要,而是想当然地进行心理干预,由于心理干预技术比较单一,并未得到理想的效果。比如,某些心理咨询工作者一味采用倾诉技术,只要碰到受灾群众,就让其倾诉,其效果适得其反。我们认为,灾后心理干预是必要的,但不能让心理干预成为“心理干扰”。为此,在灾后心理干预工作中,应注意以下问题。

1. **心理援助是一个长期的过程**　灾难发生后的一个月至三四个月,心理援助工作开始转入中期阶段,并应继续进行至少到灾后二十年,这可视为心理援助的长期阶段。灾后心理重建中,应通过社会资源支持、培训、激励等逐渐提高受灾群众的自我效能感,切忌急于求成。

2. **要有组织、依法、专业地进行**　灾害之后应成立心理重建工作的管理机制,对心理重建工作进行统一领导和指挥,防止心理重建工作的混乱无序。在统一指导下,逐渐由“心理救援”转向“心理援助”,帮助受灾群众重塑信心。目前,灾后心理重建在许多国家和地区,已经形成了一套日趋完善和成熟的灾难心理卫生服务体系,并从法律制度的角度提供了保障,形成了专门的组织机构,储备了专业的灾后心理援助队伍,以保证灾后心理援助工作长期地、有效地实施。如我国台湾地区就成立了由卫生部门主管的精神医疗系统—大学部精神医疗人员的培训系统;教育部门主管的辅导与咨询人员教育系统、学校辅导老师、社区各类辅导与咨询机构等组成的心理援助机制。此外,美国成立了由药物滥用和精神保障局的心理卫生服务中心—紧急服务和灾难救援项目组—专业灾难医疗救援队等组成的心理援助体系。

3.要关注心理工作者自身的学习　灾后心理重建工作对于心理学专业人员而言,也是新生事物,加之灾难心理学在我国还是一个新兴的学科,因此,从事灾后重建的心理工作者应保持谦虚的态度,不断学习,提升自己的专业水平。学习的内容包括咨询人员伦理守则和各种咨询技术、测量技术。同时,还应保持开放的心态,结合国情,强化"做中学"的意识。

4.普及心理援助的知识和应对方法　在开展心理咨询工作的时候,一定要深入了解受灾群众的真正需求,有针对性地选用咨询技术,并根据实际情况的变化而适时调整咨询方法,不能强求统一的标准。此外,为了做好灾后心理重建的工作,向求助者普及心理援助的知识和应对方法也是一个值得关注的方法。

5.慎重选择心理援助人员　一般来说,从事灾后心理援助人员应该具备如下能力和工作态度,这也是选择人才的标准。首先,应尊重当事人及其想法,鼓励他们充分表现自己,当事人不同意他所说的时候不表现出不高兴;其次,不低估当事人的感受并尊重这些感受,在当事人做好心理准备前,不逼着他叙述过程;此外,还要和当事人一起制定适当的治疗目标,应该告知治疗方法、时间长短、如何衡量治疗效果;最后,心理援助人员应能回答当事人提出的任何关于心理咨询和治疗方面的技术问题。

三、灾后心理重建的阶段

一般来说,灾后心理重建应该包括以下四个阶段:

(一)悲伤辅导、面对正常生活阶段

悲伤辅导是协助人们在经历重大灾难之后,在合理时间内,引发正常的悲伤,并健康地完成悲伤任务,以增进重新开始正常生活的能力的阶段,其心理重建的目标是协助生者处理与逝者之间因为失落而引发的各种情绪困扰并完成未竟事务。悲伤辅导的具体目标包括:①增加失落的现实感;②协助当事人处理已表达的或潜在的情感;③协助当事人克服失落后再适应过程中的障碍;④鼓励当事人向逝者告别,以健康的方式,坦然地重新将感情投注在新的关系里。在悲伤辅导的实施过程中,需要关注如下问题:

1.接纳对于死亡的真实感受　生者必须接纳"死不复生"的事实,才能面

对因死亡而引起的复杂情绪与反应。尤其是突然死亡，亲友在毫无心理准备下接到噩耗，心中必有强烈的不真实感。强化死亡的真实感的最好方法之一，是鼓励生者面对死亡和谈论失落。例如，灾难发生时你在哪里？当时的情况怎样？如何发生的？是谁告知你的？葬礼怎么举行的？亲友们是如何谈这件事？类似这些问题的讨论都有助于检视死亡事件的发生，来强化死亡的真实感，让生者接受死亡发生的事实。

2. 鼓励适度地表达悲伤情绪　大部分哀恸的情绪都会令人不安，如恐惧、无助、愤怒、愧疚、紧张、焦虑、压抑和悲哀等情绪的表现，在失落发生的初期，人们会有麻木、幻听、幻想、混乱、托梦等悲伤行为出现。这些情绪和行为在遭遇失落的早期阶段，由于大家均处于混乱状态，对于这些情绪和行为还无法被认知，或未被察觉，其哀伤的强烈程度容易被忽视。心理援助人员必须理解到，这些悲伤情绪、行为是一种"正常的"心理现象，要鼓励悲伤者做适度地表达，以疏解不安。

在辅导悲伤的过程中，必须要察觉到失落对悲伤者的意义及冲击：如愤怒的情绪对象是谁？愧疚的具体内涵是什么？幻听、幻想的内容是什么？心理援助人员应适当予以评价，检测出问题焦点。否则，不管心理援助人员能引发出当事人多少有深度的感觉，都不算是有效的辅导。心理援助人员在引导求助者表达悲伤情绪、谈到与逝者的往事时，最好从正向的回忆开始。如果会谈时悲伤者先从负向的回忆谈起，即使正向的情绪很少，心理援助人员也应想办法鼓励他谈谈逝者曾给予的好处，或过去曾享有的美好回忆。这样，才能够让悲伤者透过辅导再次体验对逝者的矛盾情绪。

3. 帮助悲伤者适度地处理依附情结　对悲伤者而言，突然失去了一位长期亲密的依附者，必然会产生陷入绝望的无助、恐慌、茫然、苦思的反应。心理援助人员应该帮助生者适度地面对这种依附情结的问题，让他确定与逝者之间过去所存在的依附关系已经结束，他必须在失去逝者的情境中，在其往后的人生舞台重新拉起另一幕戏，扮演新的角色、建立新的人际关系。

为了达到上述目的，心理援助人员应该了解悲伤者在处理与逝者的依附关系时所可能表现的心理行为特征：也许他们舍不得离开已经全毁的家园；也许想要尽快离开这个让人难忘的伤心之地；也许自己认为建立新关系、将自己的情感从逝者身上转移到另一个人身上的行为令人感到羞愧；也许他认为，根本没有人可以取代逝者的地位……这些质疑可能是对的，但心理援助人员必须协助他面对过去的事实，并作出适当的处理。心理援助人员必须注意的一个关键原则，即不要鼓励还处在剧痛期的悲伤者做任何改变生活的重大决定，如变卖财产、改行、换工作、领养孩子、或很快卷入一个新的亲密关系中等。因为在极为悲伤的时刻，人们的情绪尚未稳定，很难有好的判断力，容易产生不良适应而影响到对未来新情境的适应或新关系的建立。重要的是要告诉他，不要仅为减轻现在的痛苦仓促地做出决定。当他准备好之后，自然就有能力做决定并采取行动。

4. 从短期的危机处理到长期的悲伤疗程　面对灾难变化、意外的伤亡，生者在完全没有准备的情况下，所遭受的这些严重失落与心理重创是可以想象的。因为环境在非常急速中改变，以至于生者无足够的时间、精力与资源来应变，从而造成了一种情绪上的休克，我们称之为"休克危机"。此外，生者可能在一段时间内能有效地适应一些紧急的情境，但当他竭尽自己的适应资源（能力）时，就会造成一种源尽危机。在这种情况下，生者用来控制其行为的功能暂时丧失，形成崩溃状态而产生危机。此时急需运用危机处理的方式来协助发掘因为危机直接受影响的生者之内在、外在资源，以增强其处理及运用资源的能力，解决目前的困扰问题。

悲伤辅导是一种割断依附关系的渐进过程。危机处理是协助生者在短期内减除危机障碍和促进生活适应能力的过程。事实上，危机只是一种暂时的现象，所有的危机肯定有结束的一天。但是，对于某些人来说，悲伤却是长期的疼痛，需要时间来疗伤，更需要持续的支持。例如，失落后三个月、周年忌日、逝者生日和特别节庆等都可能引发生者的哀恸。可是，悲伤者周围的亲友由于缺乏这方面的认知，常常急着想克服失落，期望悲伤者尽快恢复正常的生活和作息，这很可能导致悲伤者压抑哀恸，使正常典型的急性悲伤变成复杂的慢性哀痛，这样反而成为疗伤的障碍之一。因此，悲伤辅导应从对紧急的危机处理转为长期的悲伤疗程，才能达到悲伤辅导的目标。当然，个别辅导是其中方法之一，可是限于人力，采取失丧团体（悲伤者自助团体）的团体辅导方式，应该是一个可能给予的有效而持续的支持方式。

5. 区分"正常的"与"病态的"悲伤行为　当一个人面对"失落"时，不只在精神上会有极度的痛苦，在身体上也会产生明显的疼痛和变化。一般而言，在哀恸的过程中，都会感受到身体的不舒服。最普遍的症状是：头痛、消化不良与四肢疼痛；还有失眠、暴躁、不安、忧郁、缺乏或提高食欲也是很平常的现象；有的人会从事激烈的活动，而有些人却提不起兴趣，肌肉紧张、疲劳、记忆力不好及无法专心等情形，也会伴随哀恸而来；有些人会有过敏反应，另一些人会有双手颤抖、心脏悸动、晕眩、与呼吸短促等因极度焦虑而引起的反应；还有人会有与其已死的亲人相似的征兆。心理援助人员要有辨认悲伤行为表现的能力，在辅导过程中，心理治疗师会面对没有重大失落经验的人，他们会误认其正常的悲伤行为表现为病态行为，由此造成更为严重的不良适应。心理援助人员亦有可能将病态行为当成正常的悲伤行为辅导，导致延误治疗,甚至加剧悲伤的病态行为表现。因此,心理援助人员必须具备辨认"正常的"与"病态的"悲伤行为的能力,才能提供高品质的心理卫生服务。

一般而言,对于"正常"或"病态"的辨别应以该悲伤行为是否在常态的悲伤期间所表现而定。若常态悲伤期表现出过激的症状,心理援助人员应视实际情况给予适当的悲伤治疗,尤其是生理疾病必须先确定并转移到医院接受治疗,否则仅给予悲伤者支持,并再一次对他们确认这些行为是正常的,并不能帮助他们度过正常的悲伤期。如果悲伤者过了正常的悲伤期后,还有下列的不良防卫或适应形态,如退缩、拒绝正视逝者遗像,这说明悲伤者还停留在不真实感状态,还在采取不健康的心理防卫机制来减轻其焦虑;或者继续保留与逝者有关的物品等行为来消除分离焦虑,这也是不健康的适应模式。当然,如果滥用酒精或药物来面对失落,就会导致对于悲伤经验的激化,从而阻碍哀悼的调适过程。心理援助人员对此需采取积极的治疗态度,必要时还需要转移到临床医院治疗。

6. 避免采用笼统、无助的言语抚慰悲伤者 最后要特别强调的是,心理援助人员、心理治疗师不要采用对哀恸当事人没有帮助的陈腔滥调,例如:"做个勇敢的男孩"、"生活是为了活下去"、"一切很快就会结束"、"你会站起来的"、"一切将在一年内过去"、"要坚忍到底"等太过笼统却毫无帮助的"安慰话"。生离死别是人生最大的创痛。人们必须借悲伤情绪来宣告分离,并且重新建立新关系;否则,必会造成身心的不适和疾病,而无法走过悲伤。

(二)抚平创伤、预防创伤后应激障碍阶段

灾难将一切毁于一旦,顷刻间让受灾群众感到极大的恐惧和悲伤。这种恐惧和悲伤会由于灾情的控制和危险的解除,短暂地持续一段时间后慢慢消失。但在人们恢复正常生活后,将会逐步而持续地受到创伤后应激障碍的影响,其特征表现为通过痛苦的回忆、梦境、幻觉或者闪现,持续地重新体验发生过的创伤性事件。

对于灾难后的创伤,大部分人随着时间的推移会挺过来,慢慢走出阴影。但也有不少人由于深受创伤后应激障碍的影响,需要专业的心理治疗。需要指出的是,无论是自我愈合,还是接受心理服务人员的专业治疗,都需要很长的时间才能抚平创伤。在此期间,心理重建的任务一方面是提供专业的心理治疗,另一方面要尊重和理解受灾群众忧伤和行为的发泄,给予他们足够的关怀和帮助,陪伴他们走过人生中这段最困难的时间。

(三)寻找新平衡的阶段

当受灾群众度过灾难后的创伤后,他们发现自己没有了房子,丢掉了工

作,失去了亲人,只有破碎的心和如山般的困难,会再一次感到"不安"。灾难几乎摧毁了他们过去拥有的一切,再也无法重新回到原来的生活。最理性的态度就是,重新定位自己(如接受自己已经成了孤儿、寡妇的现实),逐渐适应之,再找到新的心理平衡状态。因此,灾后心理重建要经历的第三个阶段,就是让人们找到新的心理平衡状态。它包括两个方面的内容:保护民众不再遭受自然灾害和营造新型的人际关系。为此,需要注意以下几个问题:

1. 要避免民众进一步遭受次生灾害 如经历过地震的人们,会对余震心有余悸。因此,要帮助受灾群众远离灾害威胁,为他们建立安全的庇护所,提供基础的生活保障设施,解决他们的基本生计问题。

2. 营造和谐的人际关系 这是灾后心理重建中一个重要的组成部分,它有助于形成新的社会支持系统。和谐的人际关系的营造包括两方面内容:①建立灾区的行政组织结构,这可以保证政策的传达和执行,完成基本的行政职能;还能帮助人们重新获得安全感,人们感受到"终于找到组织了""有人对自己负责了",从而获得了安全感;②保障人际沟通渠道畅通。沟通渠道可以增进人们的交往,快速地分享信息。这些信息包括可能发生次生灾害的信息、安置措施及救灾物品分发的物品、灾后重建规划及援助计划的信息等,这些信息交流可以减轻焦虑感增强信任,为营造和谐的人际关系打下基础。

(四)重获生活控制感阶段

所谓控制感,是指人们面对涉及自身的重大事件和周围环境时的信念控制的能力。与此紧密相关的一个概念是控制点。所谓控制点,是人们在与周围环境相互作用的过程中,认识到控制自己行为结果的各种心理力量,也就是人们对自己的行为方式和行为结果的责任的认知或定向。在一般情况下,可以把人分为内控者或外控者。内控者一般认为是自己的能力、特质、努力等特征决定了自己的表现,比如内控者会认为,优异的考试成绩是由于自己努力而获得的。而外控者则认为自己对成绩无法控制,环境、运气等因素才是关键。比如,他们认为考试成绩高低主要是看运气,自己再怎么努力都没用。心理学研究表明,内控者比外控者在压力应激情境下成绩下降得更少,使自己的行为以任务为中心的能力也更强;在积极反馈下,内控者的成绩较外控者成绩要好。

控制感与人们的心理健康水平有密切的联系。从进化论的角度看,人类如果能够很好地控制自己周围的环境就能够有效地提高自己存活的几率。因为对环境有很好的控制,就可以对环境的变化有提前的感知,从而做好准备,使得自己的生存几率大大提高。相反,如果对环境没有控制感,人们就会感到焦虑,压力骤增。这就是人们在陌生的地方(对这个环境的控制感很低)表现得非常紧张的原因所在。从心理学角度来看,控制感是人们进行自我评价的一个关键影响因素。如果一个人觉得自己对环境有一个很高的控制，那么他就会觉得自己状况很不错，自我感觉良好。换句话说，自尊水平更高的人会更喜欢自己。大型突发性自然灾害给灾区群众的生产、生活造成了巨大影响，严重削弱了他们对生活、环境的控制感，这主要体现在两个方面：

1. 受灾群众的社会支持感明显降低　社会支持网络对于人们的生活极其重要，网络中的亲人、朋友不仅可以为自己提供各种资源，帮助自己度过难关，还可以为自己提供心理支持，是自己的心灵港湾。每个人都有自己的社会支持网络。这些人群是自己最亲近、最信任的人，也是在紧急时刻，在自己最需要的时候可以提供帮助的人。如果一个人的社会支持网络中的某个人受到影响，他还可以通过网络中其他人的力量获得帮助。但是，如果这个网络中所有人都受到了冲击，那么该社会支持网络对这个人的支持作用就会受到严重影响，从而降低社会支持。而当诸如地震这样的自然灾害严重破坏了人们的社会支持网络，很多人的亲友几乎全部遇难，他们就很难获得别人的帮助。因此，灾区人们的社会支持显著降低。

2. 受灾群众的工作能力显著下降　灾害会使得受灾群众的工作能力下降，从而影响到他们对环境的控制感。很多人的身体在自然灾害中受到了伤害（如致残）。这种身体伤害一方面实际地降低了人们的工作能力，使得他们无法胜任重建的工作；另一方面，人们对自己身体的信心大大降低，自我保护的意识更强。这样，受到伤害的民众，在身体上的实际能力和主观的能力评估上都可能大打折扣。此外，由于自然灾害的严重破坏，灾区很多企业都无法复工，大量的员工失业。很多人原有工作的技能迁移定性很低，无法胜任其他工作，导致自我能力的评估感受相对下降。总之，自然灾害导致的人们的身体能力的降低，以及工作技能的适应性的降低，严重地影响到人们对生活环境的控制感。

由于上述原因，灾后人们对生活环境的控制感受到严重削弱，人们的意志可能会面临崩溃，感到绝望，从而出现"无作为"现象。美国心理学家塞利格曼的"习得无助"概念可以很好地解释受灾群众在接连受挫之后的"无作为"现象。塞利格曼的研究说明控制点对人类行为的影响：如果人们认为结果自己无法控制的时候，他们往往会放弃改变的努力，接受现状。比如，有人在多次失败后，就认为是自己的能力问题，认为自己做任何事情都不可能成功。在这样的信念支配下，他可能会安于现状，放弃进一步的努力。本阶段的心理重建的任务就是通过各种途径对受灾群众进行培训，帮助提升相关人员的抗逆力，重获生活的控制感。

四、心理重建的实施建议

在遭遇灾难后,受灾群众面临的情绪困扰和控制感降低,就会使他们在生产自救和就业方面表现得无所作为。如何引导他们树立重建家园的信心,是灾后心理重建的重要任务。在灾后心理重建中,以下几个方法可资借鉴。

1. 让群众恢复其控制感　控制感与人们的心理健康有密切的联系,它是人们进行自我评价的一个关键成分。因此在灾后心理重建中,应努力让群众恢复其控制感。首先,心理工作人员在采取任何危机干预之前,应与受灾群众充分沟通,充分考虑当地群众的实际需求,让其成为心理援助的主动参与者并有效地组织他们投入到重建家园的事业中去;其次,受灾群众自己应注意控制自己,如吃饭、睡觉、活动的平衡,避免警醒度增加。

2. 重建控制感,提升抗逆力　首先,可成立互助小组,重建受灾群众的社会支持网络。团队心理咨询的研究表明:在一个咨询团体中,团体内人际交互作用可以促进个体通过观察、学习、体验,认识自我、探讨自我、接纳自我,调整改善与他人的关系,学习新的态度与行为方式,发展良好的助人过程。这给予我们的启示是:在灾后心理重建过程中,可以帮助灾民结成"互助组织",成立互助小组。在互助小组中,人们具有相似的经历,能够进行有效的互动。通过小组内部故事、情感的分享,一方面可以有效地排遣小组成员的消极情绪,另一方面可以通过与小组内其他人进行比较,发现和纠正自己在应对灾害情绪、恐慌时的不适当方法。此外,小组成员之间可以分享知识、信息等资源,这增大了小组成员生产自救、就业、创业等活动的成功几率。总之,通过成立互助小组,可以重建受灾群众的社会支持网络,提高他们对自身努力结果的控制感,进而影响到他们的行动动机。

3. 实施再就业培训,提升受灾群体的工作能力　授人以鱼不如授人以渔,解决就业问题的途径很多,主要包括:创造更多的就业机会;对失业人员进行再就业培训,提升他们的工作能力,增加他们对工作的选择性,有效提高他们对未来的控制感。

4. 发挥榜样作用,调动受灾群众的积极性　政府可以鼓励和支持一批人通过生产自救、积极就业或者创业等途径先实现家园重建,从而树立灾后重建的标杆,起到榜样作用。其他人就可以推论自己努力和成果之间的关系,从而提升他们的控制感,调动其积极性。

【本章小结】

在人类文明的进程中,自然灾害总是如影随形,不仅给人类带来身体上、物质上的损失,更给人们带来心理上、精神上的创伤。随着社会的发展与进步,自然灾害中的心理危机干预越来越成为人们关注的焦点。本章简要概述了自然灾害的特点,分析了自然灾害中常见的心理行为表现,重点介绍了自然灾害中心理危机干预的方法、步骤及针对不同群体的干预措施,以及灾后心理重建的阶段和实施建议。进一步完善了自然灾害中心理危机干预的机制,为灾后心理重建工作者提供了理论支持,使广大受灾群众可以得到及时的心理干预,增强应付心理危机的能力。

（冯正直　徐慧敏）

第二十二章

事故灾难中的心理危机干预

灾难自诞生之始，就是人类挥之不去的梦魇。我国政府将各种灾难统称为"突发公共事件"，并分为自然灾害、事故灾难、公共卫生事件和社会安全事件四类。

第一节　事故灾难概述

进入 21 世纪，随着经济与现代化社会的快速发展，事故灾难形势更为严峻，如 7·23 甬温线特别重大铁路交通事故、4·16 韩国客轮沉没事故、马来西亚航空 MH370 客机失联客机坠毁、5·13 土耳其煤矿爆炸事件等均造成了重大的人员伤亡，影响着社会安定、经济发展、公众安全。

一、事故灾难的定义

事故灾难是具有灾难性后果的事故，是由于事故的行为人出于故意或过失的行为，违反治安管理法规和有关安全管理的规章制度，造成物质损失或者人员伤亡，并在一定程度上对社会或内部单位，或居民社区的治安秩序和公共安全造成危害的事故。主要包括工矿商贸等企业的各类安全事故、交通运输事故、公安设施和设备事故、环境污染和生态破坏事故等。

事故灾难属于突发人为灾难，是由于人类活动中的失误或事故而产生的灾难，其具有不可预知性、不可抗拒性及造成后果的毁灭性，会对社会公众的心理行为产生巨大的影响。

二、事故灾难的分类

一是由肇事者个人主观故意的行为所致的刑事案件性人为灾难。罪犯为利益所诱，知法犯法，给他人造成灾难。例如，明明知道会带来严重后果，却仍然制售假药、假酒和危及进食者健康的食品或保健品以牟利，以致夺人性命或造成其他严重后果；明明知道违章、违规作业有可能给有关人员带来灭顶之灾,却依然我行我素,造成的灾难令人震颤(不计其数的矿难往往就是这样发生的)。

二是由于有关人员的疏忽或失误或管理不善而造成的让人痛楚的事故灾难。这是不难找寻到具体责任人的人为灾难。有关责任人已经构成刑事犯罪,他们应当被追究相应的法律责任,然而又并非出于主观故意。

三是无法找到具体责任人的人为灾难。2007年的太湖蓝藻事件,与其说是天灾,不如说是人祸。调查显示,威胁太湖水安全的除工业污染外,还有大量生活污水。无锡开发的许多人工景点都在太湖边,在太湖沿岸还可以看到不少在建旅游项目,环湖大道上林立着假日宾馆、饭店、湖鲜馆以及各种部门疗养院。旅游经济的繁荣带来大量生活垃圾和废水,每天大量的生活污水注入太湖,使太湖水富氧化严重。太湖上的过度养殖也在威胁着太湖的美丽和健康。近年来随着旅游餐饮业迅猛发展,品尝湖鲜愈加为人追捧,于是圈湖造田、围网养鱼的现象屡禁不止。可以说,这次蓝藻危机表现出来的是天灾,然而究其根源却是人祸。这说明:在利益的驱动之下,人们早就在集体性地制造太湖蓝藻这样的人为灾难。此类人为灾难的祸根、潜因存在已久,灾难的爆发只是早晚的事。太湖蓝藻事件并不是孤立的一例个案,诸如此类的环境污染和生态破坏事故不计其数,如对矿藏的狂采和对林木的滥伐,由此而使当地的地质结构以及植被遭受严重破坏,这可能成为下一场灾难的潜在因素。

三、事故灾难与自然灾难的异同点

事故灾难与自然灾难,既有相同之处又有不同之处。

(一)两者的相同点

1. 都使人付出了生命财产的代价 他们都给个体或群体的生命财产造成了严重毁损,或者给人类的生存环境带来了巨大祸害。其中,重大灾难带来的灾祸堪称深重。在这一点上,事故灾难和自然灾害无不如此。

2. 都使社会稳定受到严重的破坏 它们都打破了人们正常的社会生活秩序,造成了社会不稳定因素,或使原有的社会不稳定因素因灾难而爆发。重大灾难甚至使事发地一时陷入混乱局面。维护社会稳定和人心稳定,成为灾难发生后政府的第一要务;而其艰难程度,较之平时陡然增加。

3. 都使特定群体的心理受到重创 他们都给相关人群(当事人、死或伤者的亲朋好友等)带来了巨大的心理冲击,使之凄惨悲怆、极度痛苦,甚至痛不欲生。灾难本身或许是历时短暂的,但它们留给相关人群的心理创伤则往往是恒久的。

(二)两者的不同点

1. 在有无防阻的可能性方面相异 不少自然灾害难以预防、阻遏。凭人类现有的科技水平和技术手段虽然可以预测天气,但尚无足够把握准确预测地震、海啸等灾难。就事故灾难而论,如果相关人员不是利欲熏心、不是玩忽职守、不是操作失误,而是在一系列方面致力于消除事故和灾难隐患,某些事故灾难是可以避免的。

2. 在有无人为因素介入方面相异　自然灾害纯粹是由自然因素造成的,与人为因素无涉。事故灾难则是由人为因素造成的,人为因素或是诱发、或是制造了灾难,是灾难的根源或主因。

3. 在有无相关人员担责方面相异　在自然灾害中,无具体责任者、担责人。火山爆发、海啸、地震、泥石流等灾难,都不是人所能左右的,是否发生、何时发生、何地发生、程度如何,也不是人所能控制的,人为因素不是这类灾难产生的根源。而相当一部分事故灾难,是可以追查到相关责任人的,正是因为他们的主观故意或失误、失职,从而直接或间接导致事故灾难的发生。

四、常见事故及特点

(一)交通事故

交通事故指车辆在道路上因过错或者意外造成人身伤亡或者财产损失的事件。交通事故不仅是由特定的人员违反交通法规造成的,也可以由于地震、台风、山洪、雷击等不可抗拒的自然灾难造成。一般分为四个级别:①轻微事故。是指一次造成轻伤 1~2 人,或者财产损失机动车事故不足 1000 元,非机动车事故不足 200 元的事故。②一般事故。是指一次造成重伤 1~2 人,或者轻伤 3 人以上,或者财产损失不足 3 万元的事故。③重大事故。是指一次造成死亡 1~2 人,或者重伤 3 人以上 10 人以下,或者财产损失 3 万元以上不足6 万元的事故。④特大事故。是指一次造成死亡 3 人以上,或者重伤 11 人以上,或者死亡 1 人,同时重伤 8 人以上,或者死亡 2 人,同时重伤 5 人以上,或者财产损失 6 万元以上的事故。我国人口众多,在日常生活中交通事故时常发生,有公路交通事故、隧道交通事故、地铁交通事故、火车、飞机失事等,交通事故易造成群死、群伤和严重交通堵塞,社会影响大;危险化学品车辆易造成爆炸燃烧、人员中毒、环境污染,易形成次生灾害;车辆损毁严重,救援技术性强、难度大,易造成救援人员伤亡,给人们的生活带来了重大的损失。

(二)环境污染

我们赖以生存的环境遭到严重破坏而使生态系统造成直接的破坏和影响而给人们带来巨大的灾难。主要包括海洋污染、陆地污染、大气污染、水污染、噪声污染、放射线污染等。人们直接或间接地向环境排放超过其自净能力的物质或能量,从而使环境的质量降低,对人类的生存与发展、生态系统和财产造成不利影响。由于人们对工业高度发达的负面影响预料不够,预防不利,导致了资源短缺、环境污染、生态破坏等全球性的三大危机,并严重危害人类健康和生存。随着科学技术的发展和人民生活水平的提高,环境污染也在增加,特别是在发展中国家,环境污染问题成为世界各个国家的共同课题之一。

(三)危险化学品泄漏事故

1. 液化石油气泄漏事故　液化石油气是常见的易燃易爆气体,发生泄漏极易导致燃烧爆炸和人员中毒;扩散迅速,易向低洼地区流动和积聚,形成大面积危险区;爆炸下限极低,极易与空气形成爆炸性混合物,遇火源发生燃烧爆炸;燃烧猛烈,爆炸速度快,处置难度大,要求高。

2. 城市燃气泄漏事故　城市燃气主要有天然气、石油气和煤气。煤气、天然气爆炸下限低,极易发生爆炸燃烧;泄漏事故通常发生在城镇,突发性强,易造成大量人员伤亡和财产损失;城市燃气尤其是煤气中含有一氧化碳,易造成人员中毒死亡。

(四)建筑物垮塌事故

建筑物垮塌事故突发性强,人员逃生困难,易造成人员伤亡;易发生二次倒塌,易引发次生灾害;内部设施损坏严重,救援行动困难、持续时间长;不利于大型救援装备作业。

(五)核事故

核事故隐蔽性强,由于放射性物质应用领域不断扩大,在使用、保管、运输、维护、报废、退役等过程中,稍有不慎,就有可能发生放射源泄漏事故。由于多数人对放射性物质缺乏了解,有时就是接触到也不易识别,加之事故初期隐蔽性强,当事人往往不易察觉。易造成较大面积放射性沾染,核物质泄漏造成的辐射污染空气,并随之飘移,处置辐射装置用过的水,渗透到地下,沾染水体,核物质以粉末、液膜或固态附着层的形式覆盖于物体表面,沾染物体;易造成辐射性生物效应,放射性物质对生物,尤其对人体的效应,主要取决于接受辐射照射量的轻重程度,严重性表现为立即致死,受放射性辐射后几分钟、几天或几周内死亡,造成放射性疾病,引起致癌性体细胞突变,影响后代的遗传突变,怀孕时对胚胎的影响等;处置核泄漏事故技术要求高,处置核泄漏事故极其复杂、危险,不利因素很多,对泄漏源侦检、控制、个人防护、疏散救人行动都有特别的技术要求。

(六)矿难

矿难是指在采矿过程中发生的事故,通常造成伤亡的危险性极大,有着毁灭性的破坏,世界上每年至少有几千人死于矿难。常见的矿难有:瓦斯爆炸、煤尘爆炸、瓦斯突出、透水事故、矿井失火、顶板塌方等。中国是一个产煤大国,是一个依赖煤炭能源的国家,同时也是矿难大国。2009年原煤产量

30亿吨,位居世界第一,但煤炭产量高速增长的背后却是越来越触目惊心的煤矿安全事故。矿难会带来巨大的经济损失,同时也属于急性、强烈、重大的创伤性应激事件,会给事件经历的各类人员都带来一系列心理、生理和行为的改变,从多方面影响其心身健康。

第二节 事故灾难中的心理行为表现

事故创伤不仅带给人们身体上的损伤与痛苦,加重个人、家庭和社会的经济负担,它同时是一种心理应激和精神创伤。任何一起伤亡事故对于当事人都是灾难,人们在面临这种情境时不可避免地会产生十分强烈的心理恐慌及强烈的应激反应。其中,很多人会发生行为的紊乱,导致灾害的扩大、伤亡的增加,而灾后还会有相当比例的当事人和亲历者留下难以自愈的身心创伤,甚至患上心理和行为障碍,影响其日后的工作、生活及企业乃至社会的安定,甚至有的人还会由于心理和行为的不稳定导致"祸不单行",再次发生事故。

一、事故灾难后个体与群体的心理应激反应

当人面对重大突发事件时,会产生一种应激状态,应激是指人对某种意外的环境刺激所做出的适应性反应。当人们遇到某种意外危险或面临某种突发事件时,人的身心都处于高度的紧张状态,这种高度的紧张状态即为应激状态。"应激"可以简单的描述为"心理的巨大混乱"。如2011年3月,日本发生核泄漏事故后,我国部分省市一度谣言四起,有网民传言日本核辐射将造成海水污染,从而很快引发了上海、杭州、南京等地的碘盐、碘片抢购风潮。之前在超市一元多一袋的碘盐,一夜之间涨到了十多块,而且还断货,一度造成了广大群众的心理恐慌。

这些重大突发事件通常会造成社会的群体应激,经历的人们都会感到巨大的痛苦,常引起极度恐惧、害怕、无助感,在生理、情绪和行为反应上产生异常。如情绪反应上常出现:悲伤、忧郁、焦虑、恐惧、绝望等异常情绪;生理反应上常出现:头晕、头痛、失眠、心慌、乏力等异常;行为反应上常出现:坐立不安、举止僵硬、暴饮暴食、攻击、强迫等异常。若不能正确干预和疏导则很有可能引发心理危机。

心理疾患是事故灾难引起的最为普遍的公共健康问题,包括抑郁、焦虑、创伤后应激障碍、医学无法解释的躯体症状以及污名化。大量的流行病学调查发现,灾难后创伤后应激障碍的发病率可高达33.3%,抑郁症的发病率可高达25%,受灾者和干预工作者还可能出现焦虑、睡眠障碍、物质滥用(如烟酒)等心理及行为问题。女性、精神疾病史、创伤暴露程度、当下压力和社会支持

缺乏等都是创伤后精神疾患的危险因素。相比自然灾难，事故灾难当事人的心理问题表现更复杂并持续受损。由于事故灾难影响的不确定性以及伴随疾病导致的生活改变及污名化，事故灾难往往会给当事人带来巨大的持续影响。有关火灾当事人的研究发现，他们的创伤后应激障碍患病率约为 25%，由于大火往往会造成长期的损伤（包括外貌变化），使得日常功能和社交受损，症状很难随着时间消逝而消退。

事故灾难由于具有不可预知性、不可抗拒性及造成后果的毁灭性，而对社会公众的心理行为产生巨大的影响。灾难带来巨大负性信息或影响会随着人际传播，特别是随着现代媒介而迅速传播，从而也会在灾害发生区域之外产生心理震荡，甚至会引起全社会的恐慌。

事故灾难还容易诱发谣言传播和加剧群际冲突。谣言是在模糊、危险或具有潜在威胁的情境中普遍流传的未经证实的说法，以帮助人们理解和管理感知到的风险。谣言的传播强度取决于情境的不确定性、环境的威胁和焦虑等。事故灾难形成的高风险情境会引发谣言的高发性。在真实信息真空的情况下，谣言替代性表达公众灾难后的震惊和愤怒等负面情绪，从而获得控制感。在环境具有威胁或危险性时，人们失去了自己的判断能力，在强烈寻求安全感情绪推动下，人们一般没有欲望或动力去验证和调查信息的真实性；同时，危险和骚乱的情境也会使人们变得更加敏感，因此就更愿意传播谣言。

二、事故灾难后个体与群体心理应激的特点

事故灾难与自然灾害不同，属于突发人为灾难，对个体与群体心理影响表现有以下三个特点。

（一）事故灾难直接冲击人们的安全感

即使是由于极端天气条件引起的翻船灾难事件，但最终还是由于人们没有做好充分的准备、存在安全隐患，即由于人类的失误或事故造成的，这类灾难理论上而言是可避免的。正因如此，较之自然灾难，社会和个人对人为灾难更加缺少心理和现实的预防和准备，即便有预防也不在个体的水平上。因此除了害怕、恐惧和无助之外，对于事故灾难，人们的情绪反应还包括疑惑、愤怒、不信任和指责等，这些负面情绪不仅本身就是心理疾患的症状表现，也更容易导致长期的心理问题。同时，事故灾难随着媒体与人际的传播，会在短期之内在整个地区甚至国家范围内，产生心理冲击和心理恐慌，甚至会带来社会的震荡。

（二）事故灾难会带来更多迭代心理创伤

自然灾难之后，社会各界会立即伸出援手，救援物资在第一时间开始筹集，受灾民众积极进行自救与重建。而对于事故灾难来说，救援反应相对较

慢，人们往往等待有关方面承担对事件的责任，灾难恢复也往往不是外界首要（或唯一）焦点，而重建工作也经常由外界进行主导，当地群众缺乏话语权。由于事故灾难往往存在责任方，问责和赔偿就可能需要更大的精力，甚至牵扯法律诉讼或政治解决，这个过程也伴随着更大的压力和心理负担。责任不明确、无人负责、赔偿不公平等都是不公平感的来源，甚至导致各种社会群体大规模冲突。由于事故灾难的长期后果尚不清楚，尤其是化学或者生物灾难（比如污染、核泄漏、食品安全等问题）是否对身体和精神造成损伤？是否对经济和生态环境造成影响？这些损伤和影响能否恢复？何时恢复？诸如此类的问题都是未知。在高风险、不确定的情境下，个体和群体的心理状态、决策表现都会受到影响。

（三）事故灾难后亲历者的心理创伤具有典型阶段性

自然灾难之后，当事人通常会经历冲击（恐惧）、英雄主义（利他）、悲伤（内化）、愤怒（外化）、重建常态5个阶段。灾难后两天左右的冲击期，受灾群众的身体反应明显，如肌肉紧张、胃部不适等；情绪反应激烈，表现为易怒、害怕、烦躁等；行为表现为睡眠困难、进食障碍等。英雄主义则是指在灾难之后人们开始互相救助，表现出热情高涨的情绪。突发人为灾难后，人们更多表现出困惑、指责、不信任和对长期影响的不确定，心理健康水平迅速下降并持续保持在较低的水平。人为灾难后，亲历者很少经历群情激昂的英雄主义，往往直接进入悲伤和愤怒情绪。有一些突发事故后愤怒期的时间会相应延长，甚至任何突发事件都可能延长或再次引发愤怒期。突发人为灾难后会出现典型的悲伤和愤怒情绪，在事件后两天至两周开始，亲历者除表现出焦躁、易怒等情绪以外，部分人还会表现出攻击、串联、张贴标语和网络泄愤等行为。愤怒期可再细分为3个阶段。

1. 酝酿阶段　经过冲击期、悲伤期之后，受灾民众心理显得较为敏感，总体表现为"暂时平稳，暗流涌动"。

2. 释放阶段　部分民众在自身诉求迟迟未得到回复或外部信息与自身意愿相差过大时，容易出现非正常甚至过激的言行，例如攻击、网络泄愤和群体暴力等。

3. 觉知阶段　随着时间的推移，受灾民众开始得到更多有关灾难事件处理信息。如当地政府颁布的某些赔偿政策，或冷静下来，或继续释放，内心开始觉知思考，衡量利益得失。

三、事故灾难后的心理和行为障碍

（一）急性与迟发性应激反应

急性应激反应也称"急性心因性反应"，发生于突发性的严重精神刺激事件之后,由异乎寻常和来势迅猛的精神打击所致,对于重大伤亡事故当事人家属和事故当事人均容易发生以上急性应激所致的精神伤害。另外,对于亲身经历伤亡事故的人,还会发生当事人综合征,它是精神创伤后应激障碍的一种表现形式。其主要表现为抑郁、梦魇、夜惊、情感脆弱等。

（二）创伤后应激障碍

由于人身事故不但会对人造成躯体伤害,还会对人造成心理创伤（精神创伤）,若这种精神创伤超过一定程度即出现创伤后应激障碍,当个体遭受到创伤性事件数日至数月后（潜伏期）,延迟出现反复重现的创伤性体验,持续的警觉性增高和持续的回避。它可引起个体的心理生理功能紊乱,继发心理适应性疾病。据研究,遭受不同程度创伤后,可有 7.8%~80% 的人会发生应激障碍,导致明显或长久的心理痛苦。各种职业伤害特别是重大伤亡事故等人为灾难和严重自然灾害,当事人、目击者甚至在抢救前线的急救工作者都有可能发生创伤后应激障碍。

（三）伤害致残者的心理行为损害

各种严重事故可能会导致当事人永久性的残疾,包括躯体功能障碍、瘫痪、畸形等都会作为长期的心理刺激因素而影响其身心健康状态。瓦斯爆炸、火灾、严重烧伤患者创面愈合后的外貌畸形、功能障碍等残疾,常使患者产生刻骨铭心的印象,并诱发患者的心理活动异常。首先是患者对愈后自我形象的心理反应,有的人表现为悲伤,有些人则表现焦虑或抑郁。随着肢体部分功能的恢复,整形手术对外貌和功能的改善,或再经心理治疗,多数患者能够接受现实,主动配合功能锻炼,最终达到生活自理,有的还可以参加一定的工作。但亲属和社会公众的态度与反应直接影响他们的心理状态,如果亲属对患者愈后容貌及功能障碍能够接受,尽心照料,使其得到亲情的温暖则有利于促进心理康复。另外,严重烧伤患者痊愈后在与社会接触时,公众的不良反应可加重心理创伤,致使他们的自尊心受到损害,使他们害怕接触人群,生活空间进一步缩小,生存质量下降。因此,对严重伤害致残者的心理康复和社会康复是长期、艰巨而复杂的工作,需要发挥社会、单位和家庭等各方面的力量共同给予帮助。

第三节　事故灾难中的心理危机干预

事故灾难不仅带给人们身体上的损伤与痛苦,加重个人、家庭和社会的经济负担,它同时是一种心理应激和精神创伤,个体面对这些难以解决的问题时常常会出现精神濒临崩溃的状态,表现出极度紧张、苦恼、焦虑、抑郁等负面情绪,甚至产生轻生的意念,即产生了心理危机。一般来说,这些心理危机反应不是一种疾病，而是一种情感危机的反应过程。在心理危机发生时可以通过危机干预方式对当事人表示关怀、提供援助，这样常可帮助他们摆脱困境。危机干预就是帮助出现心理危机的人度过困境，重建心理平衡，它不仅可以防止心理危机的进一步发展，而且还可以帮助个体学会新的应对技巧，使心理平衡恢复，甚至超过心理危机前的功能水平。

一、事故灾难中心理危机干预的原则

心理救援的一般步骤是在危机发生的最初阶段，提供情感支持，以缓解紧张情绪，然后指导其根据实际情况，寻求可能的援助，进而通过心理辅导帮助当事人分析危机情境，指导学习新的认识方法和应付方法，有效处理危机事件，最后达到提高心理适应能力，重建社会生活的目标，以最终战胜困难。根据已有的研究和实践，事故灾难发生后的干预，一般应遵循以下原则。

（一）总体原则

危机干预的主要目标是降低事件的冲击和影响，助力正常的复原过程（正常人对于非正常事件的正常反应），使人恢复到正常的适应能力。危机干预一般需要遵从以下原则：简单（方法简单）、快速（几分钟、最多一小时）、应变（需要适应各种新的情况）、实用（任何建议必须实用才有效）、就地（就近进行接触）、及时（危机情况需要紧急处理）、预期（需要树立合理的积极效果）。

在事故发生后，应该先在身体创伤方面进行积极抢救与治疗，而在心理创伤方面则首要提供情感支持，以缓解紧张情绪为目标，使当事人感到周围有人在帮助他们，感受到温情与关爱，不使他们产生孤独无助的感觉。对事故现场的了解应主要靠实地调查分析，要避免急忙向当事人直接询问情况，以减少当事者陷入对创伤刺激的"再体验"之中。国内不少媒体记者或干部在重大伤亡事故发生后，常常在事故发生不久就采访和询问当事人，这是很不正确的做法。

在干预工作中，应该让人们了解到，有些反应是正常创伤后的应激反应，并不意味着脆弱或无能，这样有利于减少当事人回避症状，恢复心理平衡。另外，创伤后心理和行为障碍症状有长期性、慢性化的特点，如果对患者心理障碍的康复期望过高，反而会增加他们的心理负担，影响康复。所以在干预工作中，努力在患者周围营造一种包容和理解的氛围是十分重要的一项原则。

当事人在经受严重心理创伤后，常会变得意志消沉，对生活失去兴趣。此时，应重点帮助他们重新树立生活勇气，指导其学习新的认识方法和应付方法，明确立足现实的生活目标，重建"新的世界"。

（二）重在物质与精神支持，促进心理康复

有研究表明，心理创伤事件的强度并不是心理和行为障碍发生的决定

性因素，事故发生后物质和精神支持的强度不够、生活事件和继发性不利处境等才是主要患病因素。周围正常人群对当事人的社会心理支持会起到重要的缓冲和保护作用。创伤后实施早期干预措施，进行完善、细微的物质上的照顾和感情上的支持是减少心理和行为障碍发生和提高预后效果的重要方法。

（三）防止因组织行为的过度反应导致"祸不单行"

在生活中也可见到这种情况：领导者在一次事故发生后，唯恐再发生事故，于是声色俱厉，大会讲，小会提，并制订更加严厉的管理措施，但是事故偏偏接连发生，令人无法捉摸。如某企业几个月内连续发生4起死亡事故，领导机关召集所属各矿全事故分析会，查找事故原因，改进安全状况，就在会议结束那一天，偏偏又发生一起死亡事故。虽然事故的发生不完全是心理因素造成，但发生事故后首先要做好心理干预工作，防止加剧恐惧情绪造成过度应激再次发生事故。

（四）积极开展心理治疗工作

心理治疗是对当事人的主要疗法，常用的方法有认知治疗、行为治疗、精神分析疗法和集体心理治疗等。各地在建立快速反应急救系统网络时，除了建立各级政府部门、抗灾中心、执法人员、教育、新闻媒体、家庭等灾后社会支持体系外，还应建立一套包括临床医护人员、心理工作者、精神科医生、社区卫生心理保健机构在内的较为完善的灾后人群心理救援体系。

二、事故灾难后心理危机干预的对象

根据心理复原的社会生态理论，个体受到家庭、学校、社区和社会文化等不同层面的因素影响。①个体因素。包括性格、应对方式、生理因素、遗传因素等；②家庭因素。包括家庭经济社会地位、亲子关系、教育水平等；③学校/社区因素。包括社会支持、同辈关系、社区环境、邻里关系等；④社会文化因素。包括社会经济因素、社会价值观、文化传统等。心理健康依赖于整个生态系统的健康与平衡。

在事故灾难后，所有受到影响的个体均可能出现不同程度的心理问题，需要针对全社会进行基本的心理干预，不仅针对有需求的个体，也包含没有出现症状或者不主动寻求帮助的个体。

由于需求不同，需要在初期进行评估、辨别，并有统筹、有侧重地开展针对性的心理援助。根据症状水平和发展趋势，按照对心理干预的需求程度，可将人群分为4类。①明显出现症状的人群。包括临床和亚临床人群；②高危人群。高度创伤人群、心理疾患的高风险人群，包括严重受创人群、丧亲家属、干预工作者等；③易感人群。容易受到灾难事件影响，有较高灾后心理疾患、较高流行率的人群,如儿童、青少年、女性、老年人等;④普通人群。暴露于重大突发事件的一般民众,可能受到影响的所有人群。

三、事故灾难心理危机干预的时机

事故灾难发生后,需要最大限度地减少灾难对人类身心健康的影响,提供急救和持续护理。为了将影响降到最低,必须实施心理危机干预和管理。典型的危机管理包括 4 个环节,即 PPRR——预防和减灾(prevention and mitigation)、准备(preparedness)、紧急反应(response)及恢复(recovery)。其中紧急反应和恢复两个环节主要针对已发生事故的危机管理;同时,为了恢复当事人、干预工作者等的心理健康水平,需要开展长期的心理援助。

在灾后早期阶段,心理干预的重点是提高安全感、促进稳定性(冷静下来)、促进个体和集体的效能感、促进人际联系、点燃希望。危机事件应急管理是指针对危机情境中个体,旨在缓和急性心理压力、恢复生理心理功能平衡、减小可能发生的心理创伤的紧急心理护理。一般应急管理融合了危机干预、小组压力辅导等技术,主要包括 7 个核心内容:危机前准备(个人和组织层面)、灾后大规模遣散程序、个体紧急危机辅导、无害化处理(简短的小组讨论,旨在降低急性症状)、危机事件压力辅导(较长的小组讨论,旨在对于灾难的心理完结及重症转介)、家庭危机干预、后续说明及转介心理评估与治疗。

心理危机干预是暂时解决问题,心理危机干预本身一般都很短,心理危机干预效果可能持续很久。研究发现,在事故灾难后短期内个人的应对方式,可以显著预测后续的心理健康情况。因此,在事故灾难刚刚发生后,采取紧急的干预可以有效缓解当时症状、恢复秩序,并预防后续的心理疾患。

由于灾难所导致的心理问题不会很快消除,可能在多年之后仍有影响,个体在经历创伤之后可能出现不同的症状发展,主要包含 4 类:①大部分人在事件后不会表现出高应激的状态和心理问题,有较强的心理韧性者约占35%~65%;②另有 15%~25% 的人在创伤后应激水平较高,且随着事件消失而症状消失,属于心理恢复人群;③第 3 类人群表现为长期受损(5%~30%)、症状持续;④最后一类人群在事件发生后初期没有反应出强烈的应激反应,而是在后期才表现出症状,属于延迟受损(0~15%)。因此,事故灾难后有相当数量的群体需要长期心理援助。

四、事故灾难心理危机干预的方法

国内外常见的心理危机干预方法主要包括药物治疗和心理治疗。药物治疗须在专业精神科医生的诊断下开展,如抗抑郁药(针对创伤后应激障碍、抑郁症)、神经刺激类药物(针对抑郁症)等。目前,国际上针对创伤后应激障碍的心理治疗,临床验证有效的方法有认知行为治疗、暴露治疗等;针对抑郁症的心理治疗,临床验证有效的方法主要是认知行为治疗。另外,近年来我国也开始了中医治疗创伤后应激障碍的研究,有证据显示针灸在治疗创伤后应激障碍上效果与药物相当。对于高危人群(严重受创人员、丧亲家属、干预工作者等),应进行以心理治疗为主的心理干预、开展心理教育,以防止其症状恶化或产生迟发性心理疾患。对于易感人群(如妇女、青少年及儿童、老年人等),可通过进行心理教育、组织团体活动等方式开展心理服务、促进学校和社区的文化氛围。对于普通人群,可通过公共宣传、新闻媒体宣传传播信息稳定情绪、促进积极情绪,从而提高全民心理健康水平。另一方面,针对伴随事故灾难的污名化,也需要通过教育,让普通群众了解情况并与受灾人群进行接触,以达到去污名的目的。

危机干预的干预阶段另一个重要任务是需求评估。与身体伤痛相比,心理创伤并不直观,需要较为深入的分辨与评估。事故灾难的心理评估包括社区层面和个体层面,分别考虑不同的实际情况和需求。

1. 社区评估　社区评估主要是为了了解人群中精神疾患和心理问题的发病率以及不同干预需求的频率和程度。准确的评估是分配有限资源、建议服务内容、明确干预重点的基础。社区评估要求快速、有代表性,常采取走访社区干部和快速筛查的方法。根据评估内容不同,评估进行的时间也有所不同。比如创伤后应激障碍的临床诊断病程要求是 4 周,即持续出现症状 4 周以上方可诊断(抑郁症的诊断标准病程为 2 周)。因此早期的社区评估(事件后 2~4 周)主要是了解社区情况、创伤暴露情况、受损情况并发现可能的心理问题个体。

2. 个体评估　个体评估则是进行相对细致地临床诊断、日常功能、社会心理因素、个人态度与信仰、个人及家族病史等评估,并直接提供可以满足个体需要的心理健康服务。个体评估往往针对社区评估中发现的已经出现的严重症状或高危人群。

五、事故灾难后心理危机干预的建议

随着我国城镇化进程加速,人口越来越集中,密集度越来越大,社会生活方式越来越高度组织化,事故灾难带来的人员伤亡和心理冲击风险也随之大幅增加。为了更好地预防和应对我国事故灾难中的心理健康和社会稳定问题,应进一步加强 5 方面的工作。

(一)完善灾后心理危机干预与援助法律法规,加强灾后心理危机干预与援助在国家救灾行动中地位

近几年,我国发生了系列事故灾难,我国政府和社会不仅实施了高效的生命营救和物质救援,而且也高度关注灾难后心理危机干预与心理援助。心理危机干预与援助专业性强,对人员知识、资质、临床经验有严格要求,当前仍缺乏专业人员资质认证、培训和效果评估,加之灾后非常态的社会状况,急需进行统一管理和资源支持,出台配套的法律法规保证,以确保心理援助工作及时、稳定、有效地开展。

（二）建立科学的灾后信息发布、重大决策、善后处理和问题反馈等制度

要逐步或实时地发布事故灾难后事故处理的进展,既要保证信息的公开、透明,又要表达对受灾民众的重视,同时杜绝小道消息的产生。准确发布信息除了有利于增加受灾民众的安全感和对政府的信任度,还有利于心理援助工作的顺利开展。扩大民众的参与权,吸收民众代表参与灾后处理与重建相关的区域重大事项决策,增强决策透明度。鼓励和宣传受灾群众通过合法的途径表达自己的需求,如正常的信访途径等,让受灾民众能找到正常、合法的问题反馈和情绪宣泄的途径。

（三）高度重视次生灾难发生对个体与群体心理产生的叠加冲击

事故灾难发生后,紧急救灾时,要立即开展安全普查和教育工作,预防再次发生该类事故。如果在安置阶段发生次生的事故或发生带有负性情绪的事件,将可能直接激化矛盾,影响事故的善后处理,其中的次生灾害包括火灾、打架受伤等,应采取必要的措施降低这类影响。从概率论的角度,危险的工业设施必然会发生意外事故,只是时间早晚的问题。因此,需要科学地规划和设计危险类的工业设施,使其危险事故灾难后的心理危机干预与援助在可控和可预测范围内。同时,对危险工业设施设置多重探测和警告系统,提前发现、提早处置。

（四）对于社会稳定的任务要有符合灾后状态的定位

将不发生恶性社会性事件和一旦发生任何社会性事件要得到及时响应这两点定位为工作底线。对民众到上级部门提出要求等按照正常需求表达对待,以缓和民众和工作人员两方面的高压力状态,避免不良事件的发生。对极个别散布谣言、蛊惑他人、影响社会稳定的人员,联合公安机关依法给予严肃处置。建立问题快速落实和服务群众长效机制。针对群众反映的困难问题,能现场解决的现场解决;不能现场解决的,在作好解释说明的基础上,开通绿色通道,快速分流办理,跟踪督查落实,逐步将群众工作从应急转入常态,按照"先简后繁保基本"的原则,满足流动人口的教育、医疗等基本需求,逐步推进公民同等化待遇。

（五）部署事故灾难后心理创伤研究单元和重大科技任务,为灾后心理危机干预与援助提供科学支撑

围绕"基于基因 - 脑 - 行为 - 社会的创伤应激反应的发生机制"的系列科

学问题,凝聚多领域科研力量开展研究,从而带动解决我国各类应激事件(交通、火灾、矿难等)带来的心理疾患问题。培养心理危机干预与援助专业人才,建立全国专业人才储备网络,以应对我国各类突发事件发生后的巨大的心理危机与援助需求。

【本章小结】

随着经济与现代化社会的快速发展,事故灾难的形势更为严峻,严重影响着社会安定、经济发展、公众安全、甚至影响到某些国家和地区的政局稳定。本章简要概述了事故灾难的特点,分析了事故灾难中常见的心理行为表现,重点介绍了事故灾难中心理危机干预的原则、对象、时机、方法及实施建议。进一步完善了事故灾难中心理危机干预的机制,为灾后心理重建工作者提供了理论支撑,帮助出现心理危机的人度过困境,重建心理平衡。

（冯正直　徐慧敏）

第二十三章

突发公共卫生事件中的心理危机干预

进入 21 世纪以来,随着社会发展、人口不断增长,各类突发公共卫生事件频发,一方面结核病、麻疹等既往已经得到有效控制的传染病又死灰复燃;另一方面 SARS、人感染 H_7N_9 禽流感、甲型 H_1N_1 流感等新发传染病不断带来新的威胁,除了传染病类突发公共卫生事件,各类事故灾难也频现,影响经济发展和社会稳定,给人们的身心健康带来重大危害,如 1998 年上海甲肝暴发、2002 年南京汤山中毒事件、2008 年奶粉三聚氰胺污染事件、2013 年包头校园食物中毒事件等。有效、有序、有力地应对各类突发公共卫生事件,减少危机带来的各种经济损失和社会不良影响,特别是有效减少突发事件对人们心理所造成的创伤,已经成为各国政府需要认真面对的重大课题,在应对各类突发公共卫生事件过程中通过经验积累和理论总结,突发公共卫生事件的应急管理水平得到了迅速发展。

第一节 突发公共卫生事件概述

突发事件的发生往往出乎意料,发展迅速、处理困难,可能会打乱社会的正常秩序,为了减轻其所造成的损失,需采取针对性措施或立即采取行动,多需要采取非常规方法应对,那如何界定突发公共卫生事件呢?

一、突发公共卫生事件的定义

(一)公共卫生

公共卫生(public health),也称公众卫生,是防治疾病、延长寿命、改善身体健康和功能的科学和实践。它通过有组织的社会努力改善环境卫生,控制地区性疾病,给予人们关于个人卫生的信息,组织医疗力量对疾病作出早期诊断和治疗,并建立一套社会体制,保障社会中的每一名成员都享有能够维持身体健康的生活水准。如今,公共卫生早已突破了医学的范畴,成为全社会关注的焦点。有学者提出,公共卫生应当是一个包括预防医学、环境医学等在内的学科群。公共卫生工作包括预防疾病的发生和传播；保护环境、预防意外伤害、促进健康行为应对和灾难处置，并帮助人们从中恢复；保证卫生服务的有效性和及时性。

(二) 突发公共卫生事件

对于突发公共卫生事件(public health emergency events)的界定，不同的条例和预案会有不同的解释。我国《突发公共卫生事件应急条例》界定，突发公共卫生事件是指"突然发生，造成或者可能造成社会公众健康严重损害的重大传染病疫情、群体性不明原因疾病、重大食物和职业中毒以及其他严重影响公众健康的事件"。我国《国家突发公共卫生事件应急预案》界定，突发公共卫生事件是指"突然发生，造成或者可能造成社会公众身心健康严重损害的重大传染病、群体性不明原因疾病、重大食物中毒和职业中毒以及因自然灾害、事故灾难或社会安全事件引起的严重影响公众身心健康的公共卫生事件"。美国《公共卫生突发事件管理计划》认为，突发公共卫生事件是指"公众健康遇到了潜在的、已经存在的、或已被社会感知的危险，包括化学危险品、食物和水受到污染、易染传染性疾病以及放射性物质所引发的突发事件"。随着全球人口的增长、资源的过度使用，突发公共卫生事件的发生频率和强度不断增加，其危害日显突出。现在许多国家已将突发公共卫生事件列为公共卫生的重要问题之一。

二、突发公共卫生事件的特点

突发公共卫生事件一般具有突发性、危害性、公共性等特征。针对的不是特定的人，而是不特定的人群，影响和损害公众健康，易引起社会公众恐慌。

1. 突发性　突发性是指此类事件一般是短时间内迅速发生发展，往往出乎意料，是突如其来的。突发公共卫生事件由于发生的时间、地点、方式、发展程度和范围往往不可预见，都是难以准确预测和把握的。不论是2003年春夏我国因新型冠状病毒引发重大SARS疫情，还是因工厂爆炸致苯泄漏而发生松花江重大的水体污染事件，还是2002年9月14日南京汤山发生"毒鼠强"投毒导致395人中毒、42人死亡的重大食物中毒事件，在事前我们都无法预测。但突发公共卫生事件在发生后其发展和转归尚具有一定的规律性，这要求政府和相关部门应在有限的时间内合理利用人力、财力和信息资源快速应对，因此，突发公共卫生事件应对的迫切性和难度很大。

2. 公共性　突发公共卫生事件作为突发公共事件的一种，具有公共卫生的属性。公共性是指此类事件所涉及的不是特定的某个人，而是不特定的社会群体。所有事件发生时处于事件影响范围内的人都有可能受到伤害，不仅仅造成个体的伤病死亡，更重要的是其对社会群体造成生命财产的威胁，一些传染病等突发公共卫生事件还可能因频繁的人员流动和快捷的交通工具迅速在国际传播，造成群体广泛的危害，成为整个社会舆论和媒体关注的焦点问题，所以突发公共卫生事件一旦发生即引起公众高度关注，引发公众担忧甚至恐慌。

3. 危害性　危害性是指这类事件会导致公众的身心健康、生命安全、社会经济发展和生态环境等不同程度的损害或威胁。这种危害既可以是即时性的社会危害，也可以是从发展趋势看会有对社会造成严重影响的远期效应。一方面，突发公共卫生事件会直接危及人民群众的生命安全和身心健康。如传染病的爆发不能得到有效的控制，造成公众的伤病和死亡。另一方面，突发公共卫生事件还可以引发一系列心理卫生问题，危及社会秩序、影响社会稳定。从个体角度看，可能会出现创伤后应激障碍等精神异常症候群；从社会学的角度来看，突发事件发生后，人们基于恐慌和紧张，面对现实或想象的威胁，会产生一些不受日常行为规范所约束的、自发的、无组织的群体行为方式，作出许多不合作和不合理的心理与行为反应。如固执地逃离，有病不敢去医院就诊，不愿意被隔离，不分场合地戴口罩，毫无节制地消毒、服药等。除此之外，突发的公共卫生事件还会影响经济发展和国家安全。

4. 多样性和高频性　我国地域广阔，人口众多，自然因素和社会因素复杂，导致突发公共卫生事件的种类也呈多样化，主要包括细菌、病毒所致各种传染性疾病，食物中毒，不明原因引起的群体性病症，有毒有害因素污染环境造成的群体中毒，急性职业中毒，各种自然灾害以及生物、化学、核辐射事件等。我国突发公共卫生事件频繁发生主要有以下四种原因。第一，我国社会经济制度处于变革时期，公共卫生医疗体制不能适应时代发展的需要；第二，我国是世界上少数多灾国家之一，又是发展中国家，长时间以来许多地方只注重经济发展，而忽视了对生态环境的保护，导致各种灾害频发；第三，一些病原体的变异导致了新发传染病、再发传染病及不明原因疾病、人畜共患病的频繁爆发，抗生素等药物的滥用也使病原体产生了耐药性；第四，有毒有害物质滥用和管理不善导致化学污染、中毒和放射事故等逐年增多。

5. 必然性和偶然性　随着经济全球化的到来，国际旅行与全球商务活动不断增加，增大了传染病的跨国传染与流行的机会；同时，食品安全性问题的应对，烟草、武器、有毒废弃物及威胁健康商品的贸易、战争的增加等，使各种各样的突发公共卫生事件随时可能在人们无法预料的时候发生和肆虐。突发公共卫生事件的出现似乎不可避免、而且在什么时间出现、以什么样的方式出现、出现什么样的事件、出现在什么地方，都是人们无法预知和认识的，这就是它的偶然性。

6. 综合性和系统性　许多突发公共卫生事件不仅仅是一个公共卫生问题，更是一个社会问题，需要有关部门共同参与这项工作。突发公共卫生事件的处理涉及多系统、多部门，政策性很强。因此，必须在政府的领导下，才能最终恰当应对，尽量降低其危害。如 2008 年奶粉三聚氰胺污染事件在党中央、国务院高度重视，各相关部委通力合作，各级党委政府迅速反应，积极应对处置下在最短的时间内查明原因，立即采取对问题婴儿免费筛查和救治等一系列措施，避免事态进一步发展，把对人民群众的健康损害和社会影响降到最低水平。

三、突发公共卫生事件的分类

（一）根据事件的病例累计数、环境危害因素等表现形式

根据事件的病例累计数、环境危害因素等表现形式不同，可将突发公共卫生事件分为以下两类：

1. 在一定时间、一定范围、一定人群中，当病例数累计达到规定预警值时所形成的事件。例如，传染病、中毒（食物中毒、职业中毒）、不明原因疾病、预防接种反应、菌种、毒株丢失等，以及县以上卫生行政部门认定的其他突发公共卫生事件。

2. 在一定时间、一定范围，当环境危害因素达到规定预警值时形成的事件，病例为事后发生，也可能无病例。例如，生物、化学、核辐射事件（发生事件时尚未出现病例），包括：传染病菌种、毒株丢失；化学物泄漏事件、核污染辐射及其他严重影响公众健康事件（尚未出现病例或病例事后发生）。

（二）根据事件的成因和性质

根据事件的成因和性质，突发公共卫生事件可分为：

1. 重大传染性疫情　是指《中华人民共和国传染病防治法》规定的传染病或新出现传染病，在短时间内发生、波及范围广泛，出现大量的患者或死亡病例，其发病率远远超过常年的发病率水平，发生暴发或流行严重的疫情。例如，1988 年在上海发生的甲型病毒性肝炎暴发和 2004 年青海鼠疫疫情等。

2. 群体不明原因疾病　是指短时间内（通常为 2 周）在某个相对集中的区域（如同一社区、学校、医疗机构、自然村、建筑工地等）同时或者相继出现 3 例及以上具有共同临床表现的患者，且病例不断增加，范围不断扩大，且经县级以上医院组织专家会诊，又暂时不能明确诊断的、有重症病例或死亡病例发生的疾病。群体性不明原因疾病具有临床表现相似、发病人群聚集、流行病学关联、健康损害严重等特点。如 SARS 疫情发生之初，虽然知道为一组同一症状的疾病，但由于对病原方面认识不清，对其发病机制、诊断标准、流行途径等缺乏认识，随着科学研究的深入，才逐步认识到其病原体是由冠状

病毒的一种变种所引起,这是群体性不明原因疾病的典型案例。

3. 重大食物中毒和职业中毒　是指由于食品污染造成的中毒人数超过30人或者出现死亡1例以上的食物中毒,职业危害的原因造成的短期内发生3人以上或死亡1例以上的职业中毒事件。如2002年9月14日,南京市汤山镇发生"毒鼠强"投毒案,造成395人因食用有毒食品而中毒,死亡42人。2002年初,保定市白沟镇苯中毒事件,务工人员陆续出现中毒症状,并有6名工人死亡。

4. 新发传染性疾病　狭义上是指全球首次发现的传染病,广义是指一个国家或地区新发生的、新变异的或新传入的传染病。世界上新发现的32种新传染病中,有半数左右已经在我国出现,新出现的肠道传染病和不明原因疾病对人类健康构成的潜在危险十分严重,处理的难度及复杂程度进一步加大。

5. 群体性预防接种反应和群体性药物反应　是指在实施疾病预防措施时,出现免疫接种人群或预防性服药人群的异常反应。这类反应原因较为复杂,可以是药源性或心因性,也可以是其他异常反应。

6. 重大环境污染事故　是指在化学品的生产、储存、运输、使用和废弃处置过程中,由于各种原因引起化学品从其包装容器、运送管道、生产和使用环节中泄漏,造成空气、水源、土壤等周围环境的污染,严重危害或影响公众健康的事件。如2004年4月,重庆江北区某企业的氯气储气罐泄漏事件,导致7人死亡,15万人疏散的严重后果。

7. 核事故和放射事故　是指由于放射性物质或其他放射源造成或可能造成公众健康严重影响或严重损害的突发事件。如1992年,山西忻州钴-60放射源丢失,致3人死亡,数人住院治疗,百余人受到过量辐射的惨痛结局。

8. 生物、化学、核辐射恐怖事件　是指恐怖组织或恐怖分子为了达到其政治、经济、民族宗教等目的,通过实际使用或威胁使用放射性物质、化学毒剂或生物试剂,或通过袭击或威胁袭击化工(核)设施引起有毒有害物质或致病性微生物释放,导致人员伤亡,或造成公众心理恐慌,从而破坏国家和谐稳定,妨碍经济发展的事件。如1995年,发生在日本东京地铁的沙林毒气事件,造成5510人中毒,12人死亡。

9. 自然灾害　是指自然力引起的人员伤亡、设施破坏、经济严重损失、人的健康状况及社会卫生服务条件恶化超过所发生地区的所能承受能力的状况。主要有水灾、旱灾、地震、火灾。

10. 其他影响公众健康的事件　除以上分类外,尚有其他影响公众健康的事件,如有潜在威胁的传染病动物宿主、媒介生物发生异常,个体因意外事故出现自杀或他杀1例以上的死亡及上级卫生行政部门临时规定的其他重大公共卫生事件。

四、突发公共卫生事件的分级

根据突发公共卫生事件的性质、危害程度、涉及范围,划分为一般(Ⅳ级)、较大(Ⅲ级)、重大(Ⅱ级)和特别重大(Ⅰ级)四级。

(一)有下列情形之一的为特别重大突发公共卫生事件(Ⅰ级)

1. 肺鼠疫、肺炭疽在大、中城市发生并有扩散趋势,或肺鼠疫、肺炭疽疫情波及2个以上的省份,并有进一步扩散趋势。

2. 发生传染性非典型肺炎、人感染高致病性禽流感病例,并有扩散趋势。

3. 涉及多个省份的群体性不明原因疾病,并有扩散趋势。

4. 发生新传染病或我国尚未发现的传染病发生或传入,并有扩散趋势,或发现我国已消灭的传染病重新流行。

5. 发生烈性病菌株、毒株、致病因子等丢失事件。

6. 周边以及与我国通航的国家和地区发生特大传染病疫情,并出现输入性病例,严重危及我国公共卫生安全的事件。

7. 国务院卫生行政部门认定的其他特别重大突发公共卫生事件。

(二)有下列情形之一的为重大突发公共卫生事件(Ⅱ级)

1. 在一个县(市)行政区域内,一个平均潜伏期内(6天)发生5例以上肺鼠疫、肺炭疽病例,或者相关联的疫情波及2个以上的县(市)。

2. 发生传染性非典型肺炎、人感染高致病性禽流感疑似病例。

3. 腺鼠疫发生流行,在一个市(地)行政区域内,一个平均潜伏期内多点连续发病20例以上,或流行范围波及2个以上市(地)。

4. 霍乱在一个市(地)行政区域内流行,1周内发病30例以上,或波及2个以上市(地),有扩散趋势。

5. 乙类、丙类传染病波及2个以上县(市),1周内发病水平超过前5年同期平均发病水平2倍以上。

6. 我国尚未发现的传染病发生或传入,尚未造成扩散。

7. 发生群体性不明原因疾病,扩散到县(市)以外的地区。

8. 发生重大医源性感染事件。

9. 预防接种或群体预防性服药出现人员死亡。

10. 一次食物中毒人数超过100人并出现死亡病例,或出现10例以上死亡病例。

11. 一次发生急性职业中毒50人以上,或死亡5人以上。

12. 境内外隐匿运输、邮寄烈性生物病原体、生物毒素造成我境内人员感染或死亡的。

13. 省级以上人民政府卫生行政部门认定的其他重大突发公共卫生事件。

（三）有下列情形之一的为较大突发公共卫生事件（Ⅲ级）

1. 发生肺鼠疫、肺炭疽病例，一个平均潜伏期内病例数未超过5例，流行范围在一个县（市）行政区域以内。

2. 腺鼠疫发生流行，在一个县（市）行政区域内，一个平均潜伏期内连续发病10例以上，或波及2个以上县（市）。

3. 霍乱在一个县（市）行政区域内发生，1周内发病10~29例，或波及2个以上县（市），或市（地）级以上城市的市区首次发生。

4. 一周内在一个县（市）行政区域内，乙、丙类传染病发病水平超过前5年同期平均发病水平1倍以上。

5. 在一个县（市）行政区域内发现群体性不明原因疾病。

6. 一次食物中毒人数超过100人，或出现死亡病例。

7. 预防接种或群体预防性服药出现群体心因性反应或不良反应。

8. 一次发生急性职业中毒10~49人，或死亡4人以下。

9. 市（地）级以上人民政府卫生行政部门认定的其他较大突发公共卫生事件。

（四）有下列情形之一的为一般突发公共卫生事件（Ⅳ级）

1. 腺鼠疫在一个县（市）行政区域内发生，一个平均潜伏期内病例数未超过10例。

2. 霍乱在一个县（市）行政区域内发生，1周内发病9例以下。

3. 一次食物中毒人数30~99人，未出现死亡病例。

4. 一次发生急性职业中毒9人以下，未出现死亡病例。

5. 县级以上人民政府卫生行政部门认定的其他一般突发公共卫生事件。

五、突发公共事件医疗卫生救援的事件分级

根据突发公共事件导致人员伤亡和健康危害情况将医疗卫生救援事件分为特别重大（Ⅰ级）、重大（Ⅱ级）、较大（Ⅲ级）和一般（Ⅳ级）四级。

（一）特别重大事件（Ⅰ级）

1. 一次事件伤亡100人以上，且危重人员多，或者核事故和突发放射事件、化学品泄漏事故导致大量人员伤亡，事件发生地省级人民政府或有关部门请求国家在医疗卫生救援工作上给予支持的突发公共事件。

2. 跨省（区、市）的有特别严重人员伤亡的突发公共事件。

3. 国务院及其有关部门确定的其他需要开展医疗卫生救援工作的特别重大突发公共事件。

（二）重大救援事件（Ⅱ级）

1. 一次事件伤亡50人以上、99人以下，其中，死亡和危重病例超过5例

的突发公共事件。

2. 跨市(地)的有严重人员伤亡的突发公共事件。

3. 省级人民政府及其有关部门确定的其他需要开展医疗卫生救援工作的重大突发公共事件。

（三）较大事件（Ⅲ级）

1. 一次事件伤亡30人以上、49人以下,其中,死亡和危重病例超过3例的突发公共事件。

2. 市(地)级人民政府及其有关部门确定的其他需要开展医疗卫生救援工作的较大突发公共事件。

（四）一般事件（Ⅳ级）

1. 一次事件伤亡10人以上、29人以下,其中,死亡和危重病例超过1例的突发公共事件。

2. 县级人民政府及其有关部门确定的其他需要开展医疗卫生救援工作的一般突发公共事件。

第二节 突发公共卫生事件中的心理和行为表现

突发公共卫生事件在对社会生活造成物质破坏的同时,也会严重影响社会公众的心理健康,而这种对社会公众心理造成的负面影响将会反过来恶化社会关系。因此,探讨突发公共卫生事件中人们的心理和行为规律及特点并提出相应的干预措施,具有重要的现实意义。突发公共卫生事件发生后,人们通常会出现不同程度的心理应激反应,如果没有得到及时、有效的心理干预,往往会经过孕育、潜伏造成个体恐慌,转化爆发为社会恐慌,持续一段时间后甚至会出现政治恐慌,影响整个社会的正常秩序,造成不同程度的社会、经济等方面的损害,对公众身体、心理造成难以愈合的创伤。

一、突发公共卫生事件中公众的心理和行为表现

（一）公众对疾病的认知

1. 突发公共卫生事件发生初期公众对疾病的认知 在突发公共卫生事件发生之初,因为缺乏权威的信息传播渠道,公众在短时间内无法获得关于事件的正确信息,特别是对于一些涉及新发、罕见疾病或大范围中毒的突发公共卫生事件,公众基本处于零知晓的状态。更严重的是,一些有限的信息在传播过程中还会出现严重的变形和扭曲,谣言乃至民间传言迅速膨胀、传播。公众由于缺乏相应的专业知识,对信息正确与否无法作出合理的判断,常常会接受一些失真的信息,掌握未经证实或错误的知识,例如非真正事件

原因（错误的病原、未经证实的致毒物等）、不科学的预防和治疗措施、被扭曲的事件进展状况（事件波及范围、受累人数）等。

2. 突发公共卫生事件发生后期公众对疾病的认知 在突发公共卫生事件后期，随着大规模宣传活动的展开，公众的认知水平有了显著提高。对该突发公共卫生事件的起因、形势进展、预期结局等信息的知晓率明显提高。公众对某些特殊事件，如传染性疾病、易感人群、传播途径、预防控制措施及效果、症状体征、自我救助相关法律法规等知识掌握的情况也有了明显的改善。

（二）公众的心理状况

1. 突发公共卫生事件发生初期公众的心理状况 在突发公共卫生事件发生初期，公众由于不清楚事情真相、缺乏相关的科学知识，常常会出现一系列负性情绪，其中以焦虑、疑病和抑郁较为普遍。焦虑心理与恐惧情绪相近，焦虑是内心一种紧张不安，预计可能将要发生某种不利而又难以应付情况时的不愉快情绪。应激状态下的焦虑主要表现为广泛性的紧张不安、焦虑、烦躁，时常提心吊胆，高度的警觉状态，容易冲动，担心自己及家人的健康状况。疑病心理主要表现为对自身的健康状况或身体的某一部分过分关注，怀疑自己患上某种特定疾病，内心充满困惑和怀疑，医生对疾病的解释或者客观检查结果不足以消除当事人的担心，因而导致内心被自己可能患上疾病的怀疑和恐惧所充斥，尤其当出现一些躯体化反应时往往会加重这种恐惧心理。在发生突发公共卫生事件时，公众还可能通过应激的情绪反应，增加抑郁症发生的危险，主要表现为持久的情绪低落、忧郁、失去愉快感，对突发公共卫生事件的形势失望、悲观，甚至厌世，对政府和权威机构发布的信息及采取的措施不信任。

2. 公共卫生事件发生后期公众的心理状况 在突发公共卫生事件发生后期，公众由于了解了事情的真相，有了科学的认知，不再退缩、回避、否认，不再过分依赖他人，能够积极调整自己的心理状态。人们的心理由最初的非理性状态转为理性状态，心理压力减小，对事件的负性心理反应有了明显改善，对自己和家人的健康也不再过分担心，对突发公共卫生事件的发展形势能够全面和理性的思考，对政府和权威机构采取的应对措施表现出更大信任，对事件的最终结果表现出更大信心。但是仍有一小部分人可能因事件的突发性和后果的严重性心存忧虑，对事件的关注程度远远超过了对其相关知识的关注。所以，虽然掌握了知识，公众仍不免产生紧张和恐慌心理反应以及过敏、强迫等行为习惯。

（三）公众的行为状况

1. 突发公共卫生事件发生初期公众的行为状况 在突发公共卫生事件发生初期，公众由于对一些专业知识知之甚少，常常显得束手无策，所以往往会表现出更多的逃避行为,会采取各种方式自我隔离,避免与外界接触,甚至会发生大规模逃离事件发生区域的行为。例如在2003年发生的"非典"事件,北京地区就曾出现过大规模的群体离京大潮。突发公共卫生事件特别是急性传染病流行时很容易形成的另外一种强迫行为——洁癖。洁癖是在难以抑制的意向影响下发生的,明知不合理、不必要,但是自己却无法控制。通常表现为反复地重复某种动作,例如频繁洗手,不停擦拭物品,反复消毒。还可能表现为过分依赖他人,要求别人关心自己,生活被动,行为幼稚。还有一些人群表现为典型行为习惯的改变,例如厌食或暴饮暴食,过分依赖药物和酒精。一小部分人群还会出现过激行为,例如集体抢购,大量储备现金、药品、食品等,易与他人发生冲突,甚至出现违法行为或自杀。而另一个极端表现为,部分公众会存在侥幸心理,表现得满不在乎,不认真进行个人防护,出现症状也不及时进行治疗。

2. 突发公共卫生事件发生后期公众的行为状况　在突发公共卫生事件发生后期,公众的行为会出现明显变化。由于有了对相关知识的掌握和心态的调整,随着过激行为显著减少,科学的、规范的行为将会增多。人们不再讳疾忌医,出现症状会及早治疗,不再盲目使用预防药物,或采用极端手段,而是依据科学知识,根据自己的实际情况,采取合适的预防措施。同时,在经历突发公共事件中的一些经验总结使得一些妨碍公众健康的陋习被摒弃,良好的卫生习惯开始在公众中逐渐形成并巩固,越来越多的人养成了良好的生活习惯,积极从事体育锻炼,注意合理膳食,保护周围的卫生环境。

二、突发公共卫生事件中不同群体的心理和行为表现

从心理学的角度来看,危机事件发生后公众的心理紧张很大程度上是因信息缺乏进而通过想象来营造的,当这些想象出来的感受又得不到正确的反馈时,就有可能产生情绪体验,导致焦虑甚至恐慌。突发公共卫生事件发生以后,不同个体的心理和行为表现主要有以下几类:

(一)患者

1. 患者由于对疾病缺乏认识甚至存在错误认知,加之治疗期间患者会觉得自己被外界孤立,从而产生焦虑、恐惧心理。

2. 患者会产生不相信医院的检查结果,怀疑检查结果会出现错误、医生的医术是否高明等各种怀疑的心理。

3. 患者一经确诊很容易产生因对疾病可能带来的负面影响的忧虑而产生自卑心理,又因自卑心理,对尊重的需求增加,自尊心会反射性增强,得不到满足,就会心情沮丧,影响病情的康复。

4. 患者经确诊后容易因疾病对工作及生活的影响出现挫折情绪,会出现

固着等行为表现,认为自己的认识和想法是对的,当愿望得不到满足的时候,就会产生心理抵抗,导致言行的偏激、固执。

5. 病房内的环境相对单调,患者很容易产生孤独感,并且患者长时间限制在病房内,会对现状产生不耐烦的情绪,甚至表现出易激惹状态。

(二)患者家属

患者家属主要出现的是焦虑情绪。焦虑是对可能发生的危害的一种担心。未确诊前,担心可能患病,确诊后担心疾病对患者健康可能带来的危害。如果对引发的原因认识不足,就会担心患者是否会受到死亡的威胁,担心医院的医生是否有能力治愈患者,担心患者在医院是否能够得到很好的照料等。其次会出现对自己的担心,如自己和患者如果接触的话,自己是否会被感染如果情况严重,是否会被送去隔离,甚至是否会危及自己的生命。

(三)医务人员

首先会出现的是焦虑情绪,焦虑已经患病的人群是否在自己的努力之下病情是否能够得到缓解,如果致病原因没有得到很好的控制,还会焦虑是不是有更多的人群会被感染。在这样的情况下,医生会焦虑自己是否能够让每一个患者得到救治的机会。其次,医生会出现心理疲劳。突发公共卫生事件的发生涉及面比较广,高强度的治疗工作和与各方面的信息沟通,使得医护人员不仅会出现身体的极度疲劳,还会出现心理能量的过度消耗,产生心理疲劳。有研究表明,在 SARS 期间,由于 SARS 疫情诊断、治疗方法不明确,加之病情变化快等特点,这些不确定的因素使得许多战斗在一线的医务人员产生了各种消极情绪。如在 SARS 事件 6 个月后,新加坡某急救部门 18% 的医务人员仍遭受不同程度的心理影响。在事件发生后,护士、女性、低文化的医务人员的心理问题相对明显,是心理干预的重点。

(四)媒体和政府人员

媒体和政府人员的心理反应也主要表现为焦虑和恐惧。事件发生以后,媒体和政府人员应该尽快向公众公布最准确的信息,消除公众的疑虑,但是有时候由于科学技术或工作推进过程的原因,在事件发生之初,他们并不知道原因是什么,发展规律是怎样的,应该如何防范。不能及时公布信息就会使流言、谣言迅速传播,造成公众不必要的恐惧。政府在这个时候就会担心一部分人会煽动公众负面情绪,引发社会治安问题,也会担心由于人员的流动,造成疾病的不断扩散,进而危及整个社会的稳定。

第三节 突发公共卫生事件中的心理危机干预

由于突发公共卫生事件突然性、不确定性、演变规律多样性,而导致结果难以估计,使得大多数常规防治手段往往难以奏效。尽管政府等相关部门积极采取措施应对,尽最大努力降低危机造成的损失,但这些突发的公共卫生事件对公众的生命安全、财产损失,尤其是对其心理造成的伤害是难以估量的。身体的创伤只涉及当事人的躯体,而心理创伤的影响不仅仅受害者自已能感受到,其家人、亲戚、朋友甚至同学、同事、邻居及其这些人所接触的其他人也会受到影响。因此,突发公共卫生事件中的心理危机干预就显得非常必要,也非常重要。

一、突发公共卫生事件中不同群体的心理危机干预

人们往往会根据事件发生的频率和后果的严重性等客观指标判断其严重性,当事件发生的次数越多、后果越严重时,个体所感受到的风险就越大。对突发公共卫生事件有风险意识和适度的担心,是人们面对危机时候的正常心理反应,但是过度的担心或者非理性的意识会造成人们过高的焦虑、惊恐、无所适从的压力。有效的心理危机干预能够帮助人们获得生理和心理上的安全感,缓解乃至稳定突发公共卫生事件所引发的强烈恐惧或者悲伤的情绪,促进并激发个体的心理自愈功能,调整心理状态,恢复心理平衡,并且能够学习应对突发公共卫生事件的有效策略和健康行为,增进心理健康,避免后续一系列心理问题的出现。

1. 患者　应该根据患者的性格、文化层次等情况对患者讲解疾病的基本常识,通过口授或者发放小册子之类的方式,使患者对疾病有个正确的认识。可以鼓励他们多与朋友进行电话交流,相互沟通,增强感情,加强心理上的相互扶持。也应该帮助患者尽快适应环境,同时做好周密细致的生活护理工作,以换取患者的高度信任。患者远离亲人,容易产生孤独感,护理人员应该尽量为他们提供电视、收音机等视听器材,听一些舒缓的音乐,放松其紧张焦躁的情绪。

2. 患者家属　在突发公共卫生事件中,虽然导致人员死亡的概率比起其他事件小,但是传染的人数却是比较多的。例如在 SARS 事件和"甲流"事件中,一人染病,就导致许多人受到传染。许多人食用同一期有问题的产品,会导致很多人出现相同的病理性症状反应。当得知患者感染上某种病毒、误食用了有毒产品,家属首先会担心患者的病情是否会加剧,目前的科技能否挽救其生命。因此,对患者家属最重要的心理危机干预就是明确让他们知道患者目前患病的情况,有没有生命危险,消息的准确性会降低患者家属内心的焦虑感。同时,对患者的染病原因也要进行精确的描述,不要让患者家属胡乱猜测,不要随便相信传播的谣言,要建立起患者家属内心的自信心。

3. 医务人员　对于医生和护理人员来说,工作强度和心理负担突然加

剧。特别是面对一些重型传染病，医护人员不仅有可能被传染，更有可能会面临生命危险。因此，应该建立起医护人员的自信心，让他们知道自己一定可以战胜病魔，挽救更多的生命；同时，也可以对他们进行上岗前的培训，缩减其连续工作的时间，缓解他们的心理压力，进行轮岗制度。更重要的一点是，要为医护人员营造一个安全的工作环境，缓解他们的后顾之忧。

4. 其他公众　突发公共卫生事件对公众造成不同程度的心理影响，严重时可能引发社会混乱，威胁社会稳定，因此对一般公众的心理危机干预也是必不可少的。对公众心理危机干预最重要的就是提供准确、权威的信息。及时、准确、权威信息的发布，有利于公众了解实情，明确压力源，阻断谣言带给人们不必要的恐慌，稳定公众的情绪。同时，要加强公共卫生知识的普及，教导公众如何正确应对突发公共卫生事件的发生。有研究证明，心理咨询热线电话是突发公共卫生事件发生时公众获得心理支持的有效途径，同时也是搜集公众心理信息的一个有利工具。

二、突发公共卫生事件中心理危机干预的实施

1. 建立健全社会心理预警系统　在加强人群监测以及信息管理的基础上，逐步构建起突发事件社会心理预警系统，使重大突发事件的社会心理预警研究不断深入，为领导决策和改善公众在灾难时期的应对能力，提高心理健康水平提供依据。美国、英国、新加坡等一些国家都组建了由政府统筹管理的重大灾难及危机的心理服务系统，目前我国尚未建立专门的系统，但时勘博士等人进行了 SARS 社会心理行为指标预警系统的研究，已取得初步成效，为初步建立国家级灾难事件社会心理预警系统打下了基础。

2. 加强信息公开，干预恐慌心理　突发公共卫生事件带给人们的心理影响是巨大的，进行心理危机干预非常必要的。突发公共卫生事件有着自己独有的特点，因此要把综合性公共卫生干预措施与专业性心理干预结合起来。危机发生之初的恐慌心理主要是由于政府与公众之间信息交流的不对称，致使公众缺乏对突发公共事件真实情况的了解，从而使公众因为在危机中缺少心理的依靠而产生的。政府作为处理事件的主体，在事件发生后，应采取积极措施使危机信息公开化，确保人们在谣言产生之前了解突发公共卫生事件的真实信息。政府此时对公众心理进行干预的方式主要就是使危机的相关信息公开化，促使公众了解危机的真实信息，从而攻破谣言，防止公众因为听信谣言而加剧心理的恐慌程度。此外，通过主流权威媒体宣传应对危机的方法和政府对危机的态度，则可以加深公众对危机的了解，并自主采取行动切实对危机进行防范，从而阻止公众恐慌心理程度的加剧，使政府成为人们在危机中的心理依靠，加深公众对政府的信任程度，进而减轻公众心理的恐慌程度。

3. 加强对公众的健康教育　美国反恐斗争和我国防治 SARS 的工作经验表明，突发事件发生时，开展广泛而深入的健康教育和健康促进活动，可以使公众正确了解有关知识，增强公众的心理承受能力和应变能力，一方面可以避免大范围的社会恐慌，维持正常的社会秩序，另一方面还可以动员全社会的力量，极大地促进突发公共卫生事件的防治工作。健康教育的方式可灵活多样，除传统的印发科普资料、报告、讲座、咨询等以外，利用电视、电台、网络技术等现代传媒手段能取得更好的效果。

4. 开通心理咨询热线　心理咨询热线兼有专业性心理危机干预与健康教育的作用。研究资料表明，心理咨询热线有着安全性、隐秘性、持续性、服务广泛性、方便性等特点，使得这种形式的心理服务成为危机时期的一个有力的帮助力量，也是收集公众心理信息的一个有利工具。从公众角度来说，咨询热线可以有效帮助求助者缓解心理压力、纾解负性情绪、采取更适应性的行为方式，不但有利于公众心态的安定，也有利于抑制不当行为。

5. 专业性心理危机干预　心理危机干预工作者一般是经过专门训练的心理学者、社会工作者、精神科医生等专业人员。需要心理危机干预的人群包括患者、幸存者、隔离人群、医护人员及救援人员、社会公众等。心理干预对象不同，其干预重点和内容也各有侧重。突发公共卫生事件发生以后，人们内心出现悲观、痛苦和失望的情绪，应该安排当事人定期接受精神科医生或临床心理学家的咨询与指导，及时发现、处理心理问题，并密切进行追踪观察。同时，家庭和社会应该密切配合，努力帮助当事人恢复自信心和生存价值感，使悲观、痛苦、失望心理逐渐消除。

【本章小结】

突发公共卫生事件往往出乎意料，突如其来，人们通常会产生不同程度的心理反应和行为表现，如果没有对公众的心理危机状况进行及时干预，严重者会出现心理创伤，甚至会转化为大范围的社会恐慌，影响整个社会的正常秩序。因此，突发公共卫生事件后应针对不同发展阶段、不同群体类型有针对性地开展心理危机干预工作，消除当事人的心理危机并帮助其恢复心理平衡状态，减少公众的恐慌程度以维持社会稳定。

（沐林林）

第二十四章

社会安全事件中的心理危机干预

社会安全事件在国内外时有发生，随着国际形势的变化越来越复杂，难以预料的全球性突发事件与日俱增。就国内而言中国正值转型期，我国在经济高速发展的同时许多社会问题也突显出来，如城乡和不同地区的贫富差距、严峻的就业形势、腐败问题等成为社会的不和谐因素。这些潜在因素频繁引发社会安全事件，如 2008 年贵州瓮安"六二八"群体事件；2009 年新疆乌鲁木齐"七五"暴力事件；2012 年 9 月在因中日钓鱼岛问题而进行的游行示威中引发的打砸抢烧事件；2014 年 12 月 31 日，上海外滩陈毅广场发生拥挤踩踏事故等。各类突发事件对我国经济和社会的协调发展造成了严重的阻碍。如何有效地预防各类突发社会安全事件的发生、对社会安全事件有序的开展心理危机干预，减少危机带来的经济损失和维护社会的稳定，成为政府部门日益重视和亟待解决的课题。

第一节　社会安全事件概述

社会安全事件作为一种突发事件，它是影响社会稳定与和谐的重要因素。面对一系列严重危害社会安全的行为，政府应担负起更大的责任，充分发挥其社会治理的功能，积极应对社会安全事件。

一、社会安全事件的概念

2006 年 1 月 8 日，国务院发布《国家突发公共事件总体应急预案》，将突发公共事件分为自然灾害、事故灾难、公共卫生事件、社会安全事件四类。社会安全事件主要包括恐怖袭击事件、经济安全事件和涉外突发事件等。有学者认为，突发社会安全事件是指因人民内部矛盾而引发，或因人民内部矛盾处理不当而积累、激发，由部分公众参与，有一定组织和目的，采取围堵党政机关、静坐请愿、阻塞交通、集会、聚众闹事、群体上访等行为，并对政府管理和社会秩序造成影响甚至使社会在一定范围内陷入一定强度对峙状态的群体性事件。也有人认为社会安全事件是指"重大群体性事件""严重暴力刑事案件""恐怖袭击"等一切发生的严重威胁社会治安秩序和公民生命财产安全，需要采取应急特别措施进行处置的突发事件。就事件发生领域和影响范围而言，"社会安全事件"专指发生在社会安全领域中的重大事件。从词语构成上看，"社会安全事件"由"社会""安全""事件"三部分组成。"社会"泛指由于共同物质条件而相互联系起来的人群；"安全"是指没有危险，不受威胁；"事件"是指历史上或社会上发生的不平凡的大事情。

社会安全事件（social security incident）是指在社会安全领域发生的，由人为因素引发的，对社会秩序和公共安全造成或者可能造成严重危害的，亟须采取应急处置措施的事件。

二、社会安全事件的特点

社会安全事件既具有突发事件的一般属性，又与其他突发事件存在差异，它具有突发性、人为性、公共性和紧迫性的特征。

1. 突发性　事件发展具有不确定性。社会安全事件突然爆发，超出公众的心理惯性和社会的常态秩序。由于诱发社会安全事件的契机是偶然的，对政府和公众而言，事件发生的时间、地点、程度难以预料和把握，从而陷入极大的被动。

2. 人为性　社会安全事件是一种由明显抵触社会的力量间的冲突而导致的危机状态，对于政府和公众而言是突发的，但对于事件的引发者来说则是具有预谋性的，事件的产生甚至扩大都是由人为的故意或者人为处置不当导致的，整个过程中人的因素起重要的作用。

3. 公共性或社会性　社会安全事件危及公共安全，波及范围广、涉及人数众多、社会影响大、破坏力强。在客观上造成财产损失和人员伤亡，对公共安全和秩序产生严重的损害；在心理上会造成公众一段时期内的心理恐慌和不安全感，对社会稳定构成严重威胁。主要表现在以下两个方面：其一，事件对社会治安秩序和公民生命财产安全构成严重威胁或者损害；其二，事件超越个案和局部地点，其影响范围足以达到所谓"社会性"或"公共性"的程度。公共与个人、私人相对，属于全社会的、公众共同所有或使用的。这里的社会性或公共性表现在事件本身可能引起公众的高度关注，或者对公共利益产生较大消极负面影响，如危及公共安全、损害公共财产和广大民众的私有财产，甚至严重破坏正常的社会秩序。

4. 危害性　社会安全事件的危害性主要表现在以下两个方面：第一，社会安全事件通过损害公共财产、危及公共安全、破坏公共秩序、减损公众福祉、破坏社会和谐等方式，对社会过去和当下的稳定状态构成现实的威胁或损害;第二,事件在其发展过程中会引起一连串的相关反应。社会安全事件引发的一连串相关反应,一些学者把它称之为"连锁反应"。

5. 紧迫性　社会安全事件一旦发生会迅速升级扩大,反应越快、决策越准确、损失就越小。因此,与常态事件相比较,对社会安全事件的处置更具紧迫性,它急需政府在有限的信息、时间和资源条件下开展应急处置工作。

三、社会安全事件的分类

根据我国目前社会安全事件发生的原因特点以及地域、行业分布情况可将突发社会安全事件分为以下几种类型:

1. 有关城市问题的突发社会安全事件。主要是指城市中因企业改制、职工下岗、教育问题、拖欠工资和养老金、再就业、城市乱收费、供水供暖、供电供气、城市拆迁安置、城市管理、社会治安等问题而引发的突发性事件。

2. 有关农村问题的突发社会安全事件。主要是指农村由于土地征用、土地纠纷、农民负担过重以及村级换届选举等原因引发的矛盾冲突。

3. 涉及民族问题的突发社会安全事件。主要是指我国各民族相互交往过程中因利益关系、民族文化、生活习俗等方面原因引起的误会、摩擦和冲突,并由此引发的涉及民族问题的群体性事件。

4. 涉及宗教问题的突发社会安全事件。主要是因宗教信仰、宗教管理等问题发生的矛盾冲突。

5. 涉及金融问题的突发社会安全事件。主要是因非法集资和金融风波严重危害到部分群众利益而引发的群体性事件。

四、社会安全事件的分级

社会安全事件按其性质、可控性、严重程度和影响范围等因素,一般分为四级:特别重大、重大、较大、一般。

1. 特别重大事件　参与人数 3000 人以上,冲击、围攻县级以上党政军机关和要害部门;或打、砸、抢、烧乡镇级以上党政军机关的事件;阻断铁路干线、国道、省道、高速公路和重要交通枢纽、城市交通 8 小时以上,或阻挠、妨碍国家重点建设工程施工、造成 24 小时以上停工;或阻挠、妨碍重点建设工程施工、造成 72 小时以上停工的事件;或造成 10 人以上死亡或 30 人以上受伤;或高校内人群聚集失控,并未经批准走出校门进行大规模游行、集会、绝食、静坐、请愿等,引发跨地区连锁反应,严重影响社会稳定的事件;或参与人数 500 人以上,或造成重大人员伤亡的群体性械斗、冲突事件。

2. 重大群体性事件　参与人数在 1000 人以上、3000 人以下,影响较大的非法集会、游行示威、上访请愿、聚众闹事、罢工(市、课)等,或人数不多但涉及面广和有可能进京的非法集会和集体上访事件；或阻断铁路干线、国道、省道、高速公路和重要交通枢纽、城市交通4小时以上的事件；或造成3人以上10人以下死亡；或10人以上30人以下受伤的群体性事件；或高校校园网上出现大范围串联、煽动和蛊惑信息，造成校内人群聚集规模迅速扩大并出现多校串联聚集趋势，学校正常教学秩序受到严重影响甚至瘫痪，或因高校统一招生试题泄密引发的群体性事件；或参与人数100人以上1000人以下，或造成较大人员伤亡的群体性械斗、冲突事件；或涉及境内外宗教组织背景的大型非法宗教活动，或因民族宗教问题引发的严重影响民族团结的群体性事件；或因土地、矿产、水资源、森林、水域、海域等权属争议和环境污染、生态破坏引发，造成严重后果的群体性事件；或已出现跨省区市或跨行业影响社会稳定的连锁反应，或造成了较严重的危害和损失，事态仍可能进一步扩大和升级的事件。

3. 较大群体性事件　参与人数在100人以上、1000人以下，影响社会稳定的事件；或在重要场所、重点地区聚集人数在10人以上，100人以下，参与人员有明显过激行为的事件；或已引发跨地区、跨行业影响社会稳定的连锁反应的事件；或造成人员伤亡，死亡人数3人以下、受伤人数在10人以下的群体性事件。

4. 一般群体性事件　未达到较大群体性事件级别的为一般群体性事件。

第二节　社会安全事件中的心理行为表现

突发社会安全事件发生的原因、地域性、行业分布有其自身的特点，往往都是由部分公众参与，有一定组织和目的，对政府管理和社会秩序造成影响，甚至是社会在一定范围内陷入一定强度的对峙状态的群体性事件。在社会事件中，大多数人们认为某负性事件的发生是人为的，那么制造负性事件的人就要承担责任和后果，这也是心理学的归因理论所强调的内容。这样的认知归因会引起归因者的情绪愤怒和激情状态，因此产生对负性事件的责任人的惩罚行为。如人们认为某突发的负性事件的责任人是政府部门、医院等机构，民众就会对政府或医院产生负性情绪和消极态度，甚至出现过激的行为，这些心理行为表现需要引起政府部门的重视和社会的关注。当负性事件被扩散，聚集的人群达到一定的数量，具有组织性和社会性，甚至预谋性，就可能爆发或升级为社会安全事件。

一、参与者心理特点

根据大规模的社会安全事件的群体结构特点以及人员在群体事件中发挥

的作用,可以将参与社会安全事件的人员分为三类:核心层人员、附和层人员和围观层人员。各层次人员的心理特点既有共同特点又有其差异性。

(一)参与者的一般心理特点

1. 相对剥夺感 相对剥夺是指人们将自己的处境与某种标准或某参照群体中的人相比较时而发现自己处于劣势的位置,就会觉得自己受到了剥夺。这种剥夺由于不是与某一绝对的标准相比而是个体的一种主观感受,这种感觉往往是觉得自己有权拥有,而不是现实。个体一旦产生相对剥夺感,随之而来的是负性的心理体验,从而影响其情绪和未来的行为。在现实生活中,个体的相对剥夺感可能会潜藏较长时间且不被察觉,进而成为社会稳定的隐患。如果某一社会群体中的成员都有相似的相对剥夺经历,则容易唤起群体相对剥夺感。群体相对剥夺感一旦出现,就为社会安全事件提供了心理基础。相对剥夺感是任何社会中都普遍存在的。

2. 社会不公正感 公正是一种社会感觉,是社会主义核心价值观之一。当社会公正不能与经济发展做到同步时,人们便会产生社会不公感。社会不公感一旦蔓延和加剧就会降低社会的和谐度,在这种情况下,往往会使一些孤立的、个体的、局部的矛盾演变为大规模的冲突,给社会稳定带来严重的危害。我国近年来发生的一些群体性事件,其诱因都很简单甚至只是一些民事纠纷,根本算不上是社会性的矛盾问题,但最终却导致了社会安全事件。这也是社会不公感发酵的结果,甚至一些事件的参与者只是凭着对社会不公的感觉参与到事件中来。群体性事件参与民众大多数是被边缘化的底层民众,他们的交流或流动往往局限于底层社会,在维护和追求自己的利益与权益方面几乎没有话语权,这就使他们缺乏相对公平公正的资源获取机制,社会不公感自然会在个体之间蔓延,并在一些条件下转化为群体行为,甚至导致群体性事件的发生。

3. 信任缺失感 信任是良好人际和社会关系的基础之一,信任感的缺失是导致社会关系出现对立和对抗的重要原因之一。我国近年来发生的一些群体性事件,几乎都与信任缺失感有关,往往在事件发生后,当有关部门协调处理时,常常会遇到民众的强大的抵抗心理。信任缺失感可以表现在不同方面,并折射出各种社会关系的矛盾。在群体性事件中,信任缺失感涉及很多对象,但主要的对象是政府、司法、公安等部门;从反映的关系看,主要还是官民关系。民众直接抗议的对象大都是地方政府及官员,这些民众已不再信任对方,不再认为对方愿意或有能力合理合法地来解决有关问题,所以才试图通过群体行为来逼迫政府。近年来我国信访部门的建立和机制的逐渐健全,促使民众更加信任政府部门。

4. 社会焦虑感 社会焦虑是指由于社会中的不确定因素使民众产生压

抑、烦躁、非理性冲动等心理感受。在社会发展过程中，不确定因素时刻存在着，当人们对不确定因素难以把握时，社会焦虑感就会产生。对于普通民众来说，社会焦虑感形成的原因很复杂，但主要还是潜在或显现的生存危机感。如在我国改革开放初期，多数人认为改革开放会使自己的生活变得更好，不会把它与下岗失业、打工、被排斥等现象联系在一起，而现实情况是一些社会群体在现代化过程中被边缘化，在社会利益的新的分配格局中被弱势化，变成了社会性弱势群体。生存危机感使得一些下岗职工、城乡贫困人员处于各种社会焦虑之中，感到无所适从，心里面弥漫着烦躁、压抑、紧张和非理性冲动的气氛。如果这种社会焦虑感长期存在，它会助长个人的短期行为，引发有害的聚合行为，甚至对现有的社会经济系统带来严重的危机。

（二）不同层次人员心理特点

1. 核心层人员心理特点　核心层人员是指在酝酿、引发和左右群体性事件发展方向中起到核心骨干作用的人们。核心层人员是事件形成过程中首先产生的层次，处于这一层次的人员基本上是群体性事件的组织者、策划者和指挥者。其人数相对较少，行为动机和目的明确。从人员的特点上看，具有特定性，是组织群体的核心。从心理特点上看，在政治取向上明显，从心理上对其他层次的人员有影响作用，其行为的社会危害性比其他层次的人员要大。

2. 附和层人员心理特点　附和层人员指在大规模群体事件中基本力量构成的层次，是核心层人员之后形成的第二个人员层次，也可以成为核心层人员的追随者或拥护者。附和层人员比核心层人员多，其行为动机、目的不如核心层人员那么明确，活动的意识也没有核心层人员稳定和强烈。参与这个层次的人员其动机较多，有些是受到外力的强制作用，有的是源于从众心理，带有一定的盲目性，所以附和层人员的结构复杂。其心态也较复杂，可能具有激愤心态和经济利益补偿心态，可以理解为是一种"聚众行为"，即是一种有共同的目的的集体冲动行为，受核心层人员的影响较大。

参与事件附和层的人员，大多数是处于有同一社会背景、同一地域环境，有着共同利益的群体，其目的性较强，具有一定的主动性。若不及时引导平息事态，极易把更多具有相同利益的人吸引进来，导致事件迅速蔓延产生大规模的群体性事件。

3. 围观层人员心理特点　围观层人员是指在大规模群体性事件的形成和发展过程抱有好奇心的围观者构成的层次，是第三个人员层次。围观者是极不稳定的偶然聚集的群体，也是核心层争取利用的力量。一般情况下，事件持续的时间越长，围观的人员就越多，客观上起到了助长声势和扩大影响的作用，增加了平息事件的阻力。从人员组成来看，围观层人员极不稳定，组织性不强。围观层人员可引导心态和侥幸心态较重，但是受到核心层人员和附和层人员影响不大,主要受整个事件事态影响比较大。由于围观层人员对社会上的一些不良现象极度反感,并受自身的一种同情心理的驱使,很容易参与到群体事件中去,进一步加剧事态的发展。

二、公众心理特点原因分析

(一)发泄甚至破坏心理

社会发展过程中的内部矛盾,社会分配的不公平,人们生活的压力加大,从而使人们产生不满情绪。某些地方机构的不作为、乱作为,也在一定程度上损害了人民的利益,信访信息的沟通不畅,也使得群体感到心理压抑,也无处发泄。社会安全事件中公众心理的主要表现是通过不恰当的方式宣泄情绪。严重的会出现极端行为破坏心理,对社会的危害性非常之大,如故意传播谣言;故意夸大事件的影响等造成社会的混乱。

(二)恐慌心理

恐慌心理是人类的本能,当个体面临不确定的威胁时会产生恐惧的心理,如果是集体面临重大的威胁时,人们的恐惧心理会相互影响并进行传播。在社会安全事件中从个体恐惧到集体恐惧的过程往往经历,个体感受到威胁、了解信息的不对称、个人主观联想、谣言和信息传播,最后产生集体联想或恐惧,从而引发社会安全事件。

群体性恐慌心理及行为表现:认知方面常出现个体的认知混乱,分析判断能力下降,表现出或人云亦云、缺乏主见、偏听偏信,或认知歪曲形成错误观念,或过分敏感,过分关注自身健康,造成疑病心理加重;情绪方面常出现不同程度的焦虑、恐惧、抑郁、绝望无助、愤怒、敌意,甚至歇斯底里发作;行为方面常出现不敢与人接触,或暴食暴饮、抽烟喝酒、睡懒觉,或反复清洗等不健康行为,出现四处逃散、哄抢物品、排斥、攻击,甚至伤害(自杀和他杀)等非理性行为。有学者将此类现象统称作"社会性的心理恐慌"。轻度的人群恐慌,可引起社会的骚动;广泛的人群恐慌则可导致社会的动荡。

(三)悲观和逃避心理

悲观心理是个体丧失信心后的一种较消极的情绪状态。在这种状态里个体往往会产生逃避心理,认为自己没办法改变现状,出现比较消极的退让心理。人们往往会因为缺乏对自己主观判断的信心,会被群体的引导者所利用,产生从众行为。

(四)从众心理

从众心理(conformist mentality)指个人受到外界人群行为的影响,而在自己的知觉、判断、认识上表现出符合于公众舆论或多数人的行为方式。心理实验表明只有极少数的人在群体中能保持独立性,没有被从众,所以从众心理是大部分个体普遍存在的心理现象。在群体性事件中,往往是一个人作出某种行为,其他人模仿作出同样的行为,加入群体的个体其心理往往会发生根本性的变化,与平时完全不一样,甚至失去自我意识、自我控制能力。在从众心理和情绪相互传染机制的作用下,人们的思维往往会出现极端简单,多数参与者不清楚自己的目的和动机,从而被预谋者所利用。如果不能及时疏导和缓解释放这种社会能量,就可能演变为严重的社会冲突。

(五)逆反心理

有逆反心理的群众对政府、公共医疗、媒体、相关机构都持有不信任的态度,群众通常所采取的行为与官方部门倡导的行为恰恰相反。从心理学的角度看来,逆反心理的产生与个体所受的挫折经历的关系较小,而与过去其受到的压抑更为有关,也与个体对政府、媒体的怀疑态度和刻板印象有关。群体事件发生后,由于政府部门的前期处理不及时、不得力,某种程度上损害了其在民众中的威望和公信力,在这样的认知状态下,无论政府部门如何解释,公众都不大相信,反而认为政府是推卸责任,蒙蔽群众。

第三节 社会安全事件中的心理危机干预

社会安全事件给人们带来巨大的危害,也会扰乱人们的生活节奏,对其心理上带来巨大的冲击,造成巨大的恐慌。2005 年 11 月 13 日,吉林石化公司双苯厂一车间发生爆炸。爆炸发生后,约 100 吨苯类物质(苯、硝基苯等)流入松花江,导致松花江江面上产生一条长达 80 公里的污染带,造成了江水严重污染,沿岸数百万居民的生活受到影响。爆炸污染带经过哈尔滨市,该市经历长达五天的停水,是一起工业灾难。2005 年 11 月 21 日,哈尔滨市政府向社会发布公告称全市停水 4 天,"要对市政供水管网进行检修"。此后市民怀疑停水与地震有关出现抢购。11 月 22 日,哈尔滨市政府连续发布 2 个公告,证实上游化工厂爆炸导致了松花江水污染,动员居民储水。

我国社会安全事件爆发频率有所增加,主要原因是我国在社会经济结构转型过程中造成的利益分配不均而形成矛盾,最后引发群体性事件。社会安全事件一般会经历潜在、爆发、持续、结束、善后五个阶段,在这五个阶段中,应该分析引发这种社会心理的根源性问题,及时予以解决,化解公众不满的社会心理和负性情绪,引导社会公众拥有正当的社会心理,用合适的方式宣泄,从而能预防社会安全事件的爆发,使社会安定和谐的发展。社会安全事件中心理危机干预的实施可以从社会安全事件发展的不同阶段进行心理干预。

一、潜伏阶段

（一）完善的社会心理预警机制的建立

群体性事件具有突然爆发的特点，但是往往在爆发之前，有一个较长的酝酿准备过程，贯穿于矛盾显现的初始及事态完全激化的过程中。即使是在矛盾完全激化后，群体性事件爆发依然需要经历行为的酝酿与行为的准备过程。凡事预则立不预则废，在群体性事件的酝酿发展过程中，政府部门或主管部门如果能够及时地发现矛盾根源，或者了解群众有哪些不满的负性情绪，及时有效地解决矛盾冲突，减弱或化解群众的不满情绪，就能够有效预防社会安全事件的发生。

社会安全事件的酝酿时间为开展社会安全事件的预测预警提供了有利的空间。我国正处于社会经济结构转型的发展过程中，不可避免存在利益冲突的现象，新旧观念的差距，而人们的心理承受能力有时比较脆弱，很多政策的制定总有可能损害一些人的利益，尤其是弱势群体的利益。因此在任何政策实施之后，政府与社会相关部门应该及时的调查政策实施的具体结果和影响，群众会不会有不满的社会心理，充分的分析社会公众的心理，通过调查制定合理的有针对性的社会政策。因此，在社会安全事件的潜伏阶段，政府应该积极建立完善的社会心理预警机制，包括社会心理的预警平台和社会心理疏导与干预机制的建立，有效的预防社会安全事件的发生。社会心理预警平台是建立信息收集、处理、分析等预警的网络平台，通过分析数据建立科学的社会心理行为模型。能够及时的收集社会中可能引发社会安全事件的各种矛盾或群众的负面情绪，并及时地反馈给相关的职能部门。社会心理疏导与干预机制是指发现社会上存在不满情绪，政府应及时采用有效的措施减弱或化解民众的不满的负性情绪。政府部门可以通过建立有效的利益协调机制、完善的心理咨询与危机干预体系、较强的心理救助与干预队伍等有效的预防社会安全事件的发生。总之，通过社会心理预警机制，对社会安全事件进行预警与预防，避免社会安全事件的发生及其给社会带来的危害。

（二）平等理性的交流与沟通机制的建立

社会安全事件的发生，在很大程度上是由于部分民众在利益受损后，没有平等的利益沟通渠道，利益得不到切实的维护，从而产生不良的社会心理。不良的社会心理主要是由于不同群体间利益存在着差异，利益受损者或弱势群体对利益受益者的偏见。如果不能及时化解这种偏见，使其长期存在，就会加剧社会的矛盾，引发更深的不满情绪。因此政府或通过非政府组织建立平等的交流沟通机制与交流平台，消除不同群体间的偏见心理尤为重要。平等的交流沟通机制的建立则需要遵循一定的步骤：①建立公平公正的制度；

②加强群体间的有效沟通,消除群体间的认知偏差和偏见,消除群体间的裂痕,增强对社会的认可度。

此外,民众还存在利益实现或达到目的的途径的偏见。有的民众或弱势群体的利益受损后,认为在制度内很难实现或维护自己的利益,从而通过"闹"来实现自己的目的或达到利益。因此,社会中民众形成一种偏见,认为"不闹不能解决,小闹小解决,大闹大解决"的错误认知。如果不能有效合理的解决这一错误认知,社会安全事件发生的频率很难下降甚至会上升。政府应该建立健全制度,建立公平、公正、平等的沟通平台,建立合理的利益诉求机制,并且严格按照规定公平公正地解决内部矛盾,鼓励与引导人们采用正当合理的途径或程序维护自身的权益。另外,政府也可以通过媒体,向大众普及相关的法律与政策,从而让人们消除通过聚众的方式来维权的心理,从而减少社会安全事件的发生。

(三)有效的情绪宣泄机制的建立

社会安全事件发生的主要原因往往是为了维护自身的合法利益,但是也有很多人参与到社会安全事件中的主要目的,不是为了维护自身利益,而仅仅是为了宣泄自己心中的不满情绪,特别是对社会中的不合理现象的反感,如对富二代、官二代等人员的仇视心理。因此,如果能及时地减弱或化解群众的不满情绪或者使群众的不满情绪及时得到宣泄,就可以避免社会安全事件的发生,或者是能减少社会安全性事件参与人员的数量。

情绪宣泄是一种社会功能。据心理学社会安全阀的定律,如果个体或群体的利益表达途径受阻,则社会情绪的宣泄途径关闭,社会矛盾与社会不满情绪不能及时得到释放,社会中不稳定的因素就会增加,当积累到一定程度后,社会动荡就可能会发生。如果建立了畅通的利益表达途径,社会不满情绪能够及时得到宣泄,就能减少社会中的不稳定因素,从而减少或避免一些社会冲突,维护社会的稳定。因此政府应该建立合理有效的情绪宣泄机制,比如,畅通的利益诉求渠道、建立民意沟通机制与利益协调机制。社会上也可以建立民众情绪发泄的组织,为公众提供发泄不满情绪的途径或工具。总之情绪宣泄机制,使群众的不满情绪及时宣泄,及时的化解社会中的矛盾,才能有效防止社会中不稳定因素的出现,避免群体性事件的爆发或减少参与的人数。

二、爆发阶段

社会安全事件的爆发时期是社会矛盾完全激化,人们的不满情绪转化为集体行动,群体性事件爆发。此阶段引发社会安全事件爆发的社会心理是谣言诱导的心理与群体的易冲动性与非理性心理。由于社会矛盾与社会中不满情绪没有被及时的化解,从而积累到群体性事件的爆发,在爆发阶段,如果政府与社会采取合理的心理引导措施,可以及时的避免或控制群体性事件,避免群体性事件的持续发展,减少群体参与人数,减少社会安全事件给社会带来的危害。

（一）建立完善舆情管理机制

信息不通畅,信息接收不对等,公众不了解具体情况,从而谣言四起,社会安全事件就可能会爆发。因此政府应建立完善的舆情管理机制,及时有效的信息公布,避免谣言的产生和传播,从而避免或及时制止社会安全事件的发生与持续。具体实施时应注意以下几点:①政府应该通过信息平台,及时敏感的掌握具有"导火线"性质的可能引起群体性情绪的舆情或言论,并及时发布事件的真实情况。公众了解了事件真相后就会消除心理的焦虑和恐慌,如果公众得到了合理满意的回应,能极大的弱化或消除公众的不满心理,进而避免群体性事件发生。如果信息没有及时公布,公众失去了正常的信息来源,不能满足公众的认知需求,就会产生各种谣言,同时谣言的内容就会成为社会公众的认识,形成错误的认知,人们的恐惧焦虑或不满心理就会加剧,社会安全事件就会爆发。②当群体性事件爆发后,如果参与者不能及时了解发生的具体情况,不知道政府具体的解决措施,谣言就会进一步发酵升级。不仅会加剧群体性事件发展的持续或恶化,还不利于政府对群体性事件的管理。因此,政府应该建立健全完善的信息发布机制,避免谣言的产生,从而避免社会安全群体性事件的发生,消除给社会安全带来的危害。

（二）培植群众法制观念及理性的行为观

社会安全事件发生的根本原因是利益冲突或者利益受损,但群体性事件爆发时受到社会心理的影响,而人们法制观念的缺失是群体性事件爆发的重要影响因素,如法不责众心理。社会安全事件的爆发一方面是因为通过正常途径不能实现自身利益或不能得到利益补偿;另一方面是没有法制观念,不会通过法律途径维护自身的利益。因此,人们会通过非理性的途径维护自身的利益。民众法制观念缺乏的原因一方面是法律知识教育的缺乏;另一方面是受我国历史政治等传统文化的影响。虽然我国是法制社会,但由于几千年来施行人治的封建传统,人治的观念还没有彻底消除,很大程度上还影响着人们的行为。因此,人们对法律具有消极抵触的心理,从而用"闹"来解决问题,而且"闹"的越大,问题可能解决的越彻底。另外,在具体的执法过程中,执法者、行政者、群众也存在明显的法制观念缺乏。因此,政府应该通过新闻媒体或宣传栏等途径开展法律知识的教育,提高人们的法律观念,树立理性的行为观念,在遇到相关问题后,首先应该想到的是应用法律来维护自身的利益,而不是通过群体性事件或"闹"来维护自身的利益。另外公众自身也应该树立正确的价值观、判断标准,理性地看待问题,不能盲目地跟从,从而造成不良的后果。

三、持续阶段

社会安全事件在持续阶段,事件在时间与空间上全面扩散,对社会的影响也逐步扩大。影响社会安全的群体性事件持续的主要社会心理有相互感染心理、从众与模仿心理、去个性化的匿名心理、无责任等社会心理。这些社会心理导致了社会安全群体性事件的进一步扩散与持续。因此,在群体性事件爆发后,如果政府能够及时了解社会公众的心理,采取有效的措施,通过疏导等措施,弱化公众的社会心理,制止群体性事件的持续,就能极大地减少群体性事件给社会带来的危害。在社会安全事件的持续阶段,可以采取措施引导公众的社会心理:建立正确的引导机制,淡化情绪感染;控制群体集聚,消除从众心理;发挥强制措施的震慑作用,弱化匿名与无责任的心理等。

(一)建立正确的引导机制,淡化情绪渲染

社会安全事件发生后,由于情绪渲染的存在,使人们的不满情绪不断持续激化,导致事件的扩散升级。因此,如果能够弱化避免群体间情绪的感染,就能有效地制止群体性事件的扩散,从而降低群体性事件对社会造成的危害度。对于如何正确引导社会心理,可以根据群体的社会心理作出正确的引导。如,大部分群体性事件发起的主要原因是利益受损,因此大多群体性事件的发起者与参与者也不希望把事情弄到不可收拾的地步。所以,政府部门在群体性事件发生后,及时掌握引发事件的原因,迅速作出正确的政策引导,按照国家政策制定出具体的解决方案。同时对参与群体进行必要的教育,指导公众明白哪些行为不合理或不合法,是非理性的行为。让群众知道,只要是合理的利益诉求,就应该用正常的途径来维护自身的利益,而不是通过非理性的,不合法或不合理的行为来维护自己的权益,且可能触犯法律,造成更为严重的后果。通过正确的引导社会公众心理,淡化公众的情绪感染,进而阻止群体性的扩散,有效地制止群体性事件的持续,从而化解群体性事件。

(二)干预群体聚集,消除从众心理

由于从众心理的影响,使社会安全群体性事件发生后参与人数不断增加,致使事件规模不断扩大,其影响范围逐渐扩大。因此,当事件爆发后,能够及时地控制群众的集聚,减少群体性事件的参与人数,消除人们的从众心理,就能有效控制群体性事件的规模、持续时间以及破坏性,减少群体性事件对社会的危害性。因此,政府应该针对群体性事件中不同性质的人员,采取不同方法。群体性事件中有发起者、组织者,领导者,即利益相关者,也有起哄者、围观者等与利益无关的人群。因此控制聚集人员的方法是争取多数孤立少

数,团结多数打击少数,即争取团结围观者与起哄助威者,孤立打击发起者与组织者。对群体性事件的发起者以及组织领导者应该及时依法予以控制,如果构成犯罪,坚决依法打击;对于一般群众通过宣传教育的方式,让其明白群体性事件的危害性,使其自觉离去,不参与到群体性事件中来,从而有效地控制群体的集聚,弱化从众心理,控制群体性事件的持续。

(三)采取有效执法,削弱匿名与无责任心理

社会安全事件发生后,由于集群的性质,公众在群体中具有匿名与无责任的心理的特征,公众往往不会考虑行为后果,因此致使在群体性事件的破坏性扩大,时间延长。如果社会安全事件发生后,能够有效的弱化公众的匿名与无责任心理,则能有效地减少群体性事件的破坏性以及持续时间。具体的措施是政府加强执法力度,使群众知道,自己必须对自己的行为负责,不能因为人多而不对自己的行为负责。当群体性事件发生后,政府相关部门可以采取强制措施,如强行制止、强行驱散、封锁现场,对群体性事件的发起者与领导者施行严惩措施。通过强制性的措施,控制群体性事件的现场的参与人员数量,惩戒事件发起者,弱化社会公众匿名与无责任心理,从而减少群体性事件的破坏性或事件的持续性,从而减少群体性事件对社会的危害。

四、结束与恢复阶段

社会安全事件已经结束,对社会的危害有时还未结束,如果处理不当,还会给社会带来负面影响,甚至可能导致更大的群体性事件爆发。因此,在群体性事件结束与恢复阶段政府要建立完善的利益协调机制与公平公正的事后补偿机制,从根本上解决群众的利益冲突,消除公众的不满情绪,从而构建和谐美丽的社会。

(一)利益协调机制的建立

社会安全事件引发的根源的利益分配不均或者是在社会转型中部分人员的利益受损,特别是弱势群体。社会安全事件的发起者大多都是弱势群体。因此,在社会安全事件结束后,政府应该建立完善的、公平公正的利益协调机制。在具体实施中应该注意以下几方面的问题:首先,应该关注弱势群体的利益,在社会转型过程中,利益受损者往往都是弱势群体,而弱势群体利益受损后,就不能保证基本的生活水平,因此,应特别关注弱势群体;其次,必须保证公平公正,保证群众既得利益的实现;最后,保证利益协调的合理性,不能使一些人通过"闹"得到不合理的额外收入,如果出现类似的现象,就会鼓励群体性事件的发生。从而增加群体性事件发生的数量。

(二)事后补偿机制的建立

事后补偿是利益协调相配合的措施,主要目的是维护弱势群体的利益或

利益受损者的利益。事后的补偿机制是保证利益受损者的利益得以实现的保证，虽然在利益协调中，制订了利益的相关分配原则，但如果没有得到具体的实施，则任何的利益协调都起不到作用，还可能激起社会公众更为不满的情绪，从而爆发更为严重的群体性事件，而利益补偿能够保证利益协调的结果得以实现。因此，政府应该建立公平公正的事后补偿机制，在事后补偿中应该注意的问题是：一方面，应该是利益受损者的利益得到真正的补偿，补偿与自己受损的利益相当，如果过多，激励群众发起更多的群体性事件，如果过少，不能实现受损利益的补偿，从而激起公众更为严重的不满情绪，公众可能发起更为严重的群体性事件；另一方面，对利益侵害的群体应该采取强制措施，采取严厉的罚款机制，制止侵害弱势群体利益行为的发生。

　　总之，社会安全事件的发生发展在不同的阶段民众的社会心理存在着差异，政府部门应在潜伏阶段、爆发阶段、持续阶段和结束阶段，有针对性的采取有效的方法和途径，解决人们内部的矛盾冲突，构建和谐的社会安全。

【本章小结】

　　社会安全事件不仅危害整个国家的政治，经济发展，还对民众的心理造成了极大的危害。本章从社会安全事件的定义入手，进而分析社会安全事件参与者和公众的心理特点，并且将社会安全事件的心理危机干预细化到不同的时期。心理危机工作者要抓住不同时期心理危机干预的重点，采取有效的方法和途径，高效地解决社会安全事件所带来的心理危机。

（许华山）

第二十五章

替代性创伤人群的危机干预

在历次灾难事件中,灾难伤害的不只是灾区民众,还有参与救灾的现场援助人员,也是最容易受到伤害的。每一个看到灾难的人,就某种程度而言,都应该是受难者(Hartsough 和 Myers,1985)。特别是没有受过灾难心理训练的年轻士兵、医护人员、心理援助人员、参加救援的政府工作者和新闻媒体记者以及参与搜救工作的志愿者等,他们长时间暴露在重大危机事件面前,灾难现场、生离死别的场面都会给他们身心状态造成强烈的冲击,使某些工作者替代性地经历了受灾人群的情绪,出现了以恐惧、焦虑及无助等各种形式表现出来的"替代性创伤"(vicarious traumatization,VT)。替代性创伤已经成为灾难救援中一个重要的问题,它对相关人群的心理损伤要远远大于身体损害,而且更加深刻久远。

第一节 替代性创伤及其人群

一、替代性创伤的含义

1996 年,Saakvitne 和 Pearlman 给替代性创伤下了一个定义:"它是一种助人者的内在经验的转变,是同理投入于案主的创伤题材所产生的结果。"助人者内在经验的转变有正向与负向之分,替代性创伤的焦点主要是放在负向的转变上。也就是说,救援者在与创伤事件的当事人互动时,受到当事人的内在经验的影响,间接感受到了灾难发生时当事人的创伤性体验,由此导致救援者的各种心理异常现象。还有研究者提出,危机干预本身是强度和要求都很高的工作,干预者在耳闻目睹各种负性事件后,会由此产生心理困扰和失衡,可能对其世界观、人生观和价值观造成影响。可以看出,对于危机干预的工作者而言,替代性创伤是一种职业风险。

Kassam-Adams(1995)曾形容"VT 给个体带来的危害就如同 PTSD 的各种症状一样",主要表现为个体有厌食、睡眠障碍(难以入睡、易惊醒)、噩梦、易激惹、容易受惊吓、难以集中注意力等症状。

二、常见的替代性创伤人群

（一）现场救援人员

1. 救援官兵　在一线救援的官兵（如解放军、武警、消防官兵等）是心理问题发生的高危人群。在高强度的救援工作中，他们要尽自己最大的努力抢救人民群众的生命和财产，不断挑战生理和心理极限，极易出现失眠、胃痛、食欲下降、眩晕等躯体症状，同时还会产生内疚、自责等负性情绪，需要及时给予他们心理援助，减轻其心理压力。

2. 医务工作者　灾难发生后，医务工作者每天都要接触大量的受伤灾民，在治病救人的过程中不断要面对哭泣、呻吟，因而他们成了替代创伤的主要人群。多数医务工作者在长期高负荷的工作中出现疲劳，并伴有失眠、食欲下降、身体不适等应激反应，还有的医务工作者由于不能有效救治伤员，出现自责、忧伤、焦虑等情绪。

3. 志愿者及相关人员　志愿者是自发组织的灾难援助的民间力量，他们有强烈的助人愿望，对自己的援助目标有较高期望，所以有一定的压力。志愿者等在参与救援的过程中，常常会接触极其惨烈的灾难现场，不断面对重伤员和遇难者，有时他们会为自己没能达到理想的援助目标而深感内疚和惭愧，有时也会出现急躁易怒心理，甚至丧失了客观性，怨天尤人。他们与受灾者有同样的恐惧、绝望、痛苦等情绪，甚至会失去既往的安全感。有些人会采取压抑自己的办法，更加努力地工作，不知疲倦，处于亢奋状态，这些表现正是替代性创伤产生的征兆。还有在灾难发生后进入现场的政府工作人员也是情绪枯竭的易发人群。他们不分昼夜地工作，经常发生工作与家庭的冲突，心理健康状况也受到极大的影响。

（二）媒体工作者

为了传递出及时、准确的现场救援情况，媒体工作人员要进行高强度的工作，对灾情的掌握、对现场的熟悉、采访、撰写稿件、编辑文字图像等都要在短时间内迅速开展，并且是一个长期的工作。残酷的灾害现场常常让他们感到极度不安，有的记者难以适应灾害场面而非常痛苦，还有的记者为不能直接进行救援而怀疑自己的职业价值，也有的记者对自己的工作目标期望过高出现了焦躁情绪，各种心理反应如闪回、焦虑、抑郁和饮食、睡眠障碍等时有发生。

（三）收看媒体而受到创伤的民众

灾难发生后，媒体传递了许多灾区信息，鼓舞了广大民众，增加了大家抗震救灾的信心。媒体报道中会涉及一些灾害现场十分惨烈的情景，如各种灾害造成的散落物品、受伤遇难者的画面，让人看后感同身受。一些民众出现了诸多负性情绪反应,不能看报纸、电视,只要看到催人泪下的场景就心烦意乱,不能控制。白天工作受到影响,晚上睡眠困难。一些民众产生替代性创伤反应,如不断地"闪回"灾害画面,焦虑、急躁、愤怒和抑郁时有出现,他们的心理受到巨大冲击,有严重的心理创伤。

（四）心理救援者

心理救援者在灾害发生后,有的直接在一线为受灾群众及救援人员提供心理援助,有的对返回的救援人员或大众进行心理干预。有的心理救援人员暴露在灾难事故现场,整日面对死亡、受伤的场景和绝望、悲伤的情绪,与受灾者进行高度的共情。有的心理救援人员希望自己能解决所有的心理问题,所以压力过大,结果造成了心理能量的匮乏,出现心力交瘁、疲惫不堪的现象。

现场救援人员、媒体工作者、收看媒体的民众以及心理救援者是替代性创伤的高发人群,但关于替代性创伤的具体研究,主要还是以现场救援者为焦点展开。他们身处救援工作的一线,按照《紧急心理危机干预指导原则》的规定,他们属于第二级干预人群,仅次于亲历灾难的幸存者。

三、替代性创伤的症状

灾害救援过程中,替代性创伤人群会有如下的压力源:①灾难创伤事件的刺激;②救灾人员损失或受伤;③救灾任务的失败。替代性创伤人群要及时了解自己的压力源,并作出适当的调整,否则会导致以下症状的出现。

1. 易疲劳　生理上的不适感,体能下降,例如眩晕、呼吸困难、胃痛、无法放松等。

2. 社会性退缩　人际关系中亲密感下降,人际沟通困难,对人敏感不信任,常把自己孤立和封闭起来。

3. 职业倦怠和耗竭困扰　怀疑自己的职业价值,并对自己的工作意义开始质疑,常出现情感上的筋疲力尽、个人成就感下降、动机缺乏等反应。

4. 厌食、睡眠障碍及情绪问题　可能出现食欲减退、噩梦、失眠、错觉、闪回,并伴随暴躁、愤怒、没有安全感等情绪,或者过分为灾难悲伤和难过,也可能对自己经历的一切感到麻木与困惑,或者失去对公平、善恶的信念,愤世嫉俗。身处现场的工作人员可能采取高强度工作的方式麻痹自己,无法体验到强烈的情感。

5. 绝望、软弱、内疚和羞耻　为救援工作的缓慢感到茫然和绝望,为自己的力量过于渺小而自责,并产生对受灾者的内疚。还有对于自己也需要帮助感到尴尬和难堪,认为自己的问题与受灾者相比微不足道,觉得羞耻。

如果觉察到自己出现上述替代性创伤的症状以及其他相关症状,要立即进行自我调整、寻求帮助或接受督导。否则,这些应激反应可能会转变为创伤后应激障碍。

另外,还有一些专门用于测量替代性创伤的量表,例如《创伤性压力信念量表》(The Traumatic Stress Institute Belief Scale, TSI)、《事件影响量表》(Impact of Event Scale, IES)等。

救援人员常出现人际沟通困难、自我情绪耗竭和个人成就感下降。他们出现体能下降、动机缺乏、自己想做的事情与现实差距太大、无法实现自己的工作目标等,有时甚至什么都不想做,也无法去做了。

第二节　替代性创伤的预防与应对

替代性创伤能给救援者带来许多负面影响,如悲伤,对生活、工作、学习丧失信心,还会影响到他们的爱、娱乐甚至是创造的能力。某些人还出现了自我和对别人的信念有明显的分裂,因此对替代性创伤要进行积极预防和有效治疗。

一、替代性创伤的预防

一般来说,预防替代性创伤要遵循三个基本原则——觉察(awareness)、平衡(balance)和联系(connection)。

1. 觉察　觉察是指救援人员要接纳和关注自己的不平衡状态,如觉察自己在需要、情绪和资源等方面是否存在不协调,觉察到自己内心是否发生变化,发生了哪些变化,通过觉察恢复自己情绪上的平衡。

2. 平衡　平衡主要是指救援人员的生活步调是否平稳,如是否能维持工作、休闲、休息的平衡。同时平衡也包含了内在的觉察和专注,以及找到放松和娱乐的方法。救援人员在完成阶段性的救灾任务后,一定要给自己足够的时间与精力来处理自己所出现的心理伤害,重建心理和社会功能,建设新的平衡。

3. 联系　联系是指救援人员与自己、他人及外界能够保持良好的沟通渠道,巩固和完善自己的社会支持系统,开拓自己的内在需要、经验和知觉。救援人员加强自己和他人的联系是抵抗替代性创伤产生孤独的有效手段。

救援人员通常到达的灾区都是一些之前不曾熟悉的地方,灾区艰苦的救援环境、紧缺的物质状况以及短缺的救援设施,都会让救援人员充满困惑。因为工作的需要,他们必须投入较多的时间和精力建立志愿团队合作关系。救援人员要经常与其他救援者交流,分享救灾经验,同时也要和亲友保持联系,巩固和完善自身的社会支持系统。

按照上述原则,为了避免替代性创伤的出现,救援人员要做到以下几点:

1. 获得准确信息　实施救援前,要尽可能掌握一些准确信息,使援助人员清楚目前自己和周围的状况。

2. 轮流制　救灾工作中,有些工作可以实行轮换制,包括轮换不同的岗位、轮换不同责任及不同应激水平的工作,以便降低工作的压力。

3. 轮休制　救援工作强度非常大,因此要强制规定现场工作时间在6~8小时。对参与现场辨识、搜救工作等高创伤刺激强度工作的救援人员需要每2小时休息一次。

4. 提供休息场所　救援工作中要尽量提供安全、隔离的休息场地,远离媒体和围观者。而且不能总和受害者或幸存者待在一起,确保救援者们有独处的时间和空间。

5. 维护良好的社会支持系统　保持和同事、其他救援者、家人、朋友的联系,缓解负性刺激和身心疲惫带来的心理压力和可能的心理创伤,同时获得一个相对正常的生活状态。

二、替代性创伤的应对策略

救援人员的核心问题是创伤症状、痛苦体验和惨烈的刺激画面。干预需要做的是为他们植入温暖的理念或画面,阻断他们的创伤记忆与痛苦情感之间的联系,将替代性创伤的危害减到最低,快速恢复他们的战斗力,降低PTSD 的发生率。

在替代性创伤的应对策略中,可以借鉴 Saakvitne 和 Pearlman(1996)针对助人者的思想、躯体和经验而设计的有关思考、行动和情感的三类活动,每类活动都包含了一些练习,稍加修改后可以用于援助人员的替代性创伤应对中。

(一)团体思考活动

1. 分享替代性创伤　团体领导者协助救援者利用表格记录救灾过程中的经验,并在团体中与其他成员进行交流和分享。

(1)诉说事件:当时发生了什么事?救灾过程中自己印象最深的是什么?最难处理的是什么事?自己最困惑的又是什么?

(2)表达心理反应:领导者协助救援者表达救灾事件发生时的情绪、感受或想法。这个程序在团体联系中需要较长时间完成。

(3)关注自身的躯体反应:领导者协助救援者努力觉察自身的各种反应,如疲惫、恶心、头痛等,并协助救援者去处理这些问题,如放松训练、适量的运动、听音乐等。

2. 分享成功的故事　讨论救灾工作中有意义的事件,并讨论在此过程中自己得到的启示。或是与团体成员分享最近个人生活中成功的经验,以及带给自己的感受。

3. 分享专业生涯的改变　与成员分享在援助工作中，或后来自己的内在改变，可以画出类似生涯曲线一样的图形。

4. 分享团体中的感受　请团体成员写下自己在团体中的感受和心得，并相互分享。

（二）行动活动

1. 放松练习　类似瑜伽的肢体舒展活动。

2. 亲近自然　到自然中去观赏，倾听一些有趣的事物，20分钟后集合，成员分享彼此特别的感受。

3. 丢垃圾　将自己不好的想法或感觉写在纸上，然后丢到垃圾桶内。

4. 再造生命　运用象征物或仪式治疗不良情绪，如用蜡烛传递爱心或关怀，用歌曲或欢笑声表达身体的放松，用手拉手象征彼此的支持等。

（三）情感活动

采用主题活动（如心理剧或艺术治疗的技术方法）表达情感，如画树、自我塑造、未来的我等。通过情感活动使救援人员更好地感受到内心的情绪，并把这些情绪表达出来，通过分享或释放，重塑自己心灵。

三、救援人员的心理干预

一线解放军、武警官兵及医务工作者等救援人员在灾害救援中发挥了重要的作用，针对此人群的创伤干预应有特殊的处理策略。

（一）干预目标

对一线救援人员心理援助的核心目标有两个：一是快速处理核心问题，恢复战斗力；二是预防未来创伤后应激障碍的发生。他们的核心问题是有创伤症状的、带有痛苦体验的、惨烈的刺激画面，干预需要做的是为他们植入温暖的理念或画面；阻断他们的创伤记忆与痛苦情感之间的联系，快速恢复他们的战斗力，降低PTSD的发生率。

（二）干预原则

对于一线救援人员而言，处理灾难造成的负性刺激画面，重新植入温暖的画面，对重建救援人员的心理平衡、重获工作的热情是非常重要的。

（三）几种有效的干预技术

对负性画面的处理可采取以下几种干预技术进行，具体操作如下：

1. 技术破冰　首先干预者积极肯定救援人员的牺牲精神、顽强意志力和奉献精神。然后干预者介绍人在危机事件后有哪些正常的身心反应，让他们明白这些都是正常的应激反应，不出现反而是不好的。最后，鼓励他们以正确、积极的态度面对自身反应。

采用以上技术来进行破冰对于他们恢复战斗力是非常有利的。

2. 图片—情绪表达技术　首先,鼓励成员准确地描述救援中对自己影响最大的、总在脑海中闪回的惨烈画面;其次,鼓励他们具体地表达自己的负性情绪是什么,如恐惧、悲伤、内疚等;之后,将这些负性情绪和图片一起打包。随着打包的进行,救援者的不良感受会逐渐模糊。完成后大家进行鼓掌,鼓励自己的勇敢。治疗师要鼓励大家谈出宣泄前后的感受;最后,描述让自己感到温暖的画面,该画面一定要让自己感觉到幸福、温暖。当把温暖的画面通过不断强化后,它慢慢地放置到原来被负性情绪占用的空间,被定格在脑海里。这时成员们要长时间的鼓掌鼓励。

3. 放松技术　该放松技术主要采用感受呼吸温差放松法,表现在大脑意识沉静和放松。

具体操作方法:首先,请闭上双眼,让大脑的注意力集中在气流、鼻腔上,然后感受鼻腔气流的温度;其次,让气流随着呼吸往下直到肺部,让自己感觉气流在肺部、体内的交换,感觉到氧气的吸入、二氧化碳的呼出。最后感受呼出来气流的温度,此时的温度要比吸入时候的高。如此往复,让自己感受这种吸气时的凉,呼出时的热,让自己感受这种呼吸温差的变化,达到放松。

在这个训练中,当事人感受到的温差越清晰,说明他的情绪越稳定,注意力的转移越有效,精神达到了真正的放松,使心理应激源对当事人的影响减弱,尽快恢复了当事人的工作能力。

4. 心理行为训练　此训练的目的主要是通过肢体的活动调动救援人员的活力,提高其注意力和对自身身心水平的关注。例如,要求 16 个人在规定的时间里,可以构建任何图形,集体平移 2 米,但不能用脚触地。该训练是培养团队合作精神的,需要团队的协作才能完成活动。短时间内使援助者能提高凝聚力,也能让大家体验到成就感。

四、对心理救援者的干预

心理救援者是替代性创伤人群中比较特殊的一类。与这个群体中的其他人员一样,要面对灾难现场给其带来的冲击以及灾难对其工作正常开展的影响。与其他人员不同的是,心理救援者在进行心理救援过程中对危机当事人的共情与支持以及可能遭遇的沟通困难、拒绝、抱怨乃至愤怒,都将消耗心理救援者大量的心理能量。他们可以通过一些干预技术进行自我调整,如自我肯定、积极的自我暗示、保证充足的休息与娱乐、保持客观与乐观等。此外,还有一些方法可以预防及应对可能产生的替代性创伤。

(一)心理救援者的筛查

并不是每个心理治疗师都适合作为救援者进入灾区。通过体能与专业素质的筛查,发现可以承担救援任务者,并基于候选者的专业特长,综合各方面的考虑,合理分配心理救援任务。

(二)进入灾区前的心理准备

采用各种形式(如集中培训、团体辅导等)为心理救援者对即将遭遇的心理冲击做好接纳的准备,学习积极的应对策略。

(三)进入灾区后的监测

心理救援者要对自身状态保持觉察,出现问题及时进行自我干预或寻求帮助。同时,在参与救援的过程中,要注意以下四点:

1. 建立和维护良好的社会支持系统 心理救援者进行灾后心理救援工作时,最好不要分散在各个地方单独工作,而是以小组的方式来获得同事的支持。同事间的相互支持可以帮助心理救援者及时地将自己的感觉和救灾的经验与同事讨论和分享。

危机干预中,干预者都需要必要的督导,出于条件的限制可以实行团体督导。团队工作结束后,可以让经验丰富的干预者或督导带领团队成员做分享,为干预者们提供学习的机会。建立定期督导机制,对于维护干预者的心理健康和提高专业水平非常重要。

此外,心理救援者还要保证与家人和朋友的沟通,保证自己有一部分相对正常的生活,可以在一定程度上缓解灾后心理救援工作带来的消极影响。

2. 理解替代性创伤,接纳不良的心理反应 心理救援者出现替代性创伤时不要有自责、愧疚或羞耻的态度,也不要质疑自己的职业选择和能力,最重要的是理解替代性创伤发生的必然性,并能接受自己不良的心理反应,尝试着了解自己出现替代性创伤的原因,并去处理这种创伤。

3. 限制暴露 心理救援人员替代性创伤的形成,与对创伤幸存者的过分关注有直接关系。所以心理救援人员在帮助创伤幸存者时,要尽量减少自己在创伤资料下暴露,以保护自己。倾听当事人的创伤经历是很重要的救援环节,但是也不必因此而承担额外的痛苦或过于惨烈的、不必要的创伤资料。在干预的个案中,如有特别可怕或是超出自己承受范围的创伤治疗时,心理救援者要允许自己通过"退后一点点"的处理方法来保护自己。另外,心理救援者尽量不要到惨烈的现场去,不看恐怖的画面,作适度的回避可以有效地保护自己,以便更好地进行心理援助。

(四)撤出灾区后的追踪

心理救援者在撤出灾区后仍要保持对自己身心状态的觉察,同时相关部门也要继续关注心理救援者在灾后的心理状况。在有条件的情况下,应对心理救援者再进行一次筛查,以期尽早发现可能的替代性创伤者。

【本章小结】

在历次灾难事件中,灾难伤害的不只是灾区民众,还有参与救灾的现场援助人员,也是最容易受到伤害的。对于心理危机干预工作者来说,替代性创伤是一种职业风险。替代性创伤给心理危机干预工作者带来很多负面的影响。对于替代性创伤的预防,要本着觉察、平衡和联系三个基本原则。对于替代性创伤者的干预要结合团体活动与个体咨询相结合的方式,要重在预防,随时筛查,并且要提高心理危机干预工作者的自我筛查能力。

（杨艳杰　王胜男）

附 录 一

卫生部《紧急心理危机干预指导原则》

本指导原则应在经过培训的精神卫生专业人员指导下实施。

一、组织领导

（一）心理救援医疗队（包括防疫队，下同）在到达指定救灾地点后，应及时与救灾地的救灾指挥部取得联系，成立心理救援协调组，统一安排救灾地的紧急心理危机干预工作。

（二）后期到达同一地点的心理救援医疗队或人员，应该在上述心理救援协调组的统一指挥、组织下开展工作。

（三）各心理救援协调组的工作，应及时与所在地精神卫生专业机构沟通和协调，并接受当地卫生行政部门领导。

二、干预基本原则

（一）心理危机干预是医疗救援工作的一个组成部分，应该与整体救灾工作结合起来，以促进社会稳定为前提，要根据整体救灾工作的部署，及时调整心理危机干预工作重点。

（二）心理危机干预活动一旦进行，应该采取措施确保干预活动得到完整地开展，避免再次创伤。

（三）对有不同需要的受灾人群应综合应用干预技术，实施分类干预，针对受助者当前的问题提供个体化帮助。严格保护受助者的个人隐私，不随便向第三者透露受助者个人信息。

（四）以科学的态度对待心理危机干预，明确心理危机干预是医疗救援工作中的一部分，不是"万能钥匙"。

三、制定干预方案

（一）目的。

1. 积极预防、及时控制和减缓灾难的心理社会影响；

2. 促进灾后心理健康重建；

3. 维护社会稳定，促进公众心理健康。

（二）工作内容。

1. 综合应用基本干预技术，并与宣传教育相结合，提供心理救援服务。

2. 了解受灾人群的社会心理状况，根据所掌握的信息，发现可能出现的紧急群体心理事件苗头，及时向救灾指挥部报告并提供解决方法。

3. 通过实施干预，促进形成灾后社区心理社会互助网络。

（三）确定目标人群和数量。

本次心理危机干预人群分为四级。干预重点应从第一级人群开始，逐步扩展。一般性宣传教育要覆盖到四级人群。

第一级人群：亲历灾难的幸存者，如死难者家属、伤员、幸存者。

第二级人群：灾难现场的目击者（包括救援者），如目击灾难发生的灾民、现场指挥、救护人员（消防、武警官兵，医疗救护人员，其他救护人员）。

第三级人群：与第一级、第二级人群有关的人，如幸存者和目击者的亲人等。

第四级人群：后方救援人员、灾难发生后在灾区开展服务的人员或志愿者。

（四）目标人群评估、制订分类干预计划。

评估目标人群的心理健康状况，将目标人群分为普通人群、重点人群。

对普通人群开展心理危机管理；对重点人群开展心理危机援助。

（五）干预时限。

紧急心理危机干预的时限为灾难发生后的 4 周以内，主要开展心理危机管理和心理危机援助。

（六）制定工作时间表。

根据目标人群范围、数量以及心理危机干预人员数，安排工作，制订工作时间表。

四、组建队伍

（一）心理救援医疗队。

人员以精神科医生为主，可有临床心理治疗师、精神科护士加入。至少由 2 人组成，尽量避免单人行动。有灾难心理危机干预经验的人员优先入选。配队长 1 名，指派 1 名联络员，负责团队后勤保障和与各方面联系。

心理危机干预人员也可以作为其他医疗队的组成人员。

（二）救灾地点心理危机干预队伍。

以精神科医生为主，心理治疗师、心理咨询师、精神科护士和社会工作者为辅。适当纳入有相应背景的志愿者。在开始工作以前对所有人员进行短期紧急培训。

五、出发前准备

（一）了解灾区基本情况，包括灾难类型、伤亡人数、道路、天气、通讯和物资供应等；了解目前政府救援计划和实施情况等。

（二）复习本次灾难引起的主要躯体损伤的基本医疗救护知识和技术，例如骨折伤员的搬运、创伤止血等。

（三）明确即将开展干预的地点，准备好交通地图。

（四）初步估计干预对象及其分布和数量。

（五）制定初步的干预方案/实施计划。

（六）对没有灾难心理危机干预经验的队员，进行紧急心理危机干预培训。

（七）准备宣传手册及简易评估工具，熟悉主要干预技术。

（八）做好团队食宿的计划和准备，包括队员自用物品、常用药品的配备等。

（九）尽量保留全部发生的财务票据。

外援心理援助医疗队在到达灾区之前，尽量与当地联络人进行沟通，了解灾区情况，做到心中有数。

六、现场工作流程

（一）接到任务后按时间到达指定地点，接受当地救灾指挥部指挥，熟悉灾情，确定工作目标人群和场所。

（二）在已有心理危机干预方案的地方，继续按照方案开展干预；还没有制订心理危机干预方案的地方，抓紧制订干预方案。

（三）分小组到需要干预的场所开展干预活动。

在医院，建议采用线索调查和跟随各科医生查房的方法发现心理创伤较重者；在灾民转移集中安置点，建议采用线索调查和现场巡查的方式发现需要干预的对象，同时发放心理救援宣传资料；在灾难发生的现场，在抢救生命的过程中发现心理创伤较重者并随时干预。

（四）使用简易评估工具，对需要干预的对象进行筛查，确定重点人群。

（五）根据评估结果，对心理应激反应较重的人员及时进行初步心理干预。

（六）对筛选出有急性心理应激反应的人员进行治疗及随访。

（七）有条件的地方，要对救灾工作的组织者、社区干部、救援人员采取集体讲座、个体辅导、集体心理干预等措施，教会他们简单的沟通技巧、自身心理保健方法等。

（八）及时总结当天工作。每天晚上召开碰头会，对工作方案进行调整，计划次日的工作，同时进行团队内的相互支持，最好有督导。

（九）将干预结果及时向当地救灾指挥部负责人进行汇报，提出对重点人群的干预指导性意见,特别是对重点人群开展救灾工作时的注意事项。

(十)心理救援医疗队在工作结束后,要及时总结并汇报给有关部门,全队接受一次督导。

七、常用干预技术

(一)普通人群。

普通人群是指目标人群中经过评估没有严重应激症状的人群。

对普通人群采用心理危机管理技术开展心理危机管理。从灾难当时的救援,到整个事件的善后安置处理,都需要有心理危机管理的意识与措施,以便为整个灾难救援工作提供心理保障。包括以下几方面:

1. 对灾难中的普通人群进行妥善安置,避免过于集中。

在集中安置的情况下实施分组管理,最好由相互熟悉的灾民组成小组,并在每个小组中选派小组长,作为与心理救援协调组的联络人。对各小组长进行必要的危机管理培训,负责本小组的心理危机管理,以建立起新的社区心理社会互助网络,及时发现可能出现严重应激症状的人员。

2. 依靠各方力量参与。建立与当地民政部门、学校、社区工作者或志愿者组织等负责灾民安置与服务的部门/组织的联系,并对他们开展必要的培训,让他们协助参与、支持心理危机管理工作。

3. 利用大众媒体向灾民宣传心理应激和心理健康知识,宣传应对灾难的有效方法。

4. 心理救援协调组应该积极与救灾指挥部保持密切联系与沟通,协调好与各个救灾部门的关系,保证心理危机管理工作顺利进行。对在心理危机管理中发现的问题,应及时向救灾指挥部汇报并提出对策,以使问题得到及时化解。

(二)重点人群。

重点人群是指目标人群中经过评估有严重应激症状的人群。

对重点人群采用"稳定情绪"、"放松训练"、"心理辅导"技术开展心理危机救助。

1. 稳定情绪技术要点

(1)倾听与理解。目标:以理解的心态接触重点人群,给予倾听和理解,并做适度回应,不要将自身的想法强加给对方。

(2)增强安全感。目标:减少重点人群对当前和今后的不确定感,使其情绪稳定。

(3)适度的情绪释放。目标:运用语言及行为上的支持,帮助重点人群适当释放情绪,恢复心理平静。

（4）释疑解惑。目标：对于重点人群提出的问题给予关注、解释及确认，减轻疑惑。

（5）实际协助。目标：给重点人群提供实际的帮助，协助重点人群调整和接受因灾难改变了的生活环境及状态，尽可能地协助重点人群解决面临的困难。

（6）重建支持系统。目标：帮助重点人群与主要的支持者或其他的支持来源（包括家庭成员、朋友、社区的帮助资源等）建立联系，获得帮助。

（7）提供心理健康教育。目标：提供灾难后常见心理问题的识别与应对知识，帮助重点人群积极应对，恢复正常生活。

（8）联系其他服务部门。目标：帮助重点人群联系可能得到的其他部门的服务。

2. 放松训练要点

包括：呼吸放松、肌肉放松、想象放松。分离反应明显者不适合学习放松技术。（分离反应表现为：对过去的记忆、对身份的觉察、即刻的感觉乃至身体运动控制之间的正常的整合出现部分或完全丧失）。

3. 心理辅导要点

通过交谈来减轻灾难对重点人群造成精神伤害的方法，个别或者集体进行，自愿参加。开展集体心理辅导时，应按不同的人群分组进行，如：住院轻伤员、医护人员、救援人员等。

（1）目标

在灾难及紧急事件发生后，为重点人群提供心理社会支持。同时，鉴别重点人群中因灾难受到严重心理创伤的人员，并提供到精神卫生专业机构进行治疗的建议和信息。

（2）过程

第一，了解灾难后的心理反应。了解灾难给人带来的应激反应表现和灾难事件对自己的影响程度，也可以通过问卷的形式进行评估。引导重点人群说出在灾难中的感受、恐惧或经验，帮助重点人群明白这些感受都是正常的。

第二，寻求社会支持网络。让重点人群确认自己的社会支持网络，明确自己能够从哪里得到相应的帮助，包括家人、朋友及社区内的相关资源等。画出能为自己提供支持和帮助的网络图，尽量具体化，可以写出他们的名字，并注明每个人能给自己提供哪些具体的帮助，如情感支持、建议或信息、物质方面等等。强调让重点人群确认自己可以从外界得到帮助，有人关心他/她，可以提高重点人群的安全感。给儿童做心理辅导时，目的和活动内容相同，但形式可以更灵活，让儿童多画画、捏橡皮泥、讲故事或写字。要注意儿童的年龄特点，小学三年级以下的儿童可以只画出自己的网络，不用具体化在哪里得到相应的帮助。

第三,应对方式。帮助重点人群思考选择积极的应对方式;强化个人的应对能力;思考采用消极的应对方式会带来的不良后果;鼓励重点人群有目的地选择有效的应对策略;提高个人的控制感和适应能力。

讨论在灾难发生后,你都采取了哪些方法来应对灾难带给自己的反应的? 如多跟亲友或熟悉的人呆在一起、积极参加各种活动、尽量保持以往的作习时间、做一些可行且对改善现状有帮助的事等,避免不好的应对(如冲动、酗酒、自伤、自杀)。注意儿童的年龄差异,形式可以更灵活,让儿童以说、画、捏橡皮泥等多种方式展示自己的应对方式。鼓励儿童生活规律,多跟同伴、家人等在一起。要善于用儿童使用的语言来传递有效的信息。

突发公共卫生事件应急条例（2016版）

第一章 总 则

第一条 为了有效预防、及时控制和消除突发公共卫生事件的危害，保障公众身体健康与生命安全，维护正常的社会秩序，制定本条例。

第二条 本条例所称突发公共卫生事件（以下简称突发事件），是指突然发生，造成或者可能造成社会公众健康严重损害的重大传染病疫情、群体性不明原因疾病、重大食物和职业中毒以及其他严重影响公众健康的事件。

第三条 突发事件发生后，国务院设立全国突发事件应急处理指挥部，由国务院有关部门和军队有关部门组成，国务院主管领导人担任总指挥，负责对全国突发事件应急处理的统一领导、统一指挥。

国务院卫生行政主管部门和其他有关部门，在各自的职责范围内做好突发事件应急处理的有关工作。

第四条 突发事件发生后，省、自治区、直辖市人民政府成立地方突发事件应急处理指挥部，省、自治区、直辖市人民政府主要领导人担任总指挥，负责领导、指挥本行政区域内突发事件应急处理工作。

县级以上地方人民政府卫生行政主管部门，具体负责组织突发事件的调查、控制和医疗救治工作。县级以上地方人民政府有关部门，在各自的职责范围内做好突发事件应急处理的有关工作。

第五条 突发事件应急工作，应当遵循预防为主、常备不懈的方针，贯彻统一领导、分级负责、反应及时、措施果断、依靠科学、加强合作的原则。

第六条 县级以上各级人民政府应当组织开展防治突发事件相关科学研究，建立突发事件应急流行病学调查、传染源隔离、医疗救护、现场处置、监督检查、监测检验、卫生防护等有关物资、设备、设施、技术与人才资源储备，所需经费列入本级政府财政预算。

国家对边远贫困地区突发事件应急工作给予财政支持。

第七条 国家鼓励、支持开展突发事件监测、预警、反应处理有关技术的国际交流与合作。

第八条 国务院有关部门和县级以上地方人民政府及其有关部门，应当建立严格的突发事件防范和应急处理责任制，切实履行各自的职责，保证突发事件应急处理工作的正常进行。

第九条 县级以上各级人民政府及其卫生行政主管部门，应当对参加突发事件应急处理的医疗卫生人员，给予适当补助和保健津贴；对参加突发事件应急处理作出贡献的人员，给予表彰和奖励；对因参与应急处理工作致病、致残、死亡的人员，按照国家有关规定，给予相应的补助和抚恤。

第二章 预防与应急准备

第十条 国务院卫生行政主管部门按照分类指导、快速反应的要求，制定全国突发事件应急预案，报请国务院批准。

省、自治区、直辖市人民政府根据全国突发事件应急预案，结合本地实际情况，制定本行政区域的突发事件应急预案。

第十一条 全国突发事件应急预案应当包括以下主要内容：

（一）突发事件应急处理指挥部的组成和相关部门的职责；

（二）突发事件的监测与预警；

（三）突发事件信息的收集、分析、报告、通报制度；

（四）突发事件应急处理技术和监测机构及其任务；

（五）突发事件的分级和应急处理工作方案；

（六）突发事件预防、现场控制，应急设施、设备、救治药品和医疗器械以及其他物资和技术的储备与调度；

（七）突发事件应急处理专业队伍的建设和培训。

第十二条 突发事件应急预案应当根据突发事件的变化和实施中发现的问题及时进行修订、补充。

第十三条 地方各级人民政府应当依照法律、行政法规的规定，做好传染病预防和其他公共卫生工作，防范突发事件的发生。

县级以上各级人民政府卫生行政主管部门和其他有关部门，应当对公众开展突发事件应急知识的专门教育，增强全社会对突发事件的防范意识和应对能力。

第十四条 国家建立统一的突发事件预防控制体系。

县级以上地方人民政府应当建立和完善突发事件监测与预警系统。

县级以上各级人民政府卫生行政主管部门，应当指定机构负责开展突发事件的日常监测，并确保监测与预警系统的正常运行。

第十五条　监测与预警工作应当根据突发事件的类别,制定监测计划,科学分析、综合评价监测数据。对早期发现的潜在隐患以及可能发生的突发事件,应当依照本条例规定的报告程序和时限及时报告。

第十六条　国务院有关部门和县级以上地方人民政府及其有关部门,应当根据突发事件应急预案的要求,保证应急设施、设备、救治药品和医疗器械等物资储备。

第十七条　县级以上各级人民政府应当加强急救医疗服务网络的建设,配备相应的医疗救治药物、技术、设备和人员,提高医疗卫生机构应对各类突发事件的救治能力。

设区的市级以上地方人民政府应当设置与传染病防治工作需要相适应的传染病专科医院,或者指定具备传染病防治条件和能力的医疗机构承担传染病防治任务。

第十八条　县级以上地方人民政府卫生行政主管部门,应当定期对医疗卫生机构和人员开展突发事件应急处理相关知识、技能的培训,定期组织医疗卫生机构进行突发事件应急演练,推广最新知识和先进技术。

第三章　报告与信息发布

第十九条　国家建立突发事件应急报告制度。

国务院卫生行政主管部门制定突发事件应急报告规范,建立重大、紧急疫情信息报告系统。

有下列情形之一的,省、自治区、直辖市人民政府应当在接到报告 1 小时内,向国务院卫生行政主管部门报告:

（一）发生或者可能发生传染病暴发、流行的;

（二）发生或者发现不明原因的群体性疾病的;

（三）发生传染病菌种、毒种丢失的;

（四）发生或者可能发生重大食物和职业中毒事件的。

国务院卫生行政主管部门对可能造成重大社会影响的突发事件,应当立即向国务院报告。

第二十条　突发事件监测机构、医疗卫生机构和有关单位发现有本条例第十九条规定情形之一的,应当在 2 小时内向所在地县级人民政府卫生行政主管部门报告;接到报告的卫生行政主管部门应当在 2 小时内向本级人民政府报告,并同时向上级人民政府卫生行政主管部门和国务院卫生行政主管部门报告。

县级人民政府应当在接到报告后 2 小时内向设区的市级人民政府或者上

一级人民政府报告；设区的市级人民政府应当在接到报告后2小时内向省、自治区、直辖市人民政府报告。

　　第二十一条　任何单位和个人对突发事件，不得隐瞒、缓报、谎报或者授意他人隐瞒、缓报、谎报。

　　第二十二条　接到报告的地方人民政府、卫生行政主管部门依照本条例规定报告的同时，应当立即组织力量对报告事项调查核实、确证，采取必要的控制措施，并及时报告调查情况。

　　第二十三条　国务院卫生行政主管部门应当根据发生突发事件的情况，及时向国务院有关部门和各省、自治区、直辖市人民政府卫生行政主管部门以及军队有关部门通报。突发事件发生地的省、自治区、直辖市人民政府卫生行政主管部门，应当及时向毗邻省、自治区、直辖市人民政府卫生行政主管部门通报。

　　接到通报的省、自治区、直辖市人民政府卫生行政主管部门，必要时应当及时通知本行政区域内的医疗卫生机构。

　　县级以上地方人民政府有关部门，已经发生或者发现可能引起突发事件的情形时，应当及时向同级人民政府卫生行政主管部门通报。

　　第二十四条　国家建立突发事件举报制度，公布统一的突发事件报告、举报电话。

　　任何单位和个人有权向人民政府及其有关部门报告突发事件隐患，有权向上级人民政府及其有关部门举报地方人民政府及其有关部门不履行突发事件应急处理职责，或者不按照规定履行职责的情况。接到报告、举报的有关人民政府及其有关部门，应当立即组织对突发事件隐患、不履行或者不按照规定履行突发事件应急处理职责的情况进行调查处理。

　　对举报突发事件有功的单位和个人，县级以上各级人民政府及其有关部门应当予以奖励。

　　第二十五条　国家建立突发事件的信息发布制度。

　　国务院卫生行政主管部门负责向社会发布突发事件的信息。必要时，可以授权省、自治区、直辖市人民政府卫生行政主管部门向社会发布本行政区域内突发事件的信息。信息发布应当及时、准确、全面。

附录三

国家突发公共卫生事件应急预案

1 总则

1.1 编制目的

有效预防、及时控制和消除突发公共卫生事件及其危害，指导和规范各类突发公共卫生事件的应急处理工作，最大程度地减少突发公共卫生事件对公众健康造成的危害，保障公众身心健康与生命安全。

1.2 编制依据

依据《中华人民共和国传染病防治法》、《中华人民共和国食品卫生法》、《中华人民共和国职业病防治法》、《中华人民共和国国境卫生检疫法》、《突发公共卫生事件应急条例》、《国内交通卫生检疫条例》和《国家突发公共事件总体应急预案》，制定本预案。

1.3 突发公共卫生事件的分级

根据突发公共卫生事件性质、危害程度、涉及范围，突发公共卫生事件划分为特别重大（Ⅰ级）、重大（Ⅱ级）、较大（Ⅲ级）和一般（Ⅳ级）四级。

其中，特别重大突发公共卫生事件主要包括：

（1）肺鼠疫、肺炭疽在大、中城市发生并有扩散趋势，或肺鼠疫、肺炭疽疫情波及2个以上的省份，并有进一步扩散趋势。

（2）发生传染性非典型肺炎、人感染高致病性禽流感病例，并有扩散趋势。

（3）涉及多个省份的群体性不明原因疾病，并有扩散趋势。

（4）发生新传染病或我国尚未发现的传染病发生或传入，并有扩散趋势，或发现我国已消灭的传染病重新流行。

（5）发生烈性病菌株、毒株、致病因子等丢失事件。

（6）周边以及与我国通航的国家和地区发生特大传染病疫情，并出现输入性病例，严重危及我国公共卫生安全的事件。

（7）国务院卫生行政部门认定的其他特别重大突发公共卫生事件。

1.4 适用范围

本预案适用于突然发生,造成或者可能造成社会公众身心健康严重损害的重大传染病、群体性不明原因疾病、重大食物和职业中毒以及因自然灾害、事故灾难或社会安全等事件引起的严重影响公众身心健康的公共卫生事件的应急处理工作。

其他突发公共事件中涉及的应急医疗救援工作,另行制定有关预案。

1.5 工作原则

(1)预防为主,常备不懈。提高全社会对突发公共卫生事件的防范意识,落实各项防范措施,做好人员、技术、物资和设备的应急储备工作。对各类可能引发突发公共卫生事件的情况要及时进行分析、预警,做到早发现、早报告、早处理。

(2)统一领导,分级负责。根据突发公共卫生事件的范围、性质和危害程度,对突发公共卫生事件实行分级管理。各级人民政府负责突发公共卫生事件应急处理的统一领导和指挥,各有关部门按照预案规定,在各自的职责范围内做好突发公共卫生事件应急处理的有关工作。

(3)依法规范,措施果断。地方各级人民政府和卫生行政部门要按照相关法律、法规和规章的规定,完善突发公共卫生事件应急体系,建立健全系统、规范的突发公共卫生事件应急处理工作制度,对突发公共卫生事件和可能发生的公共卫生事件做出快速反应,及时、有效开展监测、报告和处理工作。

(4)依靠科学,加强合作。突发公共卫生事件应急工作要充分尊重和依靠科学,要重视开展防范和处理突发公共卫生事件的科研和培训,为突发公共卫生事件应急处理提供科技保障。各有关部门和单位要通力合作、资源共享,有效应对突发公共卫生事件。要广泛组织、动员公众参与突发公共卫生事件的应急处理。

2　应急组织体系及职责

2.1 应急指挥机构

卫生部依照职责和本预案的规定,在国务院统一领导下,负责组织、协调全国突发公共卫生事件应急处理工作,并根据突发公共卫生事件应急处理工作的实际需要,提出成立全国突发公共卫生事件应急指挥部。

地方各级人民政府卫生行政部门依照职责和本预案的规定,在本级人民政府统一领导下,负责组织、协调本行政区域内突发公共卫生事件应急处理工作,并根据突发公共卫生事件应急处理工作的实际需要,向本级人民政府提出成立地方突发公共卫生事件应急指挥部的建议。

各级人民政府根据本级人民政府卫生行政部门的建议和实际工作需要,

决定是否成立国家和地方应急指挥部。

地方各级人民政府及有关部门和单位要按照属地管理的原则,切实做好本行政区域内突发公共卫生事件应急处理工作。

2.1.1　全国突发公共卫生事件应急指挥部的组成和职责

全国突发公共卫生事件应急指挥部负责对特别重大突发公共卫生事件的统一领导、统一指挥,作出处理突发公共卫生事件的重大决策。指挥部成员单位根据突发公共卫生事件的性质和应急处理的需要确定。

2.1.2　省级突发公共卫生事件应急指挥部的组成和职责

省级突发公共卫生事件应急指挥部由省级人民政府有关部门组成,实行属地管理的原则,负责对本行政区域内突发公共卫生事件应急处理的协调和指挥,作出处理本行政区域内突发公共卫生事件的决策,决定要采取的措施。

2.2　日常管理机构

国务院卫生行政部门设立卫生应急办公室(突发公共卫生事件应急指挥中心),负责全国突发公共卫生事件应急处理的日常管理工作。

各省、自治区、直辖市人民政府卫生行政部门及军队、武警系统要参照国务院卫生行政部门突发公共卫生事件日常管理机构的设置及职责,结合各自实际情况,指定突发公共卫生事件的日常管理机构,负责本行政区域或本系统内突发公共卫生事件应急的协调、管理工作。

各市(地)级、县级卫生行政部门要指定机构负责本行政区域内突发公共卫生事件应急的日常管理工作。

2.3　专家咨询委员会

国务院卫生行政部门和省级卫生行政部门负责组建突发公共卫生事件专家咨询委员会。

市(地)级和县级卫生行政部门可根据本行政区域内突发公共卫生事件应急工作需要,组建突发公共卫生事件应急处理专家咨询委员会。

2.4　应急处理专业技术机构

医疗机构、疾病预防控制机构、卫生监督机构、出入境检验检疫机构是突发公共卫生事件应急处理的专业技术机构。应急处理专业技术机构要结合本单位职责开展专业技术人员处理突发公共卫生事件能力培训,提高快速应对能力和技术水平,在发生突发公共卫生事件时,要服从卫生行政部门的统一指挥和安排,开展应急处理工作。

3　突发公共卫生事件的监测、预警与报告

3.1　监测

国家建立统一的突发公共卫生事件监测、预警与报告网络体系。各级医

疗、疾病预防控制、卫生监督和出入境检疫机构负责开展突发公共卫生事件的日常监测工作。

省级人民政府卫生行政部门要按照国家统一规定和要求,结合实际,组织开展重点传染病和突发公共卫生事件的主动监测。

国务院卫生行政部门和地方各级人民政府卫生行政部门要加强对监测工作的管理和监督,保证监测质量。

3.2 预警

各级人民政府卫生行政部门根据医疗机构、疾病预防控制机构、卫生监督机构提供的监测信息,按照公共卫生事件的发生、发展规律和特点,及时分析其对公众身心健康的危害程度、可能的发展趋势,及时做出预警。

3.3 报告

任何单位和个人都有权向国务院卫生行政部门和地方各级人民政府及其有关部门报告突发公共卫生事件及其隐患,也有权向上级政府部门举报不履行或者不按照规定履行突发公共卫生事件应急处理职责的部门、单位及个人。

县级以上各级人民政府卫生行政部门指定的突发公共卫生事件监测机构、各级各类医疗卫生机构、卫生行政部门、县级以上地方人民政府和检验检疫机构、食品药品监督管理机构、环境保护监测机构、教育机构等有关单位为突发公共卫生事件的责任报告单位。执行职务的各级各类医疗卫生机构的医疗卫生人员、个体开业医生为突发公共卫生事件的责任报告人。

突发公共卫生事件责任报告单位要按照有关规定及时、准确地报告突发公共卫生事件及其处置情况。

4　突发公共卫生事件的应急反应和终止

4.1 应急反应原则

发生突发公共卫生事件时,事发地的县级、市(地)级、省级人民政府及其有关部门按照分级响应的原则,作出相应级别应急反应。同时,要遵循突发公共卫生事件发生发展的客观规律,结合实际情况和预防控制工作的需要,及时调整预警和反应级别,以有效控制事件,减少危害和影响。要根据不同类别突发公共卫生事件的性质和特点,注重分析事件的发展趋势,对事态和影响不断扩大的事件,应及时升级预警和反应级别;对范围局限、不会进一步扩散的事件,应相应降低反应级别,及时撤销预警。

国务院有关部门和地方各级人民政府及有关部门对在学校、区域性或全国性重要活动期间等发生的突发公共卫生事件,要高度重视,可相应提高报告和反应级别,确保迅速、有效控制突发公共卫生事件,维护社会稳定。

突发公共卫生事件应急处理要采取边调查、边处理、边抢救、边核实的方式,以有效措施控制事态发展。

事发地之外的地方各级人民政府卫生行政部门接到突发公共卫生事件情况通报后,要及时通知相应的医疗卫生机构,组织做好应急处理所需的人员与物资准备,采取必要的预防控制措施,防止突发公共卫生事件在本行政区域内发生,并服从上一级人民政府卫生行政部门的统一指挥和调度,支援突发公共卫生事件发生地区的应急处理工作。

4.2 应急反应措施

4.2.1 各级人民政府

(1)组织协调有关部门参与突发公共卫生事件的处理。

(2)根据突发公共卫生事件处理需要,调集本行政区域内各类人员、物资、交通工具和相关设施、设备参加应急处理工作。涉及危险化学品管理和运输安全的,有关部门要严格执行相关规定,防止事故发生。

(3)划定控制区域:甲类、乙类传染病暴发、流行时,县级以上地方人民政府报经上一级地方人民政府决定,可以宣布疫区范围;经省、自治区、直辖市人民政府决定,可以对本行政区域内甲类传染病疫区实施封锁;封锁大、中城市的疫区或者封锁跨省(区、市)的疫区,以及封锁疫区导致中断干线交通或者封锁国境的,由国务院决定。对重大食物中毒和职业中毒事故,根据污染食品扩散和职业危害因素波及的范围,划定控制区域。

(4)疫情控制措施:当地人民政府可以在本行政区域内采取限制或者停止集市、集会、影剧院演出,以及其他人群聚集的活动;停工、停业、停课;封闭或者封存被传染病病原体污染的公共饮用水源、食品以及相关物品等紧急措施;临时征用房屋、交通工具以及相关设施和设备。

(5)流动人口管理:对流动人口采取预防工作,落实控制措施,对传染病病人、疑似病人采取就地隔离、就地观察、就地治疗的措施,对密切接触者根据情况采取集中或居家医学观察。

(6)实施交通卫生检疫:组织铁路、交通、民航、质检等部门在交通站点和出入境口岸设置临时交通卫生检疫站,对出入境、进出疫区和运行中的交通工具及其乘运人员和物资、宿主动物进行检疫查验,对病人、疑似病人及其密切接触者实施临时隔离、留验和向地方卫生行政部门指定的机构移交。

(7)信息发布:突发公共卫生事件发生后,有关部门要按照有关规定作好信息发布工作,信息发布要及时主动、准确把握,实事求是,正确引导舆论,注重社会效果。

(8)开展群防群治:街道、乡(镇)以及居委会、村委会协助卫生行政部门和其他部门、医疗机构,做好疫情信息的收集、报告、人员分散隔离及公共卫生措施的实施工作。

（9）维护社会稳定：组织有关部门保障商品供应，平抑物价，防止哄抢；严厉打击造谣传谣、哄抬物价、囤积居奇、制假售假等违法犯罪和扰乱社会治安的行为。

4.2.2　卫生行政部门

（1）组织医疗机构、疾病预防控制机构和卫生监督机构开展突发公共卫生事件的调查与处理。

（2）组织突发公共卫生事件专家咨询委员会对突发公共卫生事件进行评估，提出启动突发公共卫生事件应急处理的级别。

（3）应急控制措施：根据需要组织开展应急疫苗接种、预防服药。

（4）督导检查：国务院卫生行政部门组织对全国或重点地区的突发公共卫生事件应急处理工作进行督导和检查。省、市（地）级以及县级卫生行政部门负责对本行政区域内的应急处理工作进行督察和指导。

（5）发布信息与通报：国务院卫生行政部门或经授权的省、自治区、直辖市人民政府卫生行政部门及时向社会发布突发公共卫生事件的信息或公告。国务院卫生行政部门及时向国务院各有关部门和各省、自治区、直辖市卫生行政部门以及军队有关部门通报突发公共卫生事件情况。对涉及跨境的疫情线索，由国务院卫生行政部门向有关国家和地区通报情况。

（6）制订技术标准和规范：国务院卫生行政部门对新发现的突发传染病、不明原因的群体性疾病、重大中毒事件，组织力量制订技术标准和规范，及时组织全国培训。地方各级卫生行政部门开展相应的培训工作。

（7）普及卫生知识。针对事件性质，有针对性地开展卫生知识宣教，提高公众健康意识和自我防护能力，消除公众心理障碍，开展心理危机干预工作。

（8）进行事件评估：组织专家对突发公共卫生事件的处理情况进行综合评估，包括事件概况、现场调查处理概况、病人救治情况、所采取的措施、效果评价等。

4.2.3　医疗机构

（1）开展病人接诊、收治和转运工作，实行重症和普通病人分开管理，对疑似病人及时排除或确诊。

（2）协助疾控机构人员开展标本的采集、流行病学调查工作。

（3）做好医院内现场控制、消毒隔离、个人防护、医疗垃圾和污水处理工作，防止院内交叉感染和污染。

（4）做好传染病和中毒病人的报告。对因突发公共卫生事件而引起身体伤害的病人，任何医疗机构不得拒绝接诊。

（5）对群体性不明原因疾病和新发传染病做好病例分析与总结，积累诊断治疗的经验。重大中毒事件，按照现场救援、病人转运、后续治疗相结合的原则进行处置。

（6）开展科研与国际交流：开展与突发事件相关的诊断试剂、药品、防护用品等方面的研究。开展国际合作，加快病源查寻和病因诊断。

4.2.4　疾病预防控制机构

（1）突发公共卫生事件信息报告：国家、省、市（地）、县级疾控机构做好突发公共卫生事件的信息收集、报告与分析工作。

（2）开展流行病学调查：疾控机构人员到达现场后，尽快制订流行病学调查计划和方案，地方专业技术人员按照计划和方案，开展对突发事件累及人群的发病情况、分布特点进行调查分析，提出并实施有针对性的预防控制措施；对传染病病人、疑似病人、病原携带者及其密切接触者进行追踪调查，查明传播链，并向相关地方疾病预防控制机构通报情况。

（3）实验室检测：中国疾病预防控制中心和省级疾病预防控制机构指定的专业技术机构在地方专业机构的配合下，按有关技术规范采集足量、足够的标本，分送省级和国家应急处理功能网络实验室检测，查找致病原因。

（4）开展科研与国际交流：开展与突发事件相关的诊断试剂、疫苗、消毒方法、医疗卫生防护用品等方面的研究。开展国际合作，加快病源查寻和病因诊断。

（5）制订技术标准和规范：中国疾病预防控制中心协助卫生行政部门制订全国新发现的突发传染病、不明原因的群体性疾病、重大中毒事件的技术标准和规范。

（6）开展技术培训：中国疾病预防控制中心具体负责全国省级疾病预防控制中心突发公共卫生事件应急处理专业技术人员的应急培训。各省级疾病预防控制中心负责县级以上疾病预防控制机构专业技术人员的培训工作。

4.2.5　卫生监督机构

（1）在卫生行政部门的领导下，开展对医疗机构、疾病预防控制机构突发公共卫生事件应急处理各项措施落实情况的督导、检查。

（2）围绕突发公共卫生事件应急处理工作，开展食品卫生、环境卫生、职业卫生等的卫生监督和执法稽查。

（3）协助卫生行政部门依据《突发公共卫生事件应急条例》和有关法律法规，调查处理突发公共卫生事件应急工作中的违法行为。

4.2.6　出入境检验检疫机构

（1）突发公共卫生事件发生时，调动出入境检验检疫机构技术力量，配合当地卫生行政部门做好口岸的应急处理工作。

（2）及时上报口岸突发公共卫生事件信息和情况变化。

4.2.7 非事件发生地区的应急反应措施

未发生突发公共卫生事件的地区应根据其他地区发生事件的性质、特点、发生区域和发展趋势，分析本地区受波及的可能性和程度，重点做好以下工作：

（1）密切保持与事件发生地区的联系，及时获取相关信息。

（2）组织做好本行政区域应急处理所需的人员与物资准备。

（3）加强相关疾病与健康监测和报告工作，必要时，建立专门报告制度。

（4）开展重点人群、重点场所和重点环节的监测和预防控制工作，防患于未然。

（5）开展防治知识宣传和健康教育，提高公众自我保护意识和能力。

（6）根据上级人民政府及其有关部门的决定，开展交通卫生检疫等。

4.3　突发公共卫生事件的分级反应

特别重大突发公共卫生事件（具体标准见 1.3）应急处理工作由国务院或国务院卫生行政部门和有关部门组织实施，开展突发公共卫生事件的医疗卫生应急、信息发布、宣传教育、科研攻关、国际交流与合作、应急物资与设备的调集、后勤保障以及督导检查等工作。国务院可根据突发公共卫生事件性质和应急处置工作，成立全国突发公共卫生事件应急处理指挥部，协调指挥应急处置工作。事发地省级人民政府应按照国务院或国务院有关部门的统一部署，结合本地区实际情况，组织协调市（地）、县（市）人民政府开展突发公共事件的应急处理工作。

特别重大级别以下的突发公共卫生事件应急处理工作由地方各级人民政府负责组织实施。超出本级应急处置能力时，地方各级人民政府要及时报请上级人民政府和有关部门提供指导和支持。

4.4　突发公共卫生事件应急反应的终止

突发公共卫生事件应急反应的终止需符合以下条件：突发公共卫生事件隐患或相关危险因素消除，或末例传染病病例发生后经过最长潜伏期无新的病例出现。

特别重大突发公共卫生事件由国务院卫生行政部门组织有关专家进行分析论证，提出终止应急反应的建议，报国务院或全国突发公共卫生事件应急指挥部批准后实施。

特别重大以下突发公共卫生事件由地方各级人民政府卫生行政部门组织专家进行分析论证，提出终止应急反应的建议，报本级人民政府批准后实施，并向上一级人民政府卫生行政部门报告。

上级人民政府卫生行政部门要根据下级人民政府卫生行政部门的请求，及时组织专家对突发公共卫生事件应急反应的终止的分析论证提供技术指导和支持。

5　善后处理

5.1　后期评估

突发公共卫生事件结束后,各级卫生行政部门应在本级人民政府的领导下,组织有关人员对突发公共卫生事件的处理情况进行评估。评估内容主要包括事件概况、现场调查处理概况、病人救治情况、所采取措施的效果评价、应急处理过程中存在的问题和取得的经验及改进建议。评估报告上报本级人民政府和上一级人民政府卫生行政部门。

5.2　奖励

县级以上人民政府人事部门和卫生行政部门对参加突发公共卫生事件应急处理作出贡献的先进集体和个人进行联合表彰;民政部门对在突发公共卫生事件应急处理工作中英勇献身的人员,按有关规定追认为烈士。

5.3　责任

对在突发公共卫生事件的预防、报告、调查、控制和处理过程中,有玩忽职守、失职、渎职等行为的,依据《突发公共卫生事件应急条例》及有关法律法规追究当事人的责任。

5.4　抚恤和补助

地方各级人民政府要组织有关部门对因参与应急处理工作致病、致残、死亡的人员,按照国家有关规定,给予相应的补助和抚恤;对参加应急处理一线工作的专业技术人员应根据工作需要制订合理的补助标准,给予补助。

5.5　征用物资、劳务的补偿

突发公共卫生事件应急工作结束后,地方各级人民政府应组织有关部门对应急处理期间紧急调集、征用有关单位、企业、个人的物资和劳务进行合理评估,给予补偿。

6　突发公共卫生事件应急处置的保障

突发公共卫生事件应急处理应坚持预防为主,平战结合,国务院有关部门、地方各级人民政府和卫生行政部门应加强突发公共卫生事件的组织建设,组织开展突发公共卫生事件的监测和预警工作,加强突发公共卫生事件应急处理队伍建设和技术研究,建立健全国家统一的突发公共卫生事件预防控制体系,保证突发公共卫生事件应急处理工作的顺利开展。

6.1　技术保障

6.1.1　信息系统

国家建立突发公共卫生事件应急决策指挥系统的信息、技术平台,承担突发公共卫生事件及相关信息收集、处理、分析、发布和传递等工作,采取分级负责的方式进行实施。

要在充分利用现有资源的基础上建设医疗救治信息网络,实现卫生行政部门、医疗救治机构与疾病预防控制机构之间的信息共享。

6.1.2　疾病预防控制体系

国家建立统一的疾病预防控制体系。各省(区、市)、市(地)、县(市)要加快疾病预防控制机构和基层预防保健组织建设,强化医疗卫生机构疾病预防控制的责任;建立功能完善、反应迅速、运转协调的突发公共卫生事件应急机制;健全覆盖城乡、灵敏高效、快速畅通的疫情信息网络;改善疾病预防控制机构基础设施和实验室设备条件;加强疾病控制专业队伍建设,提高流行病学调查、现场处置和实验室检测检验能力。

6.1.3　应急医疗救治体系

按照"中央指导、地方负责、统筹兼顾、平战结合、因地制宜、合理布局"的原则,逐步在全国范围内建成包括急救机构、传染病救治机构和化学中毒与核辐射救治基地在内的,符合国情、覆盖城乡、功能完善、反应灵敏、运转协调、持续发展的医疗救治体系。

6.1.4　卫生执法监督体系

国家建立统一的卫生执法监督体系。各级卫生行政部门要明确职能,落实责任,规范执法监督行为,加强卫生执法监督队伍建设。对卫生监督人员实行资格准入制度和在岗培训制度,全面提高卫生执法监督的能力和水平。

6.1.5　应急卫生救治队伍

各级人民政府卫生行政部门按照"平战结合、因地制宜,分类管理、分级负责,统一管理、协调运转"的原则建立突发公共卫生事件应急救治队伍,并加强管理和培训。

6.1.6　演练

各级人民政府卫生行政部门要按照"统一规划、分类实施、分级负责、突出重点、适应需求"的原则,采取定期和不定期相结合的形式,组织开展突发公共卫生事件的应急演练。

6.1.7　科研和国际交流

国家有计划地开展应对突发公共卫生事件相关的防治科学研究,包括现场流行病学调查方法、实验室病因检测技术、药物治疗、疫苗和应急反应装备、中医药及中西医结合防治等,尤其是开展新发、罕见传染病快速诊断方法、诊断试剂以及相关的疫苗研究,做到技术上有所储备。同时,开展应对突发公共卫生事件应急处理技术的国际交流与合作,引进国外的先进技术、装备和方法,提高我国应对突发公共卫生事件的整体水平。

6.2　物资、经费保障

6.2.1　物资储备

各级人民政府要建立处理突发公共卫生事件的物资和生产能力储备。发生突发公共卫生事件时，应根据应急处理工作需要调用储备物资。卫生应急储备物资使用后要及时补充。

6.2.2　经费保障

应保障突发公共卫生事件应急基础设施项目建设经费，按规定落实对突发公共卫生事件应急处理专业技术机构的财政补助政策和突发公共卫生事件应急处理经费。应根据需要对边远贫困地区突发公共卫生事件应急工作给予经费支持。国务院有关部门和地方各级人民政府应积极通过国际、国内等多渠道筹集资金，用于突发公共卫生事件应急处理工作。

6.3　通信与交通保障

各级应急医疗卫生救治队伍要根据实际工作需要配备通信设备和交通工具。

6.4　法律保障

国务院有关部门应根据突发公共卫生事件应急处理过程中出现的新问题、新情况，加强调查研究，起草和制订并不断完善应对突发公共卫生事件的法律、法规和规章制度，形成科学、完整的突发公共卫生事件应急法律和规章体系。

国务院有关部门和地方各级人民政府及有关部门要严格执行《突发公共卫生事件应急条例》等规定，根据本预案要求，严格履行职责，实行责任制。对履行职责不力，造成工作损失的，要追究有关当事人的责任。

6.5　对公众的宣传教育

县级以上人民政府要组织有关部门利用广播、影视、报刊、互联网、手册等多种形式对社会公众广泛开展突发公共卫生事件应急知识的普及教育，宣传卫生科普知识，指导群众以科学的行为和方式对待突发公共卫生事件。要充分发挥有关社会团体在普及卫生应急知识和卫生科普知识方面的作用。

7　预案管理与更新

根据突发公共卫生事件的形势变化和实施中发现的问题及时进行更新、修订和补充。

国务院有关部门根据需要和本预案的规定，制定本部门职责范围内的具体工作预案。

县级以上地方人民政府根据《突发公共卫生事件应急条例》的规定，参照本预案并结合本地区实际情况，组织制定本地区突发公共卫生事件应急预案。

8 附则

8.1 名词术语

重大传染病疫情是指某种传染病在短时间内发生、波及范围广泛,出现大量的病人或死亡病例,其发病率远远超过常年的发病率水平的情况。

群体性不明原因疾病是指在短时间内,某个相对集中的区域内同时或者相继出现具有共同临床表现病人,且病例不断增加,范围不断扩大,又暂时不能明确诊断的疾病。

重大食物和职业中毒是指由于食品污染和职业危害的原因而造成的人数众多或者伤亡较重的中毒事件。

新传染病是指全球首次发现的传染病。

我国尚未发现传染病是指埃博拉、猴痘、黄热病、人变异性克雅氏病等在其他国家和地区已经发现,在我国尚未发现过的传染病。

我国已消灭传染病是指天花、脊髓灰质炎等传染病。

8.2 预案实施时间

本预案自印发之日起实施。

卫生部《灾后不同人群心理卫生服务技术指导原则》

第一部分　灾区群众

一、灾区群众的定义与心理需求

灾区群众是指因地震导致家园受到破坏、财产损失、亲人死亡、身体受伤甚至致残的群众。灾区群众普遍存在安全感的需求和控制感的需求。

二、常见心理卫生问题的筛查与诊断 / 确认

在遭受地震灾害以后，可能出现各种心理创伤问题，最常见的有：创伤后应激障碍（PTSD）、适应障碍、焦虑障碍、抑郁障碍、自杀、酒精及药物滥用、躯体形式障碍、创伤后人格改变等。

（一）筛查

1. 条件允许时要对所有与地震有关的人进行筛查，在专业人员缺乏的情况下，要优先对地震幸存者进行筛查，尤其是儿童、老年人、有婴幼儿的妇女、有躯体伤残以及既往有精神障碍的个体。

2. 经过培训的乡村医生、心理咨询师、志愿者应用量表对灾区人群进行筛查，筛查阳性者由专科医生进行专业诊断。

3. 以创伤事件（心理应激源）筛查病人。按照优先级别，创伤事件依次为：身体严重伤残，丧失亲人，目击灾难现场，社会支持不足，有重大经济损失，具有焦虑、抑郁、幻觉、妄想、兴奋冲动、自杀企图、意识障碍等精神症状。

4. 以临床观察（应激反应）指标进行筛查　主要的应激反应有：明显的躯体反应，明显的认知问题，情绪反应，行为反应，人际关系及个性改变等。

（二）诊断

诊断由精神科医生承担。精神科医生每天要巡视病人，对病人的心理状

态进行动态评估,对可疑有精神障碍的病人,进行精神现状检查及病史资料收集,应及时作出精神科诊断和处理,包括药物治疗;或者推荐给心理治疗师进行心理治疗。

三、常见心理卫生问题的医学处置

（一）创伤后应激障碍（PTSD）

创伤后应激障碍（PTSD）是个体经历强烈的精神创伤后导致的最为严重的精神障碍。地震作为一个强烈的精神创伤性事件,可能导致一些有高危易感素质的人发展成为 PTSD。

1. 常见临床表现 具有以下特征性的三组症状:

（1）再体验——反复闯入意识、梦境的创伤体验,或者面临相类似的情景（如在电视上见到地震的画面）时出现强烈的心理痛苦和躯体反应,如出汗、坐立不安、心悸或极度焦虑、恐惧,导致痛苦。

（2）警觉水平增高——高度焦虑警觉状态,难以睡眠,易激惹,难以集中注意力,过度警觉,以及躯体的自主神经紊乱症状。

（3）回避行为——回避与创伤事件有关的活动、地点、想法、感受或拒绝交谈与创伤事件有关的信息,对通常的活动失去兴趣,与他人相处无亲密的感觉,内疚、抑郁也很常见。

这三大类症状常常在创伤后数天或数周出现,一般不会超过事件发生后的 6 个月,极少数人也可能更迟出现。如果个体在经历地震后出现上述症状且持续至少 1 个月,导致个体严重的痛苦或者重要的功能损害,应该高度警惕可能患有 PTSD,此时可以根据诊断标准来进行诊断。

2. 治疗 PTSD 的治疗应由精神科专业医师或者精神科医师与临床心理治疗专家共同进行。治疗的关键是处理创伤性的记忆和与这些体验相关的想法和信念。治疗方案包括心理治疗和药物治疗。病情不是很严重的 PTSD,可以单独使用心理治疗的方法;病情比较重或者伴有其他精神障碍的,起先就应该使用心理治疗合并药物治疗。

（1）心理治疗最常用的方法包括焦虑控制训练、暴露疗法和认知治疗。①焦虑是 PTSD 病人的基本症状,因此焦虑控制训练方法对病人的闯入性体验、警觉、回避三类症状都有效。②暴露疗法是让病人在放松状态下面对创伤性事件（可以是回想的,也可以是模拟的）,学会控制他们的恐惧体验。此法起效快,尤其对闯入性体验症状有效。但也有报道部分病人可能因此加深闯入性体验的症状,因此治疗病人时应特别注意个体差异。③认知疗法的目标是改变病人的错误认知。PTSD 病人常常认为世界充满危险,个体过于渺小和无能无助,因此表现有回避社会、兴趣下降、罪恶感或内疚感,认知疗法对这些症状疗效较好。

（2）药物治疗包括抗抑郁剂和抗焦虑剂的使用，有些难治性的或者伴有其他精神障碍的 PTSD 病人，还要使用相应的其他药物如心境稳定剂或者非典型抗精神病药。

（二）抑郁障碍

1. 常见临床表现　灾后发生的抑郁障碍主要是指由灾难引起的心因性抑郁障碍，应激因素包括：灾难中亲人和财产的丧失、生命的威胁及对灾难后果的不可预测等。其主要症状包括：情绪低落、思维迟缓和运动抑制。

2. 干预和治疗　主要由精神科医生、经过必要精神卫生知识训练的内科及基层保健医生、心理治疗师、心理咨询师及社会工作者进行。医生和心理工作者要协调工作，心理工作者负责的所有患者均应经过医生的医学诊断和处理，缺少心理学背景的医生则要善于借助其他人员的心理社会学手段，全面关怀帮助患者。

（1）社会学干预原则

①防自杀。

②重建和加强社会支持系统。

③鼓励、促进恢复期病人社会功能的恢复。

（2）心理治疗原则：对于灾后抑郁障碍的病人均可采用心理治疗，对于轻性和慢性创伤性的抑郁障碍病人，心理治疗可作为主要的治疗方法。根据病人、治疗师及临床的不同特点可选择不同的心理治疗方法。急性期以支持性心理治疗、创伤干预治疗为主，中后期可选认知行为治疗、精神动力性治疗、人际心理治疗、家庭治疗等。康复期要着重促进病人行动及社会功能恢复。心理治疗中要小心地建立治疗关系，培育病人的治疗意愿，帮助提高病人对药物的依从性。

（3）药物治疗原则：可根据病人病情选择抗抑郁药、抗焦虑药。具体操作请按照有关临床诊疗指南及卫生部有关规定执行。

（三）自杀

1. 常见临床表现　重大的自然灾难后自杀率会有所上升。地震后自杀率增加的危险因素包括：受灾者严重的躯体疾病，比如截瘫、截肢等；受灾者家人朋友的丧失，社会支持系统的缺乏或不足；受灾者财产、工作的丧失；罹患急性应激障碍、创伤后应激障碍、抑郁障碍、酒精滥用或药物依赖等。

2. 灾后自杀高危人群的社会心理干预　灾后自杀高危人群包括丧失亲人、有抑郁情绪或有酒精滥用或依赖的灾区群众。

（1）成立以精神科医生为主导，有心理治疗师、心理咨询师、社会工作者、志愿者等人参与的自杀干预小组。

（2）精神科医生对社会工作者、志愿者进行灾后心理健康知识和自杀干预的培训。

（3）及时开展受灾人群心理健康知识宣讲。

（4）以社区为单位，设立相应的机构，或配备相应的人员，开展心理咨询或心理保健工作。

（5）成立自助团体或帮助重建社会支持网络。

（6）针对不同的高危人群进行有针对性的干预。

（7）对有自杀意念或有自杀未遂史的个体进行危机干预。

四、常见心理卫生问题的心理学处置

（一）心理教育原则

1. 为灾区群众提供准确信息，提高灾区群众的心理确定感。

2. 帮助灾区丧亲者举行集体的哀悼仪式。

3. 通过媒体进行科普宣传。

4. 提供专题讲座。

（二）哀伤及哀伤心理治疗

哀伤是经历失去亲人或财产丧失后的一段心理修复的过程。心理卫生专业工作者应有针对性地开展一般心理援助和哀伤心理治疗。

1. 哀伤的一般心理援助　专业人员在哀伤早期可以提供一些有技巧的支持性的哀伤心理援助。一般心理援助的原则包括：

（1）必须以丧亲者独特的需要为中心；

（2）以尊重丧亲者为主导；

（3）要耐心，避免太过急切，否则会加强丧亲者的阻抗；

（4）"不领导、不随从、只陪伴"。

2. 哀伤心理治疗　哀伤心理治疗是处理丧失的重要途径，协助丧亲者在合理的时间内，引发正常的哀伤，以顺利度过哀伤期。

（1）哀伤心理治疗的对象

①延长悲伤者：与一般人相比，哀伤的过程和时间明显延长者。内疚感、回避等是常见的症状。

②复杂性哀伤者：在悲伤超过正常人所持续的时间，或者更为严重者，可以作出复杂性哀伤的诊断。

（2）哀伤心理治疗的任务

①确认和理解丧失的真实性；

②表达、调整和控制悲伤；

③应对由于丧失所带来的环境和社会性的改变；

④转移与丧失的客体的心理联系；

⑤修复内部的和社会环境中的自我。

（3）哀伤心理治疗的原则

①帮助丧亲者面对失落，认清亲友亡故现实；

②帮助丧亲者界定及表达或宣泄情感；

③将哀伤反应正常化；

④帮助丧亲者重新适应一个不存在逝者的新环境，重建新关系；

⑤持续性的支持；

⑥允许个别差异；

⑦促进居丧者以健康的方法解决悲哀；

⑧注意评估复杂的哀伤反应，可寻求督导或转介。

五、常见心理卫生问题的随访

主要的随访方式有：1. 书信、电话随访；2. 面谈随访。

可由接受过培训的乡村医生和非精神科医生进行。发现疑似病例要及时向精神专科医生报告，由后者进行诊断，制定治疗计划。乡村医生执行治疗计划并且进行随访。

第二部分　灾区救援者

一、灾区救援者的定义

灾区救援者是指进入灾区参与救援工作的各类工作人员，包括解放军、武警、消防官兵、医疗卫生人员、政府行政人员、媒体人士、通讯保障人员、心理救援人员等。

二、常见心理问题及表现

灾区救援者在现场目击各种惨景，在艰苦的工作环境中从事高强度的工作，可能产生各种心理问题。主要表现为：

1. 身体反应　易疲劳；

2. 心理反应　创伤反应和人际冲突；

3. 职业困扰　耗竭感。

其中，部分救援者可以表现急性应激障碍、创伤后应激障碍（PTSD）、抑郁症及适应障碍。

三、常见心理卫生问题的筛查与诊断／确认

灾区救援者常见心理卫生问题筛查与诊断／确认的工具、方法和标准可参照"第一部分灾区群众心理卫生服务技术指导要点"的相关内容。

四、常见心理卫生问题的医学处置

由精神科医生会同心理治疗师和心理咨询师，组成治疗团队，依据CCMD-3，做出精神科诊断，制定心理治疗和药物治疗的方案。

（一）药物治疗的原则

根据病人的症状，如失眠、惊恐、焦虑、抑郁等情绪，进行对症治疗，从低剂量开始，但不建议长期使用镇静催眠药。

（二）心理治疗

开展创伤治疗、动眼减敏重整疗法（EMDR）等各种系统的心理治疗须由经过相应培训的人员进行。无法保证较长期连续工作的人员须与当地专业人员一起开展系统的心理治疗，以保证治疗关系的稳定和连续。

相关的技术要点参照"第一部分灾区群众心理卫生服务技术指导要点"的相关内容。

五、常见心理卫生问题的心理学处置

（一）引导救援队长或其他负责人为救援者提供力所能及的帮助

（二）引导救援者通过各种方式自我减压，救援者之间互相鼓励和支持

（三）应激晤谈

应激晤谈不是工作检讨，而是鼓励救援人员诉说、讨论、分担、分享在地震救援工作中发生的事件，让救援人员的情绪得到适当地宣泄与疏导，并企盼能将此经验以正向及健康的方式，整合到救援人员的生活中。应激晤谈的基本原则是：

1. 不强迫表达，使受助者有可控感；

2. 正性积极的资源取向；

3. 个体化的帮助。

应激晤谈可采取一对一的方式或8~10人的小团体来进行。团体辅导一般由2位有经验的心理卫生工作人员带领。

（四）在地震救援结束后，引导救援者适当宣泄情绪，做放松练习和压力处理；保证充足的营养与睡眠充足，重新建立起正常的生活规律。

六、常见心理卫生问题的随访

（一）对于明确诊断或确认的救援者，治疗期间要及时确定随访的机构和人员、方式、间隔时间、地点等信息，保证各种治疗的完整实施。

（二）对于未达到诊断标准又接受过心理卫生服务的救助者，也应提供进一步的指导以及今后获得随访的渠道。

第三部分　灾区伤员（住院病人）

一、灾区伤员（住院病人）的定义和心理需求

灾区伤员（住院病人）是指在地震中身体受重伤而长期住院接受医治的灾区群众。其常见心理需求有：病人对确定感、控制感、安全感的心理需求；获得社会支持的心理需求。

二、医院心理救助的管理与工作流程

（一）心理救助人员的职责及医院管理

心理救助人员由精神科医师和心理治疗师组成。

1. 接纳灾区病人住院治疗的医院，应该积极接纳心理救助人员参与工作。

2. 医院应建立精神科联络会诊制度，由精神科医生承担病人的精神科联络会诊工作。精神科联络会诊工作，必须在医院行政管理下进行。

3. 精神科医生和心理治疗师应优先配合临床医生对病人进行躯体救治，并全面参与临床查房，了解病人目前的躯体疾病诊断、严重程度、治疗方式、护理要点，以便在心理救助中恰当地解答病人的疑问。

4. 精神科医师负责对病人进行精神状态的评估、诊断及精神医学的处理。

5. 每个病人只能同时接受一位心理治疗师的心理救助，不得同时安排2位及2位以上的心理治疗师同时对病人进行心理救助。

6. 心理治疗师负责对病人进行心理状态的评估，并根据病人的实际需要，开展专业化、系统化的心理治疗工作。

7. 心理治疗师可根据医院的实际情况，为医护人员及行政管理人员提供心理减压或心理救助。

（二）工作流程

1. 精神科医生与心理治疗师一同巡视病人，进行面谈筛查。

2. 经筛查发现具有精神症状或精神障碍的病人，由精神科医师作出临床诊断和处理。

3. 经筛查发现具有明显心理问题的病人,由心理治疗师安排进一步开展心理救助,如个别心理治疗会谈或小组心理治疗。

4. 对于没有筛查出精神障碍或明显心理问题的病人,由心理治疗师有组织地进行普遍的健康教育。

三、常见的心理卫生问题的筛查与诊断／确认

灾区伤员常见心理卫生问题筛查与诊断／确认的工具、方法和标准可参照"第一部分灾区群众心理卫生服务技术指导要点"的相关内容。

四、常见心理卫生问题的医学处置

（一）精神障碍的诊断

主要依据《中国精神障碍分类与诊断标准第 3 版（CCMD-3）》,也可参照ICD-10。精神科医生要特别注意急性应激障碍、创伤后应激障碍、意识障碍、适应障碍、抑郁障碍及自杀、酒药滥用等常见精神障碍。

（二）药物治疗的原则

根据病人的症状,如失眠、惊恐、焦虑、抑郁等情绪,采取对症治疗,采取短期、低剂量用药。

对于诊断有精神障碍的病人,精神科医生应该定期对病人进行观察、会谈及随访,及时调整治疗方案,并做好病程记录。

五、常见心理卫生问题的心理学处置

（一）心理救助的一般原则。

1. 尊重与保密。

2. 支持性原则。

3. 信息提供原则。

4. 整体性原则。

5. 促进心理健康发展的原则。

（二）常见心理问题的处理要点

由具有心理救助、心理治疗专业能力的精神科医师或心理治疗师承担。针对病人常见的认知、情感、行为、人格及人际关系等心理问题,具体操作要点如下：

1. 引导病人消除对"余震"的恐惧；

2. 将亲人去世的消息告知病人；

3. 引导逐步消除后悔、自责等观念和情绪；

4. 特别关注截肢病人的心理问题；

5. 鼓励病人做一些力所能及的事情,避免因过度照顾导致病人被动、依赖。

六、常见心理卫生问题的随访

(一)接受过心理救助的住院病人

1. 书信、电话随访。

2. 面谈随访。

(二)未曾接受过心理救助的病人

对于未曾接受心理救助帮助的病人,随机抽取其中 5% 的病人,通过邮件或电话的方式进行随访、筛查。

第四部分 灾 区 儿 童

一、灾区儿童的定义和心理需求

本技术指导原则所指的儿童为来自灾区、身体或心理受到地震灾害直接或间接影响的 14 岁以下(包括 14 岁)儿童。

灾区儿童的心理需求主要包括:安全感的需求、控制感(或确定感)的需求、身心健康发展的需求以及对原有疾病问题解决的需求。

二、常见心理卫生问题及表现

灾难发生以后,大多数儿童出现的心理反应是正常的,只有少数人出现急性应激障碍或其他心理障碍。

性别也会影响儿童的灾后反应。此外,儿童在不同发育阶段由于认知、情绪调节、身体反应等能力不同而对灾难的反应也会出现不同。

三、常见心理卫生问题的筛查与诊断/确认

对灾区儿童的心理评估与筛查可采用直接与儿童交谈、游戏、观察并结合从父母等照顾者处收集的病史信息以及量表评估等方法进行。通过这些措施与手段,可以快速筛查出易感儿童。

对易感儿童的筛查务必首先以建立安全、信任的关系为第一任务,应由专业人员根据儿童年龄阶段来制定或选用内容与提问方式恰当的量表或评估问卷,与儿童交谈首先应征得儿童照料者的同意。

对易感儿童的心理问题需定期随访、评估与诊断。对于经筛查有异常反应的儿童,需转给儿童精神科医生进行诊断。

四、常见心理卫生问题的医学处置

（一）儿童情绪行为障碍

表现为持续时间较长的抑郁、焦虑、容易激惹、挑剔、发脾气等情绪问题，以及攻击、破坏、自伤等行为问题。首选心理治疗，针对儿童的年龄与个体身心发展的特点选择认知治疗或者认知行为治疗。对问题比较严重，或较长时间未改善者，可以选择5-羟色胺再摄取抑制剂（SSRI）类药物辅助治疗。

（二）儿童分离焦虑障碍

学龄前儿童可能尤为突出。主要表现为不能与主要照护者分离，当照护者试图离开儿童视野范围的时候表现为哭闹、紧张、发脾气等，严重者甚至不能短暂离开主要照护者的怀抱。年长儿童的分离焦虑可能表现在主要照护者离开后过分担心照护者的安全，怕照护者发生意外，为此惴惴不安，不能正常的学习与生活。对此类障碍不主张使用抗焦虑药物或其他改善情绪的药物。

（三）儿童抑郁症

可能有少部分儿童出现2周以上郁郁寡欢，对周围事物缺乏既往的好奇与探索，与人接触被动，行为迟缓或呆板，食欲下降，体重减轻，对过去曾经喜欢的活动也索然无趣。或者变得郁闷，容易激惹，发脾气或不开心。在这种情况下，可以考虑为儿童选择SSRI或其他新型抗抑郁剂，结合相应的心理治疗（具有投射性质的艺术治疗，或认知行为治疗等）。如果用药，需交代监护者注意可能出现的激惹、冲动甚至自杀行为。

（四）创伤后应激障碍

儿童也可以出现与成年人类似的创伤后应激障碍，表现为警觉性增高，持续回避创伤情境以及闪回等症状。治疗也以心理治疗结合药物（抗抑郁剂）治疗为主。

需要注意的是，真正需要用药的儿童极少，大部分儿童在生命健康和安全得到保障后会逐渐好转，但针对符合以上临床诊断标准的儿童应及时转诊和治疗。

五、常见心理卫生问题的心理学处置

（一）从自然环境和人文环境方面重建儿童的安全感

（二）帮助儿童重获对生活的控制感

（三）鼓励和引导儿童发展应对和解决问题的能力，合理表达情感，重建社会关系

（四）引导儿童照料者以正确的态度关心与支持儿童，帮助儿童以更加积极的态度面对灾难

六、儿童心理卫生服务的路径

灾后对儿童的心理卫生服务可以根据儿童的居住地不同采用以下几种方式：

（一）生活在救助站或临时安置点的儿童

可以采用建立图书角或儿童活动帐篷的方式，由志愿者（灾区群众中的志愿者和外援志愿者均可）主要运作，精神卫生专业人员定期指导、培训志愿者，指导志愿者在儿童游戏、讲故事或画画的过程中发现应激反应较重者，在精神卫生专业人员的定期随访时给予干预。

（二）集中安置在远离原居住地的儿童

由精神卫生专业人员对教师进行基本培训，由教师发现应激反应较重者，转介给精神卫生专业人员进行干预。

（三）因伤在医院接受治疗的儿童

由医院负责提供固定的心理危机干预人员，定期为儿童伤员进行心理辅导或干预，在儿童伤好回到原来居住地时，最好提供已经进行过的心理干预记录或量表检查分数；因伤致残的儿童，要有专人对其进行较长时间的心理辅导和干预。

（四）因目前没有确认亲人是否遇难（可能的孤儿）而居住在集中安置地的儿童要安排专人定期进行心理辅导和干预。

七、常见心理卫生问题的随访

儿童灾后都会出现不同程度的心理反应，依据灾难发生后的阶段以及一些外界因素而发生变化，大多数儿童灾后一周症状开始减轻、一月后基本恢复正常。但是有约 10% 左右儿童会出现持久、严重心理疾病，而且有一部分儿童的创伤后应激障碍的症状可以几个月甚至几年才表现得比较明显。因此，需要对灾后儿童心理卫生问题进行阶段性随访，对早期高危或异常的儿童更需要定期随访进行心理评估与检查，必要时及时转介儿童精神科医师明确诊断，制定治疗计划。

八、儿童灾后特殊的心理卫生问题

（一）因灾致残的儿童

因地震致残的儿童属于心理干预的重点和优先人群。应从以下三个方面开展心理救助工作：

1. 针对家长的心理辅导　引导整个家庭参与致残儿童的心理救助，帮助家长接受事实，积极配合执行康复计划。

2. 针对因灾致残儿童的心理辅导　对于因灾致残儿童首先要处理创伤

后的应激反应和可能出现的 PTSD、抑郁等问题。

（1）与肢体残疾儿童沟通的技巧：与肢体残疾儿童沟通除了要采用与其年龄合适的方式还要特别注意，不能把目光停留在他们的残疾部位，不要用同情的眼神看着他们，要用正常的目光看待这些孩子。要特别注意回避与其生理缺陷有关的词语，谈话的内容还要宽泛一些，不要仅涉及残疾的事情。

（2）支持性心理治疗：当患儿处于否定和抑郁阶段时，与患儿建立良好关系，采取倾听、解释、指导、保证等方式，对患儿的痛苦和困难给予高度同情，给予他们关心和尊重。

（3）针对躯体残疾：帮助儿童逐步接受残疾的现实并适应生活的改变；认识自己的身体有与其他人不同的地方，同时认识到自己有更多的地方与其他人相同；尽可能多地了解残疾和康复情况，尽量正常生活；接受关心自己的人的情感支持，而不是愤怒地将他们赶走；与医疗人员合作，杜绝被动－攻击行为和抵制行为。

（4）针对抑郁情绪：定期评估抑郁程度。

（5）针对低自尊问题：鼓励儿童用言语表达出对自我贬抑的增强；增加与他人的目光接触；积极地承认和从言语上接受其他人的表扬和称赞；减少消极的自我评价和思维，并用积极的自我暗示取代它们以建立自尊。

3. 帮助建立支持系统　心理工作者要帮助因灾致残的儿童与主要的支持者或其他的支持来源（包括家庭成员、朋友、学校、社区的帮助资源等）建立联系，获得帮助。

在条件允许的情况下鼓励孩子尽早回到学校随班就读。尽量帮助类似状况的孩子及其家长组成小的团体，开展小组互助和团体辅导工作。

（二）因灾致孤儿童

因地震致孤儿童也属于心理干预的优先人群和重点对象。根据灾后时间的进展，可采用不同的干预方法。

1. 选择适当的时机，正确向儿童传达父母或近亲属遇难的消息。

2. 引导社会和收养者为儿童营造一个健康和生活环境。

参考文献

1. Briere, J. 心理创伤的治疗指南. 徐凯文, 译. 北京: 中国轻工业出版社, 2009.

2. Eaton YM, Ertl B. The comprehensive crisis intervention model of Community Integration In Crisis Services. //Roberts AR. Crisis Intervention Handbook: Assessment, Treatment, and Research. 2nd ed. London: Oxford University Press, 2000.

3. James RK, Gillland BE. 危机干预策略. 高申春, 译. 北京: 高等教育出版社, 2009.

4. Johnson SL. 心理诊断和治疗手册——给心理治疗师的指南. 卢宁, 译. 北京: 中国轻工业出版社, 2008.

5. Kolski TD. 危机干预与创伤治疗方案. 梁军, 译. 北京: 中国轻工业出版社, 2004.

6. 芭芭拉·鲁宾·韦恩瑞伯, 艾琳·布罗契. 危机干预与创伤反应理论与实务. 黄惠美, 李巧双, 译. 广州: 广东世界图书出版公司, 2003.

7. 董传仪. 危机管理学. 北京: 中国传媒大学出版社, 2007.

8. 边玉芳. 青少年心理危机干预. 上海: 华东师范大学出版社, 2010.

9. 曹连元, 杨甫德, 王健. 地震灾害心理救援案例集. 北京: 军事医学科学出版社, 2008.

10. 曹蓉, 张小宁. 应急管理中的心理危机干预. 北京: 北京大学出版社, 2013.

11. 高雯, 董成文, 窦广波, 等. 心理危机干预的任务模型. 中国心理卫生杂志, 2017, 31 (1): 89-93.

12. 罗伯特·内米耶尔. 哀伤治疗: 陪伴丧亲者走过幽谷之路. 王建平, 译. 北京: 机械工业出版社, 2016.

13. 洛克伦. 不同理论视角下的危机心理干预. 曾红, 译. 北京: 知识产权出版社, 2013.

14. 施剑飞, 骆宏. 心理危机干预实用指导手册. 宁波: 宁波出版社, 2016年.

15. 孙宏伟. 心理健康教育学. 2版. 北京: 人民卫生出版社, 2013.

16. 时勘. 灾难心理学. 北京: 科学出版社, 2010年.

17. 杨艳杰. 危机事件心理干预策略. 北京: 人民卫生出版社, 2012.

18. 曾红. 应急与危机心理干预. 北京: 人民卫生出版社, 2012.

19. 张丽萍. 灾难心理学. 北京: 人民卫生出版社, 2009.

20. 胡志. 突发公共卫生事件应对技术丛书——应急处置案例——霍乱、手足口、预防接种、健康教育和现场心理干预篇. 北京: 人民卫生出版社, 2014.

21. 库少雄. 自杀: 理解与应对. 北京: 人民出版社, 2011.

22. 李欢欢. 校园自杀的风险因素和干预研究. 北京: 科学出版社, 2016.

23. 李静, 杨彦春. 灾后本土化心理干预指南. 北京: 人民卫生出版社, 2012.

24. 李建明, 苑杰. 矿难后心理危机干预. 北京: 人民卫生出版社, 2011.

25. 刘刚. 危机管理. 北京: 中国人民大学出版社, 2013.

26. 马弘. 灾后社会心理支持核心信息卡. 北京: 北京大学医学出版社, 2013.

27. 王庆松, 谭庆荣. 创伤后应激障碍. 北京: 人民卫生出版社, 2015.

28. 王学义, 李凌江. 创伤后应激障碍. 北京: 北京大学医学出版社, 2012.

29. 徐思安, 杨晓峰. 替代性创伤: 危机干预中救援者的自我保护问题. 心理科学进展, 2009, 17(3): 570-573.

30. 扶长青, 张大均, 刘衍玲. 儿童心理危机的干预策略. 心理科学进展, 2009, 17(3): 521-523.

31. 刘正奎, 吴坎坎, 张侃. 我国重大自然灾害后心理援助的探索与挑战. 中国软科学, 2011, 5: 56-64.

32. 马建青. 震后心理援助指南. 杭州: 浙江大学出版社, 2008.

33. 王丽莉. 灾害心理危机干预体系的建设. 北京: 中国社会出版社, 2009.

34. 徐光兴. 创伤危机干预心理案例集. 上海: 上海教育出版社, 2010.

35. 张杰. 解读自杀: 中国文化背景下的社会心理学研究. 北京: 中国人民大学出版社, 2016.

中英文名词对照索引